军事医学计量检测技术系列教材

医学计量检测与校准

总主编 粟文彬　罗二平

主　编 申广浩　王长军　郭　伟

副主编 宋立为　于黎明　吴小明　杨在富　徐　桓
　　　　　嵇　扬　吴　昊　刘　娟

编　者（按姓氏笔画排序）

于　霄	于黎明	马晓玉	王　盼	王　瑶
王长军	王东辉	王军学	井　赛	文　峻
石永杰	申广浩	田　越	向海燕	刘　娟
刘　静	刘梦宛	刘鋆灿	闫一力	江玉柱
汤　池	孙　涛	孙志辉	孙绪德	李　杰
李　威	李　彦	李飞江	李向东	李咏雪
杨　东	杨在富	杨继庆	吴　昊	吴小明
吴建刚	佟世超	沈冠立	宋立为	张　亮
张　鹏	张　静	张月华	张永寿	张旭慧
张国鹏	张薇薇	罗　鹏	季　林	单　帅
荆　斌	胡兴斌	姜茂刚	贾建革	徐　桓
徐巧玲	徐新民	郭　伟	黄　韬 谢　扬	崔　骊
康　宁	董　旭	景　达	嵇　扬	雷　涛
蔡峰雷	漆家学	翟明明	颜泽栋	

第四军医大学出版社·西安

图书在版编目（CIP）数据

医学计量检测与校准/申广浩，王长军，郭伟主编. —西安：第四军医大学出版社，2016.1

军事医学计量检测技术系列教材

ISBN 978 - 7 - 5662 - 0892 - 7

Ⅰ.①医…　Ⅱ.①申…②王…③郭…　Ⅲ.①医学 - 计量检测 - 教材　Ⅳ.①R311

中国版本图书馆 CIP 数据核字（2016）第 000469 号

yixue jiliang jiance yu jiaozhun

医学计量检测与校准

出版人：富　明　　责任编辑：张永利

出版发行：第四军医大学出版社
地址：西安市长乐西路 17 号　邮编：710032
电话：029 - 84776765　　传真：029 - 84776764
网址：http://press.fmmu.edu.cn

制版：绝色设计
印刷：陕西金和印务有限公司
版次：2016 年 1 月第 1 版　2016 年 1 月第 1 次印刷
开本：787×1092　1/16　　印张：31.25　　字数：450 千字
书号：ISBN 978 - 7 - 5662 - 0892 - 7/R·1703
定价：79.00 元

序

医学计量是指对医疗卫生领域所涉及的仪器、设备、器械、量具等医疗设备进行的测量，是保证人体生命体征（化学、物理）参数测量、用药剂量等计量单位的统一和量值准确可靠的测量。医学计量所涵盖的是医学学科测量领域的整体，不仅是对医院的计量保证，也包括对医学科研、教学部门的计量保证。自1985年《中华人民共和国计量法》颁布以来，医学计量已成为强制检定的主要内容。1990年，军队开始开展医学计量工作，并建立了完善的医学计量管理与保障体系，为确保军队卫生装备的可靠和安全使用提供了有力保障。目前，各医院的医学计量三级站已经成为军队开展医学计量工作的核心力量。

通过全军广大卫生技术人员的不懈努力，军事医学计量工作从无到有、从小到大、从弱到强，已经取得了长足的进步，并纳入军队各级卫生工作的质量管理之中。但由于军队编制体制的调整，计量人才流失严重。目前，各医院从事医学计量工作的多为聘用人员，队伍知识结构、能力素质与计量要求不相适应。因此，总部领导非常重视医学计量管理和技术检定人员的技术培训，常年举办医学计量培训、技术交流会、专题讲座等学习班，并在开设有生物医学工程专业的医学院校设立医学计量相关课程，从学历教育、任职培训、岗前培训等多渠道来加强对中青年计量人员和科技人员的培养，造就一批具有高素质的医学计量队伍。

为了解决军事医学计量人才培养及培训中教材紧缺的问题，我们组织军内外有关单位的专家编写了《医学计量》《医学计量实验大纲》《医学计量检测与校准》三本教材，系统介绍了军事医学计量的基础知识和相关法律法规，结合三级站职能和任务，介绍了常用卫生装备的计量检定规程和校准方法，以及医学计量的基础知识、操作技能和管理能力。本教材通俗易懂，实用性强，可作为军事医学计量专业学员和计量检定人员学习和培训的教材，也可作为广大卫生技术人员的参考用书。

鉴于水平有限，书中难免有不妥之处，恳请各位同仁和读者批评指正。

编者

2015.9

目　　录

第一章 总 论

20 世纪 50 年代以来，随着生物医学工程技术的蓬勃发展，越来越多的先进医疗设备与技术应用到临床，成为推动医学进步的强大引擎。大批先进医疗设备的普及不仅改变了传统医学的面貌和诊疗模式，也使疾病的早期诊断、治疗以及危重病人救治的成功率大幅提高。从体温计、心脑电图机到心电监护仪、生化分析仪，再到 B 超、CT 机、直线加速器及核磁共振等医疗设备，均是通过一定量值来为医务人员的诊断提供依据。因此，检测结果准确与否直接关系到医务人员的诊疗结论和患者的生命安全。

"科技要发展，计量需先行"。医疗机构不仅要有精湛的医疗技术和先进的医疗设备，还需要有准确、先进的计量器具，医学计量已成为现代医院管理中不可缺少的重要工作。

第一节　医学计量基础

一、医学计量基本概念

计量是计量学的简称，是研究测量、保证测量统一和准确的科学，包括量与单位、测量原理和方法、测量标准的建立和溯源、测量器具及其特性、与测量有关的法制、技术和行政管理等各个方面，是实现单位统一、量值准确可靠的科学活动的总称。

医学计量是指对医疗卫生领域所涉及的仪器、设备、器械、量具等医疗设备进行的测量，是医学领域有关测量的科学。它是计量学的一个分支，是计量学在医学领域里的延伸。医疗计量器具是医学计量的重要组成部分，是确保医疗设备准确有效和安全可靠的必要手段，是医疗质量保障体系的技术基础和重要保证。

医学计量是以对人体各种体征参数、临床诊治剂量、各种组织成分的定量测定和分析为主要内容的医学实验分析的重要技术基础。医学实验分析需要借助大量的计量测试仪器来实现，而医学计量整合了计量知识、技术能力和物质手段，是准确进行医学实验的保障。医疗设备参数的准确性在危重病人抢救中起着非常重要的作用，若起搏能量超值或不足、呼吸压力值不准、监护参数有误，以及仪器本身的安全性能有问题，这都会给医学诊疗带来隐患。在日常体检中，从量身高、体重、测听力、测血压、做 B 超、透视、CT、MRI 等检查，都要依靠医学计量工作来确保检测数据的有效可靠。对于新购置的医疗设备，在验收时，采用医学计量手段检测其性能和指标，可以有效防止劣质产品进入医院，提高医院的管理和经济效益。

二、医学计量分类

计量专业通常被分成十大类，包括几何量计量、力学计量、无线电电子学计量、光学计量、声学计量、时间频率计量、热学计量、化学计量、电磁学计量、电离辐射计量。随着现代科技的飞速发展，一些新的计量分支正在形成，如微电子、医学、光电子、环保等专业的计量。因此，计量专业的分类也应该与时俱进。

目前，所有列入《中华人民共和国强制检定的工作计量器具目录》的计量器具，只要是用于贸易结算、医疗卫生、安全防护、环境监测的，均实行强制检定。血压计、医用辐射源、心电图仪、脑电图仪、氧气吸入器、医用超声源、分光光度计、医用激光源、屈光度计、酸度计、眼压计、血球计数器、天平等设备，均属于强检项目，要按规定的时间执行强制检定。

医学计量器具按所检物理量的不同，一般分为 8 大类：电磁学类（核磁共振仪、高频电刀、微波手术治疗仪）、声学类（超声诊断仪、听力计）、力学类（血压计、氧气表、吸引器）、热学类（体温计、保温箱、培养箱）、电子类（心电图仪、脑电图仪、心电监护仪）、光学类（激光手术治疗仪、火焰、分光光度计、验光镜片）、物理化学类（血球计数器、尿液分析仪、生化分析仪）、电离辐射类（X 线机、CT 机、放射治疗仪）等。

医疗计量器具按所检设备临床用途的不同，又可分为诊断和手术治疗两大类。

三、医学计量的发展

在 20 世纪 70 年代，美国发布《医疗器械修正案》，由食品药品局（FDA）负责医疗设备安全管理工作。此后，世界各国都十分重视医学计量技术的研究和发展，纷纷建立了医学计量实验室。1990 年，美国颁布《医疗器械安全法》，依法监管医疗器械安全。2001 年，英国医疗器械管理局（MDA）建立医疗器械不良事件监测制度。2002 年 5 月 18 日，在 55 届世界卫生大会上立题为《保健质量患者安全》，围绕患者安全，以计量检测为基础的医疗设备的质量保证成为医学工程发展的新方向。2002 年，国际组织成立检验医学溯源联合委员会（JCTLM），JCTLM 的目标是为促进和指导国际公认的医学检验等效测量及向适当测量标准溯源提供全球平台，任务是为医学检验结果可比、可靠和等效提供支持，从而达到改善卫生保健和促进体外诊断器具贸易的目的。2003 年，国际计量局成立了"医学计量技术咨询委员会"。

我国医学计量工作起步较晚，技术相对落后，国内部分检定设备，还不能完全满足医学需要。自 1986 年国家颁布实施了《中华人民共和国计量法》等一系列配套法令法规以来，我国计量监督管理工作逐步进入法制化管理阶段。在国家 55 项强制检定目录中，涉及医学计量标准器具和参数检测的占了约 2/3（37 项）。目前，已经建立了一批获得国家及相关技术机构部门认可的医学测试标准，医学计量的范围不断扩大。

多学科新技术广泛地应用于医疗设备中，新的物理技术、电子技术、计算机技术、纳米技术以及新型传感器技术不断地应用于医疗设备领域，多参数交叉学科的复杂技术用于同一台诊断和治疗设备，对计量学的发展提出了新的挑战。国内的绝大部分检定设备，暂时还不能满足对先进医学设备综合参数检测工作的需要。因此，开展自动化综合参数测试研究，实施测量的自动化和综合参数的检测将是今后计量发展的趋势。

第二节 医学计量器具的常用技术指标

任何一台医学计量器具都有一系列技术指标，在使用或检定中应明确它们的含义。

一、误差表示方法

在测量过程中，往往由于测量设备、环境、人员、方法等因素的影响，会导致测量结果与真实数值有微小的差别，这种差别称为误差。常见的误差有以下几种表示方法：

1. 绝对误差 对于某一个量进行测量以后，测量结果 x 与理想真值 a 之间的差值称为绝对误差，表示如下：

$$\delta = x - a \tag{1-1}$$

在实际计量中，还经常用到修正值（ξ）这一概念，它与绝对误差绝对值相等符号相反，表示如下：

$$\xi = a - x \tag{1-2}$$

有些计量器具常给出修正曲线或修正值。在得到了测量结果 x 和相应的修正值 ξ 以后，可由下式求出被测量真值 a：

$$a = x + \xi \tag{1-3}$$

由此，可以看出绝对误差和修正值都是具有确定大小、符号和单位的量。"大小"表明给出测量值偏离真值的程度；"符号"表明测量结果偏离真值的方向，即测量结果比真值大还是小；"单位"表明被测量的量纲。

2. 相对误差 测量的准确度不仅与绝对误差有关，而且与被测量真值有关。为了弥补绝对误差在表示方法上的不足，又提出了相对误差的概念，通常用绝对误差与被测量真值之比表示。

$$\delta_R = \frac{\delta}{a} \times 100\% \tag{1-4}$$

相对误差只有大小、符号而无量纲。

3. 引用误差 引用误差一般为计算和划分指示类仪表的准确度等级，用仪表示值的绝对误差 δ 与满量程输出值 F 之比，通常用百分数表示。

$$\delta_r = \frac{\delta}{F} \times 100\% \tag{1-5}$$

由公式（1-4）和（1-5）可知，引用误差是一种特殊的相对误差。

4. 准确度和精密度 准确度是指测量结果与被测量真值之间的一致程度。一般用相对值表示，数值越小则准确度越高。准确度主要用来衡量计量器具的系统误差。

精密度则表示在相同的条件下用同一种测量方法多次测量所得数值的接近程度，数值越接近，则精密度愈好。所以精密度可用来表示计量器具的重复性。精密度主要用来衡量计量器具的随机误差，精密度越高则随机误差越小。

二、线性度和迟滞

计量器具的线性度是指计量器具的输入输出曲线与理想直线的偏离程度，亦称非线性误差。图 1-1（a）中的实线是计量器具的理想输入输出曲线，但是在实际应用中计量器具的输入量和输出量之间往往存在不同程度的非线性关系，如图 1-1（a）中实测曲线所示。

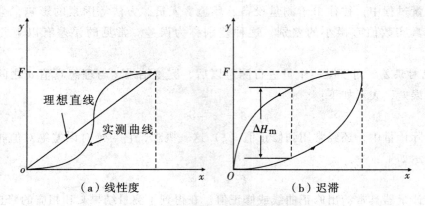

图 1-1　计量器具的线性度和迟滞示意图

计量器具的线性度可用下式表示：

$$\gamma_L = \pm \frac{\Delta L_{max}}{F} \times 100\% \qquad (1-6)$$

其中，Δy_{max} 是实测曲线与理想直线的最大偏差值；F 是计量器具的满量程输出值。

计量器具的迟滞是指计量器具在输入量由小到大（正行程）及输入量由大到小（反行程）变化期间其输入输出特性曲线不重合的现象称为迟滞，如图 1-1（b）所示。通常把这两条曲线称为加载曲线和卸载曲线。同一输入量在加载曲线和卸载曲线上对应的不同输出量之间的差值称为迟滞差值，计量器具在全量程范围内最大的迟滞差值 ΔH_{max} 与满量程输出值 F 之比称为迟滞误差，用 γ_H 表示，即：

$$\gamma_H = \frac{\Delta H_{max}}{F} \times 100\% \qquad (1-7)$$

三、灵敏度

灵敏度是指计量器具的响应变化与相应的激励变化的比值。灵敏度反映仪器对激励变化的反应能力，灵敏度愈高，反应能力愈强。

对于线性计量器具，其灵敏度可用下式表示：

$$S = \Delta y / \Delta x \qquad (1-8)$$

对于非线性计量器具，其灵敏度用微分的形式表示，即：

$$S = dy / dx = tg\alpha \qquad (1-9)$$

此时，灵敏度是个变化量，它与激励值有关，如图 1-2 所示。

四、分辨力

分辨力是指引起相应示值产生可觉察到变化的被测量的最小变化，一般显示装置的分辨力是指能有效辨别的显示示值间的最小差值。通常模拟式显示装置的分辨力为标尺分度值的一半，即用肉眼可以分辨到一个分度值的1/2，当然也可以采取其他工具，如放大镜来提高分辨力。对于数字式显示装置的分辨力为末位数字的一个数码，对半数字式显示装置的分辨力为末位数字的一个分度。

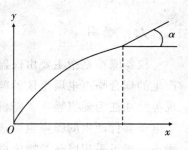

图 1-2 计量器具的灵敏度

五、重复性

在相同测量条件下，重复测量同一个被测量，计量器具提供相近示值的能力称为计量器具的重复性。在相同的测量条件下，理想的计量器具的测量数据应具有完全一致的重复性，即在多次循环测量中所得到的测量值的变化规律是一致的，各个对应点的量值是重合的。但是，在实际测量过程中各次测量所得的测量值总会出现一定的差异，这种差异就形成了重复性误差。重复性误差一般可用下式表示：

$$\gamma_R = \pm \frac{\Delta R_{max}}{F} \times 100\% \tag{1-10}$$

式中，ΔR_{max} 表示循环测量中最大的重复性差值，F 是计量器具的满量程输出值。

重复性误差属于随机误差范畴，通常也可采用标准差的方法计算重复性误差，如下式所示：

$$R = \pm \frac{(2 \sim 3)\sigma}{F} \times 100\% \tag{1-11}$$

式中，σ 是实验标准差，一般可采用贝塞尔公式计算，如式（1-12）。

$$\sigma = \sqrt{\frac{\sum_{i=1}^{n}(y_i - \bar{y})}{n-1}} \tag{1-12}$$

式中，y_i 是第 i 次测量数据，$\bar{y}$ 是 n 次测量数据的算术平均值，n 是测量次数。

当测量数据符合正态分布，且测量次数较少时，也可采用极差法计算实验标准差 σ，如式（1-13）。

$$\sigma = \frac{w_n}{d_n} \tag{1-13}$$

$w_n = y_{max} - y_{min}$，称 w_n 为极差，d_n 为极差系数，它与测量的次数 n 有关，其对应关系如表 1-1 所示。

表 1-1 极差系数 d_n 与测量次数 n 的对应关系

n	2	3	4	5	6	7	8	9	10
d_n	1.13	1.69	2.06	2.33	2.53	2.70	2.85	2.97	3.08

六、噪声

仪器噪声是指主要由仪器中的电子器件所产生的噪声，另外传输线及屏蔽状况所产生的耦合噪声也属于仪器噪声。它往往同环境温度以及器件的布局等有关系，其表现类型往往为随机噪声。随机噪声一般可采用多次测量取平均值的方法进行消除，对于电子器件产生的噪声也可选用噪声小的电子器件减少噪声影响，而传输线上的耦合噪声一般可采用屏蔽的措施进行消除。

七、漂移

漂移是一种较复杂的指标，它包括零点漂移、温度漂移和灵敏度漂移等。

1. 零点漂移　零点漂移是指在测量条件恒定且没有输入信号的条件下，计量器具的输出量随时间变化的现象。零点漂移有单方向和无定向两种，单方向的零点漂移是指向着初始零点的某一侧的漂移现象，这种漂移在传感器中是常见的，有一定的规律性。无定向的漂移现象呈忽快忽慢、忽大忽小的变化，没有明显的规律，此现象在一些耦合的放大电路中较多，对生物体弱信号的测量有较大的影响。

零点漂移可用下式表示：

$$S_z = \frac{|y_{max} - y_{min}|}{F} \times 100\% \tag{1-14}$$

式中，y_{max} 和 y_{min} 分别为对应于某一规定的测量时间内（无输入信号）输出量的最大值和最小值，F 是计量器具的满量程输出值。

对于计量器具中的电子线路，其零点漂移一般采用下式表示：

$$S_z = \frac{|y_{max} - y_{min}|}{A} \tag{1-15}$$

式中，y_{max}、y_{min} 与式（1-14）中的含义相同，A 表示放大器的实际放大倍数。

注意：在测量零点漂移时，一定要保持环境温度的恒定，否则所测的数据不准确。

2. 温度漂移　计量器具在无输入信号时，因环境温度的变化而造成输出量的变化称为温度漂移，温度漂移一般可采用下式计算：

$$S_i = \frac{|y_i - y_0|}{A(T_i - T_0)} \times 100\% \tag{1-16}$$

式中，y_0 和 y_i 分别为改变温度前后的输出量，T_i、T_0 分别为终点温度和初始温度，A 表示放大器的实际放大倍数。

3. 灵敏度漂移　计量器具在环境温度发生变化时，灵敏度发生变化的现象称为灵敏度漂移。灵敏度漂移是较为普遍的漂移现象，尤其对传感器更为明显。灵敏度漂移一般可用下式表示：

$$S_d = \frac{|S_i - S_n|}{S_0} \times 100\% \tag{1-17}$$

式中，S_i 和 S_n 分别为不同温度条件下若干次测量中灵敏度差值最大的取值，S_0 为常温下的灵敏度。

八、输入和输出阻抗

在一个测量系统中，前一个环节的输出阻抗与后一环节输入阻抗的匹配是十分重要的。后一环节的输入阻抗又是前一环节的负载，因此，输入和输出阻抗直接影响到仪器各环节间能否组合，并影响到测量精确度及元件的选择问题。

放大器可以用等效电路来表示，如图 $1-3$。等效电路中 A、B 两点为放大器的输入端，Z_i 为放大器的输入阻抗，$\dot{E}_0$ 为放大器的空载输出电压，Z_0 为输出阻抗，D、F 为输出端，Z_1 为负载阻抗。

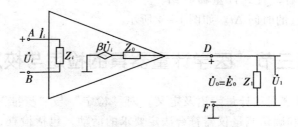

图 $1-3$ 放大器的等效电路

当在放大器输入端测得输入电压 $\dot{U}_i$ 和输入电流 $\dot{I}_i$ 时，可以计算出输入阻抗，如下式所示。

$$Z_i = \frac{\dot{U}_i}{\dot{I}_i} \tag{1-18}$$

若使放大器的输入信号保持恒定，首先测得开路输出电压 $\dot{U}_0$，显然 $\dot{U}_0 = \dot{E}_0$，然后根据负载 Z_1，便可测得输出端的电压 $\dot{U}_1$，这时我们可得下列方程式：

$$\dot{U}_1 = \frac{\dot{E}_0 Z_1}{Z_0 + Z_1} = \frac{\dot{U}_0 Z_1}{Z_0 + Z_1} \tag{1-19}$$

根据上式可计算出：

$$Z_0 = \left(\frac{\dot{U}_0 - \dot{U}_1}{\dot{U}_1}\right) Z_1 \tag{1-20}$$

如果放大器的输出阻抗 $Z_0 = 0$，则由式（$1-20$）可得 $\dot{U}_1 = \dot{U}_0$，即放大器接负载后，输出电压不下降，则此放大器可作为一个理想的恒压源。这样的放大器可以给负载提供大电流，或者说可以输出大功率。

对于一般电子线路构成的环节来说，通常要求其输入阻抗高一些，输出阻抗低一些，这样，环节之间的匹配比较方便。

九、响应时间

响应时间是指计量器具的输入量在
两个规定常量之间发生突然变化的瞬间，
到与相应示值达到其最终稳定值的规定
极限内的瞬间，这两者间的持续时间。
这是计量器具动态响应特性的重要参数
之一。简单来讲，响应时间就是指被测
量的量值突然变化后，直到计量器具给
出稳定示值后所经过的时间 Δt。如图 1-4 所示。

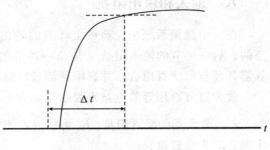

图 1-4　响应时间示意图

第三节　医学计量器具的检定与校准

JJF 1001—2011《通用计量术语及定义》对"检定"与"校准"给出了如下定义：
①"检定"是查明和确认测量仪器符合法定要求的活动，包括检查、加标记和/或出具
检定证书；②"校准"是在规定条件下的一组操作，首先确定由测量标准提供的量值
与相应示值之间的关系，再用此信息确定由示值获得测量结果的关系，测量标准提供
的量值与相应示值都具有测量不确定度。由此可见，"检定"和"校准"有着本质区
别，两者不能混淆，更不能等同。下面就两者之间的主要区别进行简要介绍。

一、目的不同

"检定"的目的是对计量器具进行强制性全面评定，属于量值统一的范畴，是自上
而下的量值传递过程。"检定"应评定计量器具是否符合规定要求，评定计量器具的误
差范围是否在规定的误差范围之内。

"校准"的目的是对照计量标准，评定计量器具的示值误差，确保量值准确，属于
自下而上量值溯源的一组操作。这种示值误差的评定应根据校准规程做出相应规定，
按校准周期进行，并做好校准记录及校准标识。校准除评定计量器具的示值误差和确
定有关计量特性外，校准结果也可以表示为修正值或校准因子，具体指导测量过程的
操作。在使用这一计量器具进行实物测量过程中，减去修正值，作为测量的实测值。
只要能达到量值溯源目的，明确了解计量器具的示值误差，即达到目的。

二、对象不同

"检定"的对象是我国计量法明确规定的强制检定的计量器具，其对象主要是三个
大类的计量器具，包括计量基准、计量标准以及我国强制检定的工作计量器具；"校
准"的对象是属于强制性检定之外的计量器具，主要指在生产和服务提供过程中大量
使用的计量器具，包括进货检验、过程检验和最终产品检验所使用的计量器具等。

三、性质不同

"检定"属于强制性的执法行为，属法制计量管理的范畴；"校准"不具有强制

性，属于组织自愿的溯源行为。

四、依据不同

"检定"的主要依据是《国家计量检定规程》；"校准"的主要依据是组织根据实际需要自行制定或参照《检定规程》的要求制定的《校准规范》。

五、方式不同

"检定"必须到有资质的计量部门或法定授权的单位进行；"校准"的方式可以采用组织自校、外校，或自校加外校相结合的方式进行。

六、周期不同

"检定"的周期必须按《检定规程》的规定进行，组织不能自行确定；"校准"的周期由组织根据使用计量器具的需要自行确定。

七、内容不同

"检定"的内容是对计量器具的全面评定，要求更全面、除了包括校准的全部内容之外，还需要检定有关项目；"校准"的内容和项目只是评定计量器具的示值误差，以确保量值准确，其内容可由组织根据需要自行确定。因此，"检定"可以取代"校准"，而"校准"不能取代"检定"。

八、结论不同

"检定"必须依据《检定规程》规定的量值误差范围，给出计量器具合格与不合格的判定。超出《检定规程》规定的量值误差范围为不合格，出具《不合格通知书》，在规定的量值误差范围之内则为合格，出具《检定证书》；"校准"的结论只是评定计量器具的量值误差，确保量值准确，不要求给出合格或不合格的判定，可以给出《校准证书》或《校准报告》。

九、法律效力不同

"检定"的结论具有法律效力，计量器具检定合格证书属于具有法律效力的技术文件。根据《中华人民共和国强制检定的工作计量器具检定管理办法》的规定，用于贸易结算、安全防护、医疗卫生、环境监测的，均实行强制检定；"校准"的结论不具备法律效力，给出的《校准证书》只是标明量值误差，属于一种技术文件。

综合练习题

1. 简述计量的定义。
2. 简述绝对误差、相对误差和引用误差的定义，并给出计算公式。
3. 简述检定和校准的定义，并列表说明两者的区别。

参考文献

[1] 中华人民共和国国家标准 GB/T 7665—2005. 传感器通用术语. 北京：中国标准出版

社，2005

　　[2] 中华人民共和国国家计量技术规范 JJF 1001—2011．通用计量术语及定义．北京：中国质检出版社，2012

　　[3] 中华人民共和国国家军用标准 GJB 2715A—2009．军事计量通用术语，2009.8

　　[4] 杜鹏程．浅谈检定与校准的区别和关系．中国科技博览，2010，14：278

　　[5] 王珏．浅谈检定与校准的区别．计量与测试技术，2008，35（9）：90－91

　　[6] 李新光．校准与检定的区别．航空标准与质量，2004，2：26－27

　　[7] 王晓玲．浅谈检定与校准的区别．计测技术，2004，31（3）：25－26

附：综合练习题答案

　　1. 答：计量是计量学的简称，是关于测量的科学，是研究测量、保证测量统一和准确的科学。计量是实现单位统一、量值准确可靠的活动。

　　2. 答：绝对误差是指对于某一个量进行测量以后，测量结果 x 与理想真值 a 之差值。即

$$\delta = x - a$$

相对误差等于绝对误差与被测量的真值之比，通常用百分数表示。即

$$\delta_k = \frac{\delta}{a} \times 100\%$$

引用误差为指示电表示值的绝对误差 δ 与其测量上限 x_n 的比，通常用百分数表示。即

$$\delta_n = \frac{\delta}{x_n} \times 100\%$$

　　3. 答：检定：查明和确认测量仪器符合法定要求的活动，它包括检查、加标记和/或出具检定证书。

　　校准：在规定的条件下，为确定测量仪器、测量系统所指示的量值或实物量具标准物质所代表的量值与对应的测量标准所复现的量值之间关系的一组操作。

　　两者的主要区别如下表所示：

	检定	校准
目的	全面评定计量器具是否符合规定要求	实现计量器具的量值溯源
对象	强制检定的计量装置	强制性检定之外的计量装置
性质	强制性的执法行为	组织自愿的溯源行为
依据	国家计量检定规程	依据校准规范，参照计量检定规程
方式	须到有资格的计量部门或法定授权的单位进行	采用组织自校、外校，或自校加外校相结合的方式进行
周期	必须按《检定规程》的规定进行	自行确定
内容	全面评定计量器具的性能，包括校准的全部内容之外，还需要检定其他有关项目	评定计量器具的示值误差，确保量值准确
结论	需要给出合格与不合格的判定	不需要给出合格与不合格的判定
效力	检定的结论具有法律效力	不具备法律效力

第二章 医用力学计量

学习提要与目标

了解质量计量和压力计量的概念，学习天平、砝码、血压计的检定设备及操作要求。掌握天平、砝码、血压计的检定方法，理解其量传溯源图。

力学计量是计量学中最基本的内容之一，通常所说的"力学参数"包括质量、压力、容量、真空、流量、硬度、转速、振动、黏度、密度、冲击、力值、扭矩、速度及加速度等。医学计量中力学参数测试应用最广泛的是医学质量参数和医用压力参数测试。医用压力参数测试：如血压计用于测量患者血压，可以为医生的诊疗提供可靠的依据；压力表为医疗器械、制剂等消毒提供压力监控，特别是高压氧储气罐中氧气压力的监控，对患者的治疗和生命安全有直接影响。医用质量参数测试：如天平用于对人体血液、粪便的生化分析及药物的配制等。由于力学计量涉及的内容较多，所以本章仅对医学计量运用最广泛的部分——质量和压力力学参数标准器的原理、检定方法、安装维护等加以介绍。

第一节 质量计量

一、质量计量的概述

（一）质量的应用

质量参数测试最典型的应用是利用天平、砝码进行测试，在医药制剂、生化分析、检验中有着广泛的应用，如在片剂生产中含量、片差的测量都是直接或间接通过天平和砝码来完成的。由于片剂含量偏低起不到应用的疗效，偏高会增加药品的副作用，直接影响患者疾病的治疗效果，所以用于医学计量的天平、砝码属于国家强制检定的计量器具。

（二）质量概念

1. **质量与重量**　牛顿第二定律 $F = ma$ 表明，力使物体获得加速度。方向相同、大小不同的力分别作用于同一物体上时，物体将获得不同的加速度，但是，力与相应的加速度之比值，却是恒定的，即 $F_1/a_1 = F_2/a_2 = \ldots = F_n/a_n = m$。另一方面，同一个力作用在不同的物体上时，物体将获得不同的加速度。综上所述，物体获得的加速度，不仅与外力有关，而且，还与物体本身的某种固有属性有关。特体的这种属性，就是用"质量"这一量来表征的。物体在外力作用下获得的加速度，是与质量成反比的，所以说，质量是物体对改变其原有运动状态（即获得加速度）的抗拒性的量度，也就是说，质量是惯性的量度。正因为如此，牛顿第二定律中的质量，也称做"惯性质量"。

万有引力定律 $F = Gm_1m_2/r^2$（式中 G 为引力常数）表明，两个质量分别为 m_1 和 m_2，相距为 r 的物体，以力 F 相互吸引着。这种由万有引力定律所定义的物体的质量，称做"引力质量"。引力质量是表征物体产生引力场并为引力场所作用的能力的量度。

牛顿第二定律和万有引力定律是彼此独立的两个定律，它们各自定义了物体的质量概念，即惯性质量和引力质量。自 19 世纪以来，实验表明，在一定的测量准确度范围内，惯性质量和引力质量看成是一个统一的物理量——质量，因此说，质量是量度物体惯性和物体产生引力场并为引力场所作用的能力的一个量。

质量只有大小而没有方向，它是一个标量。按我国法制计量的有关规定，质量在日常生活和贸易中又称重量。

2. 重力　重力是力的一种，万有引力定律是宇宙间的普通规律。地球与地面上任一物体之间，存在这种吸引力。

设地球为一质量均匀分布的正球体，半径为 R，质量为 M，地面某物体的质量为 m，它们之间的万有引力为 F，则

$$F = GMm/R^2 = (GM/R^2)m \qquad (2-1)$$

令：

$$g = GM/R^2 \qquad (2-2)$$

则：

$$F = mg \qquad (2-3)$$

通常，人们把地球对物体的吸引力 F 的大小称为物体的重力，g 为重力加速度。当物体不受外力时，它表现为物体向地心方向的自由落体运动，当物体不处在自由状态下时，表现为物体对其支承物的压力或对悬挂物的拉力。

由于地球上不同地点的重力加速度 g 不同，所以物体的重力与所处的地理位置有关。重力有大小也有方向，它是一个矢量。重力大小可以用测力计测量，静止或匀速直线运动的物体对测力计的拉力或压力的大小等于重力的大小。

（三）质量的计量单位和量值传递

在国际单位制中，质量的计量单位为千克，符号为 kg。我国法定计量单位中质量的非国际单位制单位为吨，符号为 t，它们之间的换算关系是：

$$1t = 1 \times 10^3 kg$$

1kg 的定义为国际千克原器的质量，国际千克原器由高和直径均为 39mm 的铂铱合金圆柱体构成。它是 1878 年提出制作，1889 年第一届国际计量大会承认，并于 1901 年第三届国际计量大会上被正式定义，至今一直保存在国际计量局。这是目前世界上唯一用实物保存和复现的国际单位制基本单位。

我国的质量基准即国家千克原器，是从国际计量局购进并校准的编号为 No.60 的铂铱合金千克副原器。其质量修正值为 0.295mg，测量不确定度为 0.0023mg。我国的质量量值就是由国家千克原器通过不间断的比较链传递到各工作砝码和工作天平或秤的。

质量计量的标准器具为砝码，砝码是一种实物量具，它在应用时总是和天平联用，因此质量测量的不确定度不仅取决于砝码，而且取决于天平的性能。

规定了量值传递的"国家质量计量器具检定系统"（即砝码质量的溯源等级图）见图 2-1 所示。各级医学计量技术机构都应以此标准建立"一等"（或二等）克组、毫克组砝码标准装置，向上可溯源到国家基准砝码，向下可传递到工作砝码和天平，保证质量测量中量值传递的准确和统一。

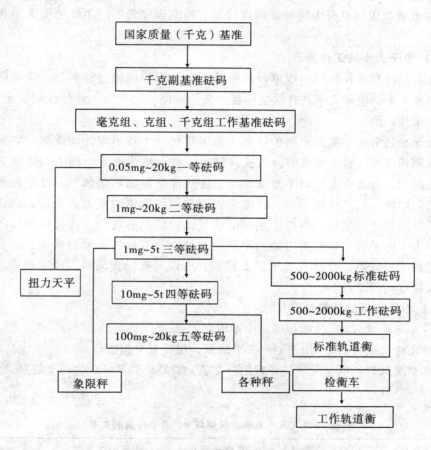

图 2-1　国家质量计量检定系统图

二、天平的检定

天平是一种利用万有引力定律和通过力矩比较的方式测定质量的计量仪器，是进行质量计量的基本工具之一，它在工业、农业、生产、科研和质量计量工作中是必不可少的一种计量器具。

（一）天平的基本概念

天平是计量部门用来进行质量量值传递不可缺少的重要计量器具，其性能好坏直接影响质量量值传递的可靠性和准确性。

对不同的天平我们需要对其进行分类。天平可以有多种分类方式，其主要是按操作方式、结构原理、用途、量值传递范畴和准确度级别划分成不同的类别。

1. 按操作方式可分为自动天平和非自动天平。

2. 按结构原理可分为杠杆式天平、扭力天平和电子天平等。

3. 按用途不同可分为标准天平、微量天平、分析天平、工业天平、物理天平、热天平等多种。

4. 按量值传递可分为标准天平和工作天平两类。

5. 按准确度级别可分为特种准确度天平、高准确度天平、中准确度天平和普通准确度天平。

（二）电子天平的工作原理

通常人们把利用各种位移传感器将由被测物引起的机械位移量，变成电信号的天平称为电子天平。电子天平具有快速称量、使用方便、功能多、计量性能稳定等优点，其应用越来越广泛。

电子天平是采用电磁力平衡的原理，应用现代电子技术设计而成的。它是将称盘与通电线圈相连接，置于磁场中，当被称物置于称盘后，因重力向下，线圈上就会产生一个电磁力，与重力大小相等方向相反。这时传感器输出电信号，经整流放大，改变线圈上的电流，直至线圈回位，其电流强度与被称物体的重力成正比。而这个重力正是物质的质量所产生的，由此产生的电信号通过模拟系统后，将被称物品的质量显示出来。由于电子天平是利用电磁力平衡的原理，没有机械天平的横梁，没有升降装置，全量程不用砝码，直接在显示屏上读数，所以具有操作简单，性能稳定，称量速度快，灵敏度高等特点。

（三）电子天平的计量性能

1. 实际分度值（d）　指相邻两个示值之差。

2. 检定分度值（e）　用于划分天平级别，用质量单位表示。

3. 准确度级别　电子天平按照检定分度值 e 和最小称量可分为四个级别，如表 2-1 所示：

表 2-1　天平准确度级别与 e、最小秤量的关系

准确度级别	特种准确度级 I	高准确度级 II	中准确度级 III	普通准确度级 IV
检定分度值 e	$1\mu g \leq e < 1mg$	$1mg \leq e < 50mg$	$0.1g \leq e \leq 2g$	$5g \leq e$
最小称量	$100e$	$20d$	$20d$	$10d$

4. 最大允许误差　规程允许的误差极限值。如表 2-2 所示：

表 2-2　最大允许误差

最大允许误差	载荷 m（以检定分度值 e 表示）			
	I 级	II 级	III 级	IV 级
$\pm 0.5e$	$0 \leq m \leq 5 \times 10^4$	$0 \leq m \leq 5 \times 10^3$	$0 \leq m \leq 5 \times 10^2$	$0 \leq m \leq 50$
$\pm 1.0e$	$5 \times 10^4 < m \leq 2 \times 10^5$	$5 \times 10^3 < m \leq 2 \times 10^4$	$5 \times 10^2 < m \leq 2 \times 10^3$	$50 < m \leq 2 \times 10^2$
$\pm 1.5e$	$2 \times 10^5 < m$	$2 \times 10^4 < m \leq 1 \times 10^5$	$2 \times 10^3 < m \leq 1 \times 10^4$	$2 \times 10^2 < m \leq 1 \times 10^3$

任何一次单次测量结果的误差，均不应超过相应的最大允许误差。

（四）电子天平的检定

天平不仅是计量部门进行质量量值传递所必须的标准设备，而且还是科研部门进行科学研究及生产部门进行衡量工作所必需的一种计量仪器。为了确保其性能和使用的可靠，测量的准确，对使用中的天平进行周期检定和对新生产的天平进行出厂检定都是必不可少的。这种检定不但要有科学性，而且要有统一性、准确性和法制性。为此，国家专门颁布了天平检定规程。任何检定都必须按规定进行。国家颁布的 JJG 1036—2008《电子天平检定规程》，对首次检定、后续检定、使用检验的天平均做了明确的检定规定，是电子天平检定的技术规范。

电子天平在当空载调到零位的条件下，不论是加载或是卸载，在零位（即空载）与最大载荷之间的任一载荷，其最大允许误差不得超过表 2-2 的规定。

1. 检定前准备

（1）预热 天平在初次接通电源或长时间断电后开机时，至少需要 30 分钟的预热时间。因此，在检定前，应确定电子天平开机超过 30 分钟。

（2）预压 天平在停止工作一段时间后，可能进入休眠状态，为使天平尽快进入工作状态，检定前选择接近最大称量值的砝码多次加载，否则天平进程示值与回程示值之差将明显增大

2. 电子天平的检定

（1）示值误差检定 检定时，从最小载荷开始检定，逐渐单调往上加载，为了零位修正，检测其他点时最小载荷砝码一直放置在称盘上不必取出，直至加载到天平的最大称量砝码时，然后逐渐单调卸载，直至零载荷为止，并将被检天平各载荷点的示值填入原始记录表格中，称量过程中可以清零。

试验载荷必须包括下述载荷点：①空载；②最小称量；③最大允许误差转换点所对应的载荷，如 $5 \times 10^4 e$、$2 \times 10^5 e$；④最大称量。

无论加载或卸载，应保证有足够的测量点，对于首次检定的天平，测量点不得少于 10 个；对于后续检定或使用中检验的天平，测量点可以适当减少，但不得少于 6 个点。规程规定：各载荷点的修正值误差不得超过该载荷的最大允许误差。

（2）重复性检定 ①此项检定不用零位修正，可以采用砝码叠加法凑成最大称量检定，也可使用接近最大称量的砝码检定，重复测试次数不少于 6 次。②测量中每次加载前可置零。③规程规定：相同载荷多次测量结果的差值不得大于该载荷点下最大允许误差的绝对值，即：$E_{max} - E_{min} \leq |MPE|$。式中，$E_{max}$ 为加载时天平示值误差的最大值；E_{min} 为加载时天平示值误差的最小值。

（3）偏载误差的检查 ①试验载荷应选择 1/3 最大称量的砝码。取接近试验载荷的砝码，或用叠放砝码的方法凑足试验载荷进行检定。若使用单个砝码，应放置在测量区域的中心位置，若使用多个砝码，应均匀分布

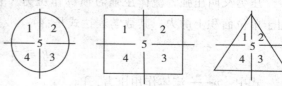

图 2-2 电子天平偏载误差检定位置示意图

在测量区域内。②检定时必须先放置最小称量砝码作为试验载荷，并记录称量值。③按照图 2-2 中的顺序，按秤盘的表面积，将秤盘划分为四个区域，把 1/3 最大称量的试验载荷反复放入电子天平内称量 6 次。

规程规定：载荷在不同位置的修正值误差中的最大值应小于相应载荷最大允许误差。

（五）计量器具的控制

1. 检定标准　根据检定规程要求，应有一组标准砝码，能覆盖到最大称量以上，分度值不大于 0.2℃ 的温度计，相对准确度不低于 5% 的干湿度计。

2. 检定环境条件　检定应在稳定的环境温度下进行，除特殊情况外，一般为室内温度。稳定的环境条件是指：在检定期间所记录的最大温差，不超过天平温度范围的 1/5，相对湿度不大于 80%。

3. 检定项目　电子天平检定项目见表 2-3。

4. 检定周期　检定周期应不超过 1 年。

表 2-3　检定项目

检定项目	首次检定	后续检定	使用中检验
外观	+	+	-
偏载误差	+	+	+
重复性	+	+	+
示值误差	+	+	+

注：表中"+"表示应检项目，"-"表示不检项目

第二节　压力计量

一、压力计量的概述

（一）压力计量的应用

压力计量在医学方面有非常重要的作用，例如测量人体血压、高压氧、中心供氧、中心负压、高压消毒等，它直接关系到人体的健康和生命安全。

（二）压力概念

压力又叫压强，流体压强习惯称作压力。它的物理意义是指：垂直并且均匀地作用于单位面积上的力。其数学表达式是：

$$p = \frac{F}{A}$$

式中：p——流体作用压力，Pa；

F——作用力，N；

A——作用面积，m^2。

　　由于压力值的使用不同，在生活和生产实践中压力常分为大气压力、绝对压力、表压力和真空。

　　1. **大气压力**　大气压力是地球表面上的空气柱重力所产生的压力。也就是围绕地球表面的气层，由于本身的重量对地球表面的单位面积上所产生的力，它随着某一点所处纬度在海平面高度和气象情况而变化。也随时间和地点经常变化。它常用符号 p_b 表示。

　　2. **绝对压力**　是指以绝对真空起算的全压力，即液体、气体或蒸气所处空间的全部压力，又称总压力或全压力。常用符号 p_a 表示。

　　3. **表压力**　表压力是以周围大气压力为零点起算的压力，又力叫剩余压力，它就是一般压力表所指示的压力，即超过大气压力以上的压力数值。它等于高于大气压力的绝对压力与大气压力之差，常用符号 p 表示。

　　4. **真空表压力**　理论上真空是指不存在物质的空间，实际上是指压力远低于标准大气压力的空间，故称疏空。真空表压力又叫负压力，是指当绝对压力小于大气压力时，大气压力与绝对压力之差。常用符号 p_n 表示。

　　上述压力概念可用图 2-3 来表示：

　　图 2-3（a）表示：绝对压力等于大气压力，即 $p_a = p_b$。表压力和疏空都相应等于零，即 $p = p_a = 0$。这时，压力表和真空表指示为零。

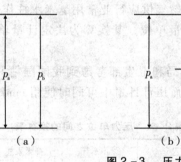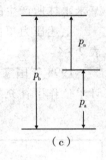

图 2-3　压力概念图示

(a) $p_a = p_b$　(b) $p_a > p_b$　(c) $p_a < p_b$

　　图 2-3（b）表示：在绝对压力大于大气压力时，即 $p_a > p_b$。绝对压力等于表压力与大气压力之和，就是 $p_a = p + p_b$。也可以说表压力等于绝对压力与大气压力之差。即：$p = p_a - p_b$。

　　图 2-3（c）表示：在绝对压力小于大气压力时，即 $p_a < p_b$，则绝对压力等于大气压力与疏空之差，即 $p_a = p_b - p_n$。而疏空等于大气压力与绝对压力之差，即 $p_n = p_b - p_a$。

（三）流体特性及静压力

　　流体是液体和气体的总称，流体不能保持一定的形状，并且具有很大的流动性，它只能承受压力，不能承受拉力和切力。当它承受压力时，流体就会流动。由于气体分子之间距离较大，它可以压缩，而液体是不可压缩的。因此通常称气体是可压缩流体，称液体是不可压缩流体。流体与地球之间没有相对运动时，我们称之为流体的静止状态，或叫平衡状态。在静止状态时，流体流层之间没有相对运动，因此对于平衡状态下的流体可用流体静力方法分析和解决问题。压力计量的对象就是流体压力。

（四）压力计量单位

根据我国法定计量单位有关规定，压力量的单位是基本单位长度、质量和时间的导出单位。单位名称为帕斯卡，符号为"Pa"，简称为"帕"。其物理意义是：1 牛顿力垂直均匀地作用在 1 平方米面积上所产生的压力。

在压力测量的历史上，不同的行业曾使用过很多压力单位，以下简单介绍：

巴：国际代号 bar。1bar = 1000mbar。1mbar 为 1 达因的力作用在 1 平方厘米上产生的压强值。该单位常用在气象科学中。

工程大气压：中文名称为公斤力/厘米^2，符号为 kgf/cm^2。表示 1kgf 垂直均匀地作用在 1cm^2 上产生的压力。该单位曾在国际应用很普遍。

标准大气压：符号为"atm"。表示温度为 0℃、重力加速度为 9.806 65m/s^2 时，760mmHg 在海平面上产生的压力。也称物理大气压。

毫米汞柱：符号为"mmHg"表示温度为 0℃、重力加速度为 9.806 65m/s^2 时，1 毫米汞柱所产生的压力。常用于医疗卫生部门血压测量中。

毫米水柱：符号为"mmH$_2$O"它是温度为 4℃、重力加速度为 9.806 65m/s^2 时，1 毫米水柱所产生的压力。城市燃气供应行业常用毫米水柱作为燃气的压强单位。

上述压力单位为非法定计量单位，其换算为法定计量单位帕（Pa）的换算系数见表 2 - 4。

1998 年国家质量技术监督局和卫生部考虑到我国国情并借鉴国际上情况，对血压计单位作了补充规定，允许在血压计计量中可同时使用 mmHg 和 kPa。

表 2 - 4　压力单位之间的换算表

	帕 （Pa）	巴 （bar）	毫米水柱 （mmH$_2$O）	毫米汞柱 （mmHg）	标准大气压 （atm）	公斤力/厘米^2 （kgf/cm^2）
帕 （Pa）	1	1×10^{-5}	$1.019\ 716 \times 10^{-1}$	$0.750\ 06 \times 10^{-2}$	$0.986\ 923 \times 10^{-5}$	$1.097\ 16 \times 10^{-5}$
巴 （bar）	1×10^5	1	$1.019\ 716 \times 10^{-1}$	$0.750\ 061\ 5 \times 10^3$	0.9869	1.097 16
毫米水柱 （mmH$_2$O）	9.806 65	$0.980\ 665 \times 10^{-4}$	1	$73\ 556 \times 10^{-1}$	9878×10^{-4}	1×10^{-4}
毫米汞柱 （mmHg）	$1.333\ 224 \times 10^2$	$1.333\ 224 \times 10^{-3}$	13.5951	1	1.316×10^{-3}	$0.135\ 951 \times 10^{-2}$
标准大气压 （atm）	$1.013\ 25 \times 10^5$	1.013 25	1.0332×10^{-1}	0.76×10^3	1	1.033 23
公斤力/厘米^2 （kgf/cm^2）	$0.980\ 665 \times 10^5$	0.980 665	10 000	735.56	0.967 84	1

（五）压力量值传递系统

压力量目前有三个国家计量检定系统表（压力、微压、超高压），其中与卫生部门基层单位关系较大的压力计量检定系统表见表2-5。各医学计量技术机构都应以此为标准建立医用压力参数测试标准，用来对血压计（表）及压力表、氧气表进行检定。

表2-5 压力计量检定系统表

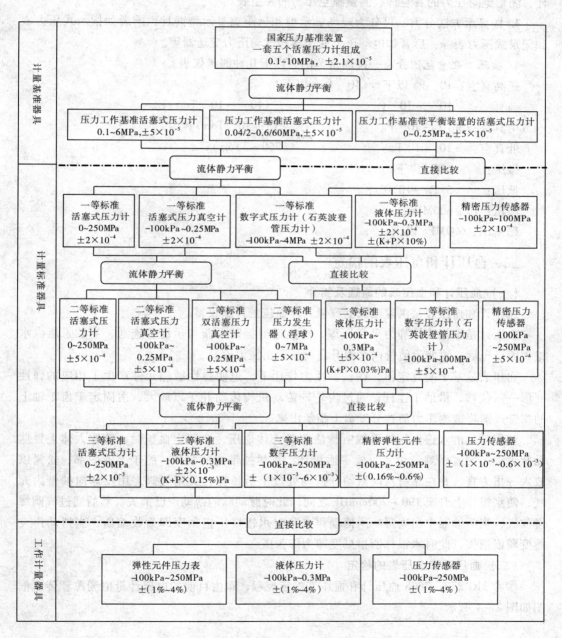

（六）压力测量仪器仪表分类

目前在生产、科研和计量部门使用的压力计量仪器仪表品种繁多，测量范围较广，测量压力介质种类也不同，因此，压力计量仪器仪表的分类方法也不同，这里简单介绍按工作原理、用途、测量范围等方面的几种分类。

1. **按工作原理分类** 可分为液柱式压力计、弹簧式压力计、活塞式压力计及压力传感器等。

2. **按被测压力种类分类** 可分为测量表压力的压力表（计）、测量大气压力的气压计、测量绝对压力的真空计、测量疏空压力的真空表。

3. **按显示方法分类** 可分为现场显示型和远距离显示型两种，前者如指示式压力表和记录式压力表等：后者如电动压力变送器和气动压力变送器等。

4. **按压力测量范围分类** 按测量范围有以下几种测量仪表：

超高真空：10^{-5}Pa 以下，（10^{-7}Torr 以下）；

高真空： $10^{-1} \sim 10^{-5}$Pa $\qquad$ （$10^{-3} \sim 10^{-7}$Torr）；

中真空： $10^{2} \sim 10^{-1}$Pa $\qquad$ （$1 \sim 10^{-3}$Torr）；

低真空： $10^{5} \sim 10^{2}$Pa $\qquad$ （$760 \sim 1$Torr）；

微压： $\quad$ 5kPa 以下；

低压： $\quad$ 5kPa $\sim$ 10MPa；

高压：10 $\sim$ 600MPa；

超高压：600MPa 以上。

二、血压计和血压表的检定

（一）血压计和血压表的原理及简介

血压计和血压表是医院或家庭测量人体血压的计量仪器。

血压计是根据流体静力平衡原理，由连通器把贮汞瓶与示值管连通，当贮汞瓶内水银表面受压后，迫使示值管内水银升高而指示出压力值。

血压表是基于胡克定律，在被测压力作用下，迫使弹性敏感元件产生了相应的弹性变形——位移，借助于连杆，通过齿轮轴传动机构传动并予以放大，由固定于齿轮轴上的指针逐渐将被测压力值在分度盘上指示出来。

我们常见的水银血压计采取听诊法测量人体血压，在测定血压时，选取人体上臂肱动脉为统一的血压测量位置，放平血压计，排尽袖带内的气体，缠于上臂中部，松紧以放入一指为宜，并在靠肘窝内侧动脉搏动处放上听诊器，关闭气阀，用皮球向袖带内充气，使水银柱上升至 190 $\sim$ 200mmHg 之间，此时肱动脉的搏动声已消失。然后通过气阀缓慢放气，当听诊器中出现第一声搏动声，此时水银柱所指刻度即为收缩压；当搏动声突然变弱或消失，此时水银柱所指刻度即为舒张压。

（二）血压计和血压表的检定

参考 JJG 270—2008 血压计和血压表检定规程，军内目前的血压计量值溯源和传递框图如图 2 – 4 所示。

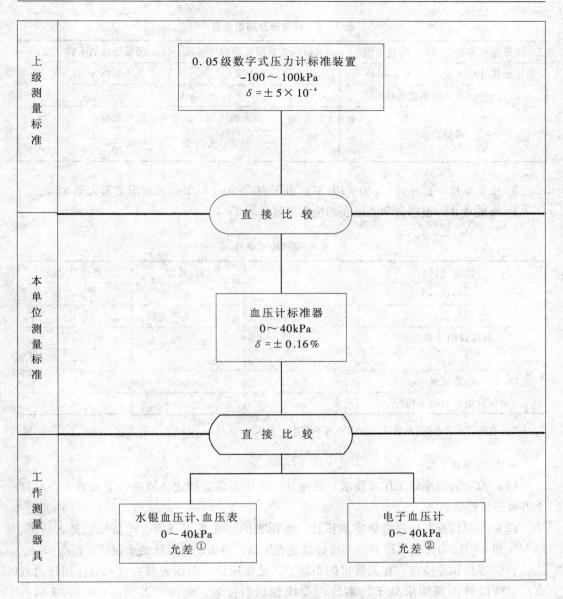

图 2 - 4　血压计和血压表量值溯源和传递框图

注：①根据 JJG 270—2008《血压计和血压表检定规程》，水银血压计的零位允许误差为血压表的指针应在零位标志内，血压计、血压表的示值允许误差均为 ±0.5kPa（±3.75mmHg）。

②根据 JJG 692—1999《数字式电子血压计（静态）检定规程》，电子血压计压力示值允许误差：首次检定为 ±0.4kPa（±3mmHg），后续检定为 ±0.5kPa（±4mmHg）

1.计量器具选择　检定血压计和血压表的标准器及辅助设备如表 2 - 6 所示。

表2-6 标准器及辅助设备

测量标准名称	测量范围	允许误差极限或准确度等级	测量标准的不确定度
数字血压计检定仪	$0 \sim 40$kPa	$\pm 0.16\%$	$U = 0.18\%$ $(k = 2)$
测量标准的准确度等级		$\pm 0.2\%$	
辅助设备		压力发生器、三通管、医用胶管、 秒表：分度值 $\dfrac{1}{5}$s 或 $\dfrac{1}{10}$s	

2. 检定环境 血压计：$(20 \pm 10)℃$，血压表：$(20 \pm 5)℃$，相对湿度不大于85%。

3. 检定项目 血压计和血压表的检定项目见表2-7。

表2-7 检定项目

检定项目	首次检定	后续检定	使用中检验
外观	+	+	-
零位误差	+	+	+
血压计的灵敏度	+	+	-
气密性	+	+	+
示值误差	+	+	+
血压计指针偏转平稳性	+	+	+

注：表中"+"表示应检项目，"-"表示不检项目

4. 检定方法

（1）检定前的准备工作及要求 血压计、血压表应在检定环境条件下放置2小时以上方可进行检定。

（2）外观检查 用目力观察血压计、血压表的外壳是否坚固，产品标识是否清晰，以 kPa 和 mmHg 为计量单位的双刻度标度是否正确、清晰，血压计的水银柱是否有断裂。

（3）零位误差检查 在无臂带的条件下，使血压计、血压表与大气相通，用目力观察。汞柱读数面顶端应处于与零位刻度线相切的位置，允许误差为：$-0.2 \sim 0.5$kPa（$-1.5 \sim 3.75$mmHg）。

（4）血压计的灵敏度检查 在无臂带的条件下，用压力发生器造压，使血压计示值升到38kPa（285mmHg）处，然后旋松气阀旋钮快速放气，使压力值降至 $32 \sim 26$kPa（$240 \sim 196$mmHg）范围内任意一位置，快速关闭气阀旋钮，用目力观察汞柱波动值。其波动幅度不应小于 0.3kPa（2.5mmHg）。

（5）气密性检查 ①橡皮球上的气阀旋钮和回气阀的检查用手感目测方法进行。气阀旋钮旋紧时应不漏气，放松时应不会脱落；回气阀应有止气作用。②在臂带卷扎的条件下，用压力发生器造压，使血压计或血压表升至38kPa（285mmHg），切断压力源停留2分钟，从第3分钟开始计算压力下降值。1分钟内压力下降值：首次检定不应超过0.5kPa（3.75mmHg）后续检定和使用中检验不应超过0.8kPa（6mmHg）；血压计的贮汞

瓶不得漏汞，水银柱不得有翻泡现象。

（6）示值误差的检定

①检定设备的连接：用医用胶管和三通管把被检血压计或血压表与压力标准器、压力发生器相连通，如图2-5所示：

②检定点的选择和次数：检定点不得少于5个（不含零点），共进行两次降压检定，血压表以40kPa（300mmHg）为起点，每隔8kPa（60mmHg），作为一个检定点进行降压检定，血压计允许以38kPa（285mmHg）为起始点进行降压检定，其他点与血压表相同。

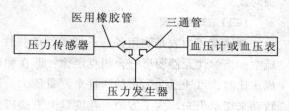

图2-5　检定设备连接示意图

③检定步骤及方法：

第一次降压检定：用压力发生器平稳加压，使血压计或血压表和标准器的压力值升高到最高检定点，然后以最高检定点为第一个检定点，依次逐点进行降压检定，在每个检定点时，先读取标准器的示值，再读取血压计或血压表上的压力值，读数应按分度值的1/5估读。

第二次降压检定：检定方法与第一次相同，但在第二次降压检定前，应在最高检定点的压力值上保压1min，然后按第一次的方法依次逐点进行降压检定。

④示值误差计算公式

$$\Delta = p - p_0$$

式中：Δ——血压计或血压表的示值误差，kPa（mmHg）；

p——各检定点血压计或血压表的示值，kPa（mmHg）；

p_0——各检定点标准器的示值，kPa（mmHg）；

（7）零位误差复检　血压计和血压表两次降压检定后，使其通大气，然后对其零位误差进行复检。

（8）血压计指针偏转平稳性检查　在示值误差检定过程中，用目力观察，血压计的指针偏转时应平稳，不应有跳动和停滞现象。

5. 检定周期　血压计和血压表的检定周期一般不超过半年。

三、弹簧式压力表

弹簧式压力表具有结构简单、体积小、指示清楚、使用方便、安全可靠、测量范围宽等特点，是医疗卫生、科学研究和国防建设中不可缺少的一种计量器具。

（一）分类

1. 根据弹性元件结构形状：可分为单圈弹簧管式、螺旋弹簧管式、膜片式、膜盒式、波纹管式等几种。

2. 根据测压性质：可分为压力表、压力真空表、真空表以及其他专用压力表等。

3. 根据仪表对外界机械的耐振性能：可分为普通型和耐振型两类。

4. 根据用途：可分为一般表、精密表以及耐酸、耐碱、耐蚀、防湿、防冻、防爆等专用表。

5. 根据仪表安装方式及接头位置：可分为直接安装式、凸装式、嵌装式以及径向、轴向接头等表。

（二）作用原理

弹簧式压力表是利用各种不同类型的弹性元件，在压力作用下的变形来测量压力或疏空。当弹性元件变形符合胡克定律：即在弹性范围内，弹性元件的变形与其所受压力成正比时，可通过变形量的测量来测量压力。这个变形量通过传动机构，最后由指针的转动来指示出来。为了方便，在度盘上直接以压力单位来标注刻度。由于变形量与压力成正比，一般压力表度盘刻度是等分的。

1. 弹簧式压力表结构　弹簧式压力表主要由弹簧管、传动机构、指示机构和表壳等四大部分组成。一般的压力表、氧气压力表、真空表等均属于此种仪表。

（1）弹簧管　它是一根弯曲成圆弧形，横截面呈椭圆或平椭圆形的空心管子。它的一端焊接在压力表的管座上固定不动，并与被测压力的介质相连通。管子的另一端是封闭的呈自由端。在压力的作用下，管子的自由端产生位移，在一定范围内，位移量与所测压力呈线性关系。正是基于弹簧管这一特性才设计制造出弹簧管式压力表。

（2）传动机构　包括扇形齿轮、中心齿轮、游丝等组成。传动机构一般又称机芯。它的主要作用是将弹簧管的微量弹性变形加以放大，并把弹簧管自由端的直线位移转变为仪表指针的圆弧形旋转位移。

（3）指示机构　它包括指针、刻度盘等。它的主要作用是将弹簧管的弹性变形通过指针转动指示出来，从而在刻度盘上读取直接指示的压力值。

（4）表壳　表壳又称机座。它的作用主要是固定和保护上述三部分以及其他零部件。

2. 弹簧式压力表工作原理　弹簧管的一端与接头相通，另一端是封闭的，可以自由活动。当压力从接头引入弹簧管后，弹簧管的截面由椭圆趋于圆形变化，同时弹簧管弯度也变小，管子将略为伸直，使其自由端产生位移。此位移量通过拉杆、扇形齿轮和中心齿轮所组成的传动机构转变成中心齿轮轴的转动，从而带动装在齿轮轴上的指针转动，于是就可以在表盘上读出压力值。

中心齿轮下端装有游丝。游丝一端固定在中心齿轮轴上。另一端固定在上下两夹板间，游丝的作用是起消除中心齿轮与扇形齿轮啮合时的间隙和被测压力消除后，帮助指针回到零位。拉杆与扇形齿轮靠活节螺丝连接。移动活节螺丝的固定位置可以改变传动机构的传递比。弹簧管在承受最大压力时，其自由端的角位移一般为5°～20°。

3. 弹簧管的弹性后效和残余形变　弹簧管和所有弹性敏感元件一样，具有弹性后效的特性，即外力作用消失后，弹簧管不能立即恢复原来的状态。弹性后效对弹性式仪表准确度等级起着决定性的影响。

加在弹性元件上的负载在其弹性范围内进行缓慢变化时，负载特性曲线不重合的现象称为弹性迟滞（也叫弹性滞后）。弹性元件的弹性后效和弹性迟滞往往是同时产生的，由于它们的存在，造成了弹性式压力表的主要示值误差。

弹簧管的残余形变是指外力作用消失后，长时间弹簧管不能恢复到原来的形状和尺寸的现象。弹性元件残余变形的存在，将导致压力仪表示值的失灵、失准或示值不稳定等现象，这样的仪表不宜继续使用。

4. 弹簧管压力表的准确度级别　弹簧管压力表在正常条件下使用时的最大允许误差用引用误差表示。即最大允许误差的绝对值与压力表测量范围的比值的百分数定为压力表准确度等级，目前常用的一般压力表和精密压力表准确度级别见表2-8和表2-9所示。

表2-8　一般压力表准确度级别

准确度等级	1	1.5	2.5	4
最大允许误差（引用误差）	±1%	±1.5%	±2.5%	±4%

表2-9　精密压力表准确度级别

准确度等级	0.25	0.4	0.6
最大允许误差（引用误差）	±0.25%	±0.4%	±0.6%

（三）计量器具选择

标准器的允许误差绝对值不大于被检压力表允许误差绝对值的1/4。

标准器与配套设备：

可供选用的标准器：弹簧式精密压力表和真空表、活塞式压力计、活塞式压力真空计、液体压力计及其他符合标准器误差要求的压力计量标准器。

可供选用的辅助设备：压力校验器、真空校验器、手掀泵、电动泵、真空泵、油-气，油-水隔离器、电接点信号发讯设备、高阻表（500V.DC，2.5级）、超高压表安全防护罩。

（四）检定环境

1. 温度　（20±5）℃。

2. 湿度　相对湿度不大于85%。

3. 环境压力　大气压。

4. 被检压力表应在检测环境静置2小时方可检定。

（五）检定用工作介质

1. 测量上限不大于0.25MPa的压力表，工作介质为清洁的空气或无毒、无害和化学性能稳定的气体。

2. 测量上限为0.25~250MPa的压力表，工作介质为无腐蚀性的液体。

3. 测量上限为400~1000MPa的压力表，工作介质为药用甘油和乙二醇混合液或根据标准器所要求使用的工作介质。

（六）检定项目和检定方法

弹簧管式一般压力表、压力真空表和真空表检定项目如下。

1. 外观　用目力观测弹簧管式一般压力表、压力真空表和真空表。

（1）外形　①压力表的零部件装配应牢固、无松动现象。②新制造的压力表涂层应均匀光洁、无明显剥脱现象。③压力表应装有安全孔，安全孔上必须有防尘装置。④压力表按其所测介质不同，在压力表上应有表 2 - 10 中规定的色标，并注明特殊介质的名称。氧气表还必须标以红色"禁油"字样。

表 2 - 10　测压介质压力表颜色

测压介质	色标颜色
氧	天蓝色
氢	深绿色
氮	黄色
氯	褐色
乙炔	白色
其他可燃性气体	红色
其他惰性气体或液体	黑色

（2）标志　分度盘上应有如下标志：制造单位或商标；产品名称；计量单位和数字；计量器具制造许可证标志和编号；真空应有"－"号或"负"字；准确度等级；出厂编号。

（3）读数部分　①表玻璃应无色透明，不应有妨碍读数的缺陷和损伤。②分度盘应平整光洁，各标志应清晰可辨。③指针指示端应能覆盖最短分度线长度的 1/3 ~ 2/3。④指针指示端的宽度应不大于分度线的宽度。

（4）测量上限量值数字　测量上限量值数字应符合如下系列中之一：

1×10^n，1.6×10^n，2.5×10^n，4×10^n，6×10^n

式中：n 是正整数、负整数或零。

（5）分度值　分度值应符合如下系列中之一：

1×10^n，2×10^n，5×10^n

式中：n 是正整数、负整数或零。

（6）准确度等级　1，1.6，2.5，4。

2. 零位　用目力观测弹簧管式一般压力表、压力真空表和真空表。

（1）带有止销的压力表，在无压力或真空时，指针应紧靠止销，"缩格"应不得超过表 2 - 11 规定的允许误差绝对值。

（2）没有止销的压力表，在无压力或真空时，指针应位于零位标志内，零位标志应不超过表 2 - 9 规定的允许误差绝对值的 2 倍。

3. 示值误差、回程误差和轻敲位移的检定

（1）标准仪器与压力表使用液体为工作介质时，它们的受压点应基本上在同一水平面上。如不在同一水平面上，应考虑由液柱高度差所产生的压力误差。

（2）压力表的示值应按分度值的 1/5 估读。

表 2 - 11　压力表的准确度等级和允许误差及其关系

准确度等级	允许误差%（按量程的百分比数计算）			
	零位		测量上限的	其余部分
	带止销	不带止销	（90~100）%	
1	1	±1	±1.6	±1
1.6（1.5）	1.6	±1.6	±2.5	±1.6
2.5	2.5	±2.5	±4	±2.5
4	4	±4	±4	±4

注：使用中的 1.5 级压力表允许误差按 1.6 级计算，准确度等级可不更改

（3）示值检定方法　压力表的示值检定按标有数字的分度线进行。检定时逐渐平稳地升压（或降压），当示值达到测量上限后，切断压力源（或真空源），耐压 3 分钟，然后按原定点平稳地降压（或升压）倒序回检。

（4）示值误差　对每一检定点，在升压（或降压）和降压（或升压）检定时，轻敲表壳前、后的示值与标准器示值之差，不大于表 2 - 9 所规定的允许误差。

（5）回程误差　对同一检定点，在升压（或降压）和降压（或升压）检定时，轻敲表壳后的示值之差，不大于表 2 - 9 所规定的允许误差绝对值。

（6）轻敲位移　对每一检定点，在升压（或降压）和降压（或升压）检定时，轻敲表壳后引起的示值变动不大于表 2 - 9 所规定的允许误差绝对值的 1/2。

（7）指针偏转平稳性　在示值误差检定过程中，用目力观察指针，指针偏转应平稳，无跳动和卡住现象。

4. 压力真空表真空部分的检定

（1）压力测量上限为 0.3~2.4MPa。真空部分检定：疏空时指针应能指向真空方向。

（2）压力测量上限为 0.15MPa，真空部分检定两点示值。

（3）压力测量上限为 0.06MPa，真空部分检定三点示值。

（4）真空表按当地大气压 90% 以上疏空度进行耐压检定。

5. 几种压力表的附加检定

（1）氧气压力表的无油脂检查　为了保证安全，在示值检定前、后应进行无油脂检查。检查方法是：将纯净的温开水注入弹簧管内，经摇晃，将水甩入盛有清水的器具内，如水面上没有彩色的油影，则认为没有油脂。

（2）带检验指针压力表的检定　先将检验指针与示值指针同时进行示值检定，并记录读数，然后使示值回到零位，对示值指针再进行示值检定。各检定点两次升压示值之差均应不大于允许误差的绝对值。示值检定中，轻敲表壳时检验指针不得移动。

（3）双针双管或双针单管压力表的检定　先检查双针双管压力表两管的连通性，两管不应连通。检查方法是：将其中一只接头装在校验器上，加压至测量上限，该指针应指到测量上限；另一指针应在零位，此时另一只接头上不应有油渗出，即两管不连通。然后通过三通接头安装压力表进行示值检定。双针双管或双针单管压力表还应检查两指针示值之差，其差值应不大于允许误差的绝对值。两指针应互不影响。为便于识别，两

接头上应分别涂以与两指针颜色相同的油漆。

（4）电接点压力表的检定

①绝缘电阻检验：用直流工作电压为500V的高阻表接在电接点压力表接线端子与外壳之间，测量时应稳定10s后读数，应不小于20MΩ（环境温度为15℃～35℃，相对湿度不大于80%）。

②设定点偏差和切换差检定：对每一个设定点应在升压和降压两种状态下进行设定点偏差检定。上限设定在量程的50%及75%附近两点，下限设定在量程的25%及50%附近两点。使设定指针位于设定值上，平稳缓慢地升压或降压（指示指针接近设定值时的速度每秒应不大于量程的1%），直至信号通或断开为止。在标准器上读取压力值为上切换值或下切换值。

设定点偏差：设定点的示值（即设定值）与信号切换时压力值之差应符合表2-12规定。

切换差：在同一设定点上，压力表信号接通与断开时（切换时）的实际压力值之差，应符合如下规定：直接作用式，应不大于示值允许误差的绝对值；磁助直接作用式，应不大于量程的3.5%。

表2-12 设定点的示值与信号切换时最大允许误差

准确度等级	设定点偏差的允许值%（以量程百分数计算）	
	直接作用式	磁助直接作用式
1	±1	
1.6（1.5）	±1.6	±0.5～±4
2.5	±2.5	

（七）检定周期

弹簧管式一般压力表、压力真空表和真空表的检定周期应根据使用情况确定，一般不超过半年。

综合练习题

1. 简述天平有哪些种类。
2. 电子天平的检定分度值和最小称量准确度级别分为几种？
3. 简述电子天平示值误差检定中必须检测的点。
4. 简述血压计的检定项目。
5. 简述压力单位之间的换算关系。

参考文献

[1] 郭勇. 医学计量. 北京：中国计量出版社，2002

[2] 许第昌. 压力计量测试. 北京：中国计量出版社，1986

[3] 李考武等. 力学计量. 北京：中国计量出版社，1998

［4］国家质量监督检验检疫总局，JJG 270—2008，中华人民共和国国家计量检定规程：血压计和血压表检定规程，2008

［5］国家质量监督检验检疫总局，JJG 1036—2008，中华人民共和国国家计量检定规程：电子天平检定规程，2008

［6］国家质量技术监督局，JJG 52—1999，中华人民共和国国家计量检定规程：弹簧管式一般压力表、压力真空表和真空表检定规程，1999

附：综合练习题答案

1. 答：①按操作方式可分为自动天平和非自动天平。②按结构原理可分为杠杆式天平、扭力天平和电子天平等。③按用途不同可分为标准天平、微量天平、分析天平、工业天平、物理天平、热天平等多种。④按量值传递可分为标准天平和工作天平两类。⑤按准确度级别可分为特种准确度天平、高准确度天平、中准确度天平和普通准确度天平。

2. 答：天平准确度级别与 e、最小称量的关系关系表如下：

准确度级别	特种准确度级Ⅰ	高准确度级Ⅱ	中准确度级Ⅲ	普通准确度级Ⅳ
检定分度值 e	$1\mu g \leqslant e < 1mg$	$1mg \leqslant e < 50mg$	$0.1g \leqslant e \leqslant 2g$	$5g \leqslant e$
最小称量	$100e$	$20d$	$20d$	$10d$

3. 答：示值误差检定中必须包括空载、最小称量、最大称量、最大允许误差转换点所对应的载荷。

4. 答：血压计的检定项目如下表所示：

检定项目	首次检定	后续检定	使用中检验
外观	+	+	−
零位误差	+	+	+
血压计的灵敏度	+	+	+
气密性	+	+	+
示值误差	+	+	+
血压计指针偏转平稳性	+	+	+

注：表中"＋"表示应检项目，"－"表示不检项目

5. 答：压力单位之间的换算关系如下：

	帕（Pa）	巴（bar）	毫米水柱（mmH$_2$O）	毫米汞柱（mmHg）	标准大气压（atm）	公斤力/厘米^2（kgf/cm^2）
帕（Pa）	1	1×10^{-5}	1.019716×10^{-1}	0.75006×10^{-2}	0.986923×10^{-5}	1.09716×10^{-5}
巴（bar）	1×10^5	1	1.019716×10^{-1}	0.7500615×10^3	0.9869	1.09716
毫米水柱（mmH$_2$O）	9.80665	0.980665×10^{-4}	1	73556×10^{-1}	9878×10^{-4}	1×10^{-4}

续表

	帕 （Pa）	巴 （bar）	毫米水柱 （mmH$_2$O）	毫米汞柱 （mmHg）	标准大气压 （atm）	公斤力/厘米^2 （kgf/cm^2）
毫米汞柱 （mmHg）	$1.333\,224 \times 10^2$	$1.333\,224 \times 10^{-3}$	13.5951	1	1.316×10^{-3}	$0.135\,951 \times 10^{-2}$
标准大气压 （atm）	$1.013\,25 \times 10^5$	1.013 25	1.0332×10^{-1}	0.76×10^3	1	1.033 23
公斤力/厘米^2 （kgf/cm^2）	$0.980\,665 \times 10^5$	0.980 665	10 000	735.56	0.967 84	1

第三章　医用热学计量

学习提要与目标

　　了解温标、温度名词、温度检定常用配套设备，掌握工作用玻璃液体温度计、玻璃体温计的检定方法，理解实际温度值和误差的含义，能读懂简单的温度量传和溯源图。

第一节　温　标

　　温度是表征物质冷热程度的物理量，是七个基本物理量之一。温标是度量温度的标尺，就是用数值表示温度高低的方法。温标的三要素为：固定点、内插仪器和内插公式。

一、经验温标

　　经验温标是利用某种物质的物理特性和温度之间的变化关系，用实验的方法来确定的温标。经验温标主要包括摄氏温标、华氏温标和列示温标等几种。

　　摄氏温标：1742 年，瑞典天文学家安德斯·摄尔修斯（Anders Celsius，1701—1744）将 1 个标准大气压下的水的沸点规定为 0℃，冰点定为 100℃，两者间均分成 100 个刻度，和现行的摄氏温标刚好相反。直到 1744 年才被卡尔·林奈修订成现行的摄氏温标：冰点规定为 0℃，沸点定为 100℃。1954 年的第十届国际度量衡大会特别将此温标命名为"摄氏温标"，以表彰摄尔修斯的贡献。目前，摄氏温标为世界上大多数国家采用的温度单位。

　　华氏温标：1714 年，德国物理学家丹尼尔·家百列·华伦海特（Daniel Gabriel Fahrenheit，1686—1736）使用三个参考温标来标示他的刻度。将温度计放入由冰、水以及氯化铵构成的混合物中，量得的刻度即为零度。第二是将温度计放入冰水混合物中所量得的刻度标记为 32℉。第三个刻度是 96℉，是将温度计含入口中，或夹在腋下时所量得的刻度。之后，其他科学家决定重新修订华氏温标，使得沸点刚好高于冰点 180℉。这样，人体的正常体温也修正成了 98.6℉。目前，只有英美等少数国家还在使用华氏温标。

　　列氏温标：代表符号为 °R，是由法国科学家列奥米尔 1731 年提出的。将水的冰点定为列氏 0°R，而沸点则为列氏 80°R。列式温标曾经在欧洲特别是法国和德国相当流行，但随后均由摄氏温标所取代。

　　摄氏温标和华氏温标的换算关系：$t/℃ = (t/℉ - 32) \times \dfrac{5}{9}$

摄氏温标和列氏温标的换算关系：$t/\text{℃} = \dfrac{5}{4} \times t/°R$

列氏温标和华氏温标的换算关系：$t/°R = \dfrac{4}{9} \times (t/°F - 32)$

二、热力学温标

由于经验温标需要借助于测温物质的物理特性，因此有很大的局限性。热力学温标是开尔文（Kelvin）在 1848 年提出的。该温标是利用卡诺定理，以热力学第一及第二定律为基础建立起来的，它与测温物质本身的性质无关。在 1967 年的第十三届国际计量大会上，将热力学温度的单位开尔文（K）列为国际单位制（SI）7 个基本单位之一。

热力学第一定律是由迈尔（Mayer）和焦耳（Joule）在 1842 年和 1843 年先后独立提出的。可以表述为：一切物质的能量从一种形式转化为另一种形式，从一个物体传给另一个物体，在转化和传递中能量的数量不变。

热力学定律是由克劳修斯和开尔文在 1850 年和 1856 年先后提出的。克氏表述为：不可能把热从低温物体传到高温物体而不产生其他影响；开氏表述为：不可能从单一热源取热使之完全变为有用的功而不产生其他影响。

上述两个定律的明确，使卡诺定理的严格证明有了依据。卡诺定理可以简述为：所用工作于两个一定温度之间的热机，以可逆热机的效率为最大。其推论为：所有工作于两个一定的温度之间的可逆热机，其效率相等。卡诺循环是由两个定温过程和两个绝热过程交错组成的。遵守卡诺定理的可逆热机的热效率 η 为：

$$\eta = \frac{W}{Q_1} = \frac{Q_1 - Q_2}{Q_1} = \frac{T_1 - T_2}{T_1} \tag{3-1}$$

式中，Q_1——卡诺热机从高温热源吸收的热量；

Q_2——卡诺热机向低温热源发出的热量；

W——卡诺热机所做的功（由热力学第一定律可得知 W、Q_1、Q_2）；

T_1——高温热源的温度；

T_2——低温热源的温度。

简化后可得：

$$\frac{Q_1}{Q_2} = \frac{T_1}{T_2} \tag{3-2}$$

这就说明，工作于两个热源之间交换热量之比等于两热源温度之比。这样引入的温标称为热力学温标或开尔文温标。热力学温标与测温物质的性质无关，因此又称为绝对温标，用符号 K 来表示。1954 年国际计量大会决定把水三相点温度 273.16K 定义为热力学温标的基本固定温度，而热力学温度的单位开尔文（K）就是水三相点的热力学温度的 1/273.16。

为了统一摄氏温度和热力学温度，1960 年的第 11 届国际计量大会对摄氏温标做了新的定义，规定它由热力学温标导出，摄氏温度 t 的定义为：

$$t = T - 273.15$$

摄氏温度 t 的单位是摄氏度，符号为℃，摄氏度与开尔文完全是等值的。

三、理想气体温标

利用定容或定压理想气体温度计测出的温度就是热力学温标中的温度。人们通常是利用理想气体温度计来实现热力学温标。

理想气体是实际气体在压强趋于零时的极限，它具有两个基本性质：

1. $pV = NRT'$

式中，p 是压强，V 是体积，N 是物质的量，R 是摩尔气体常数，T' 是理想气体温标所确定的温度。

2. 内能仅仅是温度的函数，即

$$U = U(T')$$

利用上述性质可以证明，理想气体可逆卡诺定理的效率为 T'

$$\eta = 1 - \frac{T_2}{T_1} \quad (3-3)$$

式（3-3）与式（3-1）和（3-2）进行比较后得

$$\frac{T'_2}{T'_1} = \frac{T_2}{T_1}$$

同时，理想气体温标也把水三相点温度值规定为 273.16K。因此，理想气体温标所确定的温度 T' 等于热力学温度 T。

理想气体温标可以用气体温度计来实现。由于实际气体并不是理想气体，所以在利用气体温度计测温时，必须对修正值进行修正，才能得到热力学温度值。

四、ITS-90 国际温标

国际温标定义：由国际协议而采用的易于高精度复现，并在当时的知识和技术水平范围内尽可能接近热力学温度的经验温标。

前文已提到的热力学温标是最基本的温标，但热力学温标装置太复杂，实现非常困难。为了实用上的准确和方便，1927 年第七届国际计量大会上决定采用国际温标，这是第一个国际协议性温标（ITS-27）。

现行国际温标是 ITS-90，ITS-90 国际温标替代了 1968 年国际实用温标（1975 年修订本）和 1976 年 0.5K 到 30K 临时温标（EPT-76）。

热力学温标（符号为 T）是 7 个基本物理量之一。其单位为开尔文（符号为 K），定义为水三相点热力学温度的 1/273.16。

由于在以前的温标中使用了与 273.15 K（冰点）的差值来表示温度，因此，现在仍保留这一方法。用这种方法表示的热力学温度称为摄氏温度（符号为 t），其定义为：

$$t / ℃ = T / K - 273.15$$

摄氏温度的单位为摄氏度（符号为℃）。

1990 年的国际温标同时定义了国际开尔文温度（符号为 T_{90}）和国际摄氏温度

t_{90}，T_{90} 和 t_{90} 之间的关系为：

$$t_{90}/\text{℃} = T_{90}/\text{K} - 273.15$$

物理量 T_{90} 的单位为开尔文（符号为 K），t_{90} 的单位为摄氏度（符号为℃），与热力学温度 T 和摄氏温度 t 一样。

ITS-90 由 0.5K 向上到根据普朗克辐射定律使用单色辐射实际可测量的最高温度。ITS-90 通过各温区和各分温区来定义 T_{90}。某些温区或分温区是重叠的，重叠区的 T_{90} 定义有差异。然而，这些定义应属等效。在相同温度下使用此有异议的定义时，只有高精度的不同测量之间的数值才能探测出来。在相同温度下，即使使用一个定义，对于两支可接受的内插仪器（例如电阻温度计），也可得出 T_{90} 的细微差值。实际上这些差值可以忽略不计。

1990 年国际温标的定义：

0.65K 到 5.0K 之间，T_{90} 由 ^3He 和 ^4He 的蒸汽压与温度的关系式来定义。

由 3.0K 到氖三相点（13.5561K）之间，T_{90} 是用氦气体温度计来定义的。它使用了 3 个定义固定点及利用规定的内插方法来分度。这 3 个定义固定点是可以实验复现，并具有给定值的。

由平衡氢三相点（13.8033K）到银凝固点（961.78K）之间，T_{90} 是用铂电阻温度计来定义的，在一组规定的定义固定点上利用所规定的内插方法来分度。

银固定点（961.78K）以上，T_{90} 借助于一个定义固定点和普朗克辐射定律来定义。

1. 由 0.65K 到 5.0K   用氦蒸汽压-温度方程。

在此温区内，T_{90} 按下式用 ^3He 和 ^4He 蒸汽压 p 来定义：

$$T_{90}/\text{K} = A_0 + \sum_{i=1}^{9} A_i \{[ln(p/P_a) - B]/C\}^i$$

式中，A_0、A_i、B 和 C 为常数。

2. 由 3.0K 到氖三相点（24.5561K）   用 ^3He 和 ^4He 作为测温气体。

对于 ^3He 气体温度计，以及用于低于 4.2K 的 ^4He 气体温度计，必须明确考虑到气体的非理想性，应使用有关的第二纬里系数 $B_3(T_{90})$ 或 $B_4(T_{90})$。在此温区内，T_{90} 由下式定义：

$$T_{90} = \frac{a + bp + cp^2}{1 + B_x(T_{90})N/V}$$

式中，p 为气体温度计的压强；a、b 和 c 为系数；N/V 为气体温度计温泡中的气体密度，N 为气体量，V 为温泡的容积，x 根据不同的同位素取 3 或 4。第二纬里系数由下式给定：

对于 ^3He

$$B_3(T_{90})/m^3 \cdot mol^{-1} = [16.69 - 336.98 (T_{90}/K)^{-1} +$$
$$91.04 (T_{90}/K)^{-2} - 13.82 (T_{90}/K)^{-3}] \times 10^{-6}$$

对于 ^4He

$$B_4(T_{90})/m^3 \cdot mol^{-1} = [16.708 - 374.05 (T_{90}/K)^{-1} - 383.53 (T_{90}/K)^{-2} +$$
$$1799.2 (T_{90}/K)^{-3} - 4033.2 (T_{90}/K)^{-4} + 3252.8 (T_{90}/K)^{-5}] \times 10^{-6}$$

利用上述两式复现的 T_{90} 的准确度取决于气体温度计的设计，以及所用气体的密度。

3. 由平衡氢三相点（13.8033K）到银凝固点（961.78K）　用铂电阻温度计。

在此温区内，T_{90} 用铂电阻温度计来定义，在一组规定的定义固定点上和规定的参考函数以及内插温度的偏差函数来分度。

温度值 T_{90} 是由该温度时的电阻 $R(T_{90})$ 与水三相点时的电阻 $R(273.16K)$ 之比来求得的。此比值 $W(T_{90})$ 为

$$W(T_{90}) = \frac{R(T_{90})}{R(273.16K)}$$

适用的铂电阻温度计必须是无应力的纯铂丝制成的，并且至少应满足下列两个关系式之一：

$$W(29.7646℃) \geqslant 1.118\,07$$

$$W(-38.8344℃) \leqslant 0.844\,235$$

用于银凝固点的铂电阻温度计，还必须满足以下要求：

$$W(961.78℃) \geqslant 4.2844$$

在电阻温度计的每个温区内，T_{90} 可由相应的参考函数给出的 $W_r(T_{90})$，以及偏差值 $W(T_{90}) - W_r(T_{90})$ 经计算得到。

下面给出各温区所用的定义固定点和各温区的偏差函数。

（1）平衡氢三相点（13.8033K）到水三相点（273.16K）　温度计在下列固定点分度：平衡氢三相点（13.8033K）、氖三相点（24.5561K）、氧三相点（54.3584K）、氩三相点（83.8058K）、汞三相点（234.3156K）和水三相点（273.16K），以及接近于17.0K和20.3K的两个附加温度点。偏差函数为：

$$W(T_{90}) - W_r(T_{90}) = a[W(T_{90}) - 1] + b[W(T_{90}) - 1]^2 + \sum_{i=1}^{5} c_i[lnW(T_{90})]^{i+n}$$

式中，$n = 2$，系数 a、b 和 c 由定义固定点上测定得到。

（2）0℃到银凝固点（961.78℃）　温度计在水三相点（0.01℃），以及锡凝固点（231.928℃）、锌凝固点（419.527℃）、铝凝固点（660.323℃）和银凝固点（961.78℃）上分度。偏差函数为：

$$W(T_{90}) - W_r(T_{90}) = a[W(T_{90}) - 1] + b[W(T_{90}) - 1]^2 + c[W(T_{90}) - 1]^3 + d[W(T_{90}) - W(660.323)]^2$$

（3）汞三相点（-38.8344℃）到镓三相点（29.7646℃）　温度计在汞三相点（-38.8344℃）、水三相点（0.01℃）和镓熔点（29.7646℃）上分度。偏差函数：

$$W(T_{90}) - W_r(T_{90}) = a[W(T_{90}) - 1] + b[W(T_{90}) - 1]^2 + c[W(T_{90}) - 1]^3 + d$$
$[W(T_{90}) - W(660.323)]^2$ 其中，$c = d = 0$，系数 a 和 b 在定义规定点上的测量值求得。

（4）银凝固点（961.78℃）以上温区　用普朗克辐射定律。

银凝固点以上 T_{90} 由下式定义：

$$\frac{L_\lambda(T_{90})}{L_\lambda[T_{90}(x)]} = \frac{\exp\{c_2[\lambda T_{90}(x)]^{-1}\}-1}{\exp[c_2(\lambda T_{90})^{-1}]-1}$$

式中，$T_{90}(x)$ 是指下列各固定点中任一个：银凝固点 $[T_{90}(Ag)=1234.93K]$，金凝固点 $[T_{90}(Au)=1337.33K]$ 或铜凝固点 $[T_{90}(Cu)=1357.77K]$；$L_\lambda(T_{90})$ 或 $L_\lambda[T_{90}(x)]$ 是在波长（真空中）λ，温度分别为 T_{90}、$T_{90}(x)$ 时黑体辐射的光谱辐射亮度；$c_2 = 0.014\,388m\cdot K$。

表 3 - 1 为 ITS - 90 定义固定点。

表 3 - 1 ITS - 90 定义固定点

序号	物质平衡状态	温度值		参考函数
		T_{90} /K	T_{90} /℃	
1	氦蒸汽压点	3 ~ 5	- 270.15 ~ 268.15	
2	平衡氢三相点	13.8033	- 259.3467	0.001 190 7
3	平衡氢蒸汽压点（或氦气体温度计点）	~ 17	~ - 256.15	
4	平衡氢蒸汽压点（或氦气体温度计点）	~ 20.3	~ - 252.85	
5	氖三相点	24.5561	- 248.5939	0.008 449 74
6	氧三相点	54.3584	- 218.7916	0.091 718 04
7	氩三相点	83.8058	- 189.3442	0.215 859 75
8	汞三相点	234.3156	- 38.8344	0.844 142 11
9	水三相点	273.16	0.01	1.000 000 0
10	镓熔点（M）	302.9146	29.7646	1.118 138 89
11	铟凝固点（F）	429.7485	156.5985	1.609 801 85
12	锡凝固点（F）	505.078	231.928	1.892 797 68
13	锌凝固点（F）	692.677	419.527	2.568 917 30
14	铝凝固点（F）	933.473	660.323	3.376 008 60
15	银凝固点（F）	1234.93	961.78	4.286 420 53
16	金凝固点（F）	1337.33	1064.18	
17	铜凝固点（F）	1357.77	1084.62	

五、ITS - 90 温标定义的固定点

（一）物质的相变

在 ITS - 90 国际温标中所选用的固定点（纯物质的三相点、沸点和凝固点）都是根据物质的相变过程来实现的。所选用的固定点绝大部分都是纯物质的相变点。

所谓相，是指系统中物理性质均匀的部分，它和其他部分之间有一定分界面隔离

开来，相是物质以固态、液态、气态存在的具体形式。自然界中的许多物质都是以固态、液态、气态三种状态存在着，它们在一定条件下可以平衡存在，也可以相互转变。实验证明，在压强恒定的情况下，由同一物质的固态和液态所组成的系统，只能在一定温度下保持相平衡，此时固态和液态同时存在。同样，在压强一定时，液态和它的蒸汽也只能在一定温度下同时存在，保持相平衡。

如水为固态时以冰的状态存在，作为液体时以水的状态存在，作为气体时以水蒸气的状态存在。在某种条件下，水的两种或三种状态可以同时共存，处于平衡状态。在1个标准大气压下，温度为0℃时，冰和水可以同时共存，并处于平衡状态，其中冰和水各称为固相和液相，即两相共存，固液相平衡。通过加热，则可使并全部变成水；反之，通过冷却，水也可以全部变成冰。两相可以相互转化。

所有的纯物质在一定温度和压强下可以三相中任一相的形式存在。当温度和压强变化时物质能从一相向另一相变化，如水结冰、水汽化、冰化水等。物质从一相变为另一相称为相变。纯物质在相变过程中保持其温度恒定不变，这是由于从外界吸收的热量在相变中用来增加分子的内能，而不是升高纯物质的温度。反之，内能减少伴有热量的放出。因此在纯物质从一相过渡到另一相时会有热量的吸收或释放，而保持在相变过程中温度恒定不变。吸收或释放的热量称作相变潜热。对于熔解所吸收的潜热称作熔解热，对于汽化所吸收的潜热称作汽化热。反之，所释放的潜热称作凝固热或冷凝热。物质熔解时的温度称作熔解温度，也称为熔点。物质凝固时的温度称作凝固温度，也称为凝固点。对同一物质，其凝固点就是它的熔点。当物质的温度高于熔点时处于液态，低于熔点时则处于固态。固态和液态共存时的温度称作熔解温度，液态及其蒸汽共存的相平衡温度点称作沸点。固态及其蒸气之间的相平衡有时是存在的，这时的温度称作升华点。固态、液态和气态三相共存的平衡点也是可能的，但它只能在一个确定的压强和温度下才能实现，此温度点即通常所说的三相点。在1个标准大气压下，以水升温过程曲线为例，如图3-1所示：其中AB段处于固体冰状态，温度逐渐上升；BC段对应于熔解过程处于固、液平衡状态，其温度保持恒定；CD段处于液体状态，温度逐渐上升；而DE段对应于汽化过程处于液体和蒸汽平衡状态，其温度保持恒定。

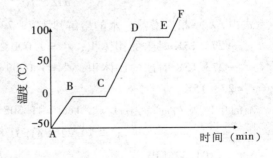

图3-1　1个标准大气压下，水的升温曲线

（二）三相点

固相、液相、气相三相同时存在，称为三相共存。如图3-2所示为水三相图，OL为熔解曲线，表示固、液两相的分界线；OK为汽化曲线，表示气、液两相的分界线；OS为升华曲线，表示固、气两相的分界线。所以，在OL与OS之间是固相存在的区域，OK与OS下方是气相存在的区域，OL与OK之间是液相存在的区域。三条曲线（熔解线、汽化线、升华线）的相交点称为该物质的三相点。只有在这一点上纯物质三相同存，它的温度和压强值是唯

一的。

水三相点是 ITS－90 国际温标中的一个最重要的基本固定点。选三相点作为温标中的固定点要比选水沸点和金属的熔点更优越，主要是它不依赖于压强的精确测量。

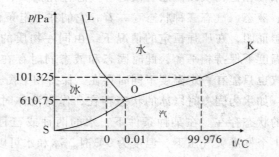

图 3－2　水三相图

热力学温度开尔文的定义是水三相点热力学温度的 1/273.16。可见准确测量水三相点温度对复现、传递温标及实际测量温度都是非常重要的。水三相点是纯水（严格要求是同位素组合基本上应与海水一样，即每摩尔 ^{1}H 中约有 0.16mmol 的 ^{2}H，每摩尔 ^{16}O 中约有 0.4mmol 的 ^{18}O）固相、液相和气相三相共存的唯一点。水三相点存在时容器压强为 610.75Pa，温度为 273.16K。

冰水混合物（冰点）是固、液二相共存温度点，在压强为 1 个标准大气压下（$p =$ 101 325Pa）使其值为 0℃。虽然压强变化对它影响不大，但随压强的变化它会有一定的改变。而且冰点影响因素多，复现精度差。采用水三相点比冰点具有更多优势。

水三相点比冰点高 0.01℃，其原因有两个方面。

第一是压强的影响。冰点是在 1 个标准大气压下冰与空气饱和水的平衡温度，而水三相点压强是 610.75Pa。压强从 610.75Pa 增加到 101 325Pa，其温度的变化值可由克拉贝龙公式算出：

$$\frac{dp}{dT} = \frac{\lambda}{t(\gamma^\alpha - \gamma^\beta)} \qquad (3-4)$$

式中，λ —相变潜热，水的熔解热为 79.72 cal/g；

γ^α —273.15K 时水的比体积，$\gamma^\alpha = 1.000\ 21cm^3/g$；

γ^β —273.15K 时冰的比体积，$\gamma^\beta = 1.0908cm^3/g$；

$t = 273.15$K。

λ 的单位为 $(cm^3 \cdot atm)/g$，1cal = 41.308 $cm^3 \cdot atm$，所以：

$$\lambda = 79.72 \times 41.31 (cm^3 \cdot atm)/g$$

1atm = 101.325kPa。

通过式（3－4）可得：

$$\Delta t_1 = -0.007\ 47K$$

第二个原因是 0℃时水中空气的溶解量而引起的温度变化，冰点是冰及含有饱和空气的水之间的平衡温度，在冰点温度下水中每增加 1mol 分子浓度的空气，冰点的温度值就下降 1.858K，即 $\frac{dT}{dm} = -1.858K/mol$。在 0℃时 1 个标准大气压下单位质量水中溶解 0.001 31mol 的空气，水就达到饱和状态。所以，在冰点因溶有空气在水中而引起温度下降值为：

$$\Delta t_2 = -1.858 \times 0.001\,313 = -0.002\,42K$$

由于上述两个原因，引起的温度变化为：

$$\Delta t = \Delta t_1 + \Delta t_2 = -0.007\,47 + (-0.002\,42) = -0.009\,89K$$

所以，水三相点比 1 个标准大气压下的冰点温度高 $0.009\,89K \approx 0.01K$。

水三相点的复现是用水三相点容器实现的。目前，大量使用的是石英玻璃水三相电容器，通常称作水三相点，如图 3 - 3 所示。

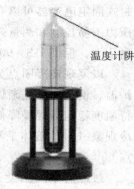

温度计阱

图 3 - 3 水三相点瓶

（三）水三相点瓶的冻制及水三相点的获得

水三相点瓶的冻制方法有干冰制冷法、液氮制冷法以及自动冻制等方法。

1. 干冰制冷法 干冰制冷法是将粉末状的干冰（固体二氧化碳）加入温度计阱内，一直填到与水三相点瓶中的水面齐平，再加入少量酒精作为热交换介质，并轻轻敲击水三相点瓶外壳。当干冰升华时，不断地加入干冰和适量的酒精，以增加热交换。1～2 小时，可使温度计阱周围形成均匀冰套。此时，应停止向插管内加干冰，待插管内的剩余干冰完全升华。

2. 液氮制冷法 将液氮缓慢地倒入温度计插管内，从水三相点瓶的温度计阱插管底部开始，分层冻制到水三相点瓶液面为止。冻制时，由于液氮过冷（可达到 $-196℃$），冻结速度较快，冻结的冰套会开裂，发出一定的爆裂声，可观察到温度计阱周围有许多片状结晶，厚薄不均匀。但只要适当控制液氮的注入量，同时将顶部扎有棉球的玻璃棒插入温度计阱内以限制液氮停留的部位，若上下拉动即可使冷源扩散，使整个冰套外表光滑，厚薄均匀。冰套生成后，让液氮全部挥发。

3. 自动冻制法 水三相点自动复现装置采用压缩机自动制冷程序控温，自动冻制及保存水三相点的设备，不需要人工干预。

水三相点瓶冻制后，将预冷的纯净水加入温度计阱内（表面可与冰套平齐）。冻制好的水三相点瓶放入水三相点瓶保存装置保存。

在水三相点瓶冻制好后的的前几个小时，由于冰结晶的生长或结晶内应变，三相点温度升得很快。所以，水三相点瓶一般在冻制 24 小时后才开始使用。

（四）凝固点

凝固点是晶体物质凝固时的温度，不同晶体具有不同的凝固点。在一定压强下，任何晶体的凝固点，与其熔点相同。同一种晶体，其凝固点与压强有关。凝固时体积膨胀的晶体，凝固点随压强的增大而降低；凝固时体积缩小的晶体，凝固点随压强的增大而升高。在凝固过程中，液体转变为固体，同时放出能量。凝固时，固体和液体是可以共存的，共存时的温度称为凝固温度或凝固点。

一些典型金属的熔解和凝固过程是：当加热到某一温度时，金属开始熔解，一般维持一段时间。在这段时间里，尽管还在不断加热，但金属的温度不再上升，加热热量的多少只影响溶解速度的快慢，而不影响熔解温度的高低。直到金属全部溶解后，温度才开始迅速上升。如果停止加热，金属就要向外界放热而逐渐冷却，因而温度也随之下降。当降到某一温度时，金属开始凝固。在凝固过程中，虽然继续放热，但在一个相当长的时间内，温度却保持不变。直到金属全部凝固后，温度又开始下降。

按照 ITS - 90 国际温标的要求来复现金属凝固点，首先的任务是要建立一套复现金属凝固点的装置，它的主要组成部分就是固定点（金属凝固点）容器和固定点炉。密封式固定电容器可以有效防止高纯金属被氧化或被污染，使用比较方便，但容器内的压力不易控制和测量。开口式容器与真空充氩气系统连接，在复现过程中可调整容器内压力，保证 ITS - 90 所要求的 1 个标准大气压的压力。

以复现锌凝固点为例。在实际工作时，可通过手动或自动方式，以一定速率升高炉温，使金属锌逐渐熔化，然后将炉温控制并保持在比凝固点高（1 ~ 3）℃的范围内，待温度稳定后缓慢降低炉温，当金属温度低于凝固点温度时，液体并不凝固，这是过冷现象（过冷液体是不稳定的，只要有微小扰动，就会使过冷液体的温度回升到凝固点）。

过冷后金属温度开始回升，通过采用"诱导凝固技术"，同时将炉温保持在比凝固点低 1℃ 左右的温度上。再稳定一段时间，即可出现凝固点温坪。如图 3 - 4 所示。曲线上出现的平坦部分就表示金属的熔解和凝固过程。从理论上讲，它们应该是重合的，但在实际测量中，由于各种影响，往往出现微小的差别。实践证

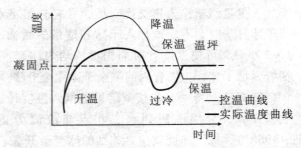

图 3 - 4　金属固定点控制温度和实际温度曲线示意图

明，凝固点的实际效果比熔点的实际效果好，故一般选金属凝固点来复现温标。

（五）熔点

在 ITS - 90 中，只有镓采用熔点。由于镓在凝固时体积膨胀较大，所以采用比较柔软的聚四氟材料容器，各部件使用高真空树脂粘接和密封。高纯镓的过冷现象比较严重，过冷度可达 40℃ ~ 50℃。镓熔点装置不仅需要加热还需要制冷功能。镓在储存和和使用中应处于纯氩气气氛中。

第二节　温度名词术语

1. **热平衡**　均匀系之间的热交换的平衡，是一种动态平衡。

注：热交换是能量传递的一种方式。

2. **温度**　表征物体的冷热程度。温度是决定一系统是否与其他系统处于热平衡的物理量，一切互为热平衡的物体都具有相同的温度。

3. **热力学温度**　按热力学原理所确定的温度，其符号为 T。

4. **开尔文**　热力学温度单位，定义为水三相点热力学温度的 1/273.16。符号为 K。

5. **摄氏温度**　摄氏温度 t 与热力学温度 T 之间的数值关系为：$t/℃ = T/K - 273.15$

6. **摄氏度**　摄氏温度的单位，符号为℃。它的大小等于开尔文。

7. 温标 温度的数值表示法。

8. 经验温标 借助于物质的某种物理参量与温度的关系，用实验方法或经验公式构成的温标。

9. 国际［实用］温标 由国际协议而采用的易于高精度复现，并在当时知识和技术水平范围内尽可能接近热力学温度的经验温标。

注：现行的国际实用温标"1990 国际温标"，它包括 17 个定义固定点，规定了标准仪器和湿度与相应物理量的关系。

10. 温标的实现 按温标定义进行的一组操作获得温标。

11. ［温标］非唯一性 国际温标中同一子温区内，由于同一种内插仪器的不一致所产生的温度量值的差异。

12. ［温标］非一致性 国际温标子温区间重叠区域，同一内插仪器由于实现温标的内插公式不同，在同一温度点所产生的温度量值的差异。也称温标子温区的非一致性。

13. 温度计 测量温度的仪器。

14. 相 物理化学性质完全相同，且成分相同的均与物质的聚集态称为相。

注：热力学系统中的一种化学组分称为一个组元。如果系统仅由一种化学组分组成称为单元系。

15. 相变 一种相转换为另一种相的过程，称为相变。

注：对于单元系，体积发生变化，并伴有相关潜能的相变称为一级相变。例如：固体熔化为液体，液体汽化为气体，固体升华为气体；体积不发生变化，也没有相变潜能，只是热容量、热膨胀系数、等温压缩系数三者发生突变的相变称为二级相变。例如：液体氦Ⅰ和液体Ⅱ间的转变，超导体由正常态转变为超导态均属于此类相变。

16. 固定点 同一物质不同相之间的可复现的平衡温度。

17. 定义固定点 国际温标中所规定的固定点。

18. 三相点 指一种纯物质在固、液、气三个相平衡共存时的温度。

注：例如水三相点、氩三相点、镓三相点等。

19. 水三相点 水的固、液、气三个相平衡共存时的温度，其值为 273.16K（0.01℃）。

20. 凝固点 固体物质从液相向固相转变时的平衡温度。

21. 熔化点 固体物质从固相向液相转变时的平衡温度。

22. 潜热 温度不变时，单位质量的物体在相变过程中所吸收或放出的热量。

23. 凝固热 单位质量的晶体物质从液态全部变为固态的相变过程中所释放出的热量。

24. 熔解热 单位质量的晶体物质从固态全部变为液态的相变过程中所吸收的热量。

25. 汽化热 单位质量的液体从液态全部转变为气态的相变过程中所吸收的热量。

26. 温坪 利用某种物质相变的特性，获得的一段温度稳定不变的均匀温度环境。比如三相点温坪、纯金属凝固温坪。

27. **露点**　在给定的气体混合物中开始有液滴形成的最高温度。

28. **固定点炉**　用于实现固定点的温度可控制并能达到一定稳定和均匀程度的装置。

29. **恒温槽**　以某种物质为介质，温度可控制并能达到一定稳定和均匀程度的装置。

注：介质可以是水、油、酒精等。

30. **接触测温法**　温度计与被测对象接触并达到热平衡的测温方法。

注：常见的接触测温法有热电偶测温法、电阻测温法等。

31. **铂纯度**　在测温学中铂纯度通常指铂电阻温度计丝的纯度，以电阻比 $W(100)$ 表示。

$$W(100℃) = \frac{R(100℃)}{R(0℃)}$$

式中，R（100℃）——100℃时的电阻值。

R（0℃）——0℃时的电阻值。

32. **电阻率**　导线在单位长度和单位横截面积的电阻值。

注：当导线温度不变时，其电阻与导线内的电流大小无关；但电阻与导线的长度 L 成正比，与其截面积 A 成反比，即 $R = \rho \frac{L}{A}$。式中，比例常数 ρ 是该导体的电阻率。

33. **电阻温度系数**　电阻温度变化引起电阻值的相对变化。

34. **接触电阻**　导体间的接点接触所产生的电阻。

35. **电阻温度计**　利用导体或半导体的电阻随温度变化的特性测量温度的元件或仪器。

注：常用的电阻材料为铂、铜、镍及半导体材料等。

36. **铂电阻温度计**　利用铂的电阻随温度变化的特性测量温度的仪器。

37. **标准铂电阻温度计**　ITS - 90 国际温标在温区 13.8033 ~ 660.323K 内作为内插仪器。温度计的电阻丝必须是无应力的退过火的铂丝制成。其电阻比 $W(T_{90})$ 定义为

$$W(T_{90}) = \frac{R(T_{90})}{R(273.16K)}$$

式中，R 是电阻。在 ITS - 90 中应满足 $W(29.7646) \geq 1.118\ 07$ 或 $W(-38.8344) \leq 0.844\ 235$。

38. **高温铂电阻温度计**　ITS - 90 国际温标在 0℃ ~ 961.78℃ 内作为内插仪器。温度计的电阻丝必须是无应力的退过火的铂丝制成。其电阻比 $W(T_{90})$ 定义为

$$W(T_{90}) = \frac{R(T_{90})}{R(273.16K)}$$

式中，R 是电阻。在 ITS - 90 中应满足 $W(29.7646) \geq 1.118\ 07$ 或 $W(961.78) \geq 4.2844$。

39. **标准套管铂电阻温度计**　ITS - 90 国际温标在 13.8033 K ~ 273.16 K 内作为内插仪器。温度计的电阻丝必须是无应力的退过火的铂丝制成。其电阻比 $W(T_{90})$ 定义为

$$W(T_{90}) = \frac{R(T_{90})}{R(273.16\text{K})}$$

式中，R 是电阻。在 ITS－90 中应满足 $W(234.3156) \leqslant 0.844235$。

40. **工业铂电阻温度计** 带有引线和保护外壳、有一个或多个感温铂电阻构成的温度计。工业铂电阻温度计的 $W^1(100)$ 值应满足有关标准的规定：

$$W^1(100) = \frac{R(100)}{R(0)}$$

式中，$R(100)$、$R(0)$ 分别为温度计在 100℃ 和 0℃ 的电阻值。

41. **表面温度计** 用于测量物体的表面温度的温度计。

42. **负温度系数电阻温度计** 在某温度范围内其电阻值随温度降低而增大的温度计。

注：这类电阻包括碳电阻、锗电阻、热敏电阻等。

43. **二极管温度计** 利用二极管 PN 结的正向导通电压随着温度的升高而降低制成的温度计。

44. **电阻温度计的自热效应** 测量电流流过电阻温度计时，产生焦耳热使温度计示值升高的效应。

45. **塞贝克效应** 在由两段不同金属导体或半导体组成的一个闭合回路中，当两个接点的温度不同时，回路中将有电流产生；即当回路中两接点间存在温度差时，在回路中存在温差电动势。

注：也称温差电现象。

46. **接触电动势** 两种金属紧密接触时，由于电子迁移平衡在接触面产生的电动势。

47. **热电偶** 基于塞贝克效应测温，由一对不同材料的导线构成的温度计。

注：目前国际上采用 8 种"标准化热电偶"，它们是：①B 型—铂铑 30－铂铑 6 热电偶；②E 型—镍铬－康铜热电偶；③J 型—铁－康铜热电偶；④K 型—镍铬－镍铝热电偶；⑤N 型—镍铬硅－镍硅热电偶；⑥R 型—铂铑 13－铂热电阻；⑦S 型—铂铑 10－铂热电阻；⑧T 型—铜－康铜热电偶。其中，B 型、R 型、S 型为贵金属热电偶，其他热电偶为廉金属热电偶。

48. **玻璃液体温度计** 基于感温液对玻璃的视膨胀的一种膨胀式温度计。

注：这类温度计包括标准水银温度计、玻璃体温计、贝克曼温度计、电接点玻璃温度计、汞陀温度计等。

49. **标准水银温度计** 为内标式或棒式的标准水银温度计。

50. **玻璃体温计** 用于测量被测对象体温且具有最高留点结构的玻璃液体温度计。包括内标式和棒式。

51. **热敏电阻温度计** 是根据热敏电阻随温度变化的特性来测定温度的、并由热敏电阻感温器和显示仪表组成的温度计。

注：又称半导体点温计。

52. **电子体温计** 使用传感器和电路测量体温的温度计。

53. **双金属温度计** 利用两种膨胀系数不同的金属构成双金属元件测量温度的温度计。

54. **压力式温度计** 依据封闭系统内部工作介质的压力随温度变化的原理制成的温度计。

55. **温度指示控制仪** 由测温、控制两部分组成。测温部分是根据测温传感器随温度变化而变化的特性，经相应电路处理后，由仪表指示（显示）出相应的温度。控温部分由设定电路、相应的信号处理电路及比较电路、控制电路组成。

56. **温度巡回检测仪** 由传感器和显示、记录仪表构成。由多个传感器的输出电参数（电压、电阻、电流或 PN 结电压等）随温度的变化而变化，输出并变换成统一规格的电信号，由多路自动开关逐路选通，以采样、量化、编码和必要的辅助运算方法将模拟量转换成数字量。再经相应电路处理后，输出至驱动显示器和记录机构，周期性地采集被测信号。

57. **温度变送器** 将温度变量转换成可传送的标准化直流信号的组件。

58. **红外温度计** 利用热辐射体在红外波段的辐射通量来测量温度的仪表。

59. **热像仪** 是指通过红外光学系统、红外探测器及电子处理系统，将物体表面红外辐射分布转换成可见图像的设备。它通常具有测温功能，具备定量绘出物体表面温度分布的特点，将灰度图像进行伪彩色编码。

60. **红外耳温计** 通过测量耳鼓膜和耳道的热辐射确定被测对象体温的温度计。

61. **零位误差** 温度计处于 0℃ 时的示值误差，简称零位。

62. **示值修正值** 实际温度值与温度计测量温度值的差值，即

示值修正值 = 实际温度值 − 温度计示值

63. **恒温槽温度波动性** 恒温时恒温槽工作区域在一定时间间隔内，温度变化的范围。

64. **恒温槽温度均匀性** 恒温时恒温槽工作区域内最高温度与最低温度的差。

65. **刻（标）度** 玻璃液体温度计上一组线条、数字和测量单位符号（℃）的组合，用来指示温度值。

66. **刻（标）度线** 印刻在玻璃棒或刻度板上用以指示温度值的刻线。

67. **刻度（标）值** 印刻在玻璃棒或刻度板上用以指示温度值的数字。

68. **刻度（标）板** 内标式玻璃液体温度计内印刻刻度线、刻度值和其他符号的平直、有色（如乳白色）的薄片。

69. **主刻度** 测量范围部分的刻度。

70. **主刻度线** 带有数字的刻度线。

71. **分度值** 两相邻刻度线所对应的温度值之差。

72. **辅助刻度** 为检查零点示值所设置的刻度线和刻度值。

73. **展刻线** 温度计测量上限和测量下限以外的刻度线。

74. **浸没标志** 局浸温度计用以表示浸没位置的标志线或浸没深度。

75. **感温泡** 玻璃液体温度计的感温部分，位于温度计的最下端，可容纳绝大部分感温液体的玻璃泡。

76. 中间泡　毛细管内径的扩大部分，其作用是容纳部分感温液，以缩短温度计长度。

77. 安全泡　毛细管顶端的扩大部位，其作用是当被测温度超过温度计上限一定温度时，保护温度计不致损坏，还可以用来连接中断的感温液柱。

78. 全浸式温度计　当温度计的感温泡和全部感温液柱浸没在被测介质内，且感温液柱上端面与被测介质表面处于同一水平时，才可以正确显示温度示值的玻璃液体温度计。

注：在实际使用时，全浸温度计的感温液柱上端面可露出被测介质表面 10 mm 以内，以便于读取数值。

79. 局浸式温度计　当温度计的感温泡和感温液柱的规定部分浸没在被测介质内，才可以正确显示温度示值的玻璃液体温度计。

80. 露出液柱　玻璃液体温度计在测量过程中，露在被测介质外面的液柱。

81. 线性度　玻璃液体温度计相邻两检定点间的任意有刻度值的一个温度点实际检定得到的示值误差与内插计算得到的示值误差的接近程度。玻璃液体温度计的线性度主要由玻璃温度计毛细管均匀性及刻度等分均匀性综合影响。

第三节　温度量传系统

一、计量基准

13.8033K～961.78℃：国家基准是铂电阻温度计。

961.78℃以上：国家基准是光电高温计和钨带温度灯。

二、检定系统

国家正式出版的检定系统框图仍然按照 IPTS－68 温标制定，包括 JJG 2003—1987 铂铑 10－铂热电偶计量器具检定系统框图（1）、JJG 2003—1987 铂铑 30－铂铑 6 热电偶计量器具检定系统框图（2）、JJG 2004—1987 辐射测温仪计量器具检定系统框图、JJG 2020—1989 273.15～903.89K（0℃～630.74℃）温度计量器具检定系统框图、JJG 2062—1990 13.81～273.15K 温度计量器具检定系统框图（图 3－5～3－9）。

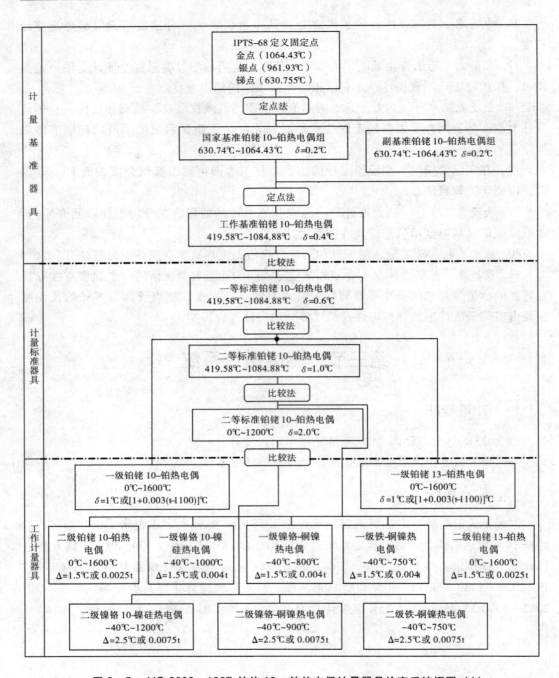

图 3-5　JJG 2003—1987 铂铑 10-铂热电偶计量器具检定系统框图（1）

注：δ-总不确定度（$k=3$）；t-测量段温度，Δ-允许示值误差

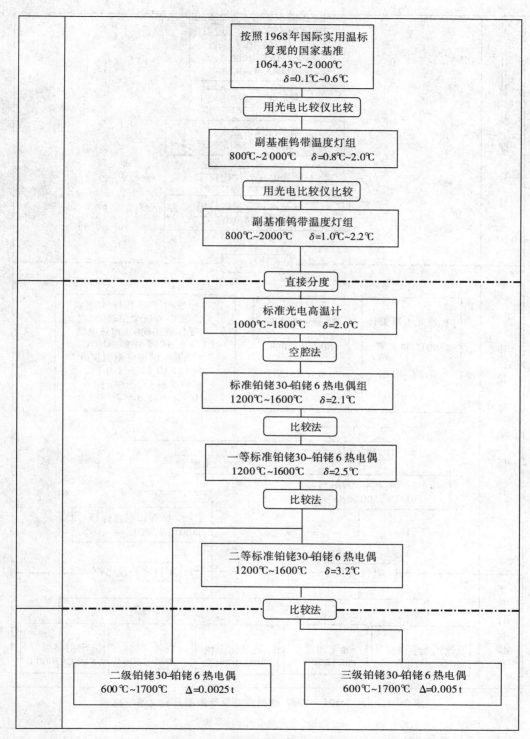

图 3-6　JJG 2003—1987 铂铑 30-铂铑 6 热电偶计量器具检定系统框图（2）

注：δ-总不确定度（ k =3）； t -测量段温度，Δ-允许示值误差

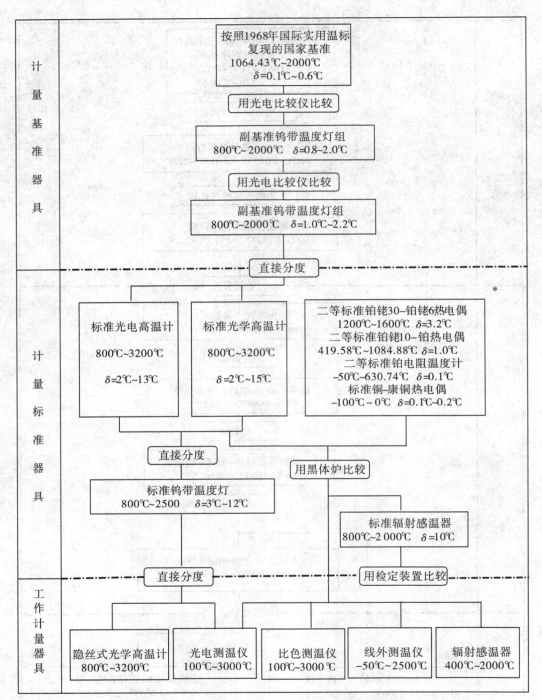

图 3-7　JJG 2004—1987 辐射测温仪计量器具检定系统框图

注：*部分见有关检定系统

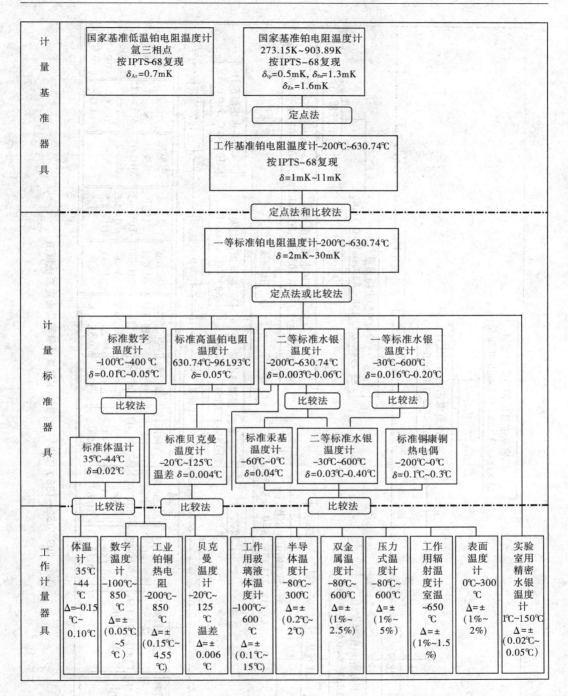

图3－8　JJG 2020—1989 273.15 K～903.89 K（0℃～630.74℃）温度计量器具检定系统框图

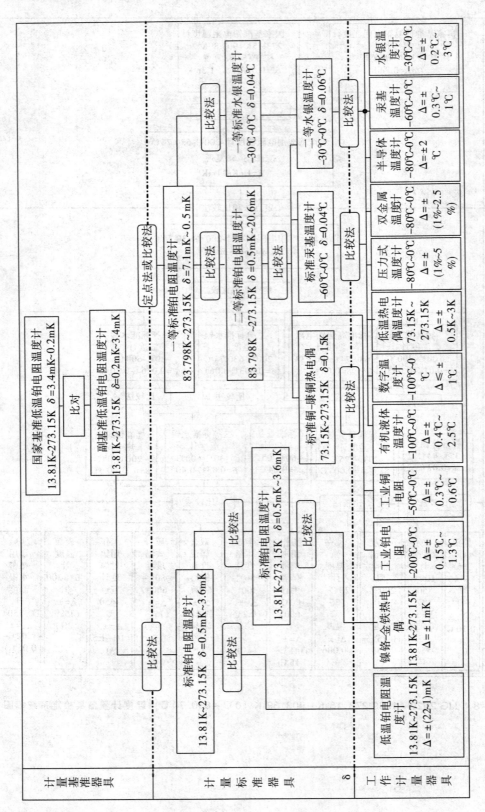

图3 JJG 2062—1990 13.81～273.15 K温度计量器具检定系统框图

第四节　温度计量常用配套设备

一、测温电桥

测温点桥是用来测量标准铂电阻温度计电阻值的测量设备，现在我国市场上销售和使用的主要有精密测温电桥、直流比较仪式测温点桥、交流比较仪式测温电桥三种类型。

1. 精密测温电桥　精密测温电桥采用的是电压比等于电阻比的原理进行电阻值测量，配置计算机系统，可以设置标准铂电阻温度计参数，直接显示温度值。为了提高精度和保证稳定性，内置了很多标准电阻，也可连接外置电阻。

精密测温电桥的优点为：①价格比较便宜；②直接显示温度值，并可进行图形化显示；③携带比较方便，内置电阻可以满足一般的精密测量。

精密测温电桥分交流和直流两种形式。直流精密测温电桥为了提高测量精度，需要积分和多次测量取平均值，要考虑测量延迟的问题。交流精密测温电桥测量速度较快，但要考虑测量干扰的问题。

2. 直流比较仪式测温电桥　直流比较仪式测温电桥采用的是匝数比等于电阻比的原理测量电阻值，内置了软件，可以显示电阻比、电阻值及温度值，用户需要连接外置电阻来保证测量精度。

直流比较仪式测温电桥的优点：①直接显示电阻比、电阻值和温度值，并可进行图形化显示；②测量精度高，年变化小，与固定点组成系统，可进行标准铂电阻温度计的量值传递；③量程宽，能满足铂电阻温度计的阻值测量问题。

使用直流比较仪式测温电桥时需要注意的问题：①为保证测量精度，需采用年变化小的外置电阻，一般要符合工作基准或一等标准电阻的检定规程的要求；②对环境温度要求较高，需放在实验室使用；③内置的比较仪线圈比较重，搬运不方便，不适于现场使用；④如采用的是油浴电阻，需配套波动度小的恒温油槽；⑤为了提高测量精度，直流比较仪式测温电桥采用积分和滤波技术，测量值会滞后。

3. 交流比较仪式测温电桥　交流比较仪式测温点桥采用的是交流比较仪的技术，利用匝数比等于电阻比的原理进行电阻值测量，只能显示电阻值，用户需连接计算机显示相应的电阻值和温度值。

交流比较仪式测温点桥的优点：①测量速度快，测温精度高；②交流换向，可以更好地消除热电势；③可以发现被测体的微小变化。

使用交流比较仪式测温电桥时需注意的问题：①非常敏感，需要良好的接地和洁净的电源供电，不要和恒温槽使用同一电源；②使用交流比较仪式测温电桥时，不能只考虑比率精度，还要考虑其他设备的配套性；③需外置 AC/DC 标准电阻，不能是DC 标准电阻。如采用的是 AC/DC 油浴电阻，需配套波动度小的恒温油槽。

二、数字温度计

数字温度计采用铂电阻、热电偶、热敏电阻等温度敏感元件作温度传感器，通过测量线路将温度转换成模拟电信号，再将模拟电信号转换成数字信号，经过处理单元将数字信号转换为温度值，最后经过显示单元，如 LED、LCD 或者屏幕显示出来。

数字温度计根据使用的传感器、AD 转换电路及处理单元的不同，它的精度、稳定性、测温范围等都有区别，可根据实际情况选择符合要求的数字温度计。

1. 高精度数字温度计的概况　高精度数字温度计一般指分辨力优于 0.01℃，准确度优于 0.05℃配接铂热电阻的数字温度计。

高精度数字温度计主要有以下 3 种类型：

(1) 高精度测温电桥等电测设备与标准铂电阻温度计　使用高精度测温电桥配接标准铂电阻温度。测量分辨力可以达到 0.001℃甚至 0.0001℃；电测部分的测量精度也很高，在 0℃的测量准确度可以相当于几个毫开。但此类高精度数字温度计成本高，体积较大，使用不方便。此类高精度数字温度计在实际使用中存在两个比较大的缺陷。首先就是所配接标准铂电阻温度计的水三相点 R_{tp} 值是在该标准铂电阻温度计检定过程中，由其他电测设备测得的，两者存在着一定的系统误差，使测温准确度受到了一定影响。其次是一般石英套管标准铂电阻温度计抗冲击能力较差，在恒温槽中长期高频次使用，会影响其测量精度甚至是使用寿命。部分标准铂电阻温度计实际使用时间不到一年，主要指标就已经超出其检定规程要求。个别标准铂电阻温度计甚至已经损坏，不可修复。

(2) 高精度测温仪表与标准铂电阻温度计　此类高精度数字温度计由功能比较单一的高精度测温仪表配接标准铂电阻温度计构成。测量分辨力也可以达到 0.001℃甚至 0.0001℃；电测部分的精度要稍低于高精度测温电桥。此类高精度数字温度计体积适中，携带较方便。但也存在如前所说的缺陷，整体的准确度和稳定性不高。

(3) 高精度测温仪表与铠装铂热电阻　该类型高精度数字温度计配接的是铠装铂热电阻。由于使用了铠装铂热电阻，固在实际使用中克服了标准铂电阻温度计容易受振动、冲击以及容易破损等缺陷。但一般铠装铂热电阻年稳定性不太理想，远不如标准铂电阻温度计。一些高精度数字温度计的分辨力和现行都比较理想，但往往使用不到一年，示值的稳定性就出现了比较大的变化。由于铠装铂热电阻的影响，此类高精度数字温度计整体测温准确度不是很高。在 0℃可能达到几十个毫开，在全量程范围内甚至可能达到几百个毫开。由于铠装铂热温度计的性能存在缺陷，影响了整体性能的提高。

2. 高精度数字温度计的工艺要求和功能设置

(1) 性能良好的铠装传感器　配接铠装铂热电阻的高精度数字温度计的成本较低，使用价值较高，只要改善传感器的稳定性以及解决传感器与测温仪表的匹配问题，就可以获得理想的准确度。

在所有影响高精度数字温度计稳定性的因素中，传感器自身稳定性是最为突出的，解决起来比较困难。由于温度传感器在使用中需要频繁经历高温、低温、潮湿、振动等不利影响，还存在热电效应等不确定因素，所以改善和提高传感器的稳定性一直是一个比较棘手的问题

作为高精度数字温度计传感器的铂热电阻应选择电阻比（ α 值）在 0.003 92 以上

的线绕型铂热电阻材料，采用四线接线方式。为了减少热电势以及杂散电势，连接导线和引线的材料一定要选择同一纯净材料，如银等，尽量不使用合金材料。使用高纯氧化镁粉等填装不锈钢套管，密度不宜过大，防止高温时过分挤压铂热电阻元件，影响稳定性。在传感器手柄处，要使用适当的耐高温的有机物如硅胶等密封材料，解决不同材料的热胀冷缩与整体密封的问题。

封装好的铠装铂热电阻必须要进行高温退火、老化等处理。一般退火老化工艺可选择在超过使用上限 400℃ 左右进行，退火时间一般可进行 100 小时。以退火前后水三相点值的变化最为筛选依据，一般选择变化不超过 5mK 的铂热电阻作传感器。

（2）优化的测量线路　在数字仪表中四线制电阻一般采用恒流源法或电桥法进行测量。恒流源法又称伏安法，即利用已知的非常稳定的恒流源（一般是 1mA），通过被测电阻，再测量电阻两端的电压，即可得到其电阻值，如图 3 – 10 所示。

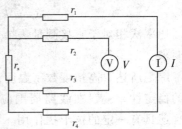

图 3 – 10　恒流源法测量电阻示意图

在这种测量模式中，测量电流与测量电压是分开的，即分别用两组测试线路来完成。测试电流为已知，就可从被测电阻上采样电压降。当测量电流流过被测电阻 R_x，并且在其两端形成电压降 IR_x 时，用电压测量端去测量被测电阻两端的电压降，这样就消除了电流测试线的引线电阻 r_1、r_4，同时利用数字电压表的高阻特性消除了 r_2、r_3 的影响，因此最终所测电阻为 R_x。该方法的优点是采用绝对测量方法，抗干扰能力比较强。但其缺点也比较明显，恒流源的稳定性和准确度直接影响到测量结果；恒流源与测量电路的参考（或激励）电压缺乏必要的联系，整体稳定性不容易达到较高的水平；由于启始点不是零点，需要字节较长的 A/D 转换器。

电桥法主要是各类有源线性桥路，如图 3 – 11 所示。R_t 为铂电阻温度计电阻，r_1、r_2、r_3、r_4 为引线电阻。该方法最大的优点是由于采用同一电源供电以及比率计算，整体线路的短期稳定性较高，非线性可以通过计算机软件解决；由于启始点可调整为零点，可充分利用 A/D资源。但桥路结构复杂，而且由于缺少

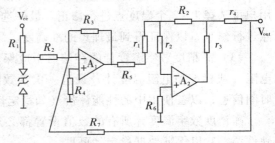

图 3 –11　四线制铂电阻温度计测量桥路示意图

必要的"自校准"手段，准确性的提高受到明显的制约。

在很多场合采用比率法测量电阻，如图 3 – 12 所示。它的优点是进行电阻 – 电压转换的有源桥路（无源电桥也适用）和 A/D 转换器的基准电压共用一个电源，这样转换结果消除了基准电压的影响。这种电阻测量电路，测量准确性仅由标准电阻的稳定性决定，与基准电压无关，而作为标准电阻的精密电阻其稳定性远高于基准电源，所以其具有较高的准确度。

应用比率法可以消除由于恒流源所引起的误差。图 3 – 12 中，通过电阻网络的电流为

$$I = V_{cc}/(R_c + r_1 + R_x + r_2)$$

式中，V_{cc}：参考电压；

R_c：标准电阻；

r_1、r_2：引线电阻。

通过参考端的电压为 IR_c，而通过测量端的的电压为 IR_x，则其电压比为 $k = \dfrac{R_x}{R_c}$。R_c 为一个非常稳定、准确的标准电阻。

这时被测的实测电阻值按下式计算：

$$R_c = k \times R_x$$

比率法相对于直接测量法结果准确，降低了对 A/D 转换器的要求。

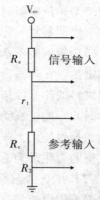

图 3 - 12　比率法测量电路示意图

综上所述，高精度数字温度计比较适宜采用比率法测量铂热电阻示值。为保证整体的稳定性，一般在线路周围应设计恒温装置，为整体线路和元器件提供恒温环境，而且还具有一定的抗干扰作用。温度可以控制在（50 ~ 60）℃ 范围内的一个确定的温度点。

3. 功能设置符合实际要求

（1）高精度数字温度计应具有四线电阻测量功能，可以对其进行相应的检定或校准。

（2）按 ITS - 90 公式或 Callendar Van Dusen 公式计算实际温度。在输入铂电阻必要参数后，基本可以保证得到铂热电阻整体的曲线特征。但由于这些数据是由其他电测设备测得的，两者存在系统差，使得测温结果不可避免地存在一定的误差。

为减少系统差，提高测量准确度，高精度数字温度计还应具有多点修正的功能。用户可选择 1 ~ 2 个温度点进行修正。最好选择水三相点或锡凝固点、锌凝固点等固定点进行修正，以保证得到最理想的准确度。

（3）高精度数字温度计的存储器中应保留电阻测量功能的出厂设置值，以及铂热电阻（或标准铂电阻温度计）最近一次参数的设置值。上述设置值都应附带有相应的时间信息，以备使用中的性能评价（如稳定性考核、检定等）。

高精度数字温度计所有的数值设置都必须通过数字按键输入，不能使用电位器等硬件调整，以保证数据稳定、可靠。

4. 性能评价　高精度数字温度计由传感器和仪表两部分组成，为保证获得较高的准确度，高精度数字温度计和传感器也应分别进行检定和校准。

高精度数字温度计应由相关计量部门对策电阻测量性能进行检定并进行必要的修正。传感器部分由相关计量部门对其温度性能进行检定。

将检定后得到的铂热电阻（或标准铂电阻温度计）参数输入高精度数字温度计后，还需要整体在 1 ~ 2 个固定点上进行修正，以得到最理想的准确度。

三、数字多用表

1. 功能特点　数字多用表英文缩写为 DMM（Digital Multimeter），它是大规模集成电路（LSI）、数显技术以及计算机技术的结晶，具有准确度高、分辨率高、显示清晰直观、功能齐全、性能稳定、测量速度快、过载能力强、便于携带等特点。

数字多用表采用数字化测量技术，将被测量电量转换成电压信号，并以数字形式显示。高智能化数字多用表均带有微处理器和通讯接口，能配接计算机和打印机进行数据处理及自动打印，构成完整的测试系统。

2. 显示位数　常用高档数字多用表显示位数为 $5\frac{1}{2}$ 位、$6\frac{1}{2}$ 位、$7\frac{1}{2}$ 位、$8\frac{1}{2}$ 位等。判断一台数字仪表的显示位数应分以下两个方面：首先能够显示 0 ~ 9 所有数字的位是整数位；其次分数位的数值是以最大显示值中最高位的数字为分子，用满量程时最大计数值的最高位为分母。如某仪表最大显示值为 ±1999（最高位为 1），满量程计数值为 2000（最高位为 2）。该仪表由三个整数位（个位、十位、百位）和一个 1/2 位构成，所以为 $3\frac{1}{2}$ 位，多做三位半。如某仪表最大显示值为 ±3999，按上述原则判定其字长为 $3\frac{3}{4}$ 位。同一台数字多用表在测量电压、电阻或电流时，其显示位数是不一样的。一般电压显示位数最长，电阻显示位数为其次，电流显示位数最短。

3. 最大允许误差　数字多用表的最大允许误差有两种表达方式：

$$最大允许误差 = \pm(\alpha\% RDG + b\% FS) \tag{3-5}$$

$$最大允许误差 = \pm(\alpha\% RDG + n BIT) \tag{3-6}$$

其中，RDG 为读数值；FS 为满度值；BIT 为最小分辨力也叫字。式（3-5）括号内前一项代表 A/D 转换器和功能转换器的综合误差，后一项是由于数字化处理带来的误差。对于同一块数字多用表来说，α 值与所选择的测量项目、量程有关，b 值则基本是固定的，通常要求 $b \leq \alpha/2$。在式（3-6）中的 n 是量化误差反映在末位数字上的变化量。同一台数字多用表在不同测量项目、不同量程时的准确度是不一样的。

四、液态恒温槽

恒温槽是用于 -100℃ ~ 300℃ 范围的温度标准配套设备，广泛应用于计量机构等领域的温度计量。下面对标准恒温槽产品的结构、加热器、导热介质和温场性能等进行介绍和分析。

1. 标准恒温槽的结构　从结构上区分，恒温槽主要有下搅拌和上搅拌两种方式。

下搅拌式恒温槽又称磁力搅拌式恒温槽。电机安装在槽体下部，电机的转轴固定一块磁铁。在封闭的槽体圆筒内另有一块磁铁，磁铁的一端连接着搅拌叶片。当电机转动时，固定在电机转轴上的磁铁一同旋转并通过磁场带动圆筒内另一块磁铁，最终带动搅拌叶片旋转，将导热介质在圆筒和导流筒两个同心圆筒结构中产生循环运动，使热量均匀扩散。这种方式的优点是恒温槽上台面简洁、比较宽阔，正常操作不受限制。缺陷是由于磁力较小，相应搅拌叶片转动力矩不大，产生的搅拌效果不够理想，在一些温区内（一般是高于 150℃ 或低于 -20℃）的温场均匀性较差。长期使用后，在圆筒底部聚集了大量杂质颗粒，影响磁铁的正常运转甚至卡住磁铁，需要定期、及时的维护。下搅拌式恒温槽结构比较复杂，体积较大。

上搅拌式恒温槽又称侧搅拌式恒温槽。搅拌电机安装在恒温槽上台面一侧，搅拌叶片直接固定在电机的转轴上。当电机转动时转轴直接带动搅拌叶片旋转，使导热介质在 U 型结构中产生循环运动，保证热量均匀扩散。这种方式的优点是结构简单、体积较小，在比较宽的温区内温场均匀性较好。电机和搅拌叶片基本上不需要维护。缺点式恒温槽上台面空间比较狭小。

2. 标准恒温槽的加热器

（1）裸丝加热器　传统的恒温槽加热器采用的是裸露的电热丝，直径不到 1mm。一般是多支加热丝通过一定的串并联设计安装在导流筒的外壁，安装过程比较复杂。电热丝在水槽中使用，则需要通过变压器将交流 220V 电压降为交流 36V 安全电压。

裸露的电热丝直接浸没在导热介质中，电热丝通电后直接将热量传导给导热介质。导热介质一般选用食用油、汽缸油、硅油等。这些油介质在正常情况下绝缘电阻非常低。这种结构存在着很大的安全隐患，主要有以下几个方面：①电热丝通电后温度很高，长期使用后，食用油和汽缸油等导热介质大量碳化，降低了加热丝和恒温槽金属壳体间的绝缘电阻，造成壳体带电。②在检测金属套管封装的温度传感器时，如果操作不当，有金属零件掉落或传感器接触到电热丝，造成金属套管被击穿甚至出现人身伤害事故。③裸露电热丝长期经受冲击和震动，在高温状态下受各种杂质影响，容易断裂或脱落，直接与恒温槽壳体接触，造成放电或漏电现象。

（2）绝缘加热管　采用裸露电热丝的恒温槽温场的均匀性、稳定性要优于采用电热管的类似结构的恒温槽，主要是由于电热丝分布面积广而且分布均匀、温差较低等原因。从 20 世纪 90 年代中期开始，部分厂家的产品开始采用电热管作加热器。目前的电热管实际上就是铠装的加热丝。但加热丝比较粗，一般直径为 3mm 左右，在填充绝缘材料后，外保护管的直径在 8mm 左右。电热管做加热器的优点在于绝缘性能较好。另外电热管的安装也比较简单，只需要简单套在导流筒的外侧即可。由于采用的电热管比较短粗，分布相对集中，在工作室的表面温度要高于电热丝，温场效果相对较差。而且对导电介质使用寿命的影响也比较明显。以甲基硅油为例，在 90℃～300℃ 范围内使用，当每周使用时间超过 20 小时，采用电热丝方式时，其使用寿命可以在半年或一年。而采用电热管方式时，其使用寿命只有三四个月。

3. 恒温槽的导热介质　恒温槽的导热介质又称热载体，其主要功能是在搅拌作用下进行热传导，将热量均匀扩散。导热介质适用的温度一般是在闪点（或沸点）到凝固点范围内。使用比较普遍的导热介质主要有二甲基硅油、基础油、食用油、水、酒精等。

在高温区域使用的油类导热介质，在使用一段时间后，会出现碳化、胶化等现象，影响温场的均匀性和稳定性。所以在实际使用过程中，应根据使用频率，注意观察油质变化，及时更换新油。同为甲基硅油家族的产品，苯甲基硅油的使用效果要好于二甲基硅油，不仅黏度小，而且适用温度范围比二甲基硅油要宽，同样状况下，温场稳定性和温场均匀性也较二甲基硅油好。但是在高温下，苯甲基硅油挥发出大量烟雾，同时散发出对人体呼吸系统和眼睛刺激性极大的苯成分，对现场人员和周围环境产生严重污染，所以苯甲基硅油不适宜作导热介质。

由于我国南北方的水质差异较大，对恒温槽的影响也是不一样的。北方水质呈碱性，一般下搅拌恒温水槽在北方使用会出现结垢现象，容易卡住磁铁。南方水质呈酸性,下搅拌恒温水槽在南方使用会出现搅拌轴和轴承(一般是电镀件和铜材料)被腐蚀现象。容易断裂等。纯酒精作导热介质最低可以使用到 -100℃,但由于酒精的闪点较低(40℃左右),容易发生火灾事故。

二甲基硅油使用温度范围为 -40℃ ~300℃,二甲基硅油从外观到物理化学性能都比较理想,只是价格太高,是一般油品价格的六倍以上,而且寿命较短,不到一半油品寿命的四分之一。

4. 恒温槽的温场性能 在温度计检测过程中,由于标准器和被检温度计的热响应时间以及插入深度可能有所不同,所以温度计检定规程对恒温场的温场稳定性和温场均匀性都有一定的要求。

温场稳定性主要和恒温槽的结构、控温装置的性能有关,在某些情况下也与导热介质有关。恒温槽控装置的分辨力可以达到 0.01℃甚至 0.001℃,但是控温效果却相差很大。恒温槽的加热功率越小,越容易控制,温场稳定性越好;油介质的黏度越小,越容易控制,温场稳定性越好。

温场均匀性主要与恒温槽结构、导热介质以及温场稳定性有关。侧搅拌式恒温槽的搅拌动力明显要强于上搅拌式恒温槽,其温场性能比较好。

5. 恒温槽液面高度 在检定玻璃温度计特别是高精密玻璃温度计时,相应检定规程对温度计露出液面的液注高度有非常明确的要求。由于恒温槽的结构设计、加工工艺等原因,许多恒温槽的液面要低于恒温槽的插表盘的上表面,低于恒温槽上台面。检定人员只能把露出恒温槽上台面(或插表盘上表面)的液注高度当作露出液面的液注高度。这两者有较大差别,最大可能达到20mm以上。在检定玻璃温度计特别是高精密玻璃温度计时,带来的误差比较大。

第五节 温度计的检定

一、温度量值溯源和传递框图(部分)

参考 JJG 161—2010 标准水银温度计检定规程、JJG1366—2012 温度数据采集仪校准规范、JJG 130—2011 工作用玻璃液体温度计检定规程、JJG 874—2007 温度指示控制仪检定规程等,军内目前的温度量值溯源和传递框图如图3-13所示。

二、标准水银温度计的检定

(一)标准水银温度计简介

标准水银温度计属于膨胀式温度计,是利用水银(或汞基合金)在感温泡和毛细管内的热胀冷缩原理来测量温度的。

标准水银温度计由感温液(水银)、玻璃、标尺刻线、毛细管等组成,是通过毛细管中水银柱在刻线的位置读取温度的。

一套完整的标准水银温度计的测温范围是 -30℃ ~300℃(少量标准水银温度计测温范围为 -60℃ ~300℃),整套温度计应不少于 7 支。标准水银温度计的分度值为

0.1℃或0.05℃。标准水银温度计应全浸使用。

标准水银温度计是检定中温段多种工作用温度计的标准器，可以检定工作用玻璃液体温度计、电接点温度计、温度变送器、铜－康铜热电偶、温度指示控制仪、半导体点温计、温度巡回检测仪、双金属温度计、压力式温度计等。

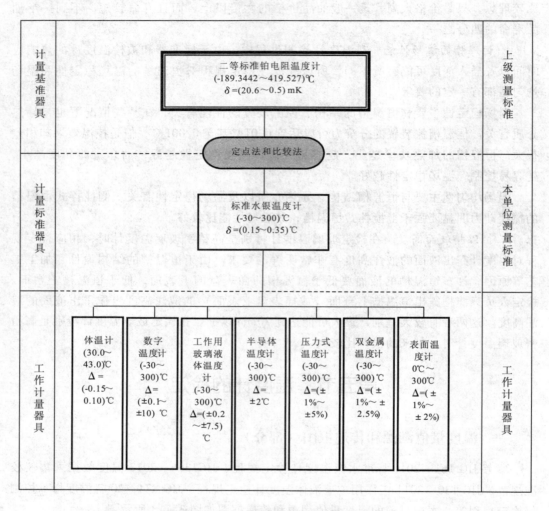

图 3 - 13　温度量值溯源和传递框图

（二）计量器具选择

检定标准水银温度计的标准器及配套设备如表 3 - 2 所示。

表3-2 标准器及配套设备

设备名称		技术指标		用途
标准器		二等标准铂电阻温度计		检定用标准器
电测设备		相对误差≤$3×10^{-5}$		标准铂电阻温度计配套测温显示设备
恒温槽	测量范围	温度均匀性	温度波动性（10分钟）	检定用配套设备
	-60℃ ~ 5℃	0.030℃	0.025℃	
	5℃ ~ 95℃		0.020℃	
	90℃ ~ 300℃		0.025℃	
水三相点瓶	扩展不确定度优于0.001℃（$k=2$）			检定标准水银温度计零位及测量标准铂电阻温度计水三相点电阻值
读数装置	放大倍数5倍以上，可调水平			读标准水银温度计示值
冰点器	—			检定标准水银温度计的零位（可选）
制冰、碎冰装置、保温容器	—			制作冰点器或水三相点瓶保温

注：允许使用技术指标不低于表3-2的其他检定设备

（三）检定环境

检定环境应符合相应检定设备的技术要求。

（四）检定项目

标准水银温度计检定项目见表3-3。

表3-3 检定项目

检定项目	首次检定	后续检定
玻璃	+	+
感温液和感温液柱	+	+
刻度与标尺	+	-
几何尺寸	+	-
示值稳定性	+	-
毛细管均匀性及刻度等分均匀性	+	-
示值修正值	+	+
零位	+	+

注：表中"＋"表示应检项目，"－"表示不检项目

（五）检定方法

1. 通用技术要求

（1）玻璃 标准水银温度计玻璃表面应光洁透明，应没有显见的弯曲现象，在刻

度范围内应没有影响读数的缺陷。

标准水银温度计为棒式（含透明棒式）或内标式，非透明棒式温度计背面应熔入一条白色釉带。

毛细管孔径应均匀，毛细管与感温泡、中间泡、安全泡连接处应呈圆滑弧形，应没有颈缩现象。

（2）感温液和感温液柱　水银和汞基合金液体应纯净，没有显见的杂质。汞基合金在测量范围内应不出现凝固现象。

标准水银温度计感温液的液柱，应没有不可修复的断节。

感温液面随温度变化，上升时应没有明显的停滞或跳跃现象；下降后在管壁上应不留有液痕。

（3）刻度与标尺　标准水银温度计刻线应与毛细管的中心线相垂直。正面观察非透明棒式标准水银温度计时全部刻线和温度数字应投影在釉带范围内，内标式标准水银温度计的毛细管应紧固在标尺板的中央位置。

玻璃棒、玻璃套管和标尺板上的数字、刻线应清晰完整，涂色应无脱落。分度值为 0.05℃ 的标准水银温度计应每隔 1℃ 标注数字；分度值为 0.1℃ 的标准水银温度计应每隔 2℃ 标注数字。温度计上、下限以外和零位刻线两侧应有不少于 10 条的扩展刻线。

标准水银温度计应有以下标识：表示温度单位的符号"℃"、制造厂名或厂标、制造年月、编号等。

刻线应均匀，刻线宽度不大于两相邻刻线间距的十分之一。

（4）几何尺寸　标准水银温度计零位刻线与感温泡上端的距离应不小于 40mm。

标准水银温度计下限温度刻线与中间泡上端的距离应不小于 50mm。

标准水银温度计上限温度刻线与安全泡下端的距离应不小于 30mm。

测量下限温度低于 0℃ 的标准水银温度计，其下限温度刻线与感温泡上端的距离应不小于 90mm。

标准水银温度计全长：−30℃ ~300℃ 范围内的每支温度计的长度应不超过 540mm，−60℃ ~0℃ 的温度计的长度应不超过 560mm。

新制棒式标准水银温度计外径（7 ± 0.5）mm。感温泡的外径应不大于温度计的棒体。

2. 示值稳定性检定　示值稳定性是以零位上升值和零位低降值来测定的。上限温度不低于 100℃ 的标准水银温度计在首次检定时应进行此项检查，方法如下：

（1）恒温槽升至上限温度时插入标准水银温度计，使温度计下限刻线处于液面位置，30 分钟后取出自然降至室温，检定零位 Z_1。

（2）恒温槽升至上限温度时插入标准水银温度计，使温度计下限刻线处于液面位置，24 小时后取出自然降至室温，检定零位 Z_2。

（3）恒温槽升至上限温度时插入标准水银温度计，使温度计下限刻线处于液面位置，10 分钟后关闭恒温槽的加热电源。当温度计指示降至高于下限温度刻线 2℃ 左右时，将温度计向下插入，使上限刻线处于恒温槽液面，随恒温槽自然冷却至室温附近时，取出并检定零位 Z_3。

（4）零位上升值由 Z_2 减去 Z_1 得出，零位低降值由 Z_2 减去 Z_3 得出。检定结果应符合表 3-4 要求。

表 3-4　标准水银温度计示值稳定性

上限温度/℃	零位上升值应不超过/℃	零位低降值应不超过/℃
100	0.02	0.05
150，200	0.03	0.10
250，300	0.05	0.25

3. 毛细管均匀性及刻度等分均匀性检定　首次检定标准水银温度计，应抽检两相邻检定点的中间点示值修正值。

4. 示值修正值检定

（1）检定注意事项　①标准铂电阻温度计插入恒温槽内的深度应不小于 250mm，通过标准铂电阻温度计的电流应为 1mA。用新测得的水三相点的电阻值 R_{tp} 计算实际温度。②检定温度点偏离环境温度较大时，标准水银温度计插入恒温槽前需要预热或预冷。③被检标准水银温度计要按全浸方式垂直插入恒温槽内，露出液柱长度不大于 15 个分度值，恒温槽温度稳定 10 分钟后方可读数。恒温槽温度偏离检定温度应控制在 0.2℃ 以内（以标准器为准），且测温介质液面应充满至槽盖表面。一个检定点读数完毕，槽温变化应不超过 0.02℃。

（2）检定方法

①示值修正值检定采用比较法。

②检定顺序：以 0℃ 为界，分别向上限或下限方向逐点进行检定。

③检定温度点：分度值为 0.05℃ 的标准水银温度计，检定间隔为 5℃；分度值为 0.1℃ 的标准水银温度计，检定间隔为 10℃。

④用读数装置观测标准水银温度计的示值。读数前要调节好它的水平位置，确保视线与温度计刻线垂直。读数时只读取偏离检定名义温度的温度偏差，读数时应估读到分度值的十分之一，高于名义温度读数为正，低于名义温度读数为负，按标准→被检→被检→标准的读数顺序读取两个循环（共四个数据）。

⑤标准铂电阻温度计实际温度偏差计算：标准铂电阻温度计测量的实际温度偏差 Δt_s 按下式计算：

$$\Delta t_s = t_s - t_n = \frac{W_t - W_{t_n}}{\left(\dfrac{dW_t}{dt}\right)_{t_n}}$$

式中，Δt_s—标准器实际温度偏差，℃；t_s—标准器示值，℃；t_n—检定点名义温度，℃；W_t—标准铂电阻温度计在温度 t 时的电阻比 $\dfrac{R_t}{R_{tp}}$；R_t—标准铂电阻温度计在温度 t 时的电阻值；R_{tp}—标准铂电阻温度计在水三相点温度的电阻值；W_{t_n}，$\left(\dfrac{dW_t}{dt}\right)_{t_n}$—由标准铂电阻温度计分度表给出的温度 t_n 对应的电阻比和电阻比变化率。

⑥标准水银温度计示值修正值计算：被检标准水银温度计检定结果应给出示值修正值。示值修正值 x 计算公式如下：

$$x = \Delta t_s - \Delta t_x$$

式中，x —标准水银温度计示值修正值，℃；Δt_x —被检标准水银温度计温度偏差平均值，℃；

⑦标准水银温度计零位计算：被检标准水银温度计在水三相点检定的零位 α_{01} 按下式计算：

$$\alpha_{01} = \alpha_1' \times d - 0.01$$

式中，α_1' —标准水银温度计在水三相点瓶中的刻线偏差读数格；d —标准水影温度计分度值。

被检标准水银温度计在恒温槽或冰点器中检定的零位 α_{02} 按下式计算：

$$\alpha_{02} = \alpha_2' \times d - \Delta t_s$$

式中，α_2' —标准水银温度计在0℃附近的刻线偏差读数，格。

5. 零位检定　零位检定可采用定点法或比较法。

零位的检定可在恒温槽或冰点器中按比较法检定，也可以在水三相点瓶中测量。不同范围的标准水银温度计零位检定顺序见表3-5。温度计垂直插入温场时，零位刻线高出冰面（或液面）不超过10个分度值，稳定后用读数装置读取两个循环共四个数据。

表3-5　不同测量范围标准水银温度计的零位检定顺序

测量范围	下限温度检定后	上限温度检定后	备注
25℃ ~ 50℃	−	+	上限温度检定后的零位作为该量程各检定点的零位
50℃ ~ 75℃	−	+	
75℃ ~ 100℃	−	+	
50℃ ~ 100℃	−	+	
100℃ ~ 150℃	+	+	
150℃ ~ 200℃	+	+	
200℃ ~ 250℃	+	+	
250℃ ~ 300℃	+	+	

注：表中"+"表示应检项目，"−"表示不检项目

（六）检定周期

标准水银温度计的检定周期应不超过2年。

三、工作用玻璃液体温度计的检定

（一）工作用玻璃液体温度计简介

工作用玻璃液体温度计是利用在透明玻璃感温泡和毛细管内的感温液体随被测介

质温度的变化而热胀冷缩的作用来测量温度的。

工作用玻璃液体温度计按感温泡与感温液柱所呈的角度可以分为直型和角型温度计；按结构可分为棒式温度计和内标式温度计两种形式。

工作用玻璃液体温度计按分度值可分为高精密温度计和普通温度计两个准确度等级；按用途可分为一般用途玻璃液体温度计、石油产品试验用玻璃液体温度计、焦化产品试验用玻璃液体温度计。

工作用玻璃液体温度计按照分度值及用途的分类见表3-6。

表3-6 工作用玻璃液体温度计按分度值及用途的分类

准确度等级	分度值/℃	工作用玻璃液体温度计		
		一般用途玻璃液体温度计	石油产品试验用玻璃液体温度计	焦化产品试验用玻璃液体温度计
高精密温度计	0.01，0.02，0.05	高精密玻璃水银温度计	高精密石油用玻璃液体温度计	高精密焦化用玻璃液体温度计
普通温度计	0.1，0.2，0.5，1.0，2.0，5.0	普通玻璃液体温度计	普通石油用玻璃液体温度计	普通焦化用玻璃液体温度计

（二）计量器具选择

标准器及其配套设备见表3-7、3-8。

表3-7 检定普通温度计的标准器及配套设备

序号	设备名称	技术性能				用途
1	标准水银温度计	测温范围：（-60~300）℃				
2	二等标准铂电阻温度计及配套电测设备	1. 二等标准铂电阻温度计测温范围为（-100~0）℃、（0~419.527）℃ 或（0~660.323）℃ 2. 电测设备最小分辨力相当于0.001℃，引用修正值后的相对误差应不大于 3×10^{-5} 3. 也可使用扩展不确定度不大于被检温度计最大允许误差三分之一的其他设备				标准器
3	恒温槽	温度范围/℃	温度均匀性/℃		温度波动性/℃·（10min）$^{-1}$	热源
			工作区域水平温差	工作区域最大温差		
		-100~-30	0.05	0.10	0.10	
		>-30~100	0.02	0.04	0.04	
		>100~300	0.04	0.08	0.10	
		>300~600	0.10	0.20	0.20	

续表

序号	设备名称	技术性能	用途
4	水三相点瓶及保温设备	—	测量水三相点值或零值
5	冰点器	—	测量零位
6	读数装置	放大倍数 5 倍以上，可调水平	温度计读数
7	钢直尺	—	测量间距

表 3 - 8 检定高精密温度计的标准器及配套设备

序号	设备名称	技术性能				用途
1	二等标准铂电阻温度计及配套电测设备	1. 二等标准铂电阻温度计测温范围为（0～419.527）℃ 2. 电测设备最小分辨力相当于 0.001℃，引用修正值后的相对误差应不大于 3×10^{-5} 3. 也可使用扩展不确定度不大于被检温度计最大允许误差三分之一的其他设备				标准器
2	恒温槽	温度范围/℃	温度均匀性/℃		温度波动性 /℃ · (10min)$^{-1}$	热源
			工作区域水平温差	工作区域最大温差		
		0～100	0.005	0.01	0.01	
		>100～150	0.01	0.02	0.02	
4	辅助温度计	—				用于测量露出液柱温度
5	读数装置	放大倍数 5 倍以上，可调水平				温度计读数
6	钢直尺	—				测量间距

（三）检定环境

环境温度在 15℃ ~ 35℃，同时应满足标准器及配套电测设备相应的环境要求；要满足防止水银外漏污染环境的的条件。

（四）检定项目

工作用玻璃液体温度计的检定项目见表 3 - 9。

表 3 - 9　工作用玻璃液体温度计的检定项目

检定项目		首次检定	后续检定	使用中检查
通用技术要求	首次检定	+	-	-
	后续检定	-	+	+
示值稳定度		+	-	-
示值误差		+	+	+
线性度		+	-	-

注：示值稳定度只适用温度上限高于 100℃ 且分度值为 0.1℃、0.05℃、0.02℃ 和 0.01℃ 的玻璃温度计。表中"＋"表示应检定，"－"表示可不检定

（五）检定方法

1. 通用技术要求

（1）首次检定温度计：以目力、放大镜、钢直尺观察温度计是否符合下述要求。

①刻度与标注：标准水银温度计刻线应与毛细管的中心线相垂直。刻度线、刻度值和其他应清晰，涂色应牢固，不应有脱色、污迹和其他影响读数的现象。

在温度计上、下限温度的刻度线以外，应标有不少于该温度计最大允许误差的扩展刻线。有零点辅助刻度的温度计，在零点刻度线以上和以下的刻度线应不少于 5 条。

两相邻刻线间的距离应不小于 0.5mm，刻线的宽度应不超过两相邻刻线间距的 1/10。

内标式温度计刻度板的纵向位移应不超过相邻两刻度线间距的 1/3。毛细管应处于刻度板纵轴中央，应没有明显的倾斜，与刻度板的间距应不大于 1mm。

每隔 10 ~ 20 条刻度线应标志出相应的刻度值，温度计的上、下限也应标志相应的刻度值。有零点的温度计应在零点处标志相应的刻度值。

标准水银温度计应有以下标识：表示温度单位的符号"℃"、制造厂名或商标、制造年月。高精密温度计应有编号。全浸式温度计应有"全浸"标志；局浸式温度计应有浸没标志。

②玻璃棒和玻璃套管：玻璃棒和玻璃套管应光滑透明，无裂痕、斑点、气泡、气线或应力集中等影响读数和强度的缺陷。玻璃管套内应清洁，无明显可见的杂质，无影响读数的朦胧现象。

玻璃棒和玻璃套管应平直，无明显的弯曲现象。

玻璃棒中的毛细孔和玻璃套管中的毛细管应端正、平直，清洁无杂质，无影响读数的缺陷。正面观察温度计时液柱应具有最大宽度。毛细孔（管）与感温泡、中间泡、安全泡连接处均应呈圆滑弧形，不应有颈缩现象。

棒式温度计刻度线背面应熔入一条带颜色的釉带。正面观察温度计时，全部刻度线的投影均应在釉带范围内。

③感温泡、中间泡和安全泡：棒式温度计感温泡的直径应不大于玻璃棒的直径；内标式温度计感温泡的直径应不大于与其相接玻璃套管的直径。

温度计中间泡上端距主刻度线下端第一条刻度线的距离应不小于 30mm。

温度计安全泡呈水滴状，顶部为半球形。上限温度在300℃以上的温度计可不设安全泡。无安全泡的温度计，上限刻度刻线以上的毛细管长度应不小于20mm。

④感温液和感温液柱：水银和汞基合金应纯净、干燥、无气泡。有机液体的液柱应显示清晰、无沉淀。

感温液柱上升时不应有明显的停滞或跳跃现象；下降后不应在管壁上留有液滴或挂色。除留点温度计以外，其他温度计的感温液柱不应中断、不应自流。

（2）后续检定的温度计应着重检查温度计感温泡和其他部分有无损坏和裂痕等。感温液柱若有断节、气泡或在安全泡、毛细管壁等处留有液滴或挂色等现象，能修复着，经修复后才能使用。

2. 示值稳定度的检定　首次检定的温度上限高于100℃且分度值为0.1℃、0.05℃、0.02℃和0.01℃的玻璃液体温度计应进行此项目的抽样检定。

（1）有零点的玻璃液体温度计应浸没在下限温度计刻度处以局浸方式在上限温度点恒温15分钟取出，自然降至室温，立即测定第一次零点位置。

再将玻璃液体温度计浸没在下限温度计刻度处以局浸方式在上限温度点恒温24小时取出，自然降至室温，立即测定第二次零点位置。

用第二次零点位置的数值减去第一次零点位置的数值，即为示值稳定性。

（2）无零点的玻璃液体温度计可按上述类似方法测定上限温度的示值变化，即示值稳定度。

温度上限高于100℃且分度值为0.1℃、0.05℃、0.02℃和0.01℃的玻璃液体温度计的示值稳定度应符合表3-10的要求。

表3-10　玻璃液体温度计示值稳定度要求

分度值/℃	0.1	0.05	0.02	0.01
示值稳定度/℃	0.05	0.05	0.02	0.01

3. 示值误差检定　工作用玻璃液体温度计示值误差的检定结果以修正值形式给出。一般用途玻璃液体温度计的示值误差应符合表3-11要求。

表 3-11 一般用途玻璃液体温度计最大允许误差

分度值/℃

感温液体	温度计上限或下限所在温度范围/℃	0.01		0.02		0.05		0.1		0.2		0.5		1		2		5	
		全浸	局浸	全浸	局浸	全浸	局浸	全浸	局浸	全浸	局浸	全浸	局浸	全浸	局浸	全浸	局浸	全浸	局浸
有机液体	-100 ~ < -60	—	—	—	—	—	—	±1.0	—	±1.0	—	±1.5	±2.0	±2.0	±2.5	—	—	—	—
	-60 ~ < -30	—	—	—	—	—	—	±0.6	—	±0.8	—	±1.0	±1.5	±2.0	±2.5	—	—	—	—
	-30 ~ < 100	—	—	—	—	—	—	±0.4	—	±0.5	—	±0.5	±1.0	±1.0	±1.5	±2.0	±3.0	—	—
	100~200	—	—	—	—	—	—	—	—	—	—	—	—	±1.5	±2.0	±2.0	±3.0	—	—
汞基	-60 ~ < -30	—	—	—	—	—	—	±0.3	—	±0.4	—	±1.0	—	±1.0	—	—	—	—	—
	-30~100	±0.05	±0.10	±0.08	±0.10	±0.10	±0.15	±0.2	±1.0	±0.3	±1.0	±0.5	±1.0	±1.0	±1.5	±2.0	±3.0	—	—
水银	0~100	—	—	—	—	±0.15	±0.20	—	—	±0.4	±1.5	±1.0	±1.5	±1.5	—	—	—	—	—
	>100~150	—	—	—	—	—	—	±0.4	—	±0.6	—	±1.0	—	±1.5	—	—	—	—	—
	>100~200	—	—	—	—	—	—	±0.6	—	±1.0	—	±1.5	—	±2.0	—	±2.0	±3.0	—	—
	>200~300	—	—	—	—	—	—	—	—	±1.2	—	±2.0	—	±3.0	—	±2.0	±3.0	±5.0	±7.5
	>300~400	—	—	—	—	—	—	—	—	—	—	—	—	—	—	±4.0	±6.0	±10.0	±12.0
	>400~500	—	—	—	—	—	—	—	—	—	—	—	—	—	—	±4.0	±6.0	±10.0	±12.0
	>500~600	—	—	—	—	—	—	—	—	—	—	—	—	—	—	±6.0	±8.0	—	±15.0

注：没有石油产品试验用玻璃液体温度计标志或焦化产品试验用玻璃液体温度计标志的玻璃液体温度计按一般用途温度计局浸方式进行检定；长尾玻璃液体温度计按一般用途温度计进行检定；一般用途玻璃液体温度计按局浸方式进行检定；金属套管式玻璃液体温度计应拆去套管按一般用途玻璃液体温度计局浸方式进行检定；当温度计跨越表中几个温度范围时，则取其中最大的最大允许误差。

（1）温度计检定点间隔的规定　一般用途温度计检定点间隔的规定见表3－12。

表3－12　检定点间隔

分度值/℃	检定点分度/℃
0.1	10
0.2	20
0.5	50
1、2、5	100

当按表3－12规定所选择的检定点少于3个时，则应选择下限点、上限点和中间有刻度值的点共三个温度点进行检定。

（2）示值误差的检定方法　①标准温度计和被检温度计按规定浸没方式垂直插入恒温槽中。标准铂电阻温度计插入深度应至少为250mm；全浸式温度计露出液柱高度应不超过10mm；局浸式温度计应按浸没标志要求插入恒温槽中。检定顺序一般以零点为界，分别向上限和下限方向逐点进行。检定高精度温度计开始读数时，恒温槽实际温度（以标准温度计为准）偏离检定点应不超过0.1℃。检定普通温度计开始读数时，恒温槽实际温度偏离检定点应不超过0.2℃。②温度计插入恒温槽中要稳定10分钟以上才可读数，高精密玻璃液体温度计读数前要轻敲。读数时视线应与玻璃液体温度计感温液柱上端面保持在同一水平面，读取感温液柱上端面的最高处（水银）或最低处（有机液体）与被检点温度刻线的偏差，并估读到分度值的十分之一。先读取标准温度计示值（或偏差），再读取各被检温度计的偏差，其顺序为标准→被检1→被检2→…→被检 n，然后再按相反顺序读数返回到标准。分别计算标准温度计示值（或温度示值偏差）的算术平均值和各被检温度计温度示值偏差的算术平均值。③高精密温度计读数四次，普通温度计读数两次。读数要迅速、准确、时间间隔要均匀。④被检温度计零点的示值检定可以在冰点器或恒温槽中用比较法进行。温度计在测量零点前应在冰水中预冷10分钟左右。⑤标准水银温度计在冻制好的水三相点瓶或在冰点器中测量其零点位置。如果零点位置发生变化，则应使用下式计算出各温度点新的示值修正值。新的示值修正值＝原证书修正值＋（原证书中上限温度检定后的零点位置—新测得的上限温度检定后的零点位置）。⑥标准铂电阻温度计在每次使用后，应在冻制好的水三相点瓶中使用同一电测设备测量其水三相点示值。以新测得的水三相点示值，计算实际温度。

（3）局浸温度计露出液柱的温度修正　局浸式温度计应在规定的条件下进行检定。如果不符合规定的条件，应对温度计露出液柱的温度进行修正。局浸式温度计露出液柱温度修正的条件和公式见表3－13。

表 3-13　局浸式温度计露出液柱温度修正的条件和公示

温度计名称	规定条件	不符合条件	示值偏差修正
局浸式高精密温度计	露出液柱平均温度为 25℃	露出液柱平均温度不符合规定	$\Delta t = k \cdot n \cdot (25 - t_1)$ $\delta_t' = \overline{\delta_t} + \Delta t$
局浸式普通温度计	环境温度为 25℃	环境温度不符合规定	$\Delta t = k \cdot n \cdot (25 - t_2)$ $\delta_t' = \overline{\delta_t} + \Delta t$

式中，Δt—露出液柱温度修正值；

　　k—温度计中感温液体的视膨胀系数，$℃^{-1}$；

　　n—露出液柱的长度在温度计上相对应的温度（修越到整数），℃；

　　t_1—辅助温度计测出的露出液柱平均温度，℃；

　　δ_t'—被检温度计露出液柱修正后的温度示值偏差，℃；

　　t_2—的露出液柱环境温度，℃。

在检定局浸式高精密温度计时，应将辅助温度计与被检温度计捆绑在一起，使辅助温度计感温泡与被检温度计充分接触，将辅助温度计感温泡底部置于被检温度计露出液柱的下部 1/4 处，测量被检温度计露出液柱的平均温度，并按表 3-13 中的式①对温度计偏差进行修正。

在检定局浸式普通温度计时，环境温度应为 25℃。如果环境温度不符合规定，应按表 3-15 中的式②对温度计偏差进行修正。

在检定局浸式温度计时，温度计应远离运转的空调、风扇等，应使用冷光源照明读数，保证环境温度稳定、均匀。

（4）数据处理　数据处理方法见表 3-14。

表 3-14　数据处理方法

项目	以标准铂电阻温度计做标准	以标准水银温度计做标准
实际温度偏差	$\delta_{ts}^* = t_s^* - t$	$\delta_{ts}^* = \overline{\delta_{ts}} + \Delta t_s$
被检温度计修正值	全浸温度计：$x = \delta_{ts}^* - \overline{\delta_t}$；局浸温度计：$x = \delta_{ts}^* - \delta_t'$	

式中，δ_{ts}^*—实际温度值与被检定点标称温度值的偏差，℃；

　　t_s^*—实际温度值，℃（依据标准铂电阻温度计检定规程计算实际温度，应使用新测得的水三相点值）；

　　t—被检点标称温度值；

　　$\overline{\delta_{ts}}$—标准水银温度计的示值偏差平均值，℃；

　　Δt_s—标准水银温度计的示值修正值，℃；

　　x—被检温度计修正值，应修约到分度值的 1/10 位，℃。

4. 线性度的检定　首次检定的玻璃液体温度计要对相邻两检定点间的任意有刻度值的一个温度点进行抽检。高精密温度计抽检点的实际示值误差与使用两相邻检定点示值误差内插公式计算出的示值误差之差应不大于相应分度值；普通温度计被抽检点的实际示值误差与使用两相邻检定点示值误差内插公式计算出的示值误差之差应不大于相应最大允许误差的要求。

（六）检定周期

工作用玻璃液体温度计的检定周期应根据使用情况确定，一般不超过 1 年。

三、玻璃体温计的检定

（一）玻璃体温计简介

玻璃体温计是具有最高留点结构的医用温度计。它是利用水银或其他金属液体在感温泡与毛细孔（管）内热膨胀作用来测量温度，同时在感温泡与毛细孔（管）连接处的特殊结构能在温度计冷却时阻碍感温液柱下降，保持所测体温值。

（二）计量器具选择

标准器与配套设备见表 3 – 15。

表 3 – 15　标准器与配套设备

序号	设备名称	技术要求	用途
1	标准温度计	测量范围：34.5℃ ~44.5℃ 分度值：不大于 0.05℃	标准器
2	新生儿棒示体温计用标准温度计	测量范围：29.5℃ ~40.5℃ 分度值：不大于 0.05℃	标准器
3	恒温槽	工作区域最大温差的绝对值不应超过 0.01℃ 恒温时温度波动不应超过 ±0.01℃/10min	恒温设备
4	水三相点瓶	—	测量标准温度计的零位
5	读数望远镜	—	读取标准温度计的示值
6	放大镜	—	读取体温计的示值
7	读数显微镜	分度值 0.01mm，允许误差限 ±0.01mm	读取标度线宽度
8	钢直尺	分度值 1mm，允许误差限 ±0.2mm	读取毛细孔宽度
9	偏光应力仪	—	检查温度计应力集中现象
10	离心机	加速度调节范围为 70 ~ 500m/s^2	使感温液退缩到感温泡内
11	转速表	准确度等级为二级	测量离心机转速

（三）检定环境

环境温度在 15℃ ~30℃，要满足防止水银外露污染环境的条件，地面和检定台面必须光滑、不渗透，检定台面必须有凸缘，地面可冲洗。

（四）检定项目和检定方法

玻璃体温计首次检定项目如下。

1. 标度和标志的检查　以目力、钢直尺、读数显微镜观察体温计的标度和标志。

（1）体温计的标度线、标度值和标志应清晰，颜色应牢固。不应有脱色、污迹和其他影响读数的现象。

（2）体温计的标度线应正直并垂直于毛细孔（管）。正面观察体温计时，主要标度线应与毛细孔（管）相交。

（3）体温计的分度值为0.1℃。标度线应分布均匀。两相邻标度线中心的距离不应小于0.55mm，新生儿棒示体温计两相邻标度线中心的距离不应小于0.50mm。

（4）棒式体温计标度线宽度应为（0.25±0.05）mm，1℃标度线长度应长于或等于0.5℃标度线，0.5℃标度线应长于0.1℃标度线。

（5）内标式体温计标度线宽度应为（0.20±0.05）mm，1℃标度线长度应长于或等于0.5℃标度线，0.5℃标度线应长于0.1℃标度线。

（6）标度值中心与相应标度线位置差不应超过两相邻标度线的距离。人体用体温计必须标有数字"37"和"40"，新生儿棒示体温计必须标有数字"30""37"和"40"，兽用体温计必须标有数字"38"，其于标度值可只用个位数。

（7）体温计应具有以下标志：制造厂名或商标，表示国际温标摄氏度的符号"℃"，制造年代（以两位数或四位数表示），强检标志等。

2. 玻璃棒和玻璃套管的检查　以目力、钢直尺、偏离应光仪观察体温计玻璃。

（1）玻璃棒和玻璃套管应光滑透明，不应有裂痕、斑点、气泡或气线等影响强度和读数的缺陷。玻璃套管内应清洁，无明显可见的杂质，不应有影响读数的朦胧现象。

（2）玻璃棒和玻璃套管应正直，粗细均匀，不得有明显的弯曲现象。

（3）玻璃棒中的毛细孔（管）和玻璃套管中的毛细管应正直，粗细均匀，不得有影响读数的缺陷。

（4）有三棱镜放大要求的棒式体温计，玻璃棒背面中部应衬以乳白色或其他颜色的釉带。正面观察体温计时，玻璃棒中的毛细孔与全部标度线的投影均应在釉带范围内。毛细孔经棱镜放大后显像应清晰鲜明，其宽度：三角形棒式、新生儿棒示体温计不应小于1.2mm；元宝型棒式不应小于0.8mm。

（5）体温计不应出现应力集中现象。

3. 内标式体温计标度板的检查　以目力观察内标式体温计标度板。

内标式体温计标度板应平直，不应有影响读数的朦胧现象。

内标式体温计标度板与连有毛细管的玻璃套管应牢固地连接在一起。

4. 体温计顶端的检查　以目力和触摸方式检查体温计的顶端。

体温计的顶端应光滑，防止使用时损伤身体。

5. 感温泡的检查　以目力观察感温泡。

感温泡不应有影响强度的划痕、气线、气泡和擦毛等缺陷。感温泡与玻璃棒或玻璃套管熔接部位应熔接牢固、光滑，不应有明显的歪斜。

6. 感温液的检查　以目力观察感温液。

（1）感温液应纯净、干燥、无气泡。感温液在体温计毛细孔（管）内移动后，毛细孔（管）壁上不应有附着感温液的痕迹。

感温液不应有中断、自流（玻璃体温计在一定时间内的示值稳定性）和难甩。

（2）感温泡内气泡的检查　只对棒式体温计进行检查，内标式体温计不做检查。

将棒式体温计感温泡向外放入离心机中顺甩,将感温液柱甩至35℃(新生儿棒式体温计感温液柱甩至30℃)标度线以下,放在35℃(新生儿棒式体温计为30℃)恒温槽中,稳定3min使感温液柱上升,然后取出体温计放在接近0℃的冰水中冷却3min后,立即将其感温泡指向转轴中心放入离心机中以120m/s²左右的离心加速度倒甩,使感温液柱从体温计留点处断开。再将体温计放在接近0℃的冰水中冷却感温泡3min,然后放入约44℃的恒温槽中使感温液柱上升连接,最后将体温计感温泡向外放入离心机中以大约75m/s²的离心加速度顺甩,然后检查感温液柱,不应有超过2mm的断节。不符合要求的体温计可再检定两次,两次检定都合格时也可做合格处理。

(3)感温液柱中断的检查 体温计感温液柱在升降过程中,以目力观察其结果不应有中断。

(4)感温液柱自流的检查 使体温计的感温液柱低于表3-16中要求的浸泡温度,然后按表3-16的要求将体温计浸泡在恒温水槽中,恒温约3分钟后,使恒温在2min内均匀下降1℃,取出体温计进行读数。体温计的感温液柱应不低于表3-16中规定的检查温度标度线。

表3-16 感温液柱自流检查的浸泡温度和检查温度

体温计类型	浸泡温度/℃	检查温度/℃
(人体用)体温计	42.5	42.0
新生儿棒示体温计	40.5	40.0
(兽用)体温计	43.5	43.0

(4)感温液柱难甩的检查 检查时环境温度不应高30℃,体温计感温液柱的位置不应低于42℃标度线,将体温计感温液泡向外放在离心机中顺甩,离心机加速度按表3-17要求。取出体温计观察感温液柱,应低于35.5℃刻度线(新生儿棒示体温计应低于30.5℃刻度线)。

表3-17 体温计感温液柱难甩试验离心机速度

体温计类型		离心机加速度(m/s²)
棒式	人用	430
	兽用	430
内标式	人用	430

7. 示值检查

(1)检定方法 检定时环境温度应在15℃~30℃,使体温计的感温液柱低于检定温度。体温计的检定温度见表3-18。必要时也可抽检其他温度。

表 3-18　体温计检定温度

体温计类型	检定温度/℃
（人体用）体温计	37℃、41℃
新生儿棒示体温计	35℃、39℃
（兽用）体温计	38℃、42℃

被检体温计浸入深度不小于 60mm。恒温槽实际温度偏离检定点不超过 ±0.2℃。将被检体温计放入已恒定的恒温槽中，约 3min 后将其取出水平放置，1min 后进行读数。用于标准温度计进行比对的方法进行读数。

体温计的示值误差允许限为：－0.15℃，＋0.10℃；新生儿棒示体温计的示值允许误差限为 ±0.15℃。

经检查示值超差的体温计可再检定两次，两次检定都合格时也可做合格处理。

（2）数据处理　当标准电阻为分度值小于 0.05℃ 的标准水银温度计或不带零位的标准体温计时，体温计的示值误差按下式计算：

$$y = t - (T + A)$$

式中，y：体温计的示值误差；t：体温计的示值；T：标准温度计的示值；A：标准温度计的修正值。

当标准温度计为标准铂电阻温度计时，体温计的示值误差按下式计算：

$$y = t - t_s$$

式中，t_s ——标准铂电阻温度计的示值。

综合练习题

1. 绘制工作用玻璃液体温度计、体温计的量传溯源图。
2. 简述工作用玻璃液体温度计的检定过程。
3. 简答体温计的检定过程。

参考文献

［1］张克. 温度测控技术及应用. 北京：中国质检出版社，2011

［2］彭铁军，张克. 温度计量器具建标指南. 北京：中国质检出版社，2013

［3］国家质量监督检验检疫总局. JJF 1107—2007，中华人民共和国国家计量技术规范：温度计量名词术语及定义，2007

［4］国家质量监督检验检疫总局. JJG 161—2010，中华人民共和国国家计量检定规程：标准水银温度计检定规程，2010

［5］国家质量监督检验检疫总局. JJG 160—2007，中华人民共和国国家计量检定规程：标准铂电阻温度计检定规程，2007

［6］国家质量监督检验检疫总局. JJG 130—2011，中华人民共和国国家计量检定规程：工作用玻璃液体温度计检定规程，2011

附：综合练习题答案

1. 答：工作用玻璃液体温度计、体温计的量传溯源图如下：

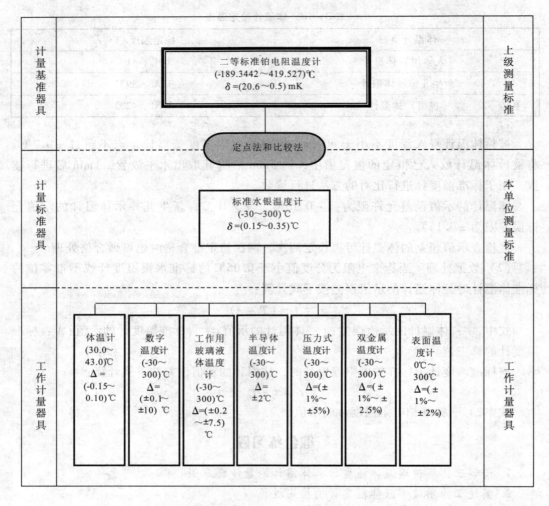

2．答：①通用技术要求；②示值稳定度检定；③示值误差检定；④线性度检定。

3．答：检定时环境温度应在15℃～30℃，使体温计的感温液柱低于检定温度。体温计的检定温度如下表。必要时也可抽检其他温度。

体温计类型	检定温度/℃
（人体用）体温计	37℃、41℃
新生儿棒示体温计	35℃、39℃
（兽用）体温计	38℃、42℃

被检体温计浸入深度不小于60mm。恒温槽实际温度偏离检定点不超过±0.2℃。将被检体温计放入已恒定的恒温槽中，约3min后将其取出水平放置，1min后进行读数。用于标准温度计进行比对的方法进行读数。体温计的示值误差允许限为：－0.15℃，+0.10℃；新生儿棒示体温计的示值允许误差限为±0.15℃。经检查示值超差的体温计可再检定两次，两次检定都合格时也可做合格处理。

第四章　医用电生理计量

学习提要与目标

　　了解心电图基础知识、分类，掌握模拟心电图机、数字心电图机检定方法；了解动态（可移动）心电图机基础知识，了解动态心电图机与普通心电图机的主要区别，掌握动态心电图机的结构组成及检定方法；了解脑电图基础知识，掌握数字脑电图仪、数字脑地形图仪检定方法；了解多参数监护仪各个参数监测的原理，了解多参数监护仪的分类；掌握心电监护仪、无创自动测量血压计检定方法及多参数监护仪质控检测方法；了解心脏除颤器基础知识、基本原理、目前的除颤波形类型，了解心脏除颤器的分类，掌握心脏除颤器校准方法。

第一节　心电图机

一、心电图机的基础知识

（一）心脏和心电图

　　1. 心脏　　心脏是一厚壁的肌性器官，由左、右心房和左、右心室共 4 个心腔组成，中间被房间隔和室间隔隔开。左心室收缩射出的血液进入主动脉，之后流经全身各处毛细血管，与组织进行物质交换，最后流入上腔和下腔静脉。上、下腔静脉与右心房相连，将静脉血回流于右心房而后入右心室，然后再经右心室输出通过肺动脉到肺脏进行气体交换，使静脉血转变为动脉血。动脉血又经肺静脉输入左心房进左心室，然后再经主动脉及其分支输送于全身的各组织和器官。

　　心房和心室的肌壁是由内层的心内膜、中层的心肌、外层的心外膜所组成，其中以心肌层最厚。心肌层在心房较薄而心室较厚，尤以左心室最厚。心脏在解剖结构上具有瓣膜装置，其作用在于使血液在循环系统中能够定向流动而不致逆流。左心房与左心室之间有二尖瓣，右心房与右心室之间有三尖瓣，肺动脉与右心室之间有肺动脉半月瓣，主动脉与左心室之间有主动脉半月瓣。

　　除了心房肌和心室肌外，心脏中还有特殊分化了的心肌细胞构成的传导系统，包括窦房结、结间束、房间束、房室结、希氏束、左右束支及浦肯野纤维网（图 4 - 1）。传导系统中的窦房结发出自动节律性兴奋 - 动作电位经传导系统传到心房肌及心室肌，引起心房肌及心室肌兴奋，兴奋经传导系统按一定途径、一定顺序和一定时间程序传导到心房和心室各处。正常情况下，窦房结的自动节律性最高，即每分钟自动发出的兴奋的频率最高，故窦房结是心脏的正常起搏点，心脏的搏动由窦房结控制。其他有自动节律性的部位叫做下位节律点，在正常情况下，没有发出自动节律性兴奋的机会，是潜在的起搏点。

正常的起搏点窦房结产生了自动节律性兴奋，随即向结间束、房间束和临近的心房肌传导。兴奋在心房中依靠心房肌细胞间的传导，通过房间束传导至左心房，通过结间束将兴奋传导至临近的心房肌，使左右心房都开始兴奋起来。通过结间束兴奋也迅速地由窦房结传导到房室结，而后兴奋传入希氏束，并经左、右束支及其分支传导到心室各处，直至整个左右心室全部兴奋起来。

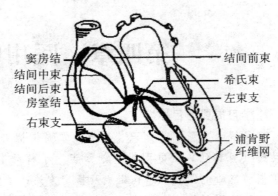

图 4-1 心脏传导系统

心肌在兴奋时收缩，心房肌先兴奋即先收缩，而后舒张。由于兴奋从心房传导到心室需要一些时间，从而保证了心房和心室不会同时兴奋、同时收缩，而是心房停止收缩后，心室才开始收缩。随着心房、心室的收缩与舒张，出现了一系列心房内和心室内的压力变化以及心脏瓣膜的开放与关闭，保证了血液在心脏中的单向流动。

2. 心电图　心脏不停地搏动，从心房开始收缩到下一次心房开始收缩之间是一个心动周期。心脏的活动就是这样一个一个相同的周期相继进行。在每一个心动周期中，当兴奋在心房和心室中传导时，已兴奋部位与未兴奋部位的细胞膜外电位高低不同，出现电位差。人体是一个导电体，心脏中的电位差使身体表面不同部位间也发生了电位差。随着兴奋在心房和心室中的传导，身体表面不同部位间的电位差也在不断地改变，用引导电极放在人体表面不同部位，将变动着的电位差描记下来，即为心电图。它反映出心脏兴奋的产生、传导和恢复过程中的生物电位变化。

一般采用心电图机记录人体静息时的心电图，在心电图记录纸上，横轴代表时间，当标准走纸速度为 25mm/s 时，每 1mm 代表 0.04s；纵轴代表波形幅度，当标准灵敏度为 10mm/mV 时，每 1mm 代表 0.1mV。

心电图典型波形如图 4-2 所示。

P 波：由心房的激动所产生。前一半主要由右心房所产生，后一半主要由左心房所产生。正常 P 波的宽度不超过 0.11s，最高幅度不超过 2.5mV。

QRS 波群：反映左、右心室的电激动过程，称 QRS 波群的宽度为 QRS 间期，代表全部心室肌激动过程所需要的时间，正常人最高不超过 0.10s。

T 波：代表心室激动后复原时所产生的电位。在 R 波为主的心电图上，T 波不应低于 R 波 1/10。

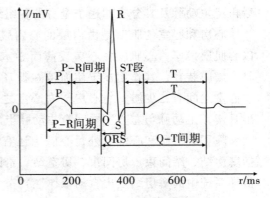

图 4-2 心电图典型波形

U 波：位于 T 波之后，可能是反映心肌激动后电位与时间的变化，人们对它的认识仍在探讨之中。

（二）心电图导联

将两个电极置于人体表面上不同的两点，通过导线与心电图机相连，就可以描出一种心电图波形。描记心电图时的电极安放位置及导线与放大器的联接方式称为心电图导联。临床诊断上，为便于统一和比较，对常用的导联做出了严格的规定。

现在广泛应用的是标准十二导联，分别记为Ⅰ、Ⅱ、Ⅲ、aVR、aVL、aVF、$V_1 \sim$ V_6。Ⅰ、Ⅱ、Ⅲ为双极导联，aVR、aVL、aVF为单极肢体加压导联，$V_1 \sim V_6$ 为单极胸导联。获取两个测试点的电位差时，用双极导联；获取某一点相对于参考点的电位时，用单极导联。

1. 标准双极导联　Ⅰ、Ⅱ、Ⅲ为标准双极肢体导联，简称标准导联。它是以两肢体间的电位差为所获取的体表心电。其导联组合方式如图4-3所示。电极安放位置以及与放大器的连接为：

Ⅰ导联：左上肢（L）接放大器正输入端，右上肢（R）接放大器负输入端；

Ⅱ导联：左下肢（F）接放大器正输入端，右上肢（R）接放大器负输入端；

Ⅲ导联：左下肢（F）接放大器正输入端，左上肢（L）接放大器负输入端。

右下肢（RF）应直接接浮地，有些机型接右脚电极驱动器的输出端，间接接地。

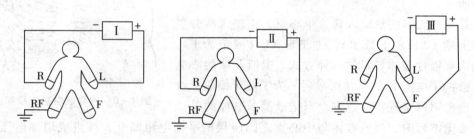

图4-3　标准导联Ⅰ、Ⅱ、Ⅲ

当输入到放大器正输入端的电位比输入到负输入端的电位高时，得到的波形向上；反之，波形向下。

2. 单极胸导联和单极肢体导联　探测心脏某一局部区域电位变化时，用一个电极安放在靠近心脏的胸壁上（称为探查电极），另一个电极放置在远离心脏的肢体上（称为参考电极），探查电极所在部位电位的变化即为心脏局部电位的变化。使参考电极在测量中始终保持为零电位，称这种导联为单极性导联。

威尔逊最早将单极性导联的方法引入心电检测技术，从实验中发现，当人的皮肤涂上导电膏后，右上肢、左上肢和左下肢之间的平均电阻分别为 1.5kΩ、2kΩ、2.5kΩ，如果将这三个肢体连成一点作为参考电极点，在心脏电活动过程中，这一点的电位并不正好为零。单极性导联法就是设置一个星形电阻网络，即在三个肢体电极（左手、右手、左脚）上各接入一个等值电阻（称为平衡电阻），使三个肢端与心脏间的电阻数值互相接近，三个电阻的另一端接在一起，获得一个接近零值的电极电位端，称它为威尔逊中心点。如图4-4所示。

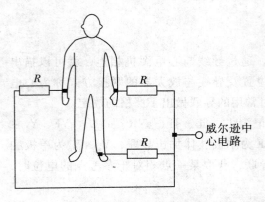

图 4-4　威而逊中心点的电极连接图

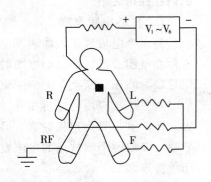

图 4-5　单极胸导联

将放大器的负输入端接到中心点，正输入端分别接到胸部某些特定点，这样获得的心电图就叫做单极胸导联心电图，如图 4-5 所示。单极性胸导联一般有六个，分别叫做 $V_1 \sim V_6$。胸部电极安放位置如图 4-6 所示。

如果放大器的负输入端接中心点，正输入端分别接左上肢 LA、右上肢 RA、左下肢 LL（或记为 F），便构成单极性肢体导联的三种方式，但所获取的心电信号会由于电阻 R 的存在而减弱。为了便于检测，对威尔逊电阻网络进行了改进，当记录某一肢体的单极导联心电波形时，将该肢体与中心点之间所接的平衡电阻断开，改进成增加电压幅度的导联形式，称为单极肢体加压导联，简称加压导联，分别记作 aVR、aVL、aVF。连接方式如图 4-7 所示。

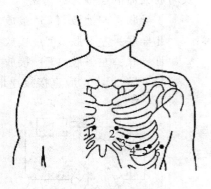

图 4-6　胸导联电极连接部位

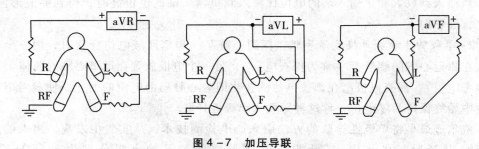

图 4-7　加压导联

二、心电图机的分类及工作原理

（一）心电图机的分类

按心电图机同步描记信号道数可分为单道（导）心电图机和三道（导）、六道（导）、十二道（导）等多道心电图机。

　　按心电图机有无数/模转换电路可分为数字心电图机和模拟心电图机。数字心电图机采用12导（或8导）同步采样、A/D转换、热阵式记录器及计算机自动测量等新技术，其记录器多为热阵式打印头、内嵌式或外嵌式打印机，配备数据通讯接口或IC卡驱动器，除此之外，有多种自动记录模式、心电参数的自动测量、病理分析和自动诊断分类、自动分析报告的打印和数据转输等多种功能。而模拟心电图机完全采用模拟电路，仪器内无A/D转换电路，无解析和数据传输功能，其外部特征表现为记录器为热笔式，无数据通讯接口或IC卡驱动器。

　　目前临床上主流机型为数字心电图机，模拟心电图机基本上已淘汰。

（二）模拟心电图机的结构

　　模拟心电图机基本组成部分：导联输入部分、前置放大器、电压放大器（又称中间放大器）、功率放大器、记录器、1mV标压发生器、电源供给电路、热笔加热电路、走纸部分等。其结构如图4-8所示。

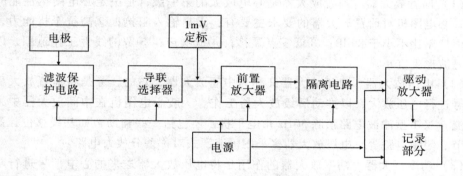

图4-8　模拟心电图机的基本结构

　　1. 导联输入部分　包括电极、导联线、导联选择开关、输入保护、高频滤波器、缓冲放大器以及一些辅助电路等。

　　（1）导联线　心电图机所用的导联线是一条多芯的带金属屏蔽网的电缆。其作用是将电极上获得的心电信号送到放大器输入端。电极放置部位、电极符号及相连的导联线的颜色，均有统一规定，见表4-1。

表4-1　电极部位、符号、导联线颜色的规定

电极部位	左臂	右臂	左腿	右腿	胸
符号	LA 或 L	RA 或 R	LL 或 F	RL	CH 或 V
导联颜色	黄	红	绿	黑	白

　　（2）导联选择开关　其作用是将同时接触人体各部位的电极和导联线按需要切换组合成某一种导联方式。每切换一次导联都需按顺序进行，不能跳换。

　　（3）输入保护　在临床抢救上，心电图机往往要和除颤器同时使用。输入保护电路主要设置了放电管，以消除除颤时进入心电图机输入电路的高压，防止电路被高压

击穿。

（4）高频滤波器　高频电磁波会对心电图机产生高频干扰。选用 RC 低通滤波电路组成高频滤波器，其截止频率为 10kHz 左右。滤去不需要的高频信号，确保心电信号的通过。

（5）缓冲放大器　由电极拾取的心电信号，通过导联线首先传输到心电图机的第一级放大器即输入缓冲放大器。缓冲放大器的目的主要是为了提高电路的输入阻抗，减少心电信号衰减和匹配失真，对电压增益一般要求不高。

2. 放大部分　放大器的作用是将幅度为 mV 级、频率在 0.05~100Hz 的心电信号，放大到可以观察和记录的水平。衡量放大倍数的技术指标是电压灵敏度，它是指输入信号电压幅度 1mV 时，描记信号的幅度，它反映整机放大倍数的大小。一般要求心电图机的灵敏度至少有三挡（5mm/mV、10mm/mV、20mm/mV）。心电图机的放大部分包括：前置放大器、电压放大器和功率放大器，此外还有 1mV 标准信号发生器。

（1）前置放大器　前置放大器是心电放大的第一级，是决定心电图机性能的关键部分，心电图机对前置放大器的要求主要有：①高输入阻抗；②高抗干扰能力，各导联共模抑制比不小于 89dB；③低零点漂移；④低噪声；⑤宽的线性工作范围，以使心电信号波形失真小。

（2）电压放大器　电压放大器又称为中间放大器，它的任务是将前置放大后的心电信号进行电压放大，以推动后级放大器工作。一般心电图机在中间放大器中采用隔断直流，双 T 型滤波电路消除 50Hz 市电干扰，还包括一些辅助，如基线移位控制、增益调节、闭锁电路等。电压放大器多采用恒流源式对称差分放大电路。

（3）功率放大器　功率放大器的作用是将电压放大器送来的心电信号进行功率放大，以便有足够的电流信号去推动记录器使其偏转，把心电信号波形描记在记录纸上，获得所需的心电图，因此功率放大器亦称为驱动放大器，进口心电图机的说明书中亦称主放大器。功率放大器多采用对称式互补射级输出的单端推挽放大电路。

（4）1mV 标准信号发生器　1mV 标准信号发生器产生标准幅度为 1mV 的电压信号，作为衡量所描记的心电图波形幅度的标准，即所谓"定标"。

（5）时间常数电路　时间常数电路实际上是阻容耦合电路，常接在前置放大器与后一级的电压放大器之间。其作用是隔去前置放大器的直流电压和直流极化电压，耦合心电信号。

3. 记录器部分　记录器是将心电信号变化转换为机械（记录笔）移动的装置，从而在记录纸上描记出随时间变化的心电图曲线。其要求是：①频率响应好，影响模拟式心电图机的频率响应主要是记录器；②滞后小；③阻尼适中。

4. 走纸传动装置　其作用是使记录纸按规定要求随时间做匀速移动，记录笔随心电信号变化上下摆动，"拉"出心电波形。走纸速度一般设 25mm/s 和 50mm/s 两档。走纸速度会直接影响心电信号各个间期、时限测量的准确性。

5. 电源部分　电源采用 220V 交流市电经整流、滤波及稳压构成的稳定直流电源供电，或用干电池、蓄电池等直流电源供电。

（三）数字心电图机的结构

数字心电图机结构原理不尽相同，图 4-9 仅列出临床上较为流行的两种数字心电图机的结构原理。如图 4-9（a）所示，ECG 信号通过导联端输入，经过隔离（浮地）的前级放大器、中级放大器后，进行分时采样，再进行模拟/数字变换，得到数字化的 ECG 信号。数字化的 ECG 信号由 CPU 数字滤波器后，被传送到门阵列控制电路，借助热线阵打印头描记出心电图。图 4-9（b）所示数字心电图，只经过前置放大便送入电子开关进行分时采样，采样后信号再同步放大。二者的不同之处是：前者有门阵列控制电路，后者无门阵列控制电路。

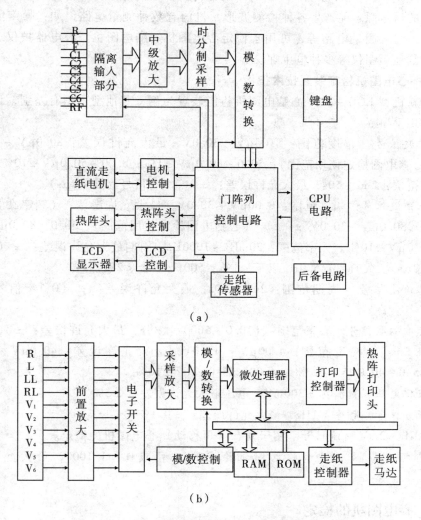

（a）

（b）

图 4-9　数字心电图机的基本结构

数字心电图机大多设置有 LCD 显示屏，可显示仪器设置菜单，给出灵敏度、滤波器开启状态、充电电池的电量等信息。有的仪器还能显示心电波形、心率及患者信息等内容。

三、心电图机检定装置

（一）概述

目前，国内心电图机检定装置绝大部分都采用内蒙古计量测试研究院生产的 EGC 系列心脑电图机检定仪，依据生产年代不同，包括 EGC－1A 型、EGC－1B 型、EGC－1C 型和 EGC－2011 型，其中 EGC－1A 型已淘汰。心脑电图机检定仪实质上是一台输出程序化的信号源，能产生各种检测波形，机内有数种测量电路，如：噪声电平测量电路、输入阻抗测量电路等，可用于检定心电图机、脑电图机、心电监护仪、数字脑电图机、脑地形图仪等多种电生理仪器。

（二）心电图机检定装置技术指标

以最新机型 EGC－2011 心脑电图机检定装置为例，其他型号稍有差别，请参照检定装置使用手册。

1. 方波信号　幅度范围：$8.00\mu V \sim 30.0V$，最大允许误差：$80.0\mu V \sim 30.0V \pm 0.5\%$（心脑电图检定使用范围）；$50.0 \sim 80.0\mu V \pm 1\%$；$8.00 \sim 50.0\mu V \pm 10\%$。

周期范围：$2ms \sim 50s$，最大允许误差：$\pm(0.1\%$ 信号周期 $+2\mu s)$。

2. 正弦波信号　幅度范围：$8.00\mu V \sim 30.0V$，最大允许误差：（频率在 $20mHz \sim 200Hz$ 内）$80.0\mu V \sim 30.0V \pm 0.5\%$（心脑电图检定使用范围）；$50.0 \sim 80.0\mu V \pm 1\%$；$8.00 \sim 50.0\mu V \pm 10\%$。频率范围：$20mHz \sim 1000Hz$，周期最大允许误差：$\pm(0.1\%$ 信号周期 $+2\mu s)$。失真度：$500Hz$ 以下 $<1\%$；$500Hz$ 以上 $<2\%$。

3. 三角波信号　周期范围：$2ms \sim 50s$，最大允许误差：$\pm(0.1\%$ 信号周期 $+2\mu s)$。

4. 标准心率信号　心率范围：$(10.0 \sim 500)$ 次/分，最大允许误差：$\pm(0.1\%$ 信号周期 $\pm 2ms)$。幅度范围：$4.00\mu V \sim 15.0V$，最大允许误差：$40.0\mu V \sim 15.0V$，$\pm 1\%$；$25.0 \sim 40.0\mu V$，$\pm 5\%$；$4.00 \sim 25.0\mu V$，$\pm 10\%$。

5. 极化电压　直流：$\pm 300mV$，电压最大允许误差：$\pm 5\%$。

6. 微分信号　频率：$1Hz$，最大允许误差：$\pm 0.1\%$。

7. $10Hz$、$2mV$ 交流信号　用于动态（可移动）心电图机的检定。

8. 平衡衰减器（用于脑电图机检定）　衰减比：$1/1000$，最大允许误差：$\pm 0.3\%$。

四、心电图机的检定

国家质检总局颁布的现行有效心电图机检定规程为 JJG 543—2008《心电图机》和 JJG 1041—2008《数字心电图机》。

（一）模拟心电图机

本部分适用于单道、多道模拟心电图机的检定，不适用于数字心电图机、矢量心电图机、心电监护仪等具有非线性系统及信息处理和用于特殊用途的心电测量仪器。所依据的技术文件为 JJG 543—2008《心电图机》检定规程。

1. 检定装置　EGC－1B、EGC－1C 及 EGC－2011 型心脑电图机检定仪。

将被检心电图机的各导联线插头接到检定仪对应接线柱，打开电源，检定仪进入心电图机检定状态。

2. 检定环境条件　检定环境温度应在10℃～30℃、相对湿度小于80%。心电图机的灵敏度较高，周围不能有强烈的辐射电磁波，否则可能会受到干扰。检定环境要远离强磁场，如放射线机、高频电疗机、电梯等。检测位置尽量避开室内墙壁中和天花板中的电源布线，不要靠近墙壁或暖气片。

室内必须有良好的接地线。不接地线或地线接触不良，不但会使心电图机产生干扰，造成测试项目的超差，甚至在心电图机机壳泄漏电流过大时，还会造成对操作人员电击的危险。

连接被检心电图机和检定仪时，应尽量使检定仪及心电图机的电源线远离心电图机的导联线，避免50Hz工频电源的交流干扰。较合理的摆放是检定仪放在左侧，被检心电图机放在右侧，而且心电图机的导联线尽可能多的放入检定仪的屏蔽盒内。

3. 检定前的准备

（1）常规检查　被检心电图机接通电源并置标准检定条件：导联 Test、灵敏度 10mm/mV、走纸速度 25mm/s、关闭 EMG 和 AC 滤波、记录键：Stop。

检查各按键及相应指示是否正常。按下 Start，记录器开始走纸，压下/抬起 1mV 标压开关，记录笔应能描记出 10mm 左右的方波波形。

（2）调节阻尼　心电图机的阻尼是指抑制记录器产生自激振荡的能力，调节适当就可防止记录器按固有频率振荡运动。心电图机阻尼过大时，心电图上微小的波形幅值降低，严重时甚至描记不出来。而阻尼过小时，心电图上的尖峰波（如 R 波，S 波等）幅值会增加。故需将其调至适中状态。

检测方法：机器接通电源后，导联选择开关置"Test"位（1mV 位）。灵敏度调于 10mm/mV，走纸，不断打出标准电压的矩形波，并观察波形。如图 4－10 所示。

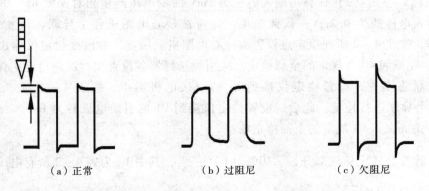

|（a）正常|（b）过阻尼|（c）欠阻尼|

图 4－10　心电图机描记阻尼大、小及正常波形

4. 检定注意事项

（1）被检心电图机必须使用自配的导联线；目视外观检查，应留意导联线状态，屏蔽层有无破损，电极是否清洁。

（2）记录基线调整到中心点。

（3）检定仪与被检心电图机合理摆放：原则是导联线和电源线尽量远离；被检心电图机和检定仪一点接地，将检定仪和心电图机的接地端子相连，然后接地。

（4）用心电图机内标压调整好阻尼和幅度校准，检定期间不能再调。

（5）时间常数、记录速度、时间间隔、时标检定时必须走纸2s后再作记录。

（6）注意基线宽度、基线漂移检定的不同之处：电压灵敏度设置不同，描记时间不同。

（7）检定时要极积思考、随机应变：比如，检定标压时有毛刺，可以怀疑噪声或CMRR不合格；检定幅频特性时信号包络线不平时，可先检定基线漂移。

5. 检定项目及检定方法　按照JJG 543—2008检定规程的要求，心电图机分为首次检定和随后检定。对于新品两项都要检，使用中和维修后的心电图机只作随后检定。

随后检定项目：

（1）定标电压（内部幅度校准器）

1）检定目的：检查心电图机内的1mV定标电压的准确度。

2）检定方法：①将被检心电图机置Ⅰ导联，灵敏度置10mm/mV。多次按下1mV标压，走纸，记录被检心电图机对应的内定标电压，得其描记的幅值为h'。②检定仪输出1.000mV峰峰值、1.000s的方波信号。调整检定仪输出方波幅度，使被检心电图机上描记的方波信号幅度与①所描记波形的幅度h'相等。在检定仪上读取此时的方波幅度为U_{cm}。③按《规程》公式（1）计算定标电压（内部幅度校准器）相对偏差δ_{Uc}。

（2）电压测量

1）检定目的：检定心电图机的电压灵敏度和放大器的线性。在同一灵敏度档检测放大器的线性，不同灵敏度档检测电压灵敏度。

2）检定方法：①被检心电图机置标准检定状态，置Ⅰ导联，灵敏度10mm/mV；检定仪输出1.000mV峰峰值、100.0ms（10Hz）的方波信号。走纸，记录波形幅度h_m。②按《规程》公式（2）计算出输入电压为1mV时的电压测量相对误差δ_U。③检定仪自动将输入电压改为0.2mV；依此类推，保持被检心电图机置Ⅰ导联，重复①、②、③步操作，按表4-2所列检定点设置被检心电图机灵敏度，并改变检定仪输出方波峰峰值U_{in}，完成表4-2规定的全部检定。④引线选择器各位置相对误差检定：保持心电图机设定状态不变，设置检定仪接到P_1的引线电极为R，按表4-3对"Ⅰ、Ⅱ、aVR"三个导联进行检定。此后，设置检定仪接到P1的引线电极转为L…。与上述方法相同，完成表4-3规定的全部检定项目。

注：计算公式中标注部分，$\pm 10\% \left(1 + \dfrac{U_1}{U_{in}}\right)$，其中$U_{in}$为表4-2所有电压测量中的最小值，即0.1mV。

表 4 - 2　各挡输入电压

输入电压 U_i（mV）			灵敏度设置 S_m（mm/mV）
0.4	2	4	5
0.2	1	2	10
0.1	0.5	1	20

表 4 - 3　导联设置

导联开关位置	具有零偏转的引线	接到 P_1 的引线电极	接到 P_2 的引线电极
Ⅰ，Ⅱ，aVR	Ⅲ	R	
Ⅰ，Ⅲ，aVL	Ⅱ	L	
Ⅱ，Ⅲ，aVF	Ⅰ	F	所有位置
V_i	Ⅰ，Ⅱ，Ⅲ	C_i	

（3）时间间隔检定　①检定仪输出 1.000mV 峰峰值、周期 1.28s 的方波信号（检定 3.84s 时间间隔时，应使检定仪输出周期 T_{in}' 为 1.28s，被测时间间隔的 1/3 即为检定仪输出信号周期，为方便起见，检定仪的输出显示采用周期，相互对应关系见表 4 - 4）。②被检心电图机置Ⅰ导联、灵敏度置 10mm/mV、记录速度置 25mm/s。③测出所描记的 3 个连续信号周期的时间间隔 T_m 的走纸长度 L_m，按公式（4 - 1）计算时间间隔相对误差 δ_T。④改变检定点，调整检定仪输出信号的周期和被检心电图机的走纸速度；重复以上操作，直到按表 4 - 4 完成所有被测时间间隔点的检定。

$$\delta_T = \frac{T_m - T_{in}}{T_{in}} \times 100\% \tag{4 - 1}$$

表 4 - 4　时间间隔

被测的时间间隔（s）	3.84	1.92	0.96	0.48	0.48	0.24	0.12	0.06
检定仪输出标准方波周期（s）	1.28	0.64	0.32	0.16	0.16	0.08	0.04	0.02
被测时间间隔对应的记录长度（mm）	96	48	24	12	24	12	6	3
记录速度（mm/s）	25				50			

（4）时标的检定　①检定仪输出 1.000mV 峰峰值、周期 1.000s 的方波信号。②被检心电图机置Ⅰ导联，灵敏度置 10mm/mV。在被检心电图机描记时标的波形，所描记波形周期宽度为 p'。③通过比较测量，改变在检定仪输出方波周期，使被检心电图机上描记的方波信号宽度与时标所描记的波形周期的宽度 p' 相等。在检定仪上读取此时的方波周期为 T_{cm}。按公式（4 - 2）计算时标相对偏差 δ_{Uc}。

$$\delta_{Tc} = \frac{T_{cm} - T_{cn}}{T_{cn}} \times 100\% \tag{4 - 2}$$

（5）幅频特性　①被检心电图机置Ⅰ导联，灵敏度置 10mm/mV，记录速度置 25mm/s，关闭所有滤波器。②检定仪输出 1.000mV 峰峰值、频率为 10.00Hz 的正弦波信号。③调节检定仪输出正弦波幅度，使被检心电图机描记的波形幅度 h_{10} 为 10mm（此后的幅频特性检定中，不得再调整检定仪的输出幅度）。④依 5Hz、1Hz、0.5Hz 的次序改变检定仪输出频率，在被检心电图机上测出频率波形幅值。⑤被检心电图机记录速度置 50mm/s，依 30Hz、60Hz 和 75Hz 的次序改变检定仪输出频率，在被检心电图机上测出频率波形幅值。⑥按公式（4-3）计算测得不同频率信号幅度 h_i 相对 h_{10} 的变化 η。⑦多通道心电图机完成对所有通道的检定。从各检定点的测量结果中选取相对 h_{10} 的变化最大者，作为该项的检定结果。

$$\eta = \frac{h_i - h_{10}}{h_{10}} \times 100\% \tag{4-3}$$

（6）耐极化电压　①被检心电图机置 I 导联，灵敏度置 10mm/mV、记录速度置 25mm/s。②检定仪输出 1.000mV 峰峰值、周期为 1.000s 的方波信号。调节检定仪输出方波幅度，使被检心电图机描记的波形幅度 h_0 为 10mm（此后的耐极化电压检定中，不得再调整检定仪的输出幅度）。③在被检心电图机记录开关关断的情况下，调整检定仪输出，加入 +300mV 极化电压，描记波形 h_+。关断被检心电图机记录开关，调整检定仪输出，加入 -300mV 极化电压，描记波形 h_-。去掉检定仪极化电压。④取 h_+ 和 h_- 中幅度偏离 h_0 大者作为 h_E，按规程公式（4-4）计算耐极化电压的相对偏差 δ_E。⑤多通道心电图机完成对所有通道的检定。

$$\delta_E = \frac{h_E - h_0}{h_0} \times 100\% \tag{4-4}$$

注意事项：加入、去掉极化电压前一定将心电图机记录开关置"关"，以免损坏心电图机。

（7）噪声　①检定仪置噪声电平测量状态。显示器出现"∪∪"提示符，将检定仪侧面（EGC-B 型）或前面板右下方（EGC-C 型）K1、K2 两开关按下后，检定仪显示"∩o"。心电图机灵敏度置 20mm/mV，走纸速度置 50mm/s。②在心电图机上分别对各道描记 10s，取其中幅值最大者为 h_n。按公式（4-5）计算噪声幅度 U_n。

$$Un = \frac{h_n}{Sn} \times 10^3 \tag{4-5}$$

注：规程 JJG 543—2008 中公式（4-5）有误，$Un = \frac{h_n}{Sn} \times 10^{-3}$（μV）应为：$Un = \frac{h_n}{Sn} \times 10^3$（μV）

（8）共模抑制比的检定　①使用检定仪附件共模抑制比检定装置"EGC-1CMRR"进行检定。首先在不接心电图机导联线，且盖好共模抑制比检定装置内、外屏蔽盒的情况下接通电源，显示器显示"10.0V"，若超出允许范围（±0.3V），可用小改锥调前面板"CT"小孔内的可变电容给予修正（一般 CT 一次调好后，以后使用不必再调）。②将心电图机导联分线及分线盒到各导联插头间的导联线全部放入共模抑制比检定装置内屏蔽盒（同时尽可能多的将导联线装入内盒，以减小干扰），依次将导联插头接好。导联电缆从内、外屏蔽盒侧面开口处引出（引出的导联电缆应尽量远离检定装置及心电图机电源线，以减小干扰）。并注意将共模抑制比检定装置与心电图机一点接地，被检心电图机置标准检定条件（此时共模抑制比检定装置显示器显示值已无意义）。③按表 4 – 5（以第一行为例）选择接到 P_1 的引线电极，按下共模抑制比检定装置的对应键（R 按下，其余键弹起），并依表 4 – 5 "导联开关位置"栏要求，改变导联开关位置，依次记录 Ⅰ、Ⅱ、aVR、aVL、aVF 导联波形幅值；然后参照上述操作，完成表 4 – 5 所要求的全部检定后，在所记录的全部波形中，取其中幅值最大者为 h_c，按公式（4 – 6）计算共模抑制比 CMRR。

$$CMRR = 20lgK \quad (dB) \tag{4 – 6}$$

其中：$K = \dfrac{U_A}{h_c} S_n$，U_A 为输入的共模电压峰峰值，28.3V。

说明：规程中公式有误，应去掉公式中的 10^3。

表 4 – 5　共模抑制比检定

导联选择	具有零偏转的导联	接到 P_1 的导联电极	接到 P_2 的导联电极
Ⅰ、Ⅱ、aVR、aVL、aVF	Ⅲ	R	所有其他电极
Ⅰ、Ⅲ、aVR、aVL、aVF	Ⅱ	L	
Ⅱ、Ⅲ、aVR、aVL、aVF	Ⅰ	F	
V_I（$I = 1 \sim 6$）	Ⅰ、Ⅱ、Ⅲ	C_I（$I = 1 \sim 6$）	

首次检定项目：

（9）灵敏度　①将被检心电图机置 Ⅰ 导联，灵敏度置 10mm/mV。检定仪输出 1mV 峰峰值、频率为 10Hz 的正弦波信号，在被检心电图机上测出所描记的波形幅度 h_m，按公式（4 – 7）计算灵敏度的相对偏差 δ_s。②将被检心电图机灵敏度置 20mm/mV。检定仪输出正弦波信号幅度调整为 0.5mV，按照上述方法检定 20mm/mV 灵敏度误差。③将被检心电图机灵敏度置 5mm/mV。检定仪输出正弦波信号幅度调整为 2mV，按照上述方法检定 5mm/mV 灵敏度误差。④多通道心电图机还应按上述提供的方法，改变心电图机的导联并使检定仪的输出信号接到心电图机的对应导联，完成对所有通道的检定。从各检定点的测量结果中选取相对偏差最大者，作为该项的检定结果。

$$\delta_S = \frac{S_m - S_n}{S_n} \times 100\% \tag{4 – 7}$$

（10）记录速度　①检定仪输出 1mV 峰峰值、频率为 2.5Hz 的正弦波信号，改变频率为 10Hz。将被检心电图机置 Ⅰ 导联，灵敏度置 10mm/mV，记录速度置 25mm/s。②在被检心电图机描记，并测出所描记的连续 10 个信号周期所记录长度 L_m，按规程公式（4 – 8）计算记录速度的相对偏差 δ_v。③被检心电图机导联及灵敏度设置不变，记录速度置 50mm/s。按上述方法检定 50mm/s 记录速度。若被检心电图机还提供其他记录速度可选择，应对各档记录速度进行检定。

$$\delta_v = \frac{V_m - V_n}{V_n} \times 100\% \tag{4 – 8}$$

其中：$V_m = \dfrac{L_m \times F_e}{10}$ 是记录速度的测得值（mm/s）；L_m 是 10 个连续正弦波周期的

长度（mm）；F_e是标准正弦波的频率（Hz）；V_n是记录速度的标称值（mm）。

（11）记录滞后　①检定仪输出 3mV（±1.5mV）峰峰值、频率为 1Hz 微分波信号；将被检心电图机置 Ⅰ 导联，灵敏度置 10mm/mV，记录速度置 25mm/s。在被检心电图机描记，并按图 4-11 测出记录滞后 h_1。②多通道心电图机，完成对所有通道的检定。从各检定点的测量结果中选取记录滞后最大者，作为该项的检定结果。

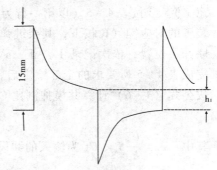

图 4-11　记录滞后测量示意图

（12）过冲　①检定仪输出 1mV 峰峰值、周期为 1s 的方波信号，调整输出信号周期为 0.1s；将被检心电图机置 Ⅰ 导联，灵敏度置 10mm/mV，记录速度置 50mm/s。②在被检心电图机上描记最少 3 个周期，按图 4-12 测量记录幅值的最大值 $h_{\max}$ 和最小值 $h_{\min}$。按公式（4-9）计算过冲 δ_0。

$$\delta_0 = \frac{h_{\max} - h_{\min}}{2h_{\min}} \times 100\% \quad (4-9)$$

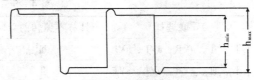

图 4-12　过冲测量示意图

（13）时间常数　①检定仪输出 1mV 峰峰值、周期为 10s 的方波信号，调整输出信号幅度为 2mV，周期为 1s；将被检心电图机置 Ⅰ 导联，灵敏度置 10mm/mV，记录速度置 50mm/s。②在被检心电图机上描记波形，按图 4-13 测量从过冲结束到 320ms 处，若幅度衰减不大于 2mm（即 200μV），则可满足时间常数不小于 3.2s 的要求。近似按线性关系估计。

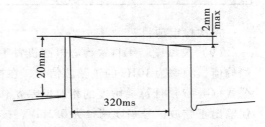

图 4-13　时间常数测量示意图

（14）基线宽度　①检定仪置基线宽度测量状态，显示"LS"；将被检心电图机 Ⅰ 导联，灵敏度置 5mm/mV、记录速度置 25mm/s。②在被检心电图机记录 10s 基线，按图 4-14 测量基线宽度。③多通道心电图机，完成对所有通道的

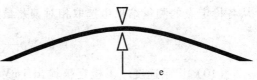

图 4-14　基线宽度测量示意图

检定。从各检定点的测量结果中选取基线宽度最大者，作为该项的检定结果。

（15）基线漂移的检定　①检定仪置基线漂移检定状态，显示"Ld"；将被检心电图机置 Ⅰ 导联，灵敏度置 20mm/mV、记录速度置 25mm/s。②被检心电图机经 1min 预热后，描记 60s，按图 4-15

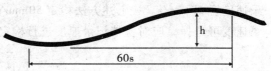

图 4-15　基线漂移测量示意图

测量基线漂移 h。③多通道心电图机，完成对所有通道的检定。从各检定点的测量结果中选取基线漂移最大者，作为该项的检定结果。

（16）输入阻抗 ①将被检心电图机置Ⅰ导联，灵敏度置 5mm/mV、记录速度置 25mm/s；检定仪输出 1mV 峰峰值、频率为 10Hz 的正弦波信号，调整其幅度为 2mV。②检定仪显示导联标志"P."即（R）〔表示接到 P_1 的导联电极为 R（表 4 - 6 第四行）〕，心电图机导联开关置"aVR"，并记下描笔记录的波形幅度。③在保持检定仪输出正弦波幅度不变的情况下，加入阻抗 Z_2，描记波形，并测得波形幅度为 h_2'。④改变接到 P_1 的导联电极，并按表 4 - 6 要求改变心电图机导联选择开关，用上述同样的方法，完成对其他导联波形幅度的测量。⑤在测得的所有导联波形幅度中选最小者作为 h_2，按公式（4 - 10）计算输入阻抗。

表 4 - 6 输入阻抗

导联选择	接到 P_1 的导联电极	接到 P_2 的导联电极
Ⅰ	L	R 和所有其他电极
Ⅱ	F	R 和所有其他电极
Ⅲ	F	L 和所有其他电极
aVR	R	L、F 和所有其他电极
aVL	L	R、F 和所有其他电极
aVF	F	L、R 和所有其他电极
V_I ($I=1\sim6$)	C_I ($I=1\sim6$)	L、R、F 和所有其他电极

$$Z_E = Z_2 \frac{h_2}{h_1 - h_2} \qquad (4-10)$$

注：所有检定过程中用到的方波和正弦波都可以从信号源状态获得，只是有些项目无法实现导联转换。

（二）数字心电图机

本部分适用于数字心电图机的检定，不适用于模拟心电图机、矢量心电图机和其他特殊用途的专用心电图机。所依据的技术文件为 JJG 1041—2008《数字心电图机》检定规程。

1. **标准装置** 心脑电图机检定仪同样适用于数字心电图机的检定，包括软件更新后的 EGC - 1B、EGC - 1C 型和 EGC - 2011 型，与模拟心电图机检定要求不同的是，检定仪除了可产生方波、正弦波信号外，还应产生 ECG 仿真信号。ECG 仿真信号是一种模拟人体体表真实 ECG 信号随时间变化的电压信号，其各个波段参数（图 4 - 16、4 - 17）的名称和含义与真实的 ECG 信号相同，且幅度 - 时间参数已预先赋值。

依照心电图机各导联的加权关系，可以推导出：如在Ⅰ导联上描记的信号表达为时间 t 的函数：$u_I = f(t)$，则在Ⅱ、Ⅲ、aVR、aVL、aVF、$V_1 \sim V_6$ 导联上所描记的信号可分别表示为：$u_Ⅱ = f(t)$、$u_Ⅲ = 0$、$u_{aVR} = -f(t)$、$u_{aVL} = \frac{1}{2}f(t)$、$u_{aVF} = \frac{1}{2}f(t)$、

$u_{V_1} = u_{V_2} = u_{V_3} = u_{V_4} = u_{V_5} = u_{V_6} = \frac{1}{3}f(t)$ 。故：在理想情况下，如信号发生器输出

ECG 仿真信号，则在各个导联上所描记的波形应如图 4 – 18 所示。

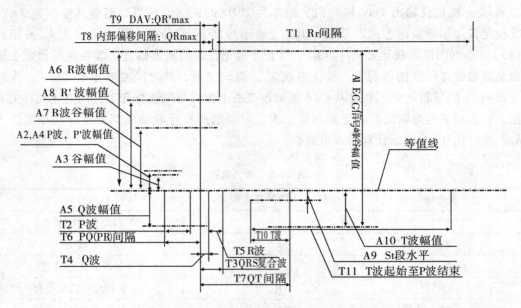

图 4 – 16 Ⅰ、Ⅱ、aVL、aVF、V₁ 到 V₆ 导联记录 ECG 仿真信号波形幅度 – 频率参数

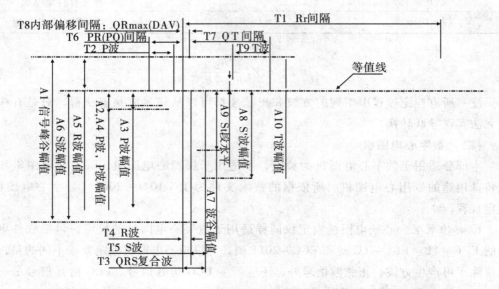

图 4 – 17 aVR 导联上记录 ECG 仿真信号波形幅度 – 频率参数

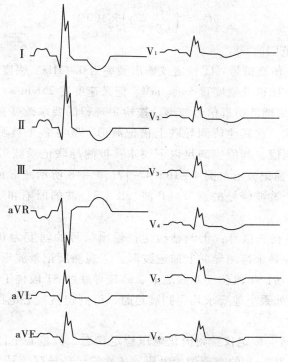

图 4-18　各导联记录 ECG 仿真信号波形

（二）检定项目及检定方法

1. 检定前检查　检定环境条件的要求与本节模拟心电图机检定相同。

被检心电图机灵敏度分别置 10mm/mV、20mm/mV、5mm/mV 时，被检心电图机内定标电压值应分别在 9.5~10.5mm、19.0~21.0mm、4.75~5.25mm 之间。

将被检心电图机的各导联线插头接到检定仪对应接线柱，打开电源，检定仪进入心电图机检定状态。当检定仪没有输出信号时，被检心电图机记录波形应为一条直线，调整心电图机各挡位灵敏度，对基线的影响不得超过 2mm；当检定仪输出信号为方波脉冲时，被检心电图机记录波形应为方波波形，调整心电图机各挡位灵敏度，对记录波形宽度的影响不得超过 10%。

2. 检定项目及检定方法　按照 JJG 1041—2008 检定规程的要求，数字心电图机分为首次检定和随后检定。对于新品两项都要检，使用中和维修后的数字心电图机只作随后检定。

随后检定项目：

（1）内定标电压误差　①被检心电图机灵敏度置 10mm/mV、记录速度置 25mm/s。首先测量被检心电图机 I、II、III 导联上所描记的机内定标电压信号幅度 hC_i（$i=1$，2，3）。②然后调节检定仪输出频率为 2.5Hz、幅度为 1.0mV 的方波信号，在被检心电图机在 I、II、III 导联（描记 III 导联时，被检心电图机的 "R""L" 电极的连接方式对调）上描记方波信号，并测量其幅度 hE_i（$i=1$，2，3，不计过冲和描记线宽度）。

按公式（4-11）计算内定标电压误差 δC_i，其值应不超过 ±5%。

$$\delta C_i = \left(\frac{hC_i}{hE_i} - 1 \right) \times 100\% \qquad (4-11)$$

（2）输入电压范围

1）5.0mV ECG 仿真信号：①检定仪输出频率为 0.75Hz、幅度为 5.0mV 的 ECG 仿真信号。②被检心电图机灵敏度置 5mm/mV、记录速度置 25mm/s。在 Ⅰ、Ⅱ 和 aVR 导联分别记录 3～5 个周期的仿真信号波形。按检定规程的要求改变被检心电图机和模拟阻抗电路的连接方式，在其他待测导联上描记波形。③在各个被测导联上测量所描记信号的波峰 – 波谷幅值，其值应满足以下要求：被测导联记录波形的幅度应在 5.00 ± 0.35mV 范围内；所描记波形与图 4 – 16、4 – 17、4 – 18 所示波形比较，记录波形应无失真，能显示出各个波波峰处的细节（P 波、R〔S〕波的凹陷和下错），ST 段电平和基线之间有偏离。

2）0.5mV ECG 仿真信号：①调整检定仪输出信号的幅度为 0.5mV，被检心电图机置最大灵敏度，在各个待测导联上描记波形。②观测所记录波形，应满足以下要求：Ⅰ、Ⅱ 导联记录波形的 ST 段位于基线之下、aVR 导联的 ST 段位于基线之上。

3）判定条件：如果上述要求均得到满足时，可判定被检心电图机输入电压范围在 0.03～5mV 之间。

（3）耐极化电压　检定仪置耐极化电压检定状态，被检心电图机灵敏度置 10mm/mV，检定仪输出 +300mV 的直流偏置电压，依次记录各导联信号，基线应无偏移；检定仪输出 –300mV 的直流偏置电压，依次记录各导联信号，基线应无偏移。

（4）加权系数误差　①检定仪输出频率为 10.0Hz、幅度为 3.0mV 的正弦波信号；被检心电图机灵敏度置 10mm/mV，记录速度为 25mm/s。②测量被检心电图机在 Ⅰ 导联上所记录的正弦波信号幅度 h_0（不计过冲和描记线宽度）；微调检定仪输出信号幅值，使 $h_0 = 30mm$。③保持检定仪输出信号幅度不变，被检心电图机在 aVR、aVL、aVF、$V_1 \sim V_6$ 导联上描记信号，测量所记录正弦波信号的幅度 h_i（i = 1，2，…，9），此时其理论值应为：$H_1 = 30mm$（h_0 的 1 倍），$H_2 = H_3 = 15mm$（h_0 的 $\frac{1}{2}$ 倍），H_i（i = 4，5，…，9）$= 10mm$（h_0 的 $\frac{1}{3}$ 倍）。④将幅度测量值 h_i 和 H_i 代入公式（4 – 12）计算出加权系数误差 δW_i，其值不得超过 ±10%。

$$\delta W_i = \left(\frac{h_i}{H_i} - 1 \right) \times 100\% \qquad (4-12)$$

（5）内部噪声电平　①检定仪置噪声电平测量状态；被检心电图机灵敏度 S_{nom} 置 20mm/mV，记录速度置 25mm/s，关闭被检心电图机所有滤波器。②被检心电图机各导联记录 5s 的信号，测量各导联记录波形幅值最大者（持续时间小于 1s 的噪声除外）为 H_{mn}（mm）。③折合到输入端的内部噪声电平 U_n（μV）按公式（4 – 13）计算，其值应不大于 20μV（峰 – 峰值）。

$$U_n = \frac{H_{mn}}{S_{nom}} \times 1000 \qquad (4-13)$$

（6）波形识别能力与幅度 – 时间参数测量　①检定仪输出频率为 0.75Hz、幅度为

2.0mV 的 ECG 仿真信号；被检心电图机的灵敏度和记录速度分别置于 20mm/mV 和 25mm/s、10mm/mV 和 25mm/s、5mm/mV 和 25mm/s、10mm/mV 和 50mm/s 四种情况。每种情况下，被检心电图机选择一个导联或一组导联记录 3~5 个周期的仿真信号波形。②波形识别能力：比较被检心电图机所记录的波形与图 4-16、4-17、4-18 的一致性。导联Ⅲ的记录应为一条直线（由于道间干扰，允许导联Ⅲ记录的信号在其他导联 R 波对应位置处略有波动，但波动幅度不应超过导联Ⅰ信号幅度的 2%），其他导联的信号波形应无失真（能清晰显示出各个波波峰处的细节、应观测出 ST 段电平与基线之间的偏离）。③幅度参数测量：测量出记录波形中 P 波谷和 R 波谷幅值、ST 段水平及各波段幅值，并将其与规程附表 A.1.1、A.1.2、A.1.3、A.1.4 中的"ECG 信号幅度参数表"对照，并确认各个幅度参数测量值是否位于"最大值"、"最小值"所限定范围内。如果各幅度参数测量值位于限定范围内，则可认为：当输入电压为 0.058~0.5mV 时，电压测量误差不大于 ±15%；当输入电压为 0.5~4.0mV 时，电压测量误差不大于 ±7%。④时间参数测量：测量出记录波形中 P、Q、R（S）、T 波和 QRS 波群的波宽，RR、PQ（PR）、QT、QRmax、TP、QR 间期等时间参数，并与规程附表 A.2.1、A.2.2 中的"ECG 信号时间参数表"对照，并确认各个时间参数测量值均位于"最大值"、"最小值"所限定范围内，则可认为：间期测量误差不大于 ±7%；走纸速度设定值测量误差不大于 ±5%。⑤注意事项："幅度-时间参数测量"检定项目考察的是被检心电图机的 ECG 信号的重现（记录波形）功能和 ECG 参数自动测量功能。其检定内容分为两部分：一是，用刻度尺在各个被测导联上手工测量所描记的 ECG 仿真信号的各波形幅度-时间参数，对照"ECG 信号幅度（或时间）参数表"中的几何尺度（以 mm 表示）判定测量值是否在限定范围内；二是，使用被检心电图机的解析功能，用列表的形式打印出 ECG 信号幅度-时间参数的自动测量结果，对照"ECG 信号幅度（或时间）参数表"中的信号幅度（以 mV 表达）或时限（以 ms 表达）判定被测量值是否在限定范围内。由于被检心电图机内部软件的差异，ECG 参数测量结果可能只给出规程中所列幅度-时间参数中的部分参数值，或者另外给出其他一些附加参数。此外，在随后检定和使用中检验时，可只选择"ECG 信号幅度（或时间）参数表"中不加框的数据点进行测试。

（7）心率测量误差　①检定仪置心率测量状态，输出幅度值为 0.5mV、心率（HR_{nom}）为 60/min 心率测试信号；被检心电图机灵敏度置 10mm/mV，记录速度置 25mm/s。在被检心电图机显示或记录波形上直接读取心率测量结果。②改变检定仪心率测试信号的幅度为 2.0mV，心率为 60/min、30/min、120/min、180/min、240/min、300/min，分别记录被检心电图机显示或记录的心率值 HR_m。按公式（4-14）计算心率测量误差 δ_{HR} 心率测量最大允许误差为 ±（显示值的 5%+1 个字）。

$$\delta_{HR} = \frac{HR_m - HR_{nom}}{HR_{nom}} \times 100\% \qquad (4-14)$$

首次检定项目：

（8）幅频特性　①检定仪输出幅度为 2mV、频率为 10Hz（参考频率）的正弦波信号；被检心电图机灵敏度置 10mm/mV，记录速度置 25mm/s，导联选择置"Ⅰ"或第一组导联，关闭所有滤波器。在导联 I 上测量所记录波形的幅值 h_{ref}。②改变检定仪输出正弦波频率依次为 0.5Hz、5Hz、15Hz、25Hz、30Hz、40Hz、50Hz、60Hz、75Hz，记录被检心电图机在每个频率点所记录波形的幅值，并找出 $h_{f_{max}}$ 各频率点正弦波幅值测得值中偏离 h_{ref} 的最大值（正、负向偏离各取一个）。③按公式（4-15）计算幅频特性。

$$\delta f = \left(\frac{h_{f_{max}}}{h_{ref}} - 1 \right) \times 100\% \tag{4-15}$$

规程要求：滤波器关闭时，在 0.5 ~ 50Hz 内，幅度的最大允许偏差为 -10% ~ +5%；在 50 ~ 75Hz 内，幅度的最大允许偏差 -30% ~ +5%。

（9）时间常数　①检定仪输出电压幅值为 2.0mV、频率为 0.1Hz 的方波信号；被检心电图机记录速度置 25mm/s，灵敏度置 10mm/mV，导联选择置"I"或第一组导联。②测量记录波形幅度 H 衰减到 37% 时所对应的记录长度 L，如图 4-19 所示。③按公式（4-16）测量时间常数 T_c，其值应不小于 3.2s。

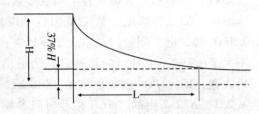

图 4-19　时间常数示意图

$$T_C = \frac{L}{25} \tag{4-16}$$

（10）共模抑制比　此项检定与本节模拟心电图机检定完全相同。

第二节　动态（可移动）心电图机

一、动态（可移动）心电图机的基础知识

动态（可移动）心电图机（ambulatory electrocardiograph，AECG），俗称心电 Holter，又称动态心电监护仪，由美国 Norman J. Holter 于 1957 年提出设想用于长时间连续记录体表心电图，到 1961 年投入临床使用，目前已成为无创心电辅助诊断技术领域应用非常广泛、临床上最为常用的心电图检查工具。近半世纪以来，随着动态监护领域的进一步拓展，如动态血压、动态脑电、动态睡眠呼吸监测等技术在医学临床及科研中的广泛应用，如今广义的 Holter 已不再局限专指动态心电图，Holter 的全新诠释应包括：动态心电、动态血压、动态睡眠呼吸、动态脑电、动态肺功能及动态上消化道 pH 值等多种参数。

动态心电图是心电信息学的重要组成部分，它不同于常规的心电图及 CCU 或 ICU 监护心电图等心电检查方法，是心血管疾病诊断领域中实用、高效、无创、安全、准确、可重复性强的重要监测手段，广泛应用于临床诊断及科研。

动态心电监护能够在患者自然状态下连续 24h 或更长时间记录并编辑分析人体心脏在活动和安静状态下心电图变化，借助于计算机进行显示、分析处理，发现各类心

律失常事件及 ST 段异常改变。主要用于评价心肌缺血、心率变异及药物的疗效，为是否需要安装起搏器和判定起搏器工作状况提供客观依据。

现在应用动态 Holter 来记录和分析埋置有心脏起搏器及植入型自动除颤起搏器的病人的起搏心电图，用以评价心脏起搏器及植入型自动除颤起搏器的长时间工作状况。随着计算机网络在医院的广泛使用和电子病例的逐步推广，推出适合医院信息化建设并具有网络传输功能的动态心电图分析系统是非常必要的。

（一）动态（可移动）心电图机简介

1. **基本功能**　①从体表获取信号；②将信号放大并传送到记录器和显示装置；③信号记录和显示；④提供心律失常分析、传导干扰及 ST 段位移。

2. **特点**　①心电记录仪随身佩带，不受检测距离影响，不受体位变化及活动的限制。②心电信息量远远大于常规 ECG，尤其对短暂性心律失常的捕捉及一过性心肌缺血的检出有独到之处。③选择导联必须不影响佩戴者日常活动，并能防止由这种活动所产生的伪差和干扰，一般都选择模拟胸导 V_1、V_3、V_5 作三通道同步记录，目前 12 导联同步记录正逐渐代替三通道同步记录。④分析系统不仅可分析显示监测期内心搏总数、最高心率、最低心率、平均心率和每小时平均心率，还能自动分析和测量每小时室上性、室性期前收缩，室上性和室性心动过速的次数、程度和形态以及持续时间、房室传导阻滞、心脏停搏的情况及 P－R 间期、QRS 波群、ST－T 变化的轨迹图、趋势图及全览图等，其结果可用不同方式输出，为临床提供有价值的资料。

3. **结构**　动态心电图机也可称为动态心电分析系统，由记录系统和回放装置组成。主要包括心电导联线、记录器、数据存储卡、读卡器、计算机和打印机。

（1）**导联**　动态心电图机不同于其他心电设备，没有固定的导联定义，通常以通道的概念命名。

导联的数量：同时具有记录和分析功能的 AECG，至少具有 2 个独立的 ECG 通道，当某一电极的连接出现问题时，不会引起全部心电信号的丢失。至少具备 4 根电极连接线，再加一根独立的参考地线，直接与电路的公共地相连。目前，常用的为 3 通道、7 根导联线。导联线采用国际标准的彩色标识，如表 4－7 所示。

表 4－7　美国 AHA 标准通道的连接方式

通道	极性	颜色
通道 1	＋	红
	－	白
通道 2	＋	棕
	－	黑
通道 3	＋	桔
	－	蓝
参考电极		绿

（2）**记录器**　最初的动态心电图记录器是背负在患者背上重约 40kg 的设备，随着

电子学和计算机技术的发展出现了以盒式磁带为记录介质的记录器，大大减少了记录器的重量，极大方便了患者的佩戴。但由于磁带的低频响应较差，易导致 ST 段失真。随着大规模集成电路存储器的问世，出现了数字化的固态记录器。早期的故态记录器，由于存储芯片容量较小，记录器只能存储若干个心电图片断，随着存储容量的提高，并在记录器中使用数据压缩算法，可以连续记录 24 小时的心电图，压缩后记录，回放时解压缩并进行分析，但压缩、解压的过程易引起动态心电图数据的误差及波形的失真。进入 21 世纪后，随着电子硬盘和闪存的出现，存储容量飞速提高，体积越来越小，数据无需压缩即可记录 24h 心电图信息，同时也无需电－磁及磁－电的转换过程，心电图记录质量优于磁带记录。而且闪存卡体积小、耗电低、具有记忆能力，克服了掉电后数据丢失的缺点，成为目前临床上普遍使用的记录器。

记录器是随身佩带记录和储存心电信号的设备，电路主要由传感器、A/D 转换器、微处理器和存储器组成，如图 4－20 所示。心电信号经放大器放大后，由 A/D 转换器转换成数字信号记录在存储器上。微处理器同时还对 ECG 信号进行实时分析处理，包括数字滤波、QRS 检测、特征提取、逐搏分析、多搏分析，最后将分析结果连同 AECG 数据一起保存在存储器上。

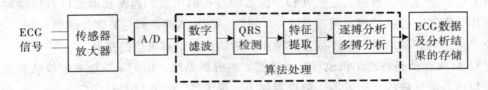

图 4－20　实时分析型动态心电图机记录器结构及数据处理过程

（3）分析处理系统　分析处理系统由硬件和软件两部分组成。目前分析处理系统采用的是计算机图像识别法，其硬件部分主要为一台高配置计算机和高速激光打印机。记录器中存储器大多已采用记录卡或闪存盘，速度快、可靠性高。对于采样速率为 250Hz 的双通道 24 小时的全部心电数据，计算机可以在 1 分钟内把全部心电数据读入内存，然后以高速回放分析方法自动进行分析处理。并把分析结果连同原始数据保留在硬盘的数据库中。完成一个病人数据并输出打印报告的整个过程不超过 20 分钟。

软件部分主要实现以下功能（图 4－21）：①自动分析内容。是在实时心电分析结果的基础上，对所有心搏进行心率异常分析统计。心率异常分析包括室性、室上性早搏、逸搏、停搏等十多项指标。②显示编辑和再分析。显示功能把心电图和分析测量结果以不同的统计方式显示在不同的页面上；编辑功能使医生可以在浏览的同时，对记录分析结果进行注释、添加、删除或再分析。③报告输出、页面打印。④数据库管理。⑤其他功能。有些系统可以把分析处理系统产生页面转换为 HTML 格式文件输出，提供 Internet 访问。

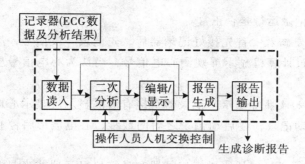

图 4 - 21　实时分析型动态心电图机分析处理系统结构及数据处理

（二）动态（可移动）心电图机分类

1. 按心电信号分析和记录情况分类

（1）连续记录和分析型动态心电图机　这类仪器包括两种，一是常规动态心电监护，先记录 ECG 信号，而后由独立的工作站进行分析处理；二是实时动态心电监护仪，记录和分析同时进行。

（2）连续分析但部分记录或不记录型动态心电图机　这类仪器也包括两种：一是在全程心电监护过程中，只对重要事件或特定心电信号进行记录；另外一种仪器虽然在全程心电监护过程中真实记录 ECG，但只生成以时间和幅度压缩格式的报告。

（3）间断性记录仪　不执行连续的分析和记录，仅执行由患者启动或者事件启动的分段心电记录或通过其他通讯装置传送心电信号。一般用于家庭或基层医疗单位。

2. 按心电信号存储方式分类

（1）简易动态心电图机　采用实时分析技术，只能间断记录或定时记录心电信息，存储量小，达不到 24h 全信息记录的要求，且误判率较高，不便于修改，国外已不开发，在我国基层医疗单位仍有一定使用量。

（2）磁带式记录仪　记录仪经磁带记录心电图资料，由于磁带的运转速度缓慢，可记录至少 24h 的心电信息，但由于易受干扰，信号失真大，仪器机械故障率高，已处于淘汰阶段。

（3）闪光卡式记录仪（内、外置）　插拔卡式（外置式）记录仪是开放式的，做完 24h 记录后需插到专用回放器中与电脑相连接收信息，由于反复插拔易造成接触不良，已逐步退出使用。内置式记录仪是把闪光卡固定在记录仪内，用一根通讯电缆与计算机联接，用于回放数据，回放一个病人的全天数据仅需要数分钟，对闪光卡几乎无损伤，且功耗低，体积小，目前市场占有率最大。

（4）其他　小硬盘式 Holter，其优点是存储量大，缺点是功耗大，抗震性能差。随着 Flash 卡技术的发展，现已退出市场。心脏 BP 机，由病人携带记录仪，结果可随时通过电话线与医院主机联系，及时掌握患者即时心率及 ST 段的改变，但由于结果过于简单，未能形成足够的市场。

（三）动态心电图机触发记录的几种方式

1. 声光提示　最早的记录器通过声光的变化，提示医生进行操作，当记录器连接好之后，通过阻抗检测合格，发出声音提示下一步操作，通过灯光的变化，提示心电信号记录的启动和记录运行是否正常。

2. 计算机显示屏回放　首先接好记录器后，先记录一段信号，然后通过电缆连接到计算机回放，通过计算机显示屏观测心电信号，当认为心电信号质量较好时，再重新开始启动记录。

3. 记录器自身的液晶屏显示　记录器直接有液晶显示屏显示心电波形，医生通过直接观察波形来启动记录，在启动记录之后的数秒，心电波形将停止显示，以节约电池电能。

4. 红外线传输　通过红外线连接记录器和计算机显示屏或者是掌上电脑，操作医生可以随身携带掌上电脑，在患者近距离内监测心电波形，保证记录器在心电信号较好时启动记录。

5. 蓝牙技术　以上几种记录启动方式都是在记录前检测心电信号的质量，记录运行几分钟后就失去了实时监测的功能。而蓝牙技术在心电领域的应用，实现了在动态心电图分析的记录器上实时监测心电波形，医生可以随时监测患者心电波形记录情况。

二、动态（可移动）心电图机的检定

该部分内容适用于动态（可移动）心电图机的检定，所依据的技术文件为 JJG 1042—2008 动态（可移动）心电图机检定规程。

（一）标准装置

动态（可移动）心电图机的检定，可按 JJG 1042—2008 规程的要求组合测试电路，也可使用与心电图机检定相同的标准装置，即 EGC－1C 型、EGC－2011 型心脑电图机检定仪。检定仪的使用方法参见本章第一节心电图机的检定，此处不再赘述。

（二）检定前的准备

1. 首先阅读被检动态心电图机使用说明书，弄清通道数、各通道导联联接方式及记录器启动方式。

2. 外置存储卡式记录器首先安装存储卡。

（三）联机（以下简称标准连接方式）

1. 多通道动态心电图机　多通道心电图机各正电极端短接后，接入检定仪的 R 端；负电极端短接后，接入检定仪的 L 端；参考端接检定仪的 N 端。

2. 十二导动态心电图机　将 10 根心电导联线按标识对应接入检定仪的信号输出口。并将导联线尽量多的放入屏蔽盒体内，以减低电磁干扰。

注意事项：①完成记录器和检定仪的联机后再安装记录器电池。②动态心电记录器完成全部项目的检定后，再由工作站统一回放。但为了便于说明，本节检定过程仍按检定项目分别阐述。

（四）检定项目及检定方法

1. 最大输入电压

（1）被检动态心电图机记录器与检定仪处于标准连接方式。检定仪输出频率为 6.7Hz、幅度 U_1 为 6mV 的正弦波信号至被检动态心电图机，启动被检动态心电图机的记录功能。如果被检设备为 12 导动态心电图机，则需按照表 4-8 要求，设置检定仪转换导联接入方式。

表 4 - 8　12 导 AECG 电极连接的组合方式

被测量的导联	零偏转的导联	与 P_1 相连的电极	与 P_2 相连的电极
Ⅰ、Ⅱ、aVR、aVL、aVF	Ⅲ	R	其他所有电极（不包括 N）
Ⅰ、Ⅲ、aVR、aVL、aVF	Ⅱ	L	其他所有电极（不包括 N）
Ⅱ、Ⅲ、aVR、aVL、aVF	Ⅰ	F	其他所有电极（不包括 N）
$V_1 \sim V_6$	Ⅰ、Ⅱ、Ⅲ	C_i（$i = 1, 2, \cdots, 6$）	其他所有电极（不包括 N）

（2）完成记录后，通过回放装置回放所记录的波形，调整回放装置的灵敏度设定 S，使各道波形不产生重叠，测量被检设备所记录信号的各道波形幅度 H_D，按公式（4 - 17）计算幅度误差。

$$u_D = \frac{H_D}{S} \qquad \eta_u = \frac{U_D - U_I}{U_I} \times 100\% \qquad (4 - 17)$$

规程要求：可监测到随时间变化的输出电压幅度折合到输入端其变化量应不大于 $\pm 10\%$。

2. 最小描记灵敏阈

（1）被检动态心电图机记录器与检定仪处于标准连接方式。检定仪输出频率为 10Hz、电压幅度为 50μV 的正弦波信号，启动被检动态心电图机的记录功能。

（2）通过回放装置回放，回放灵敏度置 10mm/mV，要求记录到可识别的波形。

注意事项：12 导联动态心电图机只需记录一种接入方式即可。

3. 耐极化电压

（1）被检动态心电图机记录器与检定仪处于标准连接方式。检定仪置极化电压检定状态，输出频率为 1Hz、幅度为 1mV 的方波信号至被检设备记录器，记录。

（2）检定仪输出叠加了 +300mV 极化电压的方波信号到被检设备记录器，等待 30s 后开始记录。

（3）检定仪输出叠加了 -300mV 极化电压的方波信号到被检设备记录器，同样等待 30s 后开始记录。

（4）通过回放装置回放，任选一通道，记录极化电压加入前后的方波波形幅度 H_{DC0} 和 H_{DCi}，按公式（4 - 18）计算幅度变化量，应在 $\pm 10\%$ 范围内。

$$\eta_u = \frac{H_{DCi} - H_{DC0}}{H_{DC0}} \times 100\% \qquad (4 - 18)$$

注意事项：极化电压加入后，被检设备的记录波形会出现大的偏移，大约需要 30s 时间才能恢复，所以，必须等待 30s 后再开始记录，以免记录不到极化电压加入后的方波波形。

4. 输入阻抗

（1）联机　对于多通道被检心电图机，将任一通道的正电极端接检定仪的 R 端，负电极端接 L 端，其他通道正负电极短接后接 N 端。对于 12 导联被检动态心电图机，

R、L 电极对应接入检定仪的 R、L 端，其他电极短接后接 N 端。

（2）检定仪置输入阻抗检定状态，输出频率为 10Hz、幅度为 5mV 的正弦波信号。启动记录器记录。

（3）检定仪接入阻抗器，再记录一段时间。

（4）通过回放装置回放信号，测量阻抗器接入前后记录信号的幅度 H_{Z1}、H_{Z2}，按公式（4-19）测量输入阻抗值 Z_{in}（MΩ）。

$$Z_{in} = \frac{H_{Z2}}{H_{Z1} - H_{Z2}} \times 0.62 \tag{4-19}$$

要求：各输入通道的输入阻抗应不小于 3MΩ。

注意事项：输入阻抗检定过程中，如果干扰过大，可将检定仪接地端接地。

5. 灵敏度误差

（1）被检动态心电图机记录器与检定仪处于标准连接方式。检定仪置信号源状态，输出频率为 10Hz、幅度 u 为 1mV 的正弦波信号。启动记录器记录一段时间。

（2）回放时，改变回放灵敏度档位，分别测量各档灵敏度 S_i（$i = 1，2，3，\cdots$）所对应描记的信号幅度 H_{Si}（$i = 1，2，3，\cdots$），按公式（4-20）计算各档灵敏度误差 δ_{Si}。

$$\delta_{si} = \left(\frac{H_{Si}}{U \times S_i} - 1\right) \times 100\% \tag{4-20}$$

要求：各档灵敏度误差应不大于 ±10%。

注意事项：回放波形中只需选择其中的任一道波形进行测量即可。

6. 灵敏度稳定度　与灵敏度误差检定方法相同，只是记录器记录时间为 1 小时以上，回放时选取 8 个以上测试点，如 1min、2min、5min、10min、20min、30min、45min、60min 所描记信号的幅度 H_i（$i = 1，2，3，\cdots，n$），分别按公式（4-21）、公式（4-22）计算灵敏度变化量 η_{ij} 和总变化量 ΔT。

$$\eta_{ij} = \left|\frac{S_i - S_j}{T_{ij} \times S_0}\right| \times 100\% \tag{4-21}$$

$$\Delta T = \frac{\max(S_1, S_2, S_3, \cdots, S_n) - \min(S_1, S_2, S_3, \cdots, S_n)}{S_0} \times 100\% \tag{4-22}$$

式中：S_i——第 i（$i = 1，2，3，\cdots，n$）次测量时灵敏度的测量值，$S_i = H_i / U$，mm/mV；

S_j——第 j（$j = 1，2，3，\cdots，n，j \neq i$）次测量时灵敏度的测量值，$S_j = H_j / U$，mm/mV；

u——输入正弦波信号幅度，1mV；

T_{ij}——两次测量所经历的时间，min；

S_0——标准灵敏度，10mm/mV。

要求：灵敏度变化量应不大于 0.33%/min；1h 内的总变化量应不大于 3%。

注意事项：回放波形中只需选择其中的任一道波形进行测量即可。12 导联动态心电图机无需转换引线电极。

7. 定标电压

（1）被检动态心电图机记录器与检定仪处于标准连接方式。检定仪置信号源状态，输出频率为1Hz、幅度为1mV的方波信号。启动记录器记录。

（2）通过回放装置回放，回放灵敏度置10mm/mV，在任一通道测量描记信号的幅度 H_{cm} 及被检动态心电图机定标状态所描记的内定标信号幅度 H_{cn}，按公式（4-23）计算内定标电压的测量值 U_c。

$$U_c = \frac{H_{cn}}{H_{cm}} \times U_i \qquad (4-23)$$

要求：定标电压应在（1±0.05）mV 范围内。

注意事项：该项检定仅限模拟存储器的被检动态心电图机。

8. 频率响应

（1）被检动态心电图机记录器与检定仪处于标准连接方式。检定仪置频响检定状态或信号源状态，输出频率为5Hz、幅度为1mV的正弦波信号，记录至少5s。

（2）改变检定仪输出信号的频率分别为0.67Hz、1Hz、2Hz、10Hz、20Hz、30Hz、40Hz的正弦波，再记录5s以上。

（3）以10mm/mV的灵敏度和25mm/s的描记速度通过回放装置回放信号，测量各频率测试点回放波形的幅度 H_5 和 H_f，以5Hz正弦波记录幅度 H_5 为基准，按公式（4-24）计算其余各频点描记信号的幅度变化量 η_f。

$$\eta_f = \frac{H_f}{H_5} \times 100\% \qquad (4-24)$$

要求：在 0.67～40Hz 频率范围内，幅度变化量应在115%～70%（+1.2～-3.0dB）之间（参考频率为5Hz）。

注意事项：若被检动态心电图机具备 ST 段分析功能，检定仪输出信号的最低截止频率应为 0.5Hz。

9. 过冲

（1）被检动态心电图机记录器与检定仪处于标准连接方式。检定仪置信号源状态或置随后检定过冲状态，输出频率为10Hz、幅度为1mV的方波信号。启动记录器至少记录5s的信号。

（2）通过回放装置回放，灵敏度置10mm/mV、描记速度置最大，依据图4-22所示，测量所描记波形的正、负最大幅度值 H_{max} 和最小幅度值 H_{min}，按公式（4-25）计算过冲。

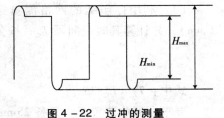

图 4-22 过冲的测量

$$\delta_0 = \frac{H_{max} - H_{min}}{2H_{min}} \times 100\% \qquad (4-25)$$

要求：方波过冲不大于20%。

注意事项：若回放装置无"50mm/s"挡描记速度，检定仪应输出5Hz、1mV的方波信号。

10. 滞后

（1）被检动态心电图机记录器与检定仪处于标准连接方式。检定仪置滞后检定状态，输出幅度为 3mV（±1.5mV）、1s 的微分信号至记录器记录。

（2）以 10mm/mV 灵敏度通过回放装置回放信号，依据图 4 – 23 所示，测量指数曲线末端（回基线正、负跳变处）的纵向偏移量 H。

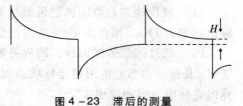

图 4 – 23　滞后的测量

要求：偏离基线 1.5mV 后，滞后应不大于 50μV。

注意事项：12 导联记录器如需转换引线电极，只能通过插拔电极的方法实现。

11. 定时误差

（1）检定装置可采用心电仿真仪或心脑电图机检定仪。采用标准连接方式，心电仿真仪或心脑电图机检定仪输出 1mV、心率为 60/min 的标准心率信号至记录器。

（2）启动记录器记录，并记下开始记录的时刻点，需持续记录 24h。

（3）期间利用事件插入功能分别在记录的第 1 小时、第 8 小时和第 23 小时插入事件标识，并同时记下插入事件的时刻 T_i（s）。

（4）通过回放装置回放信号，在回放波形中找出各插入事件的时刻 T_i'（s），计算实际插入事件的两个时刻点 T_i 和回放波形显示的两个时刻点 T_i' 之间的时间段 τ_{ij} 和 τ_{ij}'，计算 τ_{ij} 和 τ_{ij}' 的差值。

要求：24h 内误差不得超过 ±30s。

注意事项：①仅限于具有事件插入功能的动态心电图机的检定。注意每次插入事件时应准确记录插入事件的时刻，精确到秒。②回放时，将回放装置的起始回放时间调整到启动记录器时开始记录的时刻点。③计算的是两个插入事件之间的时间段的记录误差，实际反映的是记录器时钟的准确度。

12. 硬拷贝（打印输出或照片）描记速度误差

（1）被检动态心电图机记录器与检定仪处于标准连接方式。检定仪置信号源状态，输出频率为 1Hz、幅度为 1mV 方波信号至记录器，记录至少 10s。

（2）以 10mm/mV 灵敏度和 25mm/s 的描记速度通过回放装置回放信号，并通过打印机打印 10s 以上的方波波形。

（3）利用打印纸的网格测量第 1 个脉冲前沿到第 8 个脉冲前沿的走纸长度 L_C（mm），并计算其时间间隔 T_C，按公式（4 – 26）计算 T_C 与其理论值 7s 的偏差 δ_T。

$$\delta_T = \frac{T_C - 7}{7} \times 100\% \qquad (4 - 26)$$

式中：$T_C = L_C/25$ s。

要求：回放装置至少具备 25mm/s 的描记速度，其测量误差应不大于 ±5%。

注意事项：一般打印记录输出都采用普通 A4 纸，只能记录 7 个脉冲波形，所以，取第 1 个脉冲前沿到第 8 个脉冲前沿计算。如果不能正好赶在脉冲的前沿，也可改用计算 6 个脉冲的方法，并将理论值改为 6s。

13. 道间干扰

（1）被检动态心电图机记录器与检定仪处于标准连接方式。检定仪置信号源状态，输出频率为 10Hz、幅度 U_i 为 4mV 的正弦波信号至记录器，启动记录至少 10s 的信号。

（2）对于 12 导联动态心电图机，按照表 4-9 的要求，改变检定仪电极接入方式。各记录 10s 的信号。

表 4-9 12 导 AECG 道间干扰检定的电极连接方式

被测量的导联	加信号的导联	与 P_1 相连的电极	与 P_2 相连的电极
Ⅲ	Ⅰ、Ⅱ、aVR、aVL、aVF、V_1	R，C_1	其他所有电极（不包括 N）
Ⅱ	Ⅰ、Ⅲ、aVR、aVL、aVF、V_1	L，C_1	其他所有电极（不包括 N）
Ⅰ	Ⅱ、Ⅲ、aVR、aVL、aVF、V_1	F，C_1	其他所有电极（不包括 N）
除 V_i 外的其他导联	V_i	C_i（$i=1, 2, \cdots, 6$）	其他所有电极（不包括 N）

③对于多通道记录仪，只保留一个通道的正电极接检定仪 R 端，负电极接检定仪 L 端，其他通道正、负电极短接后接检定仪 L 端或 N 端。记录 10s 的信号。所有通道重复以上步骤。

④通过回放装置回放，测量所有没有信号接入的导联或通道所产生的输出信号幅度，将其中的最大幅度值与有输入信号的导联或通道所记录的幅度值之比，即为道间干扰。计算公式为（4-27）。

$$\eta_{CR} = \frac{H_{CR\max}}{S \times U_i} \times 100\%$$ （4-27）

式中：η_{CR}——道间干扰信号幅度与输入信号幅度的比值，%；

$H_{CR\max}$——道间干扰描记信号幅度最大值 $H_{CR\max}$，mm；

S——回放时所设置的灵敏度，mm/mV；

U_i——输入信号的电压幅度，mV。

要求：对于任一通道，折合到输入端其峰峰值都应不大于输入信号的 5%。

注意事项：被检动态心电图机为 12 导联时，改变检定仪电极接入方式；如为多通道时，通过正、负电极短接实现零信号通道。测量的是无信号通道受到有信号通道的干扰量。

14. 共模抑制比

（1）检定装置为共模抑制比测试盒，在未接入导联线的情况下，先将其显示值调整为 10.0V 有效值。

（2）对于 12 导动态心电图机，各电极对应接入共模抑制比测试盒接口；对于多通道动态心电图机，各通道正电极分别接入共模抑制比检定装置的电极接口，负电极全部接 N。

（3）依据电极接入方式，依次记录各通道的共模电压，各通道分别记录 5s 以上。

（4）通过回放装置回放信号，回放灵敏度 S 置最小，在各个共模描记信号中找出最大幅度信号，记为 H_c，利用公式（4-28）计算 CMRR。

$$CMRR = 20\lg(28.3 \times 10^3 \times \frac{S}{H_c})$$ （4-28）

要求：不小于60dB（50Hz正弦波信号）。

注意事项：12导联动态心电图机，各导联共模电压测量方法同心电图机共模电压的检定相同；对于多通道动态心电图机，依据电极连接的方法，压下相应的按键，记录共模电压。

15. 系统噪声电平

（1）被检动态心电图机记录器与检定仪处于标准连接方式。检定仪置噪声电平状态，心电电极通过模拟皮肤阻抗短接后接地，检定仪此时无信号输出。

（2）启动记录器记录120s信号。

（3）通过回放装置回放信号，回放灵敏度置最大。

（4）去掉最初和最后各10s的记录，将余下的100s时间段每隔10s做为1个观测间隔，共设置10个观测间隔，检测每个间隔所描记波形的幅度，至少有9个间隔满足要求。

要求：应不大于50μV峰峰值。

16. 起搏脉冲顺应性和检测能力

（1）该项检定需要两个信号源，或者是两台心脑电图机检定仪。检定联机如图4-24所示。

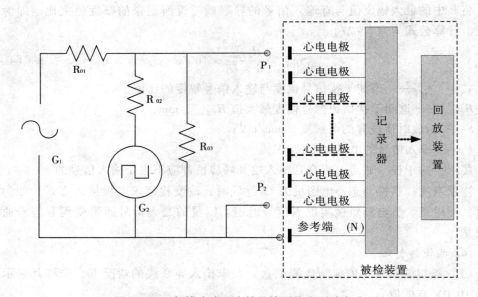

图4-24　起搏脉冲顺应性及检测能力测试电路

其中：R_{01}为100kΩ，R_{02}为100Ω，R_{03}为1kΩ。

（2）对于多通道动态心电图机，各通道正电极接P_1，负电极及参考电极接P_2（或者是正、负电极分别接检定仪的R、L端）；对于12导动态心电图机，其各个电极的连接方式见表4-10（或者将各电极接入检定仪对应接口，改变检定仪引线电极接入方式）。

表 4 - 10 12 导动态心电图机电极连接方式

被测量的导联	与 P_1 相连的电极	与 P_2 相连的电极
Ⅰ 、aVL	L	其他所有电极
Ⅱ 、aVR	R	其他所有电极
Ⅲ 、aVF	F	其他所有电极
$V_1 \sim V_6$	C_i（$i = 1$，2，…，6）	其他所有电极

（3）起搏脉冲顺应性检定。信号源 G1 输出 10Hz、2V 的正弦波信号，信号源 G2 输出脉宽为 1ms、电压幅度为 2V、上升时间不大于 100μs、重复次数为 100/min 的方波脉冲。经电阻网络衰减后在 P_1 和 P_2 两端可得到 10Hz、2mV 的正弦波及 1ms、200mV 的方波脉冲，两个信号源的信号应不同步（或者检定仪置信号源状态，输出同样参数的信号）。启动记录器，记录 30s 的复合信号。

（4）12 导联动态心电图机，转换引线电极接入方式；多通道动态心电图机，交换正、负电极。再记录 30s 的复合信号。通过回放装置回放信号，检测方波出现前后正弦波的幅度变化。

要求：起搏脉冲出现前后，其电压幅度变化量应在 ±10% 内。

（5）起搏脉冲检测能力。信号源 G_1 输出不变，调整 G_2 输出信号的幅度和脉宽，经电阻网络衰减后在 P_1 和 P_2 两端可得到电压幅度/脉宽分别为 2mV/2ms、200mV/2ms、20mV/0.1ms 和 2mV/0.1ms 的 4 种脉冲信号。启动记录器，以上 4 种复合信号分别记录至少 30s。通过回放装置回放信号并打印输出，应形成可视化的记录，且所记录的脉冲幅度应不小于 0.2mV。

第三节 数字脑电图仪及脑电地形图仪

一、脑电图机的基础知识

脑电图机是描记脑神经细胞活动所产生的生物电信号的精密仪器。它的核心部件脑电放大器的工作原理与心电图机的放大器基本相同，但由于脑电信号的幅值范围为 10 ~ 100μV，比标准心电信号要小两个数量级，因此要求脑电放大器的放大增益要高得多。

在人的大脑皮质中存在着频繁的电活动，而人正是通过这些电活动来完成各种生理机能的。我们利用安放在颅外的电极将这种电位随时间变化的波形提取出来，经导联线连接到脑电图机进行放大、最终由记录器描绘出来，就可以得到脑电图。在正常情况下，脑电波的频率、波形、持续时间都有一定规律性，通过检测并记录人的脑电图，可用于诊断大脑及神经系统的疾病，如肿瘤、癫痫、脑血管疾病、脑损伤等。也可以对脑生物电以及一些精神现象进行研究。

（一）脑电图波形

如图 4 - 25 所示脑电波形。在记录纸上，纵坐标的高低反映波幅的大小，即两个电极间的电位差值，单位为 μV。横坐标表示时间，单位为 ms，根据横坐标可计算出波的周期、频率、相位。波顶的方向叫极性。波的周期、振幅、相位为波的基本特征。脑电图的分析就是要分析这些基本特征以及它们之间的相互关系。

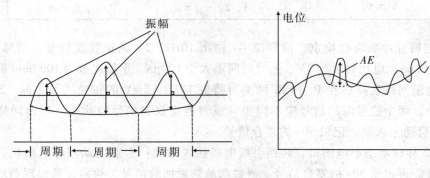

图 4 - 25　脑电波形

脑电图的波形很不规律，由多种波组合而成。它们的振幅、频率、波的形状、出现方式各不相同。当代脑电图学把这些波划分成 α 波、β 波、θ 波和 δ 波（θ 波和 δ 波又称为慢波）等 4 种基本波形。如图 4 - 26 所示。

1. α 波　是头颅枕部记录下来的一种脑电波，频率为 8 ~ 13Hz，振幅为 20 ~ 100μV，它是节律性脑电波中最明显的波。

2. β 波　它遍及整个大脑，通常可在额部及顶部记录到，它是快波，频率为 18 ~ 30Hz，将近 α 波频率的两倍。振幅为 5 ~ 20μV。β 波往往是附加在 α 波上，如

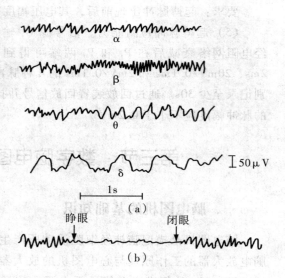

图 4 - 26　静息状态下的脑电图

用外刺激抑制了 α 波，则可显现 β 波，它的出现一般代表大脑皮质兴奋的结果。

3. θ 波　主要发生在儿童的顶部和颞部，但一些成年人在感情压抑期间，特别是在失望或遇到挫折的时间，也能出现近 20s 的 θ 波。θ 波频率为 4 ~ 7Hz，振幅为 10 ~ 50μV。

4. δ 波　正常只有在睡眠时出现 δ 波。有时每 2s 或 3s 出现一次。它们出现在熟睡、婴儿及严重器质性脑病患者中。在深度麻醉及缺氧时也可出现 δ 波。δ 波频率为 1 ~ 3.5Hz（是一种慢波），振幅为 20 ~ 200μV。

（二）脑电图机的电极

1. **电极安放位置**　头皮上电极的放置方法大多采用国际联合会的 10～20 电极系统。为了便于区分电极与两大脑半球的关系，通常规定右侧用偶数，左侧用奇数。以从鼻根至枕骨粗隆连一正中矢状线为准。在此线左、右等距离的相应部位定出左、右前额点（F_{P1}、F_{P2}）、额点（F_3、F_4）、中央点（C_3、C_4）、顶点（P_3、P_4）和枕点（O_1、O_2）。前额点位置在鼻根上相当于鼻根至枕骨粗隆的 10% 处。额点在前额点之后，相当于鼻根至前额点距离两倍，即鼻根正中线距离 20% 处。向后中央、顶、枕诸点的间隔为 20%。10～20 电极系统的命名即源于此。

图 4-27 所示为 10～20 系统在一个平面上所示出的所有电极和外侧裂、中央沟的位置。外圈是枕骨粗隆和鼻根的高度，内圈代表电极的颞线。

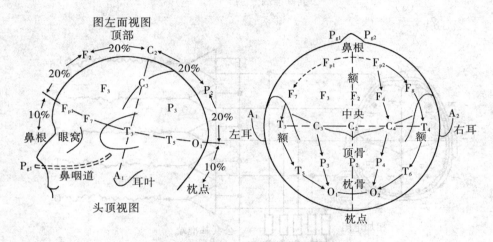

图 4-27　脑电图电极位置示意图

2. **电极连接方式**　脑电图的导联方法分为两类：单极导联法（一个为参考电极，另一个为作用电极）和双极导联法（两个均为作用电极）。临床中一般选取耳垂做为人体上的零电位点。

（1）**单极导联法**　单极导联法是将作用电极（活动电极）置于头皮上，参考电极（无关电极）置于耳垂。通过导联选择器的开关分别与前置放大器的两个输入端 G_1 和 G_2 相连。

（2）**平均导联**　平均导联实际属于单极导联的一种，由于单极导联中的参考电极不能保持零电位，易混进其他生物电的干扰。为了克服这个缺点，即将头皮上多个作用电极各通过 1.5MΩ 的电阻后连接在一起的点作为参考电极，称之为平均参考电极。将作用电极与平均参考电极之间的连接方式称为平均导联。

（3）**双极导联法**　双极导联法只使用头皮上的两个作用电极而不使用参考电极，所记录的波形是两个电极部位脑电变化的电位差值。双极导联法的优点在于干扰可以大大减少，并可以排除无关电极引起的误差。但其波幅较低，也不够恒定，两作用电极间的距离又不宜太近。

三种电极连接方式的示意图见图 4-28（a）（b）（c）。

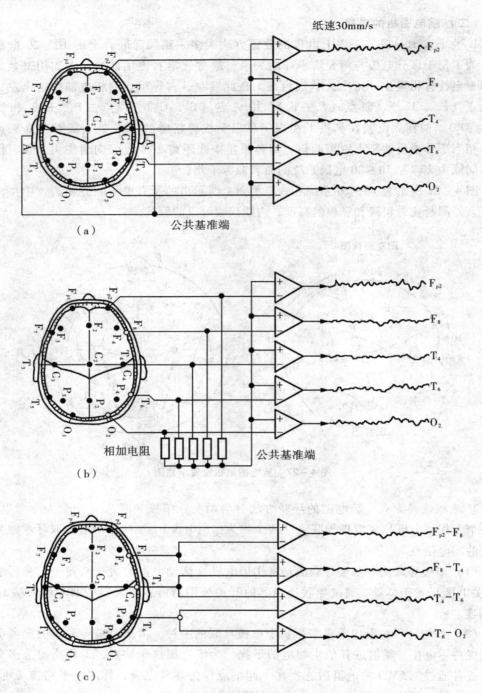

图 4 – 28　多道脑电图记录中电极连接模式

（三）脑电图机的分类

1. 模拟式脑电图机（描记笔式）　模拟式脑电图机采用模拟电路对信号进行处理。由头皮电极拾取脑电信号，经输入电路、各级电压放大器将微伏级的信号放大，再经功率放大推动记录器描记。根据描记道数分为 8 道、16 道、32 道等。

2. 数字脑电图机　数字脑电图机在模拟机放大器的基础上，增加了数据采集器及模数转换器，电极拾取的模拟脑电信号经放大器后，经数据采集器及模数转换器变换为数字量，并进行存储。所存储的数字量经分析、处理后，回放显示或经记录器打印出时域脑电图。数字脑电图机根据描记道数可分为 8 道、16 道、32 道脑电图机；根据有无观查受检者的视频头，可分为视频脑电图机、普通脑电图机。

3. 脑电地形图仪　实质是利用计算机对各个放大通路的脑电信号进行阅读，根据不同信号的频率进行分类，并以不同的颜色加以显示。脑电地形图仪根据计算机所建立大脑模型不同，可分为三维脑电地形图仪、二维脑电地形图仪。

二、脑电图机的工作原理

（一）模拟脑电图机

模拟脑电图机与心电图机的工作原理基本相同，都是将微弱的生物电信号通过电极拾取、放大器进行放大然后通过记录器绘出图形的过程。所以，模拟脑电图机的结构也是由以下几部分组成：输入部分、脑电放大器、调节网络、记录控制部分、传动走纸部分以及各种电源构成。模拟脑电图机的原理框图如图 4－29 所示：

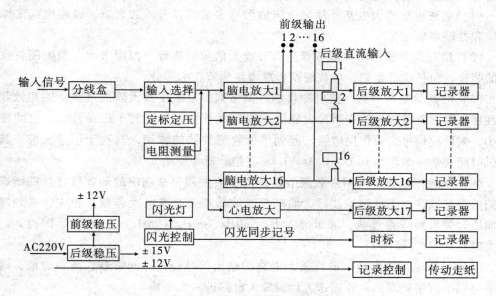

图 4－29　模拟脑电图机原理框图

1. 输入部分

（1）电极盒　电极盒也称作分线盒，它是一个金属屏蔽盒，壳体接地，盒上有许多插孔，安放在人脑部的头皮电极通过连接导线末端的插头插入电极盒相应的插孔中。电极盒的信号连接电缆与脑电图机的放大器相连，将头皮电极检测到的脑电信号进行传送。

（2）导联选择器　导联选择器是从与电极盒插孔有联系的多个头皮电极中任意选出一对儿连接到放大器的两个输入端。导联选择有两种导联开关：固定导联开关和自由导联开关。

固定导联是由厂家设定，一般有 4～7 种，每种导联的电极连接方式已在机器内部设定好，可以直接进行测量。

自由导联由用户自己设定，可任意选择脑电极的连接方式。

（3）电极电阻检测装置　电极与皮肤接触电阻的大小，直接关系到脑电图的记录质量，所以脑电图机都设有皮肤电阻检测装置。在脑电信号记录之前，首先对每个电极与头皮的接触电阻进行检测，看是否满足要求。电极与皮肤接触电阻一般在 10～50kΩ。如果某一道的电极皮肤接触电阻超过了 50kΩ，就会有相应的显示指示。

（4）标准电压信号发生装置　脑电图机在描记脑电图之前需要进行定标，使各道描记笔的灵敏度相同。因此每个脑电图机都设置标准电压信号发生装置，可获得 $1\mu V$、$500\mu V$、$200\mu V$、$100\mu V$、$50\mu V$、$20\mu V$ 的各种标压信号。

2. **放大电路与调节网络**　脑电波经输入部分输送到放大电路的输入端，由于脑电波属于低频（一般为 0.5～60Hz）、小幅值（5～100μV）的生物电信号，要想用描记笔把它记录下来，要求放大电路要有足够高的电压增益。因而脑电图机的放大器应当是具有高电压增益、高共摸抑制比、低漂移、低噪声的低频放大器。

（1）前级电压放大电路　前级电压放大器多采用差分式放大器，提高电路的输入阻抗和共模抑制比。

（2）增益调节器　增益调节器是调节放大倍数的装置，即用来调节脑电图机灵敏度的装置，包括增益粗调、增益细调和总增益调节三个部分。

（3）时间常数调节器　脑电图机的时间常数，反映了放大器的过渡特性和低频响应性能。时间常数越大，表明放大器的下限频率越低，越有利于记录慢波；时间常数越小，对低频信号衰减作用增强，起到了低频滤波器的作用，有利于记录快波。脑电图机时间常数一般包括 0.1s、0.3s、1.0s 三挡，通常使用 0.3s。

（4）高频滤波器　时间常数调节器是改变放大器频率响应的低频段特性曲线，关系到低频衰减，属于低频滤波器，而高频滤波器则是改变放大器频率相应的高频段特性曲线，关系到高频衰减。通常分 15Hz、30Hz、60Hz（75Hz）和"关"四挡，记录脑电时选 60Hz（75Hz）。

（5）后级电压放大器　前级放大电路的输出信号经过时间常数、高频滤波、增益调节等调节网络处理后，还需送入后级放大电路进一步增幅。

（6）功率放大电路　脑电信号经前置放大，高、低通滤波器，最后加到功率放大器，以推动记录器偏转。

3. **记录部分**　脑电图机的记录方式与心电图的记录相比，要丰富得多，有记录笔通过记录纸记录、计算机存储记录、还有较复杂的拍摄记录等。

4. **电源部分**　脑电图机的各部分电路均以稳压电源供电，以减小电网电压波动和温度变化对电路工作状态的影响。脑电图机一般有多组直流稳压电源，供给电路各部分。

（二）数字脑电图机及脑电地形图仪

数字脑电图机采用数字采集及存储，经过计算机的后处理，打印结果可以给出脑电图的一些主要参数数据，帮助医生诊断。也可利用常规模拟脑电图机，配置数据采集板（数模转换部分、I/O 接口）和相应软件组成一台数字脑电机。

脑电地形图仪就是在数字脑电图机基础上增加了对脑电信号的频域分析功能，对 EEG 信号进行二次处理，将曲线波形转变成能够定位和定量的彩色脑波图像。分析结果以功率谱图的形式显示。即脑电波的定量可用数字或颜色来显示，其图像类似二维 CT 平面，使大脑的变化与形态定位结合起来，更准确、更直观。

目前临床上使用的数字脑电机一般都能产生脑地形图，具有脑电地形图仪的功能。主要由电极盒、常规的模拟脑电图仪或前置放大器、输入/输出接口、计算机、显示器、光盘存储器以及彩色打印机组成。利用计算机图形学建立二维/三维大脑模型，此模型既是脑电分析结果值空间插值距离计算的依据，又是分析结果的显示模型。其原理流程图如图 4 − 30 所示：较微弱的脑电信号经前置放大器放大并模/数转换进入计算机，计算机将对这些数据作时域、频域分析和统计分析，以反映受检者脑电不同特点，然后把各个孤立点电极的脑电分析结果用空间插值方法得到脑表面任意位置的分析结果，最后把这些分析结果处理成二维脑电地形图。

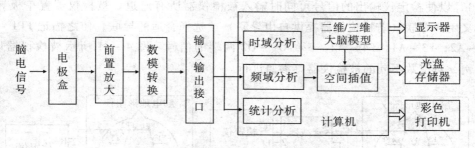

图 4 − 30　数字脑电图机原理框图

1. 电极盒　电极盒是导联线的插座，起连接电极和前置放大器的作用。大部分数字脑电图机将前置放大器、输入/输出接口电路集成在电极盒内。

2. 前置放大器　具有带通滤波输入/输出接口、时间常数调整、增益调整以及定标信号等电路，由微机通过显示器上的控制板来控制。

3. 输入/输出接口　将来自前置放大器的脑电信号进行模/数转换以形成计算机能接受的数据，还能将计算机对前置放大器和视觉或听觉刺激器的控制命令传递到前置放大器和视觉或听觉刺激器。

4. 计算机　用于重建大脑数学模型，处理脑电数据，完成二维/三维脑电地形图显示的处理计算以及对整个仪器实施控制和协调。

5. 显示器　用于显示脑电地形图和其他分析处理结果及显示控制菜单和其他各种控制板。

6. 存储器　用于存储受检者的脑电原始数据和处理分析结果。

7. 彩色打印机　输出脑电地形图的显示结果和检查报告。

三、数字脑电图仪及脑电地形图仪的检定

本节内容适用于数字式脑电图仪及脑电地形图仪的检定，所依据的技术文件为 JJG 954 - 2000《数字脑电图仪及脑电地形图仪检定规程》。所使用的检定装置与本章第一节心电图机部分的相关内容相同，为心脑电图机检定仪。此处不再赘述。

（一）检定前的准备

1. **外观检查** 被检仪器不得有影响正常工作的机械损伤。键盘及鼠标接触良好、能平滑且连续地在所显示的波形上选点测量。

显示器可调至正常的亮度、对比度、色饱和度，显示清晰度良好、无明显的扫描失真。

2. **预热** 被检仪器按说明书规定的预热时间预热。

3. **检定系统连接** 检定系统连接见图 4 - 31 所示，其中被检仪器和检定仪必须良好接地。如果有条件，脑电图机的检定最好在屏蔽室内进行。

被检仪器置单极导联，并用导线按图 4 - 31 所示进行连接（将各道的输入端相互并联），以使检定仪输出的信号可同时输入被检仪器所有通道。被检仪器置单极导联，自定义用户导联（若被检仪器提供自由导联）或选择合适的导联，使之描记 FP1 - A1，FP2 - A2，F3 - A1，F4 - A2，…，O1 - O2 两端的信号。图 4 - 31 所示被检仪器以 16 道为例，对道数不同的被检仪器可参照进行。

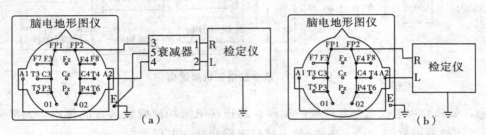

图 4 - 31 检定系统连接示意图
（a）接入衰减器；（b）不接衰减器

4. **被检仪器及检定仪的设置** 检定中，以能满足脑电图信号通过所需带宽为依据，合理选择被检仪器时间常数和高频滤波器的设定值（如高频滤波器置 30Hz、时间常数设为 1s 或 0.3s）。

检定仪置"脑电图机"检定状态，根据规程要求选择相应的检定项目。

为得到较高的测量分辨率，在未严格规定标准信号幅度的检定项目中，可在所描记或显示波形中的相邻道不因波形重叠而影响正常读数的情况下，合理选择被检仪器的灵敏度、道间间距以及检定仪标准信号的幅度，使描记后显示波形幅度尽量大。

5. **检定需知** 在检定中可根据被检仪器具体情况，以便于读数为原则，选取在打印机打印的波形图上测量或在被检仪器显示器上直接读数测量。采用前者时，应用规程中表 1 规定的长度测量器具、分规、放大镜进行测量。采用后者时，尽量使用软件自带的测量工具进行测量，为保证测量值的客观性，在移动测量工具的坐标点时，尽

量不读数，减小主观因素对测量的影响。

（二）检定项目及检定方法

检定前注意事项：对于检定过程中是否接入衰减器，应仔细看清检定规程的要求，以防检定仪输出的 mV 级信号未经衰减直接加到脑电图机上，导致仪器的损坏。

1. 数字脑电图仪及脑电地形图仪的随后检定

（1）电压测量（使用衰减器）　①检定系统按图 4 – 31（a）连接。②被检仪器时间常数置 1s、高频滤波器截止频率置 30Hz。检定仪分别输出 100mV、25mV、50mV、200mV，频率为 5Hz 的标准方波信号（在此以方波为例，检定用标准信号也可采用正弦波），经 1000 倍衰减器衰减后输入到被检仪器的信号幅度 U_s 为 100μV、25μV、50μV、200μV。③在被检仪器上记录、存储标准信号，并回放。从回放显示的波形中测得各道信号的波形幅值，取其中偏离 U_s 最大者为 U_m，计算电压测量相对误差。

要求：电压测量误差不超过 ±10%。

注意事项：①时间常数选项最高为 0.3s，输出信号频率应选取 1Hz。②如被检仪器有标记功能时，可一次将所有的被测电压波形采集完，在每次变换幅度时进行标记。回放时利用标记功能查找，再合理选择被检仪器灵敏度，使显示波形幅度尽量大，然后用软件测量工具测量。

（2）时间间隔（使用衰减器）　①检定系统按图 4 – 31（a）连接。被检仪器时间常数置 1s、高频滤波器截止频率置 30Hz；由检定仪通过衰减器向被检仪器输入适当幅度（如：100μV）、周期 T_s 为 1s 的标准方波信号。②在被检仪器上记录、存储标准信号，并回放显示。从回放显示的波形中任选一道，可选择较快的扫描速度，如 60mm/s，用软件测量工具测量该道中 1 个周期的时间间隔 T，和 T_s 相比较，计算时间间隔相对误差。

要求：时间间隔误差不超过 ±5%。

（3）幅频特性（使用衰减器）　①检定系统按图 4 – 31（a）连接。被检仪器时间常数置 1s，高频滤波器置"断"档（若无"断"档选最高频率档，如 120Hz）；必要时加 50Hz 陷波。检定仪向被检仪器输入幅度适当，频率分别为 1Hz、5Hz、10Hz、20Hz、30Hz 正弦波信号，在保持幅值不变的情况下，从 1Hz 开始依次采集信号。②对所存信号进行回放。从回放显示的波形中任选一道，测得该道各频率正弦波波形幅值。以 10Hz 信号幅值 A_{10} 为参考值，在所测各频率正弦波波形幅值中取偏离 A_{10} 最大者作为 A_m，用公式（4 – 29）计算幅频特性相对偏差 Δ_F'。

$$\Delta_F' = \frac{A_m - A_{10}}{A_{10}} \tag{4 – 29}$$

式中：A_{10}——10Hz 正弦波信号幅值，mm；

A_m——各频率正弦波幅值测得值中偏离 A_{10} 的最大值，mm。

按上述方法测得其余各道幅频特性相对偏差 Δ_F'，取其中最大者为被检仪器的幅频特性相对偏差值。

要求：幅频特性 1 ~ 30Hz，偏差不超过 +5% ~ –30%。

（4）共模抑制比 CMRR（不使用衰减器）　①检定系统按图 4 – 31（b）连接。被检仪器时间常数置 1s、高频滤波器截止频率置 30Hz。检定仪输出频率为 10Hz、幅度 U_d 为 100μV 的差模信号，被检仪器进行采集。②将检定仪转为共模状态，向被检仪器输入共模信号，并将输入电压增大 k 倍（共模抑制比为 80dB，则 k = 10 000），被检仪器进行采集。③回放，测量各道信号中幅度最大者为 U_c（如大于差模信号的描记幅度，则不合格）按公式（4 – 30）计算 CMRR。

$$CMRR = 20\lg k + 20\lg \frac{U_d}{U_c} \qquad (4-30)$$

式中：U_d ——差模信号幅度，μV；

U_c ——各道共模信号幅值中的最大值，μV；

k ——输入被检仪器的共模电压与差模电压的比值。

要求：共模抑制比各道不小于 80dB。

2. 数字脑电图仪及脑电地形图仪的首次检定

（1）时间常数（使用衰减器）　①检定系统按图 4 – 31（a）连接。被检仪器高频滤波器截止频率置 30Hz，时间常数选择在被测标称值 T_0。②检定仪通过衰减器向被检仪器输入适当幅度（如：100μV）、周期为 10s 的标准方波信号。在被检仪器上记录、存储所选时间常数作用下的信号波形，并回放显示。③从回放显示的波形中，测出各道波形幅值下降到起始值（100%）的 37% 所对应的时间间隔 T，取其中偏离 T_0 最大者为 T_m，并计算时间常数的相对误差。

要求：0.03 ~ 0.1s 范围内误差不超过 ±40%；大于 0.1s 范围内误差不超过 ±20%。

（2）功率谱幅度（使用衰减器）

1）被检仪器时间常数置 1s、高频滤波器截止频率置 30Hz。

2）依被检仪器初始设定的频带分段方式（在常见的分段方式中，一般将整个频带分为 δ、θ、$α_1$、$α_2$、$β_1$、$β_2$ 六段，其频率范围见表 4 – 11），任选其中一段作为受测频带。将与受测频带中心频率最接近的整数值作为受测频率（如受测频带选 θ 段，其中心频率为 5.9Hz，受测频率点可选 6Hz）。

3）检定仪通过衰减器向被检仪器输入所选受测频率、幅度适当（如：峰峰值为 100μV）的标准正弦波信号。在被检仪器上记录、存储标准信号，并回放显示。

表 4 – 11　典型的分段方式及应选的受测频率

波段	频段（Hz）	中心频率（Hz）	受测频率（Hz）
δ	0.8 ~ 3.8	2.3	2
θ	4.0 ~ 7.8	5.9	6
$α_1$	8.0 ~ 9.8	8.9	9
$α_2$	9.8 ~ 12.8	11.3	11
$β_1$	13.0 ~ 20.0	16.5	16
$β_2$	20.0 ~ 30.0	25	25

4）从回放显示的波形中选取一段连续波形，在被检仪器进行功率谱分析，并选择

以下任意方法读取功率谱幅值：①先调出各频段功率谱地形图（图4-32），选择受测频段的功率谱图（α_2，由于功能集中于受测频段，其地形图应呈红色），然后切换到功率谱数字显示读取各脑区频谱的幅度值。②先调出各频段功率谱直方图（图4-33），选择数字显示方式，各脑区最高直方柱对应数值即为功率谱幅值。③先调出功率谱分布图（图4-34），放大各脑区功率谱图，得到如图4-35所示的频谱谱线图，用鼠标找出能量峰值点，能量峰值即为功率谱幅值。

5）读取各脑区频谱的幅度值 A_i，取其中偏离 $\bar{A}_i$ 最大者为 A_m。并按公式（4-31）、（4-32）计算出相对偏差 Δ_A。

$$\bar{A}_i = \frac{1}{n} \sum_{i=1}^{n} A_i \qquad (4-31)$$

$$\Delta_A = \frac{A_M - \bar{A}_i}{\bar{A}_i} \times 100\% \qquad (4-32)$$

式中：A_i——各脑区频谱幅度测得值；

A_m——各脑区频谱幅度测得值中，偏离 $\bar{A}_i$ 最大值；

n——脑区个数（若被检仪器为16道，则 n = 16）；

i——各脑区编号（以16道被检仪器为例，i = 1、2、…、16，依次对应脑区为 Fp_1、Fp_2、F_3、F_4、C_3、C_4、P_3、P_4、O_1、O_2、F_7、F_8、T_3、T_4、T_5、T_6）。

要求：功率谱幅度偏差不超过 ±10%。

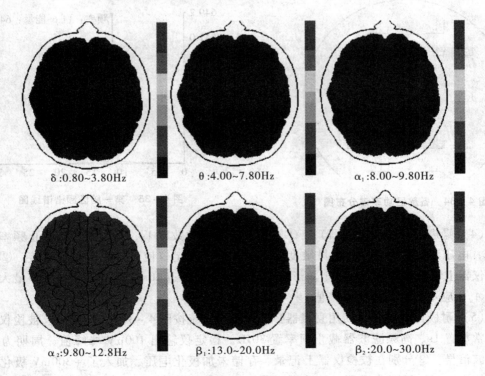

δ:0.80~3.80Hz   θ:4.00~7.80Hz α_1:8.00~9.80Hz

α_2:9.80~12.8Hz β_1:13.0~20.0Hz β_2:20.0~30.0Hz

图4-32 功率谱地形图

（3）功率谱频率（使用衰减器）　①在被
检仪器上回放功率谱幅度检定时所存储的波形，
从回放显示的波形中选取一段连续波形。将被检
仪器置功率谱分析状态，并选择便于读取功率谱
峰值频率的方式显示受测频率的功率谱图，如功
率谱分布图（图 4 - 34）。②放大各脑区功率谱
图，得到如图 4 - 35 频谱谱线图，用鼠标从中读
出某个脑区频谱谱线所处位置的频率值 F_i（图中
能量峰值点对应的频率为 11.6Hz，则 F_i 为
11.6Hz），找出其中偏离标准正弦波频率 F_s 最大
者为 F_m。按公式（4 - 33）计算功率谱频率相对
误差 δ_F。

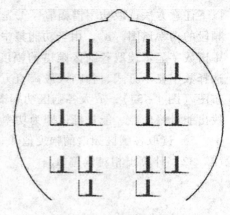

图 4 - 33　功率谱直方图

$$\delta_F = \frac{F_m - F_s}{F_s} \times 100\% \qquad\qquad (4-33)$$

式中：F_s——标准正弦波频率，Hz；

F_m——各脑区频谱谱线频率测得值 F_i 中，偏离 F_s 的最大值，Hz。

要求：功率谱频率误差不超过 ±5%。

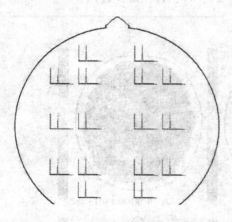

图 4 - 34　各脑区功率谱分布图

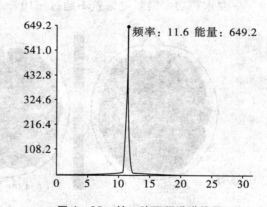

频率：11.6　能量：649.2

图 4 - 35　某一脑区频谱谱线图

（4）噪声（不使用衰减器）　①被检仪器时间常数置 1s，高频滤波器截止频率置
30Hz，电压测量量限置最小或灵敏度置最大；操作检定仪使各导联线对地短接。②在
被检仪器上记录、存储 10s 以上波形，并回放。测出每道 10s 连续波形中，噪声最大峰
峰值 A_n，应不大于 5μV（峰峰值）。

（5）耐极化电压（不使用衰减器）　①检定系统按图 4 - 31（b）连接。被检仪器
时间常数置 1s、高频滤波器截止频率置 30Hz。检定仪输出 100μV 峰峰值、周期为 1s
的方波信号。②分别在被检仪器上记录、存储未加极化电压、加入了 + 300mV 极化电
压和加入 - 300mV 极化电压时的波形。③回放波形，并在波形中任选一道，测出该道
波形在未加极化电压时幅值 U_0，以及加入了 + 300mV 极化电压和加入 - 300mV 极化电

压时的波形幅值，取加入极化电压的波形幅值中偏离 U_0 较大者为 U_E，按公式（4-34）计算耐极化电压误差 δ_E。④测出各道耐极化电压的相对偏差，取最大者作为测量结果。规程要求：不大于5%。

$$\delta_E = \frac{U_E - U_0}{U_0} \times 100\% \qquad (4-34)$$

（三）检定注意事项

1. 严格保证被检脑电图机与检定仪一点接地。检定场所如没有合格地线，会造成噪声电平、共模抑制比等检定项目超差，此时无法以此下结论。

2. 检定前，应将脑电电极线理顺，避免和电源线以及地线交叉，造成干扰。如果有条件，脑电图机的检定最好在屏蔽室进行。

3. 选取在被检仪器显示器上直接读数时，为保证测量值的客观性，在移动测量工具的坐标点时，尽量不读数，减小主观因素对测量的影响。

4. 脑电图机检定完成后，须将其设置恢复到检定前的状态，便于临床使用。

第四节　多参数监护仪

一、多参数监护仪基础知识

用医学仪器对生理或生化参数进行连续、长时间、自动、实时检测，并经计算机分析、处理后实现多类别失常信息自动报警、自动记录，该类仪器统称为监护仪器。随着现代医学技术和生物工程技术的不断发展，监护仪能监测的生理和生化参数也不断增加，如心电图、呼吸、无创血压、有创血压、气道二氧化碳、气道氧气、血液体积、血氧饱和度/血流体积、温度、pH值、血气等。利用计算机控制还能进行多种数据的分析和处理，如 ECG/心律失常检测、心律失常分析回顾、ST段分析等。

多参数监护仪通过实时、连续、长时间监测病人的重要生命特征参数，不仅可以实时了解患者的生命状态，而且能做到在几小时甚至几百小时的时间段内连续监护病人的生理状况，测出生理参数及其变化趋势。所以，多参数监护仪具有很重要的临床使用价值，已经成为医院必不可少的仪器设备。

（一）监护仪的分类

1. 按使用范围分类

（1）床边监护仪　在每个病人床边设置的监护仪，病人的各种生理参数或某些状态进行连续的监测，予以显示报警或记录，也可以与中央监护仪构成一个整体来进行工作。

（2）中央监护仪　称为中央监护系统，它是由主监护仪和若干床边监护仪组成的，通过主监护仪可以控制各床边监护仪的工作，对多个被监护对象的情况进行同时监护，它的一个重要任务是完成对各种异常生理参数和病历的自动记录。

（3）遥测监护仪　将多个患者（一般4~8人）的心电信号用无线通讯的方法接收到一台监护仪中进行可放大、参数处理、显示报警等。优点是对病人限制较少，缺点是易受外部环境的干扰。

2. 按监护参数分类

（1）单参数监护仪　如血压监护仪、血氧饱和度监护仪、心电监护仪等。

（2）多参数监护仪　可同时监护病人的心电、心率、血压、体温、呼吸、血氧等多个生理参数。

（3）插件式组合监护仪　属高挡监护仪，是由各个分立的可拆卸的生理参数模块和一台监护仪主机构成。用户可按照自己的要求，选择不同的插件模块来组成一台适合自己要求的监护仪。

3. 按功能分类

（1）通用监护仪　即通常所说的床旁监护仪，在医院 CCU 和 ICU 病房中应用广泛，一般包括几个最常用的监测参数如心率、心电、无创血压、血氧饱和度等。

（2）专用监护仪　具有特殊目的医用监护仪，主要针对某些疾病或某些场所设计、使用的医用监护仪。如手术监护仪、冠心病监护仪、胎心监护仪、分娩监护仪、新生儿早产儿监护仪、呼吸率监护仪、心脏除颤监护仪、麻醉监护仪、车载监护仪、便携式监护仪、脑电监护仪、颅内压监护仪、睡眠监护仪、危重病人监护仪、放射线治疗室监护仪、高压氧仓监护仪、24h 动态心电监护仪、24h 动态血压监护仪等等。

（二）监护仪的组成结构

目前在临床应用中的多参数监护仪，大致有以下三部分组成（图 4-36）：信号采集部分、信号处理部分、信号显示输出部分。有些功能较复杂的监护仪还包括无线接收和异常情况的治疗等。

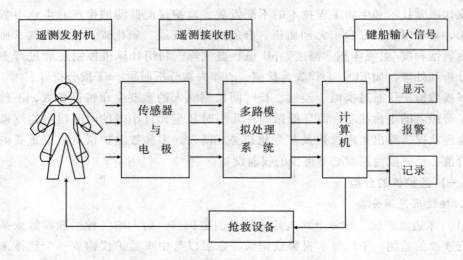

图 4-36　多参数监护仪原理框图

1. 信号检测部分　包括各种传感器和电极，有些还包括遥测技术以获得各种生理参数。传感器是整个监护系统的基础，有关病人生理状态的所有信息都是通过传感器获得的。根据监护参数的不同，选取不同的传感器。通常有电压、心电、心音、脑电、体温、呼吸、血液 pH、P_{CO_2}、P_{O_2} 等各类，其中每一类又有许多种适合不同要求的传感器。

2. **信号的模拟处理** 这是一个以模拟电路为核心的信号处理部分，它主要是将传感器获得的信号加以放大，同时减少噪声和干扰信号以提高信噪比，对有用的信号，实现采样、调制、解调、阻抗匹配等处理。

3. **信号的数字处理** 这部分是监护系统中非常重要的部分，它包括信号的运算、分析及诊断。根据监护仪的不同功能，信号的数字处理也有简单和复杂之分。简单的处理比如实现上下限报警，当检测的参数超出规定值时，监护仪立即发出声音或显示报警。复杂的处理包括整台计算机和相应的输入、控制设备以及软件和硬件，可实现①计算：例如，在血氧饱和度和心输出量检测中的复杂的公式计算。②叠加：以排除干扰，取得有用的信号。③做更多更复杂的运算和判断：例如心电检测中，对心电信号的自动分析和诊断，消除各种干扰和假象，识别出心电信号中的 P 波、QRS 波、T 波等，确定基线，区别心动过速、心动过缓、早搏等异常波形。④建立被监视生理过程的数学模型：以规定分析的过程和指标，使仪器对病人的状态进行自动分析和判断。

4. **信号的显示、记录和报警** 这部分是监护仪人机交换信息的部分。包括：①数字显示，指示心率、体温等被监护的数据。②屏幕波形显示，以实时或延迟显示实时的或已存的被监护参数随时间变化的曲线，供医生用作分析。③用记录仪做永久的记录，这样可将被监护参数记录下来作为档案保存。④光报警和声报警。

5. **治疗** 根据自动诊断结果，原则上可以对病人进行施药和治疗。如心电异常的除颤和起搏、呼吸参数异常的吸氧等。

（三）各监护参数的检测原理

1. **心电信号的监测** 心电信号监测是多参数监护仪最基本的监护内容。心电信号通过体表电极获得，监护用电极是一次性 Ag－AgCl 钮扣式电极。临床上所使用的标准心电图机在测量心电时，肢体电极是安放在手腕和脚腕处，而作为心电监护中的电极则等效地安放在病人的胸腹区域。虽然安放位置不同，但作用是等效的，定义也是相同的。因此，监护仪中的心电导联与心电图机的导联是对应的，它们具有相同的极性和波形。

监护电极的数目根据需要监护的导联而定。要监护肢体导联和胸导联的 ECG，监护导联线至少有五个电极；如果只需获得肢体导联的 ECG（Ⅰ、Ⅱ、Ⅲ、aVR、aVF、aVL），没有胸导联，监护导联线可以用 3 个或 4 个电极；最简单的监护仪一般有三个监护电极。

监护导联线电极的颜色标识有 AHA（美国心脏协会）和 IEC（国际电工委员会）两个标准，见表 4－12。

表 4-12   监护导联线电极的颜色标识

标准	电极				
	右臂 R、右上胸部	左臂 L、左上胸部	左腿 F、左下胸部	右腿 N、右下胸部	胸部或 $V_1 \sim V_5$
AHA	白色	黑色	红色	绿色	棕色
IEC	红色	黄色	绿色	黑色	白色

当监护仪有三个监护电极时，监护电极放置于胸部的位置如图 4-37 所示。图中 L、R 为探测电极，RF 为参考电极。

虽然心电监护原理与标准心电图机的检测原理基本相同，但监护心电并不能完全替代标准心电图机。两者检测目的不同，监护的目的主要是长时间、实时的监测患者的心律，而心电图机是在特定条件下，短时间内的测量。两种仪器在测量电路中放大器的通带宽度及时间常数也不一样，心电图机至少要求通带宽度 0.05 ~ 80Hz、时间常数不小于 3.2s；而监护仪通带宽度一般在 1 ~ 25Hz（40Hz）、时间常数不小于 0.3s。所以，整个监护仪放大器电路的性能要求较心电图机要低的多。

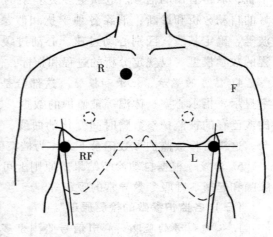

图 4-37   监护电极安放位置图

心电信号监测中的主要指标为心率。健康的成年人在安静状态下平均心率是 75/min，正常范围为 60 ~ 100/min。在不同生理条件下，心率最低可到 40 ~ 50/min，最高可到 200/min。监护仪的心率报警范围可由医生根据病人的个体情况设定，通常低限选取 20 ~ 100/min 之间，高限 80 ~ 240/min 之间。有些型号的监护仪机内设定好了若干挡心率报警限，操作者只能从中选择某一挡。

心率测量多数用心电波形中的 R 波测定，有两种类型的心率检测：平均心率和瞬时心率。

平均心率是在已知时间内计算脉搏数，即 R 波个数来决定。即 $F = N/T$（/min）。式中 T 是计数时间（min），N 是 R 波个数。

瞬时心率是指每次搏动时间间隔的倒数，即心电图两个相邻 R-R 间期的倒数。$F = 1/T$（/s）$= 60/T$（/min）。式中 T 是 R-R 间期。如果每次心搏间隔内有微小的变化，利用瞬时心率都可检测出来。

2. 有创血压   利用导管插入术来测量和监护动脉血压、中心静脉压、左心房压、左心室压、肺动脉和肺毛细血管楔入压等称为有创血压。

有创血压测量临床上通常有四种方法：①用导管或锥形针经皮插入血管，其测量点接近刺入点，而导管或针则与体外压力传感器相连。②导管插入术。它将一根长导管通过动脉或静脉达到测量点，此点可在较大的血管内或心脏中，而测量压力传感器仍放在体外。③将压力传感器置于导管顶端直接测出接触点的压力。④将压力传感器植入到血管或心脏内。此种方法必须做大的手术，一般用于动物实验研究。其优点是能留在血管内做长期测量。

导管传感器测压系统由充满液体的导管、三通阀和传感器所组成。如图 4 – 38 所示。

测量原理是：首先将导管通过穿刺，置入被测部位的血管内，导管的体外端口通过三通阀直接与压力传感器相连接，在导管内注入生理盐水。由于流体具有压力传递作用，血管内的压力将通过导管内的液体被传递到了外部的压力传感器上，液压导致传感器膜片的偏移，由机电系统检测，从而可以获得血管内压力变化的动态波形，通过特定的计算方法，可获得收缩压、舒张压和平均动脉压。

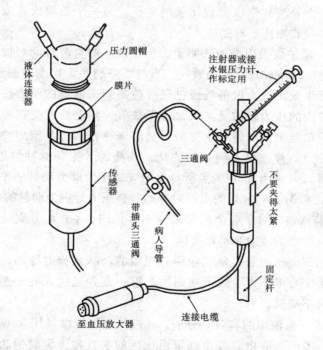

图 4 –38 导管压力传感器系统

有创血压的监护多用于 ICU 病房，能够获得较无创血压更高的精度。一般限于危重病人或开胸手术病人。

在进行有创血压监测中，为了提高监测精度，可以用水银压力计或气压计在每次使用时同时对仪器进行标定；要随时保证压力传感器与心脏在同一水平上；为防止血管被血凝堵塞，要不断注入肝素盐水冲洗导管；由于运动可能会使导管移位或退出，因此，要牢固固定导管，要注意检查，必要时进行调整。

3. **无创血压** 多生理参数监护仪中无创血压的监护有两种方法：

（1）**电子柯氏音检测法** 它的基本原理就是把传统的人工柯氏音法用电子技术来

替代。袖带的加气、放气由仪器内的气泵来完成，放置于袖带下的柯氏音传感器代替医生的听诊器。检测时，气泵充气，经袖带在血管壁上加压，当压力增大到一定程度时，则阻断了血管中的血流通过，放置在袖带下的柯氏音传感器检测不到血管的波动声；然后慢慢放气，当压力下降到某个值时，血流冲过阻断，血管中开始有血液流动，柯氏音传感器检测到脉搏声（第一柯氏音），此时，所对应的压力值就是我们通常说的收缩压；气泵继续放气，当外压再度下降到某一值后，血管壁的形变将恢复到没加外压的正常状态，传感器再测柯氏音从减音阶段到无声阶段，这一外压值就是我们所说的舒张压。

柯氏音无创血压监护系统的组成有：仪器内袖带充气系统、袖带、柯氏音传感器、音频放大器及自动增益调整电路、A/D 转换、微处理器及显示部分。

仪器内的袖带充气系统能以不同速率和时间间隔控制袖带的充气和放气，也可由面板上的开关键控制单次工作。压力传感器、声音放大器输入柯氏音和袖带压力，它提供两个输出：一个是与袖带压力成比例的电压；另一个是柯氏音或脉搏信号。最后经处理器运算后显示收缩压、舒张压。

（2）振动法　监护仪采用振动法测量无创血压。测量时自动对袖带充气，到一定压力（一般为 180 ~ 230mmHg）开始放气，当气压降到一定程度，血流就能通过血管，波动的脉动血流产生振荡波，振荡波通过气管传播到机器里的压力传感器，压力传感器能实时检测袖带内的压力及波动。气泵逐渐放气，随着血管受挤压程度的降低，振动波越来越大。再放气由于袖带与手臂的接触越来越松，因此压力传感器所检测的压力及波动越来越小。这样，仪器测量到的是一条叠加了振荡脉冲的递减的压力曲线。曲线上脉动幅度最大（设为 A_m）的点所对应的气袋压力即为动脉的平均压。曲线上满足条件 $A_s = K_s \times A_m$ 和 $A_d = K_d \times A_m$ 的点所对应的气袋压力分别为动脉的收缩压和舒张压，其中 K_s、K_d 为经验常数，对于各个厂家来说不尽相同，A_s、A_d 分别是压力曲线上收缩压和舒张压所对应的点的压力脉动幅度值。

振动法测量无创血压的前提是搜寻到有规则的动脉血流的脉动，如果病人的心率过低或过快，会由于心率不齐导致不规则的心搏；或者是病人处于颤抖、痉挛、休克等状态时，测量将不准确。

4. 血氧饱和度　血液中的有效氧分子，通过与血红蛋白（Hb）结合后形成氧合血红蛋白（HbO_2），表征血液中氧合血红蛋白比例的参数称为血氧饱和度。血氧饱和度是衡量人体血液携带氧的能力的重要参数。通过对血氧饱和度进行测量，可及时了解患者的血氧含量，具有极其重要的临床价值。

血氧浓度的测量通常分电化学和光学两类。临床常用的血气分析仪就是采用电化学法，此种方法尽管可以得到精确的结果，但从危重病人身上经常取血却是不太理想的办法，且操作复杂、分析周期长、不能连续监测。监护仪中脉搏血氧饱和度的测量，采用的是光学方法，通常又分为反射法和透射法。

（1）透射法　根据郎伯－比尔定律，当一束光照射到一种物质的溶液上时，物质对光有一定的吸收衰减，透射光强 I 与入射光强 I_0 之间有以下关系：

$$I = I_0 e^{-Ecd}$$

$$(4 - 35)$$

式中，E 为物质的吸光系数，c 为溶液的浓度，d 为光穿过的路径。

I_0 / I 比值的对数称为吸光度 A，因此上式可表示为：

$$A = \ln (I_0/I) = Ecd \qquad (4-36)$$

若保持光的路径不变，吸光度便与物质的吸光系数和溶液的浓度成正比。

血液中氧合血红蛋白（HbO_2）和还原血红蛋白（Hb）对不同波长的光的吸收系数不同，如图 4-39 所示，在波长为 600~700nm 的红光区，Hb 的吸收系数比 HbO_2 的大；而在波长为 800~1000nm 的近红外区，HbO_2 的吸收系数比 Hb 的大；在 805nm 附近是等吸收点。

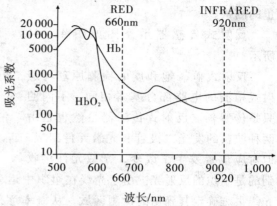

图 4-39　HbO_2 和 Hb 的光吸收系数

基于氧合血红蛋白（HbO_2）和还原血红蛋白（Hb）的这种光谱特性，血氧饱和度探头中的发光元件发出两种波长的光信号，通常用 660nm 的红光和 925nm 的近红外光，照射被测组织，将含动脉血管的部位（如手指、脚趾、耳垂等）放在发光管和一个光电管之间。如图 4-40 所示。

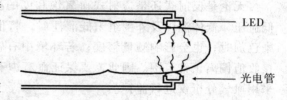

图 4-40　透射式传感器示意图

光电管所接收的光吸收或者光透射信号包含两种成分：一类是脉动成分（即交流信号 AC），它是由脉动的动脉血的光吸收引起的交变成分；另一类是稳定成分（即直流信号 DC），它反映各非脉动组织（例如表皮、肌肉、骨骼和静脉血等）引起光吸收的大小。能反映血氧饱和度变化的仅仅是两波长的交流信号幅度之比，而两波长的直流信号可用于对交流信号定标。由于血液中的 HbO_2 和 Hb 浓度随着血液的脉动做周期性的改变，因此，它们对光的吸收也在脉动的变化，由此引起光电管输出的电信号强度也随血液的脉动而周期性改变。由于光电管能将接收到的光信号转变为电信号，但不能区分是那种波长的光，监护仪电路中用一个定时电路来控制两个发光管的发光次序，两种波长的光交替通过检测部位，由光电元件检测透射光强，并将两个信号的脉动成分分离出来，经过滤波、放大、A/D 转换成数字量，根据公式（4-37）计算对应的血氧饱和度值。

$$SpO_2 = k_1 (I_{IR}/I_R)^2 + k_2 (I_{IR}/I_R) + k_3 \qquad (4-37)$$

式中：I_{IR}/I_R 为近红外光和红光脉动变化量之比，k_1、k_2、k_3 为经验常数，各个厂家不尽相同。由于光电信号的脉动规律与心脏的搏动一致，根据检出的信号重复周期可确定脉率。所以，称之为脉搏血氧饱和度检测。

（2）反射法　采用透射原理的传感器，只能局限于指尖和耳垂等有限部位进行测量，不能实现体表大多数部位的血氧饱和度监测。虽然从指尖或耳垂检测能反映全身的动脉血氧饱和度变化，然而却不能反映由于局部组织（如脑组织）发生循环障碍或局部组织（如肌肉组织）大量耗氧等情况下，组织血氧状态的变化。而局部组织和重要器官的血氧状态监护在很多临床情况下是至关重要的。采用反射式血氧饱和度传感器的设计，可避免透射式传感器透射深度有限的缺点，适用于全身各处肌肉组织氧含量的测量。

反射式传感器示意图如图 4 – 41 所示。

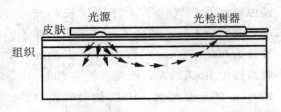

图 4 – 41 反射式传感器

反射式血氧饱和度的检测原理与透射式检测的电路部分基本相同，不同的只是传感器。反射式传感器虽然也是由两种波长的发光二极管和光敏元件组成，但对应位置发生了改变，光敏元件接收到的是组织的反射光。由于光线在组织中运动呈现随机性，反射式传感器所接受到的光线很难确定其确切的检测区域，从概率意义上说，光线从光源发射经组织传播到光敏元件接收，走过的是一条香蕉状路线。所以，光源与光敏元件的距离是一个重要的参数。一般设置为 4 ~ 10mm。

无论是反射式还是透射式血氧饱和度的检测，都是基于小动脉内血流的脉动，在低血压、低体温以及外围组织低灌注时，将使测量不准确，甚至无法测量；当血液有染色剂时，也会影响测量精度；若环境中有较强的光源时，会使传感器中的光敏元件接收值偏离正常范围。因此，要保证血氧饱和度检测准确，应考虑上述因素，必要时采用血气分析仪进行监护。

5. 呼吸 呼吸测量是肺功能检查的重要组成部分。典型的呼吸波形能反映出呼吸频率、潮气量、每分钟通气量、补气量、残气量、肺活量、呼吸流量等多个参数。对呼吸波的测量有时并不需要测量其全部参数，而只要求测量呼吸频率。呼吸监护就是指监护病人的呼吸频率。呼吸频率是病人在单位时间内呼吸的次数，用/min 表示。平静呼吸时，新生儿 60 ~ 70/min，成人 12 ~ 18/min。呼吸频率在监护中有热敏式和阻抗式两种测量方法。

（1）热敏电阻呼吸率传感器 可用热敏电阻作传感器，直接测量呼吸气流，检测电路较简单。图 4 – 42 是热敏电阻呼吸率传感器的测量线路图。将热敏电阻置于鼻腔内，可测试呼吸频率。电路由一个电桥及运放组成，呼吸气流流过热敏电阻时，

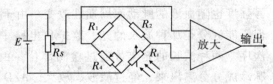

图 4 – 42 热敏电阻呼吸频率测量电路

改变了传热条件，使热敏电阻的温度随呼吸气流周期发生变化，从而使热敏电阻值发生周期性的变化。经过电桥，又将这一变化转换成与呼吸周期同步的电压信号经放大给后续的处理电路。

图中 R_1、R_2 为标准电阻，且 $R_1 = R_2$；R_4 为调零电阻，使用前调节 R_4 使它与热敏电阻值相等，电桥处于平衡状态，输出为零。R_s 是用来调整电桥灵敏度的。

图 4-43 是热敏电阻式呼吸频率传感器的示意图。热敏电阻放在夹子的平直片前端外测。使用时只要将夹子夹住鼻翼，并使热敏电阻置于鼻孔之中就行了。

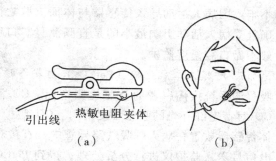

图 4-43　热敏式呼吸频率传感器示意图

（2）阻抗式呼吸测量　人体呼吸运动时，胸壁肌肉交变张弛，胸阔交替变形，肌体组织的电阻抗也随之交替变化，变化量为 0.1～3Ω，称为呼吸阻抗（肺阻抗）。呼吸阻抗与肺容量存在一定的关系，肺阻抗随肺容量的增大而增大。阻抗式呼吸测量就是根据肺阻抗的变化而设计的。监护测量中，呼吸阻抗电极与心电电极合用，即用心电电极同时检测心电信号和呼吸阻抗。电极安放方法与前面所述的"心电监护"相同。利用 L 和 R（或 L 和 RF）两个电极。电极之间的阻抗作为待测阻抗 Z_x，接在惠斯通电桥的一个桥臂上，如图 4-44 所示。电桥的供电电源采用 10Hz～100kHz 的高频电源，这种电源的频率不会引起心脏的刺激作用。

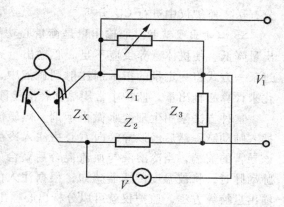

图 4-44　阻抗式呼吸测量

呼吸阻抗的测量除了电桥法以外，还有调制法、恒压源法和恒流源法。呼吸阻抗是容性的，电桥静态平衡调节较困难而呼吸阻抗随时间经常变化，平衡调节要经常进行，这样对长时间稳定不太方便。恒流源法就是输出高频恒定的电流通过电极直接加到病人的胸壁上。由于呼吸阻抗的周期变化，两电极之间的电压也周期性地变化，经滤波、放大后可描记呼吸曲线。呼吸曲线不但反应呼吸频率和深度，还可分析潮气量等。

胸阔的运动、身体的非呼吸运动都会造成体电阻的变化。当这种变化频率与呼吸频率检测放大器的频带相同时，监护仪很难区分正常的呼吸信号和运动干扰信号。因此，当病人出现严重而又持续的身体运动时，呼吸频率的测量可能会有一定的误差。

6. 体温监护　监护仪中的体温测量一般都采用负温度系数的热敏电阻作为温度传感器。即根据热敏电阻的阻值随其温度的变化而变化的特性而获得温度测量。体温测量的测量线路是惠斯通电桥，将热敏电阻接在电桥的一个桥臂上，通过测量电桥的不平衡输出测定温度。

监护仪一般提供一道体温，功能高挡的仪器可提供双道体温，可以监视两个部位的温差。体温探头的类型也分为体表探头和体腔探头，分别用来监护体表和腔内体温。体表体温一般测量腋下，体腔体温一般测量直肠或口腔。

在进行体表体温测量时，要注意保持传感器与体表的可靠接触，如果传感器粘贴不牢或因病人运动导致传感器与体面皮肤之间有间隙，有可能造成测量值偏低。最准确且受病人活动影响最小的是直肠测量。口腔测量难以做长时间的监护，普通病人一般不做口腔温度监护。

7. 呼吸末二氧化碳（PetCO₂）监护　呼吸末二氧化碳（PetCO₂）是麻醉患者和呼吸代谢系统疾病患者的重要检测指标。CO_2测量主要采用红外吸收法，即不同浓度的CO_2对特定红外光的吸收程度不同。CO_2监护由主流式和旁流式两种。主流式直接将气体传感器放置在病人呼吸气路导管中，直接对呼吸气体中的CO_2进行浓度转换，然后将电信号送入监护仪进行分析处理，得到$PetCO_2$参数；旁流式的光学传感器置于监护仪内，由气体采样管实时抽取病人呼吸气体样品，经气水分离器，去除呼吸气体中的水分，送入监护仪中进行CO_2分析。

8. 心输出量监护　心输出量是衡量心功能的重要指标。在某些病理条件下，心输出量降低，使机体营养供应不足。心输出量是心脏每分钟射出的血量，它的测定是通过某一方式将一定量的指示剂注射到血液中，经过在血液中的扩散，测定指示剂的变化来计算心输出量。监护中常用热稀释法检测。

这种方法采用生理盐水做指示剂，热敏电阻为温度传感器。将漂浮导管经由心房插入肺动脉，然后经该导管向右心房注入冷生理盐水或葡萄糖液，温度传感器放置于该导管的前端，当冷溶液与血流混合后就会发生温度变化，因此，当混合的血流进入肺动脉时，将被温度传感器感知，根据注入的时刻和混合后温度的变化情况，利用心输出量换算方程，监护仪就可以分析出心输出量。

$$Q = 1.08 \times b_0 \times C_T V_1 (T_b - T_1) \Big/ \int_0^\infty \Delta T_b \mathrm{d}t \qquad (4-38)$$

式中，1.08 是与注入冷生理盐水和血液比热及密度有关的常数；b_0是单位换算系数；C_T是相关系数；V_1和T_1是冷生理盐水的注入量和温度；T_b和ΔT_b是血液温度及其变化量。

监护仪可一次一次的反复测定不同时刻的心输出量，其测定间隙最短可达 2min。

二、心电监护仪的检定

目前国内对多参数监护仪尚未颁布检定规程或规范，仅对监护参数中的心电和血压两项参数颁布有 JJG 760—2003《心电监护仪检定规程》和 JJG 692—2010《无创自动测量血压计》。本部分内容适用于心电监护仪及多参数生理监护仪的心电监护部分的检定，所依据的技术文件为 JJG 760—2003。

规程中将心电监护仪（以下简称监护仪）按功能和结构分为以下四种类型：①心电图显示型；②心电图、心率显示型；③心电图显示、记录型；④心电图、心率显示和心电图记录型。

检定规程中将检定项目分为首次检定、后续检定和使用中检验，其中：极化电压、输入回路电流、时间常数、记录滞后、移位非线性、基线漂移六项指标在随后检定中不再要求。

（一）标准装置

心电监护仪检定标准装置同心电图机检定相同，皆为 EGC－1C 型或 EGC－2011 心脑电图机检定仪。

（二）检定前的准备

1. **熟悉待检的监护仪**　多参数监护仪的种类较多，操作也较为复杂，检定时尽可能地关闭如血氧、体温等监测参数或相应报警。注意：一般监护仪的心率来源不止心电信号一种（有时是脉搏血氧），应将心率来源选为心电。

2. **联机**　将心电监护仪电极插头插到检定仪相应插口 N、R、L、F、V_1。如果被检监护仪为遥测式，可将发射盒电极插头插到检定仪相应插口，首先通过检定仪向发射盒输入标准方波或正弦波信号，检查每个发射盒显示屏上是否接收到信号，波形有无失真，检查接收距离是否达到说明书要求，然后再随机选取一个发射盒进行所有项目的检测。

3. **仪器设置**

（1）**监护仪的设置**　检定时的"标准检定条件"指：灵敏度为 10mm/mV、走纸速度为 25mm/s、导联置 I。

（2）**检定仪的设置**　操作检定仪 EEG、ECG 两灯全灭，置心电监护检定状态。

（三）检定项目及方法

1. **心电监护仪显示部分的检定**

（1）**电压测量误差**　①对于连续可调式的心电监护仪，检定仪分别输出幅度 u_i 为 1、2、0.5mV（周期为 0.4s）的标准方波信号，监护仪的灵敏度分别置 10mm/mV、5mm/mV、20mm/mV，测量显示信号幅度 u。②对于连续可调式的心电监护仪，首先利用监护仪机内定标电压，调节其增益电位器，屏幕上显示的幅度应为 20mm/mV；然后检定仪分别输出电压 u_i 为 1mV、0.5mV，周期为 0.4s 的标准方波信号，测量显示信号幅度 u。

比较 u 和 u_i，并计算其相对误差。要求：最大允许误差为 ±10%。

注意事项：许多监护仪显示幅度为记录幅度 1.5 倍或 1.5 倍以上，这种情况下，应以显示屏上 1mV 标准电压信号幅度为基准测量此时电压幅度。

（2）**噪声电平**　操作检定仪使监护仪各输入端均通过模拟皮肤－电极阻抗接 N 端；调节监护仪增益电位器，使其灵敏度 S_n' 为 20mm/mV，记录此时示波屏幕上的噪声幅度 H_n，按公式（4－39）计算噪声电平 U_n。

$$U_n = \frac{H_n}{S_n'} \times 10^3 \qquad (4-39)$$

要求：噪声电平应不大于 $30\mu V_{PK}$。

注意事项：检定噪声电平时，要求检定仪和被检监护仪应接地，如果检定场所没有合格地线，此项检定可能超差，但不能以此判定仪器不合格。

（3）**扫描速度误差**　检定仪输出 1mV、1s 的方波信号至监护仪。将监护仪置"标准检定条件"，压下 FREEZE 冻结键，用刻度尺测量示波屏幕上所显示的左、中、右三个完整信号周期对应的长度，找出其中偏离标准值（25mm）最大者 L，按公式（4－40）计算出扫描速度相对误差 δ_t。

$$\delta_t = \frac{L-25}{25} \times 100\% \qquad (4-40)$$

当检定 50mm/s 扫描速度时，将检定仪输出信号周期改为 0.5s。重复以上测试过程。

要求：扫描速度误差应不大于 ±10%。

注意事项：当监护仪没有 FREEZE 功能时，可不检此项。

（4）输入回路电流 测量电路如图 4-45 所示，监护仪灵敏度 S_n 置 10mm/mV；首先，操作检定仪使开关 S_1 按一定频率关闭、断开，测量示波屏幕上所显示的方波幅度值（只计算方波幅值，不计过冲值）；然后，使开关 S_2 按一定频率关闭、断开，测量示波屏幕上所显示的方波幅度值；取两次所测得的方波幅度值中较大的为 H_I（10mm 以内合格），输入回路电流 I_{in}（μA）按公式（4-41）计算。

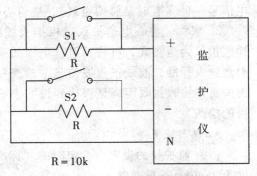

图 4-45　输入回路电流测量电路

$$I_{in} = \frac{U_I}{R} = \frac{H_I}{S_n \cdot R} \times 10^3 \qquad (4-41)$$

式中：$R = 10k\Omega$

要求：输入回路电流应不大于 0.1μA。

注意事项：检定仪继电器开关切换时会串入的干扰，致使输入回路电流的测试波形上有较高的"过冲"，如图 4-46 所示，测量示波屏幕上所显示的方波幅度值时，不计入方波上的过冲，只测量方波幅值。

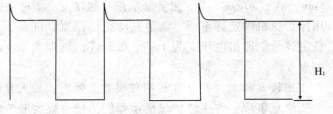

图 4-46　输入回路电流的测试波形

（5）心率示值误差 检定仪在幅度为 ±0.5mV、±3mV 四种情况下，输出心率分别为 30/min、120/min、200/min 的标准心率信号，从监护仪上读取心率显示值。

最后，取 12 个心率显示值中偏离标准心率值 F_0 较大者为 F_X。再按公式（4-42）计算心率示值误差。

$$\delta_a = \frac{F_X - F_0}{F_0} \times 100\% \qquad (4-42)$$

要求：心率示值误差应不大于 ±5% ±1 个字。

（6）心率报警发生时间 将监护仪报警上、下限预置值分别设定为 120/min、60/min。检定仪输出幅度为 +0.5mV、心率为 90/min 的标准心率信号到监护仪。待心率显示稳定后，操作检定仪，使心率信号即从 90/min 跳变到 150/min，同时用秒表测量转换瞬间开始到监护仪发生报警的时间；然后，使检定仪的心率信号回复到 90/min，待心率显示稳定后，再次使检定仪的心率信号从 90/min 跳变到 30/min，用秒表测量报警发生的时间。两次测得值均应小于 12s。

注意事项：①如按过报警暂停键（该键操作之后 1 分钟之内不响应报警），应在 1 分钟后再进行心率报警发生时间的检测；②每次心率跳变应在监护仪心率显示稳定在 90/min，且报警的声光指示消失后进行；③部分监护仪报警上、下限预置值不能设定为 120/min、60/min，只需使上、下值尽量靠近 120/min、60/min 即可。

（7）心率报警预置值 将监护仪心率报警上、下限预置值分别置为 180/min、30/min。检定仪输出幅度为 +0.5mV、心率为 90/min 的标准心率信号到监护仪，待心率显示稳定后，再将心率信号改变为 27/min，此心率下监护仪应报警；使检定仪的心率信号重新回到 90/min，待心率显示稳定后，再操作检定仪使心率变为 200/min，此时也应报警。

规程要求：误差不大于预置值的 ±10% ±1 个字。

注意事项：在（5）、（6）、（7）三项的检定过程中，当检定仪输出的标准心电信号幅度为 $0.5mV_{pk}$ 时，有些型号的监护仪可能检测不到心率，此时，可通过增加检定仪输出信号幅度或提高监护仪灵敏度的方法解决。

（8）耐极化电压 和心电图机相应的检定项目的相同。

注意事项：有些型号的监护仪，在加入极化电压后，会出现短暂的监护波形消失，可等待数秒钟，观测波形恢复后的幅度。

（9）幅频特性 检定仪输出 1mV、10Hz 的正弦波信号，调整检定仪输出信号的幅度，使监护仪显示幅度 H_0 达到 10mm。

1）对于监护导联，在 1～25Hz 频率范围内，改变检定仪输出信号频率，首次检定时，频率间隔 2Hz；随后检定时，频率间隔 5Hz；分别检测监护仪显示和记录信号幅度，应在 7.0～10.5mm。

该项检定合格的监护仪，应测出幅频特性的频率下限（1Hz）和上限（25Hz）所对应的信号幅值 H_x，按公式（4-43）计算相对 H_0 的偏差作为该项的检定结果；该项检定不合格的监护仪，应测出偏离规定范围 7.0～10.5mm 最远的频率点幅值作为 H_x，按公式（4-43）计算相对 H_0 的偏差作为该项的检定结果。

2）对于标准心电导联，在 1～60Hz 频率范围内，改变检定仪输出信号频率，首次检定时，频率间隔 5Hz；随后检定时，频率间隔 10Hz；分别检测监护仪显示和记录信号幅度，应在 9.0～10.5mm。

该项检定合格的监护仪，应测出幅频特性的频率下限（1Hz）和上限（60Hz）所对应的信号幅值 H_x，按公式（4-43）计算出相对 H_0 的偏差作为该项的检定结果；该项检定不合格的监护仪，应测出偏离规定范围 9.0～10.5mm 最远的频率点幅值作为 H_x，按公式（4-43）计算出相对 H_0 的偏差作为该项的检定结果。

$$\delta_f = \frac{H_x - H_{10}}{H_{10}} \times 100\% \tag{4-43}$$

注意事项：必须将被检监护仪设置在"诊断"模式（或"标准心电导联"模式），并在该模式下选择最宽的频响范围（如某监护仪在诊断模式下具有 0.05～40Hz 及 0.05～150Hz 两种频响范围，则应选择 0.05～150Hz）。

（10）共模抑制比 仅适用于有"标准心电导联"功能选项的监护仪，不适用于监护导联（其频带不能覆盖 50Hz），其检定和心电图机相应检定项目相同。

注意事项：此项检定应在检定仪所有项目检定完成后再检，可把显示和记录部分同时检定，但分别记录，同时应注意一定要把监护仪和共模抑制比盒接地端短接后一点接地，才能使检定结果正确。

2. 记录部分的检定（仅对描笔式记录器实时输出波形的监护仪进行以下部分的检定）

（1）电压测量误差　和显示部分的电压测量检定方法相同。

注意事项：此项检定可以和显示部分的电压误差测量同时进行，使检定仪的调节更为方便。

（2）记录速度误差　可以和显示部分的扫描速度误差同时进行。

（3）时间常数　和心电图机相应检定项目相同。规程对监护仪时间常数要求不小于 0.3s。

（4）滞后　和模拟心电图机相应检定项目相同。

（5）幅频特性　检定仪输出 1mV、10Hz 的正弦波信号，调整检定仪输出信号的幅度，使记录纸上描记波形幅度 H_0 达到 10mm。

具体检定方法和显示部分的幅频特性检定方法相同。

注意事项：如果监护仪对 10Hz 的正弦波信号所显示幅度和记录幅度相同（许多监护仪显示幅度为记录幅度 1.5 倍或 1.5 倍以上），此项检定可以和心电图显示部分的幅频特性检定同时进行。

（6）移位非线性误差　检定仪输出 10Hz、1mV 正弦信号。监护仪置"标准检定条件"，调节检定仪正弦信号幅度，使记录波形幅度 H_0 为 10mm。调节记录笔的基线位置，上下各移位 15mm，分别记录两种位置处的波形幅度，取偏离 H_0 较大者为 H_m，按公式（4-44）计算移位非线性误差。在 ±20mm 范围内，移位非线性误差不大于 ±10%。

$$\delta_m = \frac{H_m - H_0}{H_0} \times 100\% \qquad\qquad (4-44)$$

（7）基线漂移　和模拟心电图机相应检定项目类似，不同之处是测量 10s 时间（心电图机测量时间是 60s）内描笔所记录的基线漂移的最大值。

要求：10s 内基线漂移不大于 1mm。

三、无创血压监护仪的检定

本部分所依据的技术文件为 JJG 692—2010《无创自动测量血压计》，采用的检定装置为无创血压模拟仪。适用于无创自动测量血压计或多参数监护仪中的血压参数的检定。

（一）检定装置

1. 无创血压模拟器　无创血压模拟器可用于检验基于振荡法的无创血压监护仪。也可模拟各种经过校准的扰动和各种真实情况下的心律失常，提供高/低压力释放校验以及自动泄漏测试，并可产生由用户选择的压力水平用于校验各种压力监测仪。

技术指标：压力测量范围涵盖 0 ~ 330mmHg，误差±1%；泄漏率测量范围：1 ~ 500mmHg/min；能预置扰动和心律失常：包括心动过缓，心动过速，老年，肥胖，剧烈运动，适度运动以及弱脉。

2. 标准压力计　压力测量范围：0 ~ 300mmHg；压力示值最大允许误差：0.75mmHg。

（二）检定项目和检定方法

1. 静态压力测量范围及静态压力示值误差的检定

（1）被检设备与血压模拟器的连接。连接方法参照血压模拟器使用手册。

（2）被检设备处于静态压力测量模式，此时血压计的排气阀应处于关闭状态。多参数监护仪中血压参数静态压力测试需进入维修或维护模式，通常需要厂家提供进入该模式的密码。无创血压模拟器置静态压力测量模式，输出标准压力值。

（3）依照血压计压力检测范围，至少选取 5 个点，基本均匀分布在全量程。血压模拟器产生标准压力值 P_0，读取被检设备的压力示值 P_i。按照升压和降压两个方向测量，选取两次测量的平均值作为该点的血压测量值 P。

（4）按公式（4 - 45）计算静态压力示值误差。

$$\Delta p = P - P_0 \qquad\qquad (4 - 45)$$

要求：静态压力示值误差：首次检定不大于 ±3mmHg、随后检定和使用中检验不大于 ±4mmHg。

2. 动态血压示值重复性的检定

（1）无创血压模拟器和被检设备置动态血压测量模式

（2）对于成人血压计，无创血压模拟器输出 150/100（116）mmHg 标准压力值、脉率为 80/min；对于新生儿血压计，无创血压模拟器输出 60/30（40）mmHg 标准压力值、脉率为 120/min。或依据模拟器型号选取与上述参数相近的参数。

（3）观察并记录被检设备上的血压示值。

（4）每个点重复测量 5 次，按公式（4 - 46）计算动态血压示值重复性。

$$S_{SD} = \frac{R_{SD}}{C} = \frac{R_{SD}}{2.33} \qquad\qquad (4 - 46)$$

式中：S_{SD} 为收缩压（或舒张压）示值重复性，mmHg；

R_{SD} 为收缩压（或舒张压）5 次测量结果中最大值和最小值之差，称为极差，mmHg；

C 为极差系数，当测量次数为 5 次时，C =2.33。

3. 压力气密性检查　将无创血压模拟器设置为漏气测试工作模式，设置预设压力分别为 250mmHg 和 50mmHg，袖带内压力上升至测量点后，等待 5min，观察被检设备压力值的变化，计算压力漏气率。

四、多参数监护仪的校准

该部分适用于多参数监护仪的校准，依据的技术文件为《多参数监护仪校准规范军用标准》。

（一）检测标准设备

检测设备包括：多参数病人模拟器（可模拟病人心电、呼吸、血氧等）、无创血压模拟器和血氧饱和度模拟器。技术指标如下：

1. 多参数病人模拟器　多参数病人模拟器可输出心电性能测试波形、有创血压模拟、体温、呼吸以及心输出量五个参数，用于检测监护仪的对应功能。要求：心率模拟范围为 30～300/min，最大允许误差设置值±1% +1 个字；有标准心率信号及心律失常信号输出；呼吸率：0～120/min，最大允许误差±1%。

2. 无创血压模拟器　同无创血压监护仪检定中检定装置的要求。

3. 血氧饱和度模拟器　血氧饱和度模拟器可以模拟各种不同的血氧饱和度和低灌注下的血氧饱和度以及不同的脉率，用来检测监护仪血氧饱和度功能。要求：血氧饱和度范围为（30～100）%，且当血氧饱和度为（65～100）% 时，误差为±（设定值的0.5%），当血氧饱和度为（30～64）% 时，误差为±（显示值的1%）；脉率范围为1～300/min，脉搏波幅度：（0～100）%，且当幅度≥30% 时，误差为±1%，当幅度在（1～29）% 时，误差为±5%。

（二）检测方法

1. 外观及附件检查　①检查设备外观是否有机械损伤；所有旋钮、开关应牢固可靠，定位正确，并有报警功能及取消报警功能。②确保设备外表清洁，设备上无外加硬物及液体等有可能损坏设备的物体。③对于有插件的监护仪，应确保插件与主机接触良好，并确定安全锁定。④确认各种安全标识和标签是否清晰完整。⑤环境条件应符合要求。⑥附件检查：检查心电导联线、血压袖带和血氧缆线有无损坏。

2. 参数设置与功能检查　①根据所连接附件，打开相应参数检测功能。②根据监测项目选择相应监测模式，如新生儿模式，成人模式。③合理设置监护仪的参数报警上下限。④打开心律失常报警检测功能。⑤检查监护仪的电源指示灯是否正常（如交流电指示等是否有显示），以防止设备内置电池电量耗尽后设备自动关机。

3. 心率检测　连接模拟器和监护仪，按顺序依次设置多参数模拟器输出心率信号在 30/min、60/min、100/min、120/min、180/min、250/min、300/min，并记录监护仪心率示值，按公式（4-47）计算心率测量误差。

$$\delta_{HR} = \frac{HR - HR_0}{HR_0} \times 100\% \qquad (4-47)$$

式中：δ_{HR} 为心率示值误差，%；

HR_0 为模拟器设定心率值，/min；

HR 为被检设备显示心率值，/min。

4. 心律失常功能检测　开启心律失常检测功能，通过多参数模拟器设定 1 个室颤信号，输出至监护仪，观察监护仪有无心律失常显示及报警。

5. 呼吸频率检测　设置多参数模拟器呼吸检测项目的基线阻抗 500Ω，阻抗变化率为 3Ω，连接模拟器和监护仪，按顺序依次设置多参数模拟器输出呼吸频率信号在15/min、20/min、40/min、60/min 和 80/min，并记录监护仪呼吸频率示值，计算误差，计算方法同心率误差计算方法。

6. 过压保护测试

（1）设置监护仪为成人模式，将无创血压模拟器血压输出设置为 330mmHg，观察监护仪血压显示值在 300～330mmHg 有无迅速放气功能。

（2）设置监护仪为新生儿模式，将无创血压模拟器血压输出设置为 165mmHg，观察监护仪血压显示值在 165mmHg 前有无迅速放气功能。

（3）无创血压示值检测　依次设置无创血压模拟器输出 60/30（40）mmHg、80/50（60）mmHg、100/65（76）mmHg、120/80（93）mmHg 及 150/100（116）mmHg 共 5 组参数，或选择其他模拟器与上述参数相近的参数，观察并记录监护仪上示值，按照公式（4－48）计算误差。

$$\Delta P_{S(D)} = P_{S(D)} - P_{S(D)0} \qquad\qquad (4-48)$$

式中：$\Delta P_{S(D)}$ ——收缩压（或舒张压）的误差，mmHg；

$P_{S(D)}$ ——实际测量的收缩压（或舒张压）值，mmHg；

$P_{S(D)0}$ ——设定输出的收缩压（或舒张压）值，mmHg。

7. 重复性测试　在 5 组血压参数测量后，对于其中偏差最大的一组进行重复性测试，在此点连续测量五次，记录最大偏差。

8. 单次血压最长测量时间

（1）将监护仪设为成人模式，设置血压模拟器输出 255/195（215），检测血压值并记录测量时间。测量时间为从加压开始到泄气到 15mmHg 的时间，此测量时间应小于 180s。

（2）将监护仪设为新生儿模式，选择压力输出点 120/80（95），检测血压值并记录测量时间。测量时间为从加压开始到泄气到 5mmHg 的时间，此测量时间应小于 90s。

注：对于没有模式选择的监护仪，其工作模式默认为成人模式。

9. 漏气率检测　将无创血压模拟器设置为漏气测试工作模式，设置预设压力为 200mmHg，袖带内压力上升至 200mmHg 后，等待 1min 后，开始观察和计算设备漏气率。

10. 血氧饱和度　将模拟器与监护仪连接，分别设置血氧饱和度为 85%、88%、90%、98% 和 100% 输入监护仪，记录监护仪血氧饱和度示值。注意对于不同厂家的监护仪的血氧模块有所不同，如 BCI，Nellocer，Ohmeda 等，应根据被检设备的血氧模块选择相应的血氧检测曲线。血氧饱和度误差计算方法同中心率误差计算方法。

第五节　心脏除颤器

心脏除颤器是构成心血管急救系统中的主要急救用医疗设备，它利用释放高能量的电脉冲治疗各种严重的心脏疾患，包括室颤或室性心动过速、房颤及心脏骤停等。以上任何一种情况都是由于心脏发生无节律地收缩，从而使大脑和其他重要器官得不到充足的血液供应。心脏骤停是最危重的急症，病人存活的关键在于抢救的速度，除了实施心肺复苏之外，绝大多数的心脏骤停病人所需的是立即电击除颤，以促使心脏恢复正常有节律的跳动。

心脏是人体血液循环系统的动力器官，血液循环系统是由心脏和血管组成的封闭管道系统，由于心脏节律性的收缩与舒张，推动血液不断地在心脏和血管中单向循环流动，通过毛细血管与组织进行物质交换。正常的血液循环是保证每个组织、每个器官进行正常代谢和功能必不可少的条件，一旦循环系统出现障碍，以至正常代谢无法进行，将会造成组织、器官的缺氧，甚至坏死。各种组织对缺氧的耐受力不同，以大脑皮质对缺氧最为敏感，只要大脑中的血液循环停止 3～10s，人就会丧失意识；血液循环停止 5～7min，大脑皮质将出现不可逆的损伤。所以，重症心脏疾患病人存活的关键在于抢救的速度。

心脏除颤器作为急救设备，在临床医疗中的正确使用和及时维护对提高临床急救的成功率，减少临床急救风险具有重要意义。所以，应采取预防性维护保养和定期的计量检测等手段，主动控制设备的质量状态，使之更好的发挥其临床作用。

一、心脏除颤器基础知识

（一）正常心电图

心脏内有一组特殊分化的心肌纤维，它们具有自律性，即无需任何外来刺激便可自动地按时发出有节奏的激动，由此产生心脏的规律性收缩。心脏的规律电活动，产生弱电流传导至全身，在身体不同部位放置电极，并联接到心电图记录仪，便可把这变动着的电位差记录成曲线，就是心电图。

正常心电图波形如图 4-47 所示：

正常心电图的组成及形态见本章第一节。

心电图是诊断心脏疾患的重要手段，尤其是各种心律失常。正常情况下，人体

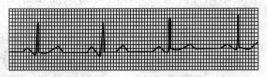

图 4-47 正常窦性心律

心脏右心房的窦房结能自动地、有节律地发出电脉冲，通过心肌神经传导系统向心脏各部位发出指令，使心肌收缩，心脏跳动，向全身泵送血液。若心肌神经传导系统发生障碍或者窦房结不能有规律地发出电脉冲、下传电脉冲，心脏就会出现心律失常，甚至停跳，危及患者生命。

（二）心律失常

心律失常是指心脏搏动的频率、节律、起搏部位、传导速度或兴奋次序的异常。常见心律失常有心动过速、心动过缓、心律不齐、窦性停搏、早搏、阵发性心动过速、心房颤动、扑动、心室颤动及房室传导阻滞等。心肌自律性和传导性的异常是心律失常发生的主要基础。

常见心律失常的临床表现及心电图的变化：

1. 心动过速（窦性、房性、室性）　患者除心悸、不安外，其他症状不明显，临床表现为心率增快，一般为 100～140/min（图 4-48）。

2. 心动过缓　患者常有疲乏、头晕、心悸、气促、胸闷、胸痛、心力衰竭和低血压等，临床表现为心率过慢，一般在 45～60/min，也可低于 40/min（图 4-49）。

3. 早搏或停搏　患者可有头晕、心悸等症状，早搏发生时，患者常感到心悸或有心前区被挤压的感觉，严重时有头晕、胸闷等不适。脉搏则有间断的缺失，脉率次数少于心跳，窦性停搏时间较长可有昏厥。

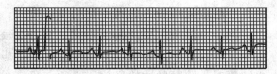

图 4 - 48　心动过速心电图

4. 房室传导阻滞　房室传导阻滞可有心率变慢或心跳暂停，甚至心率仅有 20 ~ 40/min，患者可出现昏厥、抽搐症状。

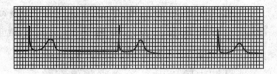

图 4 - 49　心动过缓心电图

5. 阵发性心动过速　阵发性发作，突然发作、突然消失，可反复发作，发作时心率可达 150 ~ 220/min，发作时间可持续数分钟至数小时，甚至数天。患者可有心悸，心前区不适，眩晕等症状（图 4 - 50）。

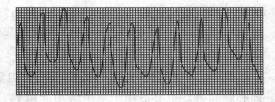

图 4 - 50　室性心动过速

6. 心房扑动和心房颤动　大多数房颤患者可有心慌症状，部分患者可感觉头晕、疲乏，严重者有气短，即呼吸困难，尤其是上楼，活动时明显。少数人有一过性眼睛发黑表现。心房颤动可有心跳不规则、脉搏快慢强弱不一，次数少于心跳。极少数房颤患者可以无任何不适症状，仅在体格检查和做心电图检查时被发现（图 4 - 51）。

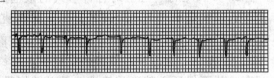

图 4 - 51　心房颤动心电图

7. 心室扑动和颤动　当患者发生室扑和室颤时，由于心肌失去了正常的收缩能力，出现不规则、不协调的"颤动"，丧失了正常的排血功能。患者常表现为昏厥、抽搐、昏迷。从表面上看已进入"死

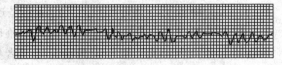

图 4 - 52　心室颤动心电图

亡"状态，如果此时做心电图检查，也只能描记出一条扑动或颤动的曲线。心电图将表现为"正弦曲线"样波形，频率约为 200/min（图 4 - 52）。

心房颤动波形与心室颤动波形的区别在于：心房颤动波形振幅大，较慢；心室颤动波形波幅常逐渐变低，频率减慢，直至停止。

（三）心律电转复

1. 心脏电除颤　以电能治疗各种异位快速心律失常使之恢复为窦性心律的方法称为心律电转复。实现心律电转复的装置即心脏除颤器，所以，心律电转复通常也被称为心脏电除颤。

心脏电除颤的机制：由于心脏兴奋波的发放紊乱或传导受阻，使心跳失去正常节律性，如果在短时间内突然对心脏通以相对高电流，则瞬间心肌的异常兴奋被消除，然后，由自律性最高的窦房结发出兴奋控制心脏，即恢复为窦性心律。

心脏电除颤分为非同步及同步两种：

同步电除颤主要应用于房颤、房扑、室上速、室速等快速心律失常，经电除颤后可恢复窦性心律。因在以上几种情况下，患者虽有心律失常，但尚有自身节律，实施电除颤时，除颤脉冲的释放，必须与患者的心搏同步，使电刺激信号落入心室绝对不应期中（R波起始后30ms处），以免刺激落入T波顶峰附近的心室易损期而引起室颤。

非同步电除颤的绝对适应证是心室颤动。电除颤时无须考虑患者的自主节律，所以称非同步除颤。在心脏骤停时，为了争取时间，在不了解心脏骤停性质的情况下，可立即实施非同步除颤，称为盲目除颤。

早期电除颤对救治心脏骤停至关重要。心脏骤停前最常见的心律失常是心室颤动，治疗室颤最有效的方法是电除颤，成功除颤的机会转瞬即逝，未实施心律电转复的室颤数分钟内就可能转为心脏停搏。实施电除颤的时机是治疗心室颤动的关键，每延迟除颤时间1min，复苏的成功率将下降7%～10%。因此，室颤一旦被发现要尽可能快地实施除颤。

此外，有些心律失常的治疗采用与电除颤强电流不同的方法，采用弱电流刺激，即心脏起搏。主要适用于窦房结功能障碍、房室传导阻滞、阵发性心动过速、心动过缓等心脏急症。

2. 心脏起搏　心脏对各种形式的微电流刺激所产生的收缩反应特性是人工心脏起搏在心脏疾病中应用的生理基础。人体各脏器的生理功能，必须靠心脏维持适当频率的节律舒缩，保证所需新鲜血液的供应才能完成。正常心脏收缩的频率为60～100/min，若心率过低，排血量将必受影响。安装起搏器后，可使过缓的心率提高到所需的频率，从而保证心脏正常的排血量以供脏器的需要。

心脏起搏器在临床上的广泛应用，使过去药物治疗无效的严重心律失常患者得到救治，大大降低了心血管疾病的死亡率，是近代生物医学工程对人类的一项重大贡献。

依据心脏起搏器放置位置可分为体外临时起搏型和体内植入式两种，前者供急救性临时起搏，后者供长期性起搏治疗。二者置入心脏导管的位置及方法均一样，唯独是起搏器置入人体皮下称体内起搏器，而放置于体外者称为体外起搏器。体外起搏器体积较大，但能随时更换电池及调整起搏频率，另外若出现快速心律失常，还可以进行超速抑制，但携带不方便，再者导线入口处易感染，现多用于临时起搏。体内起搏器体积小，携带方便、安全，用于永久性起搏，但在电池耗尽时需手术切开囊袋更换整个起搏器。

依据心脏起搏器工作方式分为同步型、非同步型、体外遥控及按需起搏：

（1）非同步（固定频率）型　发出的脉冲频率固定，一般为70/min左右，不受自主心律影响，缺点是一旦心脏自主心律超过起搏频率，便可发生心跳竞争现象，甚至因此导致严重心律失常而威胁病人生命安全，因而现基本淘汰。

（2）同步（非竞争）型　起搏器属双线系统，一组电极在心房，一组电极在心室，通过心房电极接受心房冲动，经过适当的延迟以后，激动脉冲发生器，再通过心室电极引起心室激动，使房室收缩能按正常程序进行，合乎生理要求，这是该型起搏器的独特优点，因它能增多回心血量，增强心缩力量，提高每搏输出量。但缺点是电路复杂，耗电量大，使用寿命较短。

（3）可调试起搏器（体外遥控起搏器）　它的频率可以通过编制一定程序的体外程控器进行调整，一般可将脉冲频率在 50～180/min 根据病人需要进行体外程控调整，也就是可用程控器将脉冲调整到病人最佳状态的心跳次数，这种起搏器一般为多功能的，能按生理需要进行多参数调整。

（4）R 波抑制型起搏器（按需起搏器）　平时以自己的固有频率发放脉冲，刺激心室收缩，一旦出现超过起搏器脉冲频率的心脏自身节律，起搏器将自动感知而将低于自身节律脉冲进行抑制而不发放冲动，此时表现出来的为自身节律。一旦自身节律低于起搏器的固有频率，也即心室电极感知不到自身节律所产生的 R 波，起搏器将等待预定的一段时间（即所谓的逸搏间期）后，立即又按照固有的起搏频率发放脉冲而进入工作状态。此型起搏器为目前最常用的一种。

二、心脏除颤器

（一）心脏除颤器原理

心脏除颤器应用高压电容储备可控制的直流电能，然后通过两个电极，在瞬间向病人胸壁或心脏释放，达到消除某些心律失常的目的，这种直流电除颤具有损伤小和安全可靠的优点。

一般心脏除颤器多数采用 RLC 阻尼放电的方法，其充放电基本原理如图 4－53 所示。

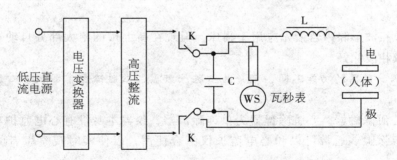

图 4－53　心脏除颤器原理框图

电压变换器将直流低压变换成脉冲高压，经高压整流后向储能电容 C 充电，使电容获得一定的储能。除颤治疗时，控制高压继电器 K 动作，由储能电容 C、电感 L 及人体（负荷）串联接通，使之构成 RLC（R 为人体电阻、导线本身电阻、人体与电极的接触电阻三者之和）串联谐振衰减振荡电路，即为阻尼振荡放电电路。

（二）心脏除颤器的临床使用及分类

1. 根据除颤放电波形的不同，可分为单相波除颤器和双相波除颤器

（1）单相波形除颤器　单相波形由单极发出电流（电流方向），并可以根据脉冲降低到零的速率进一步分为单相缓冲正弦波形和单相方形波。单相缓冲正弦波形的电流是逐渐降低到零点，如图 4－54（a）所示。而单相方形波的电流则是骤然降到零点，

如图 4－54（b）所示。尽管现在已经很少生产单相波形除颤仪，但仍有许多还在使用，并且其中大部分是单向缓冲正弦波形。

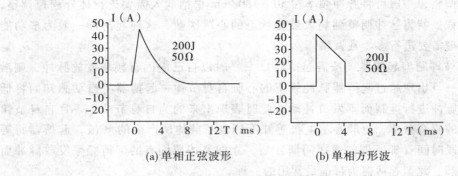

(a) 单相正弦波形　　　　　　　　(b) 单相方形波

图 4－54　单相放电波形

（2）双相波形除颤器　双相波是指除颤器释放一段时间正相电流和一段时间反相电流，依次有两个电流脉冲，第二个与第一个的方向相反。临床使用证实，当使用双相波形进行除颤时，如果能量与单相波形相当或低于单相波形除颤，则终止室颤更为安全有效。同时由于电流峰值的降低，可减小对患者心肌的损伤。此外，低能量双相波放电意味着可使用较小的、较轻的电容和电池，使减小设备体积和降低成本成为可能。

双相放电波形的种类较多，不同型号仪器有所不同，图 4－55 给出几种不同的双相波形以示参考。

虽然单相波形除颤器最先应用于临床，但现在新上市的绝大部分自动和人工除颤器都使用双相波除颤。

2. 根据除颤器的功能不同，可分为心脏除颤器、心脏除颤监护仪、心脏除颤起搏监护仪

（1）心脏除颤器　心脏除颤器为单纯除颤器，仪器本身没有心电监护功能，仅适用于非同步除颤。通常可以和心电监护仪配合使用，以便实时观察患者的心电恢复状况。

在对心脏节律的分析中发现，突发心脏骤停的 40% 患者是由室颤所致。目前国内外公认治疗室颤最有效的方法是迅速电击除颤。室颤全部使用体外非同步除颤。

（2）心脏除颤监护仪　心脏除颤器与心电监护仪的组合或一体机，它可通过除颤电极或心电监护电极提取患者心电信号，显示在示波屏上，通常可作为心电监护仪使用，当患者出现异常心电时发出报警，由操作者利用除颤器进行除颤。心脏除颤监护仪可实施同步除颤也可实施非同步除颤。

（3）心脏起搏除颤监护仪　组合了心脏除颤器、心电监护仪、心脏起搏器的多种功能，有些还可监护血氧饱和度、血压等参数。

心脏起搏器作为仪器组件之一，仅用于体外起搏。起搏材料为心脏起搏除颤监护仪随机配戴的标准型多功能起搏电极片。起搏电极将起搏电流通过胸壁表面皮肤、皮下组织及肌肉传输到心脏进行起搏。血流动力学效应取决于心脏收缩功能与电反应，

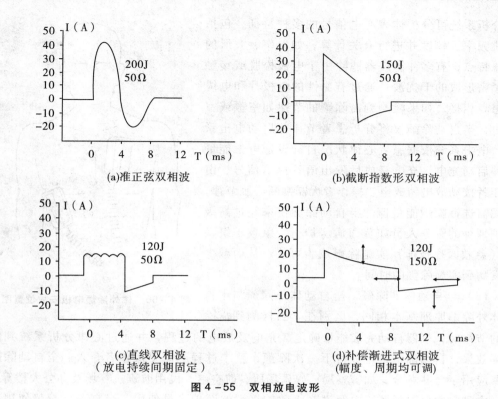

图 4 –55 双相放电波形

因此非侵入性体外心脏起搏不失为急诊心脏起搏的最佳方式。

血氧饱和度是衡量人体血液携带氧的能力的重要参数，反映了循环系统的代谢状态。通过对血氧饱和度进行监护，可及时了解患者的血氧含量，具有极其重要的临床价值。在心肺复苏和心律失常的急救中，心电和血氧监护是必不可少的。

3. 根据除颤的操作方式不同，分为手动除颤、半自动除颤及自动除颤

（1）手动除颤　除颤器设有多种不同的能量挡，面板或除颤手柄上设有充电和放电开关。当患者出现需除颤的心律失常时，由操作者根据病人的具体情况选取能量值；然后操作充电开关，高压充电电容开始充电，能量达到预选值后，除颤器有声光提示；此时操作放电开关立即实施除颤。

手动除颤可分为体内除颤和体外除颤。

体外除颤时，除颤手柄放在患者胸部或胸背部。除颤手柄负极（STERNUM）通常放于右锁骨下、胸骨右缘外；正极（APEX）置于左乳头下方。电极安放位置如图 4 – 56 所示。体外除颤过程中，操作者身体不能直接接触病人和病床，以防触电。

体内除颤时，使用除颤器随机配戴的标准型除颤电极片。除颤电极放置在胸内，直接接触心脏进行除颤。主要用于开胸心脏手术时直接心肌电击。胸内除颤电极用无菌生理盐水纱布包扎，分别置于心脏的前后（左、右心室壁）。目前，体内埋藏式除颤器已经应用于临床，它除了能够自动除颤以外，还能自动进行监护，判断心律失常、选择治疗方法。

（2）半自动体外除颤　半自动除颤仪包括心脏节律分析系统和电击系统。心脏节

律分析系统可分析体表心电信号的多种特征，包括心跳频率、幅度并进行有关计算，如斜率、波形的形态特点；有多种滤波器滤除由于电极松脱或接触不紧密形成的干扰波；通过有黏性的电极片和电缆与患者相接，如果检测到需除颤的节律如室颤或室速时，半自动除颤仪将分析患者节律并启动电击系统。电击系统依据患者心律状况自动设定电击能量值并启动充电，充电完成后发出语音提示信号，由操作者按动放电钮放电。操作者无需判断心脏节律，也无需选择除颤能量值。半自动除颤使未经过高级救护训练的医务人员如普通病房护士、急救车组人员（急救医疗技师）实施除颤成为可能，从而减少从发病到实施除颤的时间。

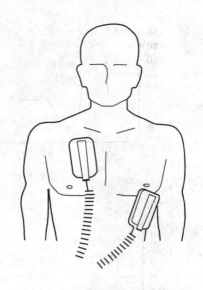

图 4 - 56　体外除颤电极安放位置图

（3）全自动体外除颤　全自动体外除颤与半自动体外除颤原理基本相同，区别在于当检测到需除颤的节律时，仪器自动完成能量确定、充电及放电的过程，并通过心律分析系统判断除颤效果，自动确定是否进行下一次除颤，整个过程不需要操作者介入。全自动除颤主要应用于公共场合，如警察局、娱乐场所、航空港、民用航班、赛场及办公大楼等。

手动除颤仪限于医院内经过高级救护培训的医护人员使用，半自动除颤仪使用范围可普及到经过普通培训的救护人员，而全自动除颤仪多使用于公共场所。所有这些措施都使重症心脏疾患的救治效率得到很大提高。

但大量的临床经验证实，自动除颤的效果会受到某些因素的影响，如患者的活动、体位变动以及人工信号等。只有当确实证明患者发生了心脏骤停，而且所有的活动，尤其是搬动患者都已停止的状态下，才可使自动除颤处于分析模式。如果患者持续呈喘息样呼吸，仪器可能无法完成自动心律分析。

（三）除颤器的主要功能及使用方法

1. 除颤

（1）能量设定　仪器面板或除颤手柄上设有能量选择开关，单相波除颤仪一般为2～360J可选，双相波除颤仪一般为2～200J可选。体内除颤释放能量一般不大于50J，体外除颤不超过400J；双相波能量较低，一般为单相波的一半。

（2）充电　选定好能量档位后，按下充电钮，即对除颤器高压电容充电，达到预定值后，仪器有声光指示。

（3）放电　除颤电极左右手柄上各有一个放电按钮，除颤电极安放妥当后，压下放电按钮，储存在高压电容器上的能量通过高压继电器和电阻抗向患者释放一个毫秒级的高压电脉冲，终止纤颤。

2. 心电监护　利用心电导联线或除颤电极提取心电信号，可显示心率、心电波形，带有诊断功能的心脏除颤监护仪对心动过速、心动过缓、室性纤颤、心脏停搏等心律异常自动报警，自动记录数秒的异常心电波。

3. 同步除颤　仪器面板上有 SYNC 同步放电模式按钮，压下此按钮，监护仪监护波形将有同步标识，表明除颤器处于同步放电模式。

（四）心脏除颤器的主要技术性能

1. 放电能量　除颤是指从电流发出通过胸部到达心脏使心肌细胞除极化并终止室颤的过程。除颤器所释放电流应是能够终止室颤的最低能量。能量和电流过低则无法终止室颤，能量和电流过高则会导致心肌损害。成人电除颤时对能量需求与体形之间无确切的关系，但与放电电极间的阻抗有一定关系。不同的放电波形对能量的需求有也所不同。

用于室颤的非同步除颤时，一般建议单相波形电除颤首次电击能量为 200J、第二次为 200～300J、第三次为 360J，逐渐增加能量目的是既增加成功的可能性，又尽量降低电击损伤；双相波形电除颤首次电击能量一般选择 120J，后续除颤可选择 150～200J。

用于房颤等的同步除颤时，放电能量一般设在 100～200J。

2. 充电时间　除颤能否成功在于它是否被及时实施，室颤造成的患者生存率和发生室颤到实施除颤之间的时间有直接关系，除颤被延误一分钟，患者生存率下降 7%～10%。因此，室颤一旦被发现要尽可能快地实施除颤，经典除颤（电击成功）的定义是电击后至少 5s 内终止室颤。

除颤器的充电时间是指储能电容充电到预选除颤能量值所需要的时间。充电时间越短，就可以缩短抢救和治疗的准备时间。但因受电源内阻的限制，不可能无限度地缩短。目前国际、国内相关标准要求一个完全放电的电容充电到最大储能值时所需要的时间应不大于 15s。

3. 电容耐受电击次数　临床实验统计，大部分室颤的最少除颤次数为 5 次，最多可达 13 次，平均 6～7 次。所以，要求高压储能电容在规定时间内能够耐受多次的充放电循环操作。

4. 能量损失率　除颤器高压储能电容充电到预选能量值之后，在没有立即放电的情况下，随着时间的推移，会有一部分电流泄漏掉，造成能量的损失，使实际放电值低于预选值。要求除颤器在充电完成 30s 内，能量损失率不大于 15%。目前大部分除颤器电路内部设置有能量自检电路，实时检测储能值并可自动补充，保证了能量值的稳定。

5. 内部放电　除颤器充电完成后，在没有外部触发放电的情况下，为了保证安全，2min 之内，除颤器应将电容存储能量通过内部电路卸放掉；如果是突然断电，存储能量应立刻卸放掉。

6. 监护波形的恢复　评价除颤是否有效，必须及时采集除颤前和放电后的心电波形。除颤监护仪利用心电电极或除颤电极检测心电信号，并显示在监示屏上，当除颤电极对心脏实施电击之后，此时显示屏上心电波形暂时消失。近年来的一些研究表明，成功的电除颤是指电击后 5s 内无室颤。所以，要求除颤监护仪应在放电后的 10s 内，显示屏上应重新出现心电监测信号，为除颤效果提供有价值的依据。

三、心脏除颤器的校准

（一）校准依据的技术文件和采用的测试装置

本节内容依据 JJF 1149—2014《心脏除颤器校准规范》进行阐述。检测主要针对手动除颤器部分，AED 和起搏参数检测详见规范内容，心电监护部分可照本章第四节多参数监护仪中的心电监护仪检定相关内容。

测量主标准器为除颤器测试装置。测试装置应满足以下功能要求：

1. 内置有 50Ω 阻性放电负载，对心脏除颤器的释放能量进行测试，测试范围为 0～400J；最大允许误差为测量值的 ±5% 或 ±2J。

2. 能输出（30～240）/min 的标准心率信号或模拟心电信号，且幅度可调。主要用于测试除颤监护仪同步装置的放电延迟时间。

3. 能输出不同频率、不同幅度的正弦波及方波信号，频率范围 1～25Hz、最大允许误差 ±1%；主要用于测试除颤监护仪除颤后心电监护仪的恢复、充放电过程的抗干扰能力等。

4. 可输出多种心率失常信号。

（二）校准注意事项

1. 除颤器释放能量在 360J 时，高压储能电容的释放电压高达 5000V，这样就使这类仪器在使用和检定过程中，无论是对患者还是操作者、周围在场人员都存在着一定的危险，而且还有可能造成与患者相连的其他设备的故障，所以，检定时首先要保证被校仪器、检定装置、检定员及在场人员的安全。

2. 除颤器不可对空气放电，也不可以将除颤电极短接使之不经过放电负载直接放电。

3. 通过自高向低转动能量选择开关或关闭电源方式卸放能量，1min 之内充放电不能超过 4 次。

4. 除颤器虽然是医疗单位必备急救仪器，但它的使用频率并不高，且缺少日常的维护，其高压充电电容长时间未进行充放电操作，会存在许多隐性故障。在检定时，尤其是在检测较高的除颤能量点及充电次数时，除颤器的充放电电路中隐性故障易明显化，出现高压电容击穿等现象，所以在检定前应向被检单位声明此种可能，以免争议。

（三）校准前检查

主要检查项目有：

1. 仪器附件是否齐全。

2. 外观有无影响其电气性能正常工作的机械损伤。

3. 功能性检查　①被校仪器的能量选择开关，如是控制旋钮式应保证档位正确，步跳清晰，接触良好。②除颤电极应表面光洁，不得有毛刺或过多的腐蚀斑点。③将除颤电极置于被校仪器的电极盒内，被校仪器的能量选择置于"test（测试）"位置或任一选定能量点，按下充电钮，此时应点亮充电指示灯，充电完成后，应有能量值的数字显示或模拟表指示，并伴有声音提示，按下放电钮，能量应可对机内负载放电。

（四）校准项目及校准方法

1. 释放能量

（1）能量点的选择　校准规范要求"测量应不少于 6 个能量点，其中至少包括最大能量点和最小能量点"，从临床需要出发，50J 以内至少选最小能量点和 20J 两点。一般选择 2J、20J、50J、100J、200J 和 360J 六个点检定。

（2）除颤器测试装置量程设置　除颤器测试装置一般设有高、低能量档选择开关，低能量档检测范围为 0 ~ 50J，高能量档检测范围为 50 ~ 500J。应根据拟测试的除颤器放电能量的大小，选择好适合的档位。

（3）释放能量的测量　①将被校仪器的两个除颤电极对应放置在的除颤器测试装置的放电电极板上，用被校仪器的能量选择开关选定被校能量测试点，充电，待充电完成后，立即放电，读取释放能量值。②改变被校仪器的能量选择开关至其他能量测试点，重复步骤①。③按公式（4 – 49）计算释放能量误差，其值应不大于 ± 4J 或 ± 15%（取较大值）。

$$\delta_E = E_0 - E$$
$$\delta_{Er} = \frac{E_0 - E}{E} \times 100\% \qquad (4 - 49)$$

式中：δ_E——释放能量绝对误差，J；

δ_{Er}——释放能量相对误差，%；

E_0——能量设定值，J；

E——能量测定值，J。

（4）注意事项　①为了避免意外电击，最好将除颤电极放置妥当后再充电，使用除颤电极手柄上的充、放电按钮便于操作。②最好一次充电到位，不提倡先充到低能量再续充到高能量，或先充到高能量再放电到低能量（有些仪器也不支持此功能）。③充电完成后，应立即放电，放电时应保证除颤器除颤电极与除颤器测试装置的放电电极良好接触。④除颤能量检定时，两次充放电之间的时间间隔应合理控制。对于新购仪器，可按规程要求每分钟连续进行 3 次充放电操作；而对于长期闲置的仪器或使用年限较长接近报废的仪器，一定要从低能量点开始测试，逐渐上升到高能量点，必要时在低能量点多充放电几次，且高能量挡 2 次充放电之间应间隔 60s 以上，以免损坏高压充电电容。⑤充电时间和能量损失率的检测可与释放能量的测量同时进行，当检测最大能量值准确度时，除颤器置最大能量点，记录充电时间，并将释放能量值作为能量损失率测试的初始值。

2. 充电时间　确认被校仪器储能装置处于完全放电状态，将能量选择开关置最大能量点，充电同时开始计时，当被校仪器指示充电完成后，停止计时，读取充电时间值。

3. 同步模式　除颤监护仪置同步模式，由除颤器测试装置输出标准心电信号至除颤监护仪，通过测试除颤监护仪放电脉冲峰值与心电 R 波峰值之间的时间差来检测除颤监护仪的同步性能。

校准步骤如下：

（1）将被校仪器的心电监护导联线接到除颤器测试装置对应接口上，除颤器测试装置输出240/min的窦性心律信号（或标准心率信号）至被校仪器，除颤监护仪导联选择置"Ⅰ"导联成除颤电极"PADDLES"导联，调节心电监护仪灵敏度，使显示屏上出现心电波形，压下被校仪器的同步除颤模式键（"SYNC"），开启同步模式，被校仪器应有清楚的同步指示灯或音响信号指示，并且在每个QRS波（或R波）上应有同步标识。

（2）被校仪器在200J处充电，充电完成后，将除颤电极放置在除颤器测试装置接触电极表面，同时压下两个除颤电极手柄上的放电钮并保持住，直到除颤监护仪心电显示屏上出现放电脉冲；测试装置检测从"R"波波峰至除颤器放电脉冲之间的时间延迟，其值应不大于60ms。

注意事项：开启同步模式时，应注意调节心电灵敏度，使显示波形上出现同步标识，此时应保持压下除颤监护仪放电手柄的放电钮，直到放电完成。

4. 除颤后心电监护仪的恢复　由除颤器测试装置输出正弦波信号至被检除颤监护仪，被检除颤监护仪通过除颤器测试装置放电，观察监护波形由放电脉冲开始到恢复测试信号前后幅度的变化。

校准步骤如下：

（1）被检除颤监护仪处于待机工作方式，将心电监护仪的显示灵敏度调到10mm/mV、记录走纸速度置25mm/s，将所有影响心电监护仪频率响应的控制装置调到最大时间常数处。

（2）除颤器测试装置输出10Hz，电压峰峰值1mV正弦波信号至被校仪器，调节信号幅度（假如除颤器测试装置的输出信号幅度可微调）尽量使显示的信号幅度H_0达10mm峰值。

（3）被校除颤监护仪能量选择至最大能量档，充电完成后，对除颤器测试装置放电。记录从监护波形消失至再次出现监护波形的时间，规定放电10s后，在心电监护仪显示屏上应见到测试信号。

（4）测量此时显示屏上所描记的信号幅度H_{RC}，并按公式（4-50）计算幅度偏离量δ_{RC}，其值应在±20%以内。

$$\delta_{RC} = \frac{H_{RC} - H_0}{H_0} \times 100\% \tag{4-50}$$

5. 除颤监护仪对充电或内部放电的抗干扰能力　由除颤器测试装置输出正弦波信号至被校仪器，在以下两种情况下观察被校仪器在充电和内部放电过程中监护波形的变化：

（1）通过独立的监护电极输入至被校除颤监护仪。

（2）通过除颤电极输入至被校除颤监护仪，同时独立监护电极接至被校设备但处在开路状态。

校准步骤如下：

①被校除颤监护仪处于待机工作方式，将心电监护仪的显示灵敏度调到 10mm/mV，记录走纸速度置 25mm/s，将所有影响心电监护仪频率响应的控制装置调到最大时间常数处；标准信号发生器输出 10Hz、电压峰峰值为 1mV 的正弦波信号，记录此时显示屏上所描记的信号幅度 H_0。上述第（1）种情况，心电导联选择至"Ⅰ"；上述第（2）种情况时，心电导联选择至"PADDLES"。

②将被校仪器能量选择置于最大能量处，充电，待充电完成后保持，等待储能装置通过被校仪器内部放电电路放电，捕捉并测量充放电全过程中显示屏上所描记的信号幅度偏离 H_0 最大者 H_D。

（3）按公式（4 - 51）计算幅度偏离量 δ_D，其值应在 ±20% 范围内。

$$\delta_D = \frac{H_D - H_0}{H_0} \times 100\% \qquad\qquad (4-51)$$

注意事项：H_D 的测量不考虑总时间小于 1s 的任何干扰，如显示屏上能观察到完整的信号，可不考虑基线偏移。

综合练习题

1. 简述心电图机分类、模拟心电图机和数字心电图机的主要区别。

2. 简述心电图机检定仪的基本功能。

3. 简述心电图机检定环境要求。

4. 心电图机检定时，电压灵敏度为 20mm/mV，输入 0.1mV 的方波信号，在导联Ⅰ上测得方波幅度 Hm 为 2.4mm，求测量电压 Um 为多少，是否满足规程要求？

5. 简述动态心电图机的分类。

6. 简述动态心电图机的组成。

7. 简述脑电图机导联的分类及定义。

8. 简述数字脑电图机的组成。

9. 简述脑电图机检定项目中那些需要连接衰减器？

10. 简述心电监护仪检定项目。

11. 简述无创自动测量血压计检定项目。

12. 简述多参数监护仪质控所需仪器设备。

13. 简述心脏除颤器的工作原理。

14. 简述心脏除颤器分类。

15. 简述心脏除颤器主要技术性能。

16. 简述心脏除颤器释放能量校准方法。

参考文献

[1] 李世普. 生物医用材料导论. 武汉：武汉工业大学出版社，2000

[2] JJG 1042—2008. 动态（可移动）心电图机检定规程

[3] JJG 954—2000. 数字脑电图仪及脑电地形图仪检定规程

[4] JJG 760—2003. 心电监护仪检定规程

[5] JJG 692—2010. 无创自动测量血压计

[6] JJF 1149—2014. 心脏除颤器校准规范

[7] 医学计量质控教材. 多参数监护仪质控检测技术

附：综合练习题答案

1. 答：按心电图机同步描记信号道数可分为单道（导）心电图机和三道（导）、六道（导）、十二道（导）等多道心电图机。按心电图机有无数/模转换电路可分为数字心电图机和模拟心电图机。数字心电图机采用 12 导（或 8 导）同步采样、A/D 转换、热阵式记录器及计算机自动测量等新技术，其记录器多为热阵式打印头、内嵌式或外嵌式打印机，配备数据通讯接口或 IC 卡驱动器，除此之外，有多种自动记录模式、心电参数的自动测量、病理分析和自动诊断分类、自动分析报告的打印和数据转输等多种功能。而模拟心电图机完全采用模拟电路，仪器内无 A/D 转换电路，无解析和数据传输功能。其外部特征表现为记录器为热笔式，无数据通讯接口或 IC 卡驱动器。

2. 答：心电图机检定仪实质上是一台输出程序化的信号源，能产生各种检测波形，机内有数种测量电路：如噪声电平测量电路、输入阻抗测量电路等。可用于检定心电图机、脑电图机、心电监护仪、数字脑电图机、脑地形图仪等多种电生理仪器。

3. 答：检定环境温度应在 10℃ ~30℃ 之间、相对湿度小于 80% 。心电图机的灵敏度较高，周围不能有强烈的辐射电磁波，否则可能会受到干扰。检定环境要远离强磁场，如放射线机、高频电疗机、电梯等。检测位置尽量避开室内墙壁中和天花板中的电源布线，不要靠近墙壁或暖气片。

室内必须有良好的接地线。不接地线或地线接触不良，不但会使心电图机产生干扰，造成测试项目的超差，甚至在心电图机机壳泄漏电流过大时，还会造成对操作人员电击的危险。

连接被检心电图机和检定仪时，应尽量使检定仪及心电图机的电源线远离心电图机的导联线，避免 50Hz 工频电源的交流干扰。较合理的摆放是检定仪放在左侧，被检心电图机放在右侧，而且心电图机的导联线尽可能多的放入检定仪的屏蔽盒内。

4. 答：测量电压 Um：$U_m = \dfrac{H_m}{S_m} = \dfrac{2.4}{20} = 0.12\text{mV}$

其相对误差：$\delta_m = \dfrac{U_m - U_i}{U_i} = \dfrac{0.12 - 0.1}{0.1} \times 100\% = 20\%$

查规程表 3 可知，灵敏度为 20mm/mV，电压测量范围内最小值 U_{in} 为 0.1mV，此时的输入电压 U_i 为 0.1mV，则最大允许误差限 $\delta_{\max}$：

$$\delta_{\max} = 10\left(1 + \dfrac{U}{U_i}\right)\% = 10\left(1 + \dfrac{0.1}{0.1}\right) = 20\%$$

$\delta_m \leq \delta_{\max}$，满足规程要求。

5. 答：①按心电信号分析和记录情况分类，主要分为：连续记录和分析型动态心电监护仪、连续分析但部分记录或不记录型动态心电监护仪、间断性记录仪。②按心电信号存储方式分类，主要分为：简易动态心电图机、磁带式记录仪/闪光卡式记录仪（内、外置）、其他。

6. 答：动态心电图机主要由记录系统和回放装置组成。主要包括心电导联线、记录器、数据存储卡、读卡器、计算机和打印机。

7. 答：脑电图的导联方法分为两类：单极导联法和双极导联法。单极导联法是将作用电极（活动电极）置于头皮上，参考电极（无关电极）置于耳垂。通过导联选择器的开关分别与前置放大器

的两个输入端 G_1 和 G_2 相连。双极导联法只使用头皮上的两个作用电极而不使用参考电极，所记录的波形是两个电极部位脑电变化的电位差值。

8. 答：数字脑电图机主要由 7 部分组成：分别是：①电极盒；②前置放大器；③输入/输出接口；④计算机；⑤显示器；⑥存储器；⑦彩色打印机。

9. 答：数字脑电图仪及脑电地形图仪的随后检定项目中需要连接衰减器的是：①电压测量；②时间间隔；③幅频特性。数字脑电图仪及脑电地形图仪的首次检定中需要连接衰减器的是：①时间常数；②功率谱幅度；③功率谱频率。

10. 答：

（1）心电监护仪显示部分的检定项目包括：①电压测量误差；②噪声电平；③扫描速度误差；④输入回路电流；⑤心率示值误差；⑥心率报警发生时间；⑦心率报警预置值；⑧耐极化电压；⑨幅频特性；⑩共模抑制比。

（2）记录部分的检定项目包括：①电压测量误差；②记录速度误差；③时间常数；④滞后；⑤幅频特性；⑥移位非线性误差；⑦基线漂移。

11. 答：无创自动测量血压计检定项目包括：①静态压力测量范围及静态压力示值误差的检定；②动态血压示值重复性的检定；③压力气密性检查。

12. 答：检测设备包括：多参数病人模拟器（可模拟病人心电、呼吸、血氧等）、无创血压模拟器和血氧饱和度模拟器。

13. 答：心脏除颤器应用高压电容储备可控制的直流电能，然后通过两个电极，在瞬间向病人胸壁或心脏释放，达到消除某些心律失常的目的，这种直流电除颤具有损伤小和安全可靠的优点。一般心脏除颤器多数采用 RLC 阻尼放电的方法。

14. 答：

（1）根据除颤放电波形的不同，可分为：①单相波除颤器；②双相波除颤器。

（2）根据除颤器的功能不同，可分为：①心脏除颤器；②心脏除颤监护仪；③心脏除颤起搏监护仪。

（3）根据除颤的操作方式不同，分为：①手动除颤；②半自动除颤；③全自动除颤。

15. 答：心脏除颤器主要技术性能包括：①放电能量；②充电时间；③电容耐受电击次数；④能量损失率；⑤内部放电；⑥监护波形的恢复。

16. 答：心脏除颤器释放能量校准方法步骤：

（1）能量点的选择　校准规范要求"测量应不少于 6 个能量点，其中至少包括最大能量点和最小能量点"，从临床需要出发，50J 以内至少选最小能量点和 20J 两点。一般选择 2J、20J、50J、100J、200J 和 360J 六个点检定。

（2）除颤器测试装置量程设置　除颤器测试装置一般设有高、低能量档选择开关，低能量档检测范围为 0~50J，高能量档检测范围为 50~500J。应根据拟测试的除颤器放电能量的大小，选择好适合的档位。

（3）释放能量的测量　①将被校仪器的两个除颤电极对应放置在的除颤器测试装置的放电电极板上，用被校仪器的能量选择开关选定被校能量测试点，充电，待充电完成后，立即放电，读取释放能量值。②改变被校仪器的能量选择开关至其他能量测试点，重复步骤①。③按下式计算释放能量误差，其值应不大于 ±4J 或 ±15%（取较大值）。

$$\delta_E = E_0 - E$$

$$\delta_{Er} = \frac{E_0 - E}{E} \times 100\%$$

式中：δ_E——释放能量绝对误差，J；

δ_{Er}——释放能量相对误差，%；

E_0——能量设定值，J；

E——能量测定值，J。

第五章　医用超声计量

学习提要与目标

了解医用超声的相关国家标准，理解医用超声的定义、超声波在生物介质中的衰减、超声场特征与分辨力的关系，掌握 B 型超声诊断仪的工作原理和基本结构，掌握 B 型超声诊断仪的检定方法、结果处理，报告出具，理解毫瓦级功率计、漏电流测量仪工作原理和使用操作，能完成 B 型超声诊断仪的计量检定，了解其他医用超声仪器的检定项目和检定方法，以及检定装置。

第一节　超声基础知识

一、超声波简述

（一）振动与波

物体沿着直线或弧线在平衡位置附近作往复运动，叫做机械振动，简称振动，如图 5-1。如时钟里摆的运动，汽缸中活塞的运动，弹簧振子的运动等。振动现象是多种多样的，有的能看到轨迹或状态，有的不能直接看到它的运动，如高频电压激励下压电晶体的运动等，是无法看到它的运动的。

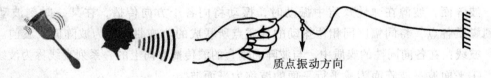

质点振动方向

图 5-1　振动示意图

相互间由弹性力联系着的质点组成的物质称为弹性媒质。如水、金属固体构件、生物组织等。媒质的某一部分受到外力的作用而发生振动的时候，周围各部分就随着振动起来。同样，周围各部分的振动又使较近的各部分振动。这样，振动就在媒质中逐渐传播开来。

1. 超声波的类型

（1）根据质点振动的方向和波的传播方向的关系，声波可分为以下两种最基本的形式：横波和纵波。

机械振动在媒质中的传播叫做机械波，简称波。媒质质点的振动方向跟波的传播方向垂直的波叫做横波，如图 5-2。媒质质点振动的方向跟波的传播方向在一条直线上的波，叫做纵波，也叫疏密波，如图 5-3。

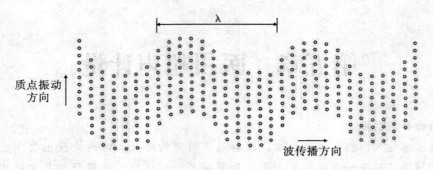

图 5-2 横波示意图

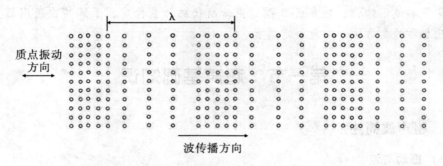

图 5-3 纵波示意图

（2）根据声波在传播时，弹性媒质质点的振动状态，可分为平面波、球面波和柱面波三种波型。

在对这三种波型定义之前，先介绍波动过程中常用的两个概念：

波阵面：波源在弹性媒质中振动时，振动将向各个方向传播，在某一时刻波动传播到媒质各点，将同幅度同相位振动的各质点所联成的轨迹曲面称为波阵面或波前。

波线：在各向同性的媒质中，与波阵面垂直的波传播方向上的一系列直线称为波线。

①平面波：波阵面为一平行平面的波称为平面波。

②球面波：波阵面为同心球面的波称为球面波。

③柱面波：波阵面为同轴柱面的波称为柱面波。

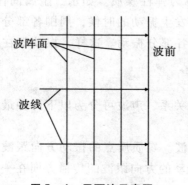

图 5-4 平面波示意图

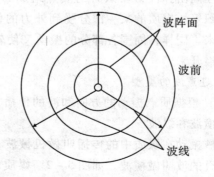

图 5-5 球面波示意图

2. 波的形成所具备的条件 根据以上分析可知，波的形成必须具备两个条件；即振源和传播振动的媒质。由于振动的物体内有能量，因此振动传播的过程也是能量的传播过程。但值得注意的是，在波动过程中虽然波形在向前传播而媒质的各质点却都只在各自的平衡位置附近振动，并没有向前迁移。所以我们常看到漂浮在水面的物体，只是随着波浪上下起落地振动，并不沿着波的传播方向向前迁移。

（二）超声波的表示法

1. 声波的波动方程 声波的解析表达式：可用正弦函数亦可用余弦函数表达。若用正弦函数表达，则位移：

$$x = A\sin\omega t \tag{5-1}$$

其中，A 是质点的最大位移，称振幅；$\omega = 2\pi f$ 是角频率，t 是时间。由上式微分可求得该质点的速度：

$$v = \omega A\cos\omega t \tag{5-2}$$

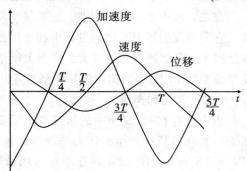

ωA 为质点运动速度的最大值。再微分便可求得该质点的加速度：

$$a = -\omega^2 A\sin\omega t \tag{5-3}$$

$\omega^2 A$ 为质点运动加速度的最大值，负号表示质点加速度的方向总是指向平衡位置。超声波的位移、速度及加速度可用波形图 5-6 表示。

图 5-6 超声波的位移、速度及加速度波形图

二、超声波的声学物理量

（一）波长 λ、周期 T 和频率 f 与波速 c 的关系

1. 波长 机械波是在弹性媒质中传播的波，在相继的波上任意两个同相位点之间的距离称为波长。如横波相邻的两个波峰间；纵波两个相邻的密部中央间，都为该波波长，单位为米（m），常用字母 λ 表示。

2. 周期 振动质点完成一次完全振动（来回一次）所需要的时间称为振动周期，单位为秒（s），常用字母 T 来表示。

3. 频率 周期的倒数称为频率，它表示单位时间内振动质点所做完全振动的次数，基本单位是赫兹（Hz），常用字母 f 来表示。

4. 波速 在波的传播过程中，振动在媒质中传播的速度叫做波速。它的大小由媒质的性质所决定；与媒质的密度和弹性模量有关，单位为 m/s，常用字母 c 来表示。

5. 波长 λ、周期 T 和频率 f 与波速 c 的关系 既然在一个周期 T 的时间里振动传播的距离为 λ，那么，波速 c 就应该等于波长 λ 和周期 T 的比，$c = \lambda/T$，而 $f = 1/T$，则 $c = \lambda f$。

我们在医用超声诊断中常用的量度单位：波长 λ 为 mm，周期 T 为 μs，频率 f 为 MHz，波速 c 为 m/s。

（二）声和超声

物体在媒质（如空气）里振动时，压缩邻近的空气，可使部分空气随振动做密疏

相间的变化并逐渐向外传播形成声波，
传入人耳，使鼓膜振动引起声的感觉。
如5-7图所示。

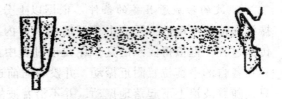

频率低于20Hz和高于20 000Hz 的
声波都不能引起人的听觉。低于20Hz 的
声波称次声波，高于20 000Hz 的声波叫
超声波。医用超声学上应用的超声波频

图5-7 空气中的声波示意图

段为1～15MHz。超声波的种类很多，其中主要有：纵波、横波、表面波、对称板波、
反对称板波等。振动方式又分为连续振动和脉冲振动。在超声诊断中最常用的是纵波。

总之，超声波是一种声波，它的频率较高，突出特点为：①由于频率高因而波长短，
所以它不易发生衍射，使能量集中向一指定方向发射。②由于频率高，媒质质点的振幅
即使很小，传播速度也非常大，即为大能量传播。通常同振幅频率为10^6Hz 的波传播的能
量是频率为10^3Hz（可闻声波）传播能量的10^6倍。③具有很强的穿透能力。

（三）声压和声强

当声波存在时，媒质中的压强发生了变化，其变化的那一部分称为声压。也就是说声
压为声波在媒质中产生的压力与静压之差。常用字符P来表示。声压单位为Pa（帕斯卡），
$1Pa = 1N/m^2 = 10^6\mu Pa$。声压单位曾用微巴（$\mu b$），$1\mu b = 1$ 达因／厘米^2。

声压级是声压与基准声压之比以10为底的对数乘以20，以分贝（dB）计；但基准声压
必须指明。

声压级：
$$L_P = 20 \lg P/P_o \tag{5-4}$$

式中，P_0—— 是参考声压。

在空气声学和水下噪声测量中，采用$20\mu Pa$ 为基准声压；而在水下电声测量和声纳
设备中采用$1\mu Pa$ 为基准声压；两种声压差26dB。

如果说某个声压的声压级为20dB，则表示这个声压比参考声压高十倍。反之为
-20dB 时，则表示此声压是参考声压的十分之一。

声压级与声压的倍数之间关系见表5-1及表5-2。

表5-1　声压级（分贝）与声压的倍数间换算关系之一

dB	0.0	0.1	0.2	0.3	0.4	0.5	0.6	0.7	0.8	0.9	
0	1.000	1.012	1.023	1.035	1.047	1.059	1.072	1.084	1.096	1.109	0.0
1	1.122	1.135	1.148	1.161	1.175	1.189	1.202	1.216	1.230	1.245	0.5
2	1.259	1.274	1.288	1.303	1.318	1.334	1.349	1.365	1.380	1.396	1.0
3	1.413	1.429	1.445	1.462	1.479	1.496	1.514	1.531	1.549	1.567	1.5
4	1.535	1.603	1.622	1.641	1.660	1.679	1.698	1.718	1.738	1.768	2.0
5	1.778	1.799	1.820	1.841	1.862	1.884	1.905	1.928	1.950	1.972	2.5
6	1.995	2.018	2.042	2.065	2.089	2.113	2.138	2.163	2.188	2.213	3.0
7	2.239	2.265	2.291	2.317	2.344	2.371	2.399	2.427	2.455	2.483	3.5

dB	0.0	0.1	0.2	0.3	0.4	0.5	0.6	0.7	0.8	0.9	
8	2.512	2.541	2.570	2.600	2.630	2.661	2.692	2.723	2.754	2.786	4.0
9	2.818	2.851	2.884	2.917	2.951	2.985	3.020	3.050	3.090	3.126	4.5
10	3.162	3.199	3.236	3.273	3.311	3.350	3.383	3.428	3.467	3.508	5.0
11	3.548	3.589	3.631	3.673	3.715	3.758	3.802	3.846	3.890	3.936	5.5
12	3.981	4.027	4.074	4.121	4.169	4.217	4.266	4.315	4.365	4.416	6.0
13	4.467	4.519	4.571	4.624	4.677	4.732	4.786	4.842	4.898	4.955	6.5
14	5.012	5.070	5.129	5.188	5.248	5.309	5.370	5.433	5.445	5.559	7.0
15	5.623	5.689	5.754	5.821	5.888	5.957	6.026	6.095	6.166	6.237	7.5
16	6.310	6.383	6.457	6.531	6.607	6.683	6.761	6.839	6.918	6.998	8.0
17	7.079	7.161	7.244	7.328	7.413	7.499	7.586	7.674	7.762	7.852	8.5
18	7.943	8.035	8.128	8.222	8.318	8.414	8.511	8.610	8.710	8.810	9.0
19	8.912	9.016	9.120	9.226	9.333	9.441	9.550	9.661	9.772	9.886	9.5
	0.00	0.05	0.10	0.15	0.20	0.25	0.30	0.35	0.40	0.45	dB

$10 \log_{10} r$ 功率比的分贝数

使用方法如下：①求声压比时，从左边和上面找到相当行列的声压级进行交叉，交叉处即为比值。例如，求 +3.5dB，在表5-1中左边数值为3的行与上面数值为0.5的列交叉处为1.496即为声压比。②求功率比值时，则用下面和右边的相当行列声压级进行交叉，交叉处即为此值。

由比值求分贝。用相反方法可在表5-1和表5-2中用比值求得声压级。

声强（度）是在某一点上，一个与指定方向垂直的单位面积上在单位时间内通过的平均声能。常用字母 I 来表示。单位为 W/m^2，医用超声中常用 mW/cm^2 表示。在平面波的情况下，其传播方向的声强是：

$$I = P^2/\rho c \tag{5-5}$$

式中，I—— 声强；

　　P—— 声压，Pa；

　　ρ—— 媒质密度，kg/m^3；

　　c—— 声速，m/s。

表5-2　声压级（分贝）与声压的倍数间换算关系之二

dB	0.0	0.1	0.2	0.3	0.4	0.5	0.6	0.7	0.8	0.9	
0	1.0000	0.9886	0.9772	0.9661	0.9550	0.9441	0.9333	0.9226	0.9120	0.9016	0.0
1	0.8912	0.8810	0.8710	0.8610	0.8511	0.8414	0.8318	0.8222	0.8128	0.8035	0.5
2	0.7943	0.7852	0.7762	0.7674	0.7586	0.7499	0.7413	0.7328	0.7244	0.7161	1.0
3	0.7090	0.6998	0.6918	0.6839	0.6761	0.6683	0.6607	0.6531	0.6457	0.6383	1.5

续表

dB	0.0	0.1	0.2	0.3	0.4	0.5	0.6	0.7	0.8	0.9	
4	0.6310	0.6237	0.6166	0.6095	0.6026	0.5957	0.5888	0.5821	0.5754	0.5689	2.0
5	0.5623	0.5559	0.5495	0.5433	0.5370	0.5309	0.5248	0.5188	0.5129	0.5070	2.5
6	0.5012	0.4955	0.4898	0.4842	0.4786	0.4732	0.4677	0.4624	0.4571	0.4519	3.0
7	0.4467	0.4416	0.4365	0.4315	0.4266	0.4217	0.4169	0.4121	0.4074	0.4027	3.5
8	0.3981	0.3936	0.3890	0.3846	0.3802	0.3758	0.3715	0.3673	0.3631	0.3589	4.0
9	0.3548	0.3508	0.3467	0.3428	0.3388	0.3350	0.3311	0.3273	0.3236	0.3199	4.5
10	0.3162	0.3126	0.3090	0.3055	0.3020	0.2985	0.2951	0.2917	0.2884	0.2851	5.0
11	0.2818	0.2786	0.2754	0.2723	0.2692	0.2661	0.2630	0.2600	0.2570	0.2541	5.5
12	0.2512	0.2483	0.2455	0.2427	0.2399	0.2371	0.2344	0.2317	0.2291	0.2265	6.0
13	0.2239	0.2213	0.2188	0.2163	0.2138	0.2113	0.2089	0.2065	0.2042	0.2018	6.5
14	0.1995	0.1972	0.1950	0.1928	0.1905	0.1884	0.1862	0.1841	0.1820	0.1799	7.0
15	0.1778	0.1758	0.1738	0.1718	0.1698	0.1679	0.1660	0.1641	0.1622	0.1603	7.5
16	0.1585	0.1567	0.1549	0.1531	0.1514	0.1496	0.1479	0.1462	0.1445	0.1429	8.0
17	0.1413	0.1396	0.1380	0.1365	0.1349	0.1334	0.1318	0.1303	0.1288	0.1274	8.5
18	0.1259	0.1245	0.1230	0.1216	0.1202	0.1189	0.1175	0.1161	0.1148	0.1135	9.0
19	0.1122	0.1109	0.1096	0.1084	0.1072	0.1059	0.1047	0.1035	0.1023	0.1012	9.5
	0.00	0.05	0.10	0.15	0.20	0.25	0.30	0.35	0.40	0.45	dB

$10 \log_{10}(1/r)$ 功率比的分贝数

对于平面波,其通过的总声功率为声强和面积的乘积:

$$W = I S \tag{5-6}$$

声强级是声强与基准声强之比以 10 为底的对数乘以 10,以分贝计。基准声强必须指明。

$$L_{p} = 10 \lg I / I_0 \tag{5-7}$$

式中,I_0 —— 基准声强,$\mathrm{mW/cm^2}$。

声强级与声强的倍数关系如表 5 - 1 和表 5 - 2。

(四) 声特性阻抗

弹性媒质的特性阻抗规定为平面自由波在媒质中某一点的有效声压与通过该点的有效质点速度的比值。即

$$Z = P/u \tag{5-8}$$

式中,Z —— 声特性阻抗其单位为牛顿秒每立方米,也可用公斤每平方米秒表示,都称为瑞利,新国际单位定为帕秒每米;

P —— 声压;

u —— 质点速度。

声特性阻抗又定义为媒质的密度与声速的乘积。即

$$Z = \rho c \tag{5-9}$$

它和电学中无限长传递线中的阻抗相似。在电学类比中,将声压 P 类比电工学中的电压 U,将质点速度 u 类比为电流 I,将媒质特性阻抗 $Z(\rho c)$ 类比为电阻 R。用电功率公式:

$$W = U^2/R = UI \tag{5-10}$$

同声强公式比较,不难看出这种类比的合理性。特性阻抗对媒质交界面上超声传播特性有重要的影响,它是重要的声学参量。声在不同媒质中传播速度不同,不同材料的特性阻抗详见表 5 - 3、表 5 - 4 中 Z、ρ、c 间的关系表。

表 5 - 3 非生物材料的密度、声速、声特性阻抗

媒质名称	密度/ (g/cm^3)	超声波速度/ (m/s)	特性阻抗/ [$10^6 kg/(m^2 \cdot s)$]	测试频率/ MHz
空气（3℃）	0.001 293	332	0.000 429	2.9
水（0℃）	0.9973	1480	1.476	2.9
水（25℃）	0.997 07	1493	1.488	2.9
水（37℃）	0.9934	1523	1.513	2.9
生理盐水（37℃）	1.002	1534	1.537	—
生理盐水（25℃）	1.005	1504	1.512	—
蓖麻油（0℃）	0.972	1681	1.634	2.1
蓖麻油（20℃）	0.960	1502	1.442	2.1
蓖麻油（25℃）	0.960	1530	1.469	2.86
石蜡油（33.5℃）	0.835	1542	1.186	4.29
X 切割石英	2.65	5740	15.21	
PZT—4	7.5	4000	30.00	
PZT—5	7.75	4350	33.70	
钛酸钡	6.01	5440	32.69	
铁	7.7	5850	45	
铝	2.7	6260	16.9	
铜	8.9	4700	41.8	
钨	19.1	5460	104.2	
有机玻璃	1.18	2720	3.210	1.0
聚苯乙烯	1.05	2340	2.46	1.0
聚苯烯	0.92	1900	1.74	1.0
橡胶	0.95	1500	1.47	1.0
胶木（硬橡胶）	1.2	2300	2.76	1.0
软木塞	0.2			

表 5-4　人体正常组织的密度、声速、声特性阻抗

媒质名称	密度/ （g/cm³）	超声波速度/ （m/s）	特性阻抗/ 〔10⁶kg/（m²·s）〕	测试频率/ MHz
血液	1.005	1570	1.656	1
血浆	1.027	—	—	1
大脑	1.038	1540	1.599	1
小脑	1.030	1470	1.514	1
脂肪	0.955	1476	1.410	1
软组织（平均值）	1.016	1500	1.524	1
肌肉（平均值）	1.074	1568	1.684	1
肝	1.050	1570	1.648	1
肾	—	1560	—	
脑脊液	1.000	1522	1.522	
颅骨	1.658	3860	5.571	1
甲状腺			1.620~1.660	1
胎体	1.023	1505	1.540	
羊水	1.013	1474	1.493	
胎盘		1541		
角膜	—	1550		
水晶体	1.136	1650	1.874	
前房水	0.994~1.012	1495	1.486~1.513	
玻璃体	0.992~1.010	1495	1.4831~1.510	
巩膜	—	1630		
空气（22℃）	0.00118	344.8	0.000407	

（五）声衰减和吸收

声在媒质里传播的过程中，声强会随着传播的距离增加而减小，这种现象称为声能的衰减。超声衰减的机制，比超声传播速度的机制要复杂得多，对结构复杂、形状不定的生物组织的理论分析更是困难，故在生物组织中都以实际测量值来评价其衰减。声能在传播过程中衰减大略可认为：一是能量转移，由于声束的扩散、反射和散射等使声能分解，固然总能量不变，但随传播的距离的增加，能量减小。二是能量转换，由于媒质弹性摩擦，将声能转换成另一种能量，如热能，由热传导，或向空间辐射消耗掉。声波的声强 I 与其传播距离 L 关系为：

$$I = I_0 e^{-2\alpha L} \tag{5-11}$$

式中，I_0——$I = 0$ 时的声强，mW；α—— 振幅衰减系数，dB/（cm·MHz）。

典型的衰减系数见表 5-5。

表 5－5　人体组织的声能衰减系数

媒质名称	平均衰减系数/〔dB/（cm·MHz）〕	频率范围/Hz
眼前房波	0.01	6～30
血液	0.18	1.0
脂肪	0.63	0.8～7
顺着神经纤维的脊髓	0.80	1.7～3.4
脑	0.85	0.9～3.4
肝	0.94	0.3～3.4
肾	1.0	0.3～4.5
骨髓	1.10	1.0
横过神经纤维的脊髓	1.2	1.7～3.4
顺着肌劲时肌肉	1.3	0.8～4.5
水晶体	2.0	3.3～13
横过肌劲时肌肉	3.3	0.8～4.5
颅骨	20	1.6
肺	40	1.0
水银	0.000 48	f^2
水	0.0022	f^2
铝	0.018	f
蓖麻油	0.95	f^2
有机玻璃	2.0	f
聚乙烯	4.7	f
加拿大树脂	2.0	f
空气	12.0	f^2

衰减系数在很大程度上依赖于频率，几乎是随频率而线性变化，这是经验法则。在有些资料中所给出的数据单位为：dB/（cm·MHz）。

吸收是由于质点振动的迟缓，即所谓驰豫吸收。在这种情况下，声能量没有转换出去，而是贮存在媒质内部。生物组织对超声吸收的机制是很复杂的，没有一般现成的吸收理论可采用。国外研究报告中所公布的数据出入很大，所以不能制定统一的理论根据。

三、声波的传播特性

（一）惠更斯原理

在波传播过程中，波源的振动是通过媒质中的质点依次传播出去的，媒质中任意一点的振动将直接引起邻近各点的振动，可以把这种振动看作是一个新的波源——子波源。在其后的任意时刻，这些子波的包络形成新的波阵面，这就是惠更斯原理。应用这一原理，可确定波的传播方向。

（二）声波的叠加原理

各个振源在媒质中独立地激起与自己频率相同的波，各个波的传播就像其他波不存在一样，遵循波的独立传播原则。而各个波相互交叠的区域，媒质质点的振幅则是各个独立波振动的矢量和，这就是波的叠加原理。

（三）声波传播中的反射、折射和透射

声波在无限大媒质中传播仅在理论上是可能的，实际上，任何媒质总有一个边界，声波在非均匀性组织内传播或

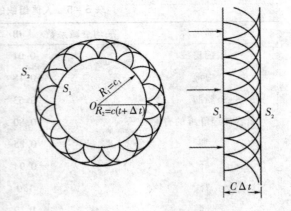

图 5-8　惠更斯原理示意图

从一种组织传播到另一种组织，由于组织声阻抗不同，在声阻抗改变的分界面上便产生了反射、折射和透射现象。声波透过界面时，其方向、强度和波形的变化取决于两种媒质的特性阻抗和入射波的方向。在原媒质中的声波称为入射波；在分界面处，入射波的能量一部分产生反射，另一部分能量通过界面继续传播，这就是透射。

其反射定律及折射定律与几何光学中的反射、折射定律相同。如图 5-9 所示。图中 I 与 II 是密度分别为 ρ_1 与 ρ_2 的媒质，超声波在媒质中的声速分别为 c_1 与 c_2，θ_i 是入射角，θ_r 是反射角，θ_t 是折射角，它们之间的关系为：

$$\theta_r = \theta_t \tag{5-12}$$

$$\frac{\sin\theta_t}{\sin\theta_i} = \frac{c_2}{c_1} \tag{5-13}$$

为了简化讨论问题，我们首先讨论垂直入射的情况、因为这样不产生波形变化。并假设入射波为平面波，媒质分界面为一光滑平面，媒质为不吸收的理想媒质。

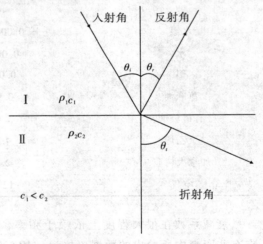

图 5-9　超声波的折射和反射

1. 在两媒质中垂直入射声波的传输情况 设媒质 I 和媒质 II 的特性阻抗分别为 Z_1 和 Z_2，它们的分界面的坐标为 $X = 0$。如图 5-10：

$$入射波为：P_i = A_1 e^{(j\omega t - k_1 x)} \tag{5-14}$$

$$反射波为：P_r = B_1 e^{(j\omega t + k_1 x)} \tag{5-15}$$

$$透射波为：P_t = A_2 e^{(j\omega t - k_2 x)} \tag{5-16}$$

上述三个方程中的常数 A_1、B_1、A_2 均为复数并由下列两个边界条件确定：①边界两边的声压相等，这是因为媒质中声强是连续的。②边界两边的质点速度相等，这是由于两媒质保持了紧密的接触。

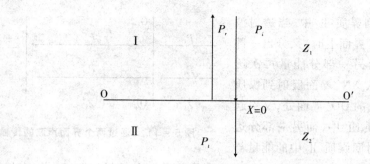

图 5 - 10　垂直入射时平面声波的反射和透射示意图

在 $X = 0$ 处,其数学表达式为:

$$P_i + P_r = P_t \tag{5 - 17}$$

$$u_i + u_r = u_t \tag{5 - 18}$$

由 $Z = P/u, u = P/Z = P/(\rho C)$,可得

$$P_i/Z_1 + P_r/Z_1 = P_t/Z_2 \tag{5 - 19}$$

$$\alpha_{Pr} = P_r/P_i = (Z_2 - Z_1)/(Z_2 + Z_1) \tag{5 - 20}$$

$$\alpha_{Pt} = P_t/P_i = Z_2 Z_1/(Z_2 + Z_1) \tag{5 - 21}$$

当 $Z_2 = Z_1$ 时,$P_r/P_i = 0$,此时不产生反射;

当 $Z_2 > Z_1$ 时,反射波与入射波同相;

当 $Z_2 < Z_1$ 时,$P_r/P_i < 0$,反射波比入射波超前 180°。

不同界面声压反射系数(垂直入射)见表 5 - 6。

表 5 -6　不同界面声压反射系数 (垂直入射)

	水	脂肪	肌肉	皮肤	脑	肝	血液	颅骨	荧光树脂
水	0.0	0.047	0.02	0.029	0.007	0.035	0.007	0.57	0.35
脂肪			0.06	0.076	0.054	0.049	0.047	0.61	0.39
肌肉				0.009	0.013	0.015	0.02	0.56	0.33
皮肤					0.022	0.006	0.029	0.56	0.32
脑						0.028	0.00	0.57	0.34
肝							0.028	0.55	0.32
血液								0.57	0.35
颅骨									0.29

2. 通过三种媒质垂直入射时声波的传输情况　在医用超声诊断仪中,一束超声首先通过皮肤层向体内射去。为了使超声耦合到人体,还需在探头与皮肤之间涂抹一层声耦合剂。所以我们来研究平面波由媒质 I 经过媒质 II 到媒质 III 的传输情况。

如图 5 - 11 所示,设入射波沿 X 正方向传播,媒质分界面 OO' 位于 $X = 0$ 处;II 和 III 的分界面 NN' 位于 $X = 1$ 处;当入射波达到 $X = 0$ 处的界面 OO' 时,一部分能量反射回去,另一部分能量透射到媒质 Ⅱ 中。当透射波达到 $X = 1$ 处的 NN′ 界面上时，又分出一部分能量反射回去，而另一部分能量再次透射到达媒质 Ⅲ 中。从 NN′ 界面反射到媒质中的能量到达 $X = 0$ 的 OO′ 界面处，又引起部分能量反射回媒质 Ⅱ 中，而另一部分透射到媒质 Ⅰ 中。反射回媒质 Ⅱ 中的能量与

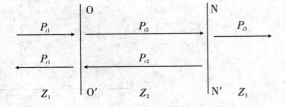

图 5 – 11　通过两个界面声波的传输

初始透射能量合并，当达到 $X = 1$ 界面处又出现部分反射和透射问题。这样，在界面 OO′ 与 NN′ 之间的媒质 Ⅱ 中经一定时间后达到稳定状态。

在这种情况下，媒质 Ⅰ、Ⅱ、Ⅲ 中的入射、反射、透射波的声压分别由下列公式表示

$$P_i = A_1 e^{j(\omega t - k_1 x)} \tag{5 - 22}$$

$$P_{r1} = B_1 e^{j(\omega t + k_1 x)} \tag{5 - 23}$$

$$P_{t2} = A_2 e^{j(\omega t - k_2 x)} \tag{5 - 24}$$

$$P_{r2} = B_2 e^{j(\omega t + k_2 x)} \tag{5 - 25}$$

$$P_{t3} = A_3 e^{j[\omega t - k_3(x-1)]} \tag{5 - 26}$$

同以前处理条件和方法相同，在 $X = 0$ 处，由于声压的连续性和质点速度连续的边界条件则：

$$P_i + P_r = P_{t2} + P_{r2} \tag{5 - 27}$$

$$P_i / Z_1 + P_{r1} / Z_1 = P_{t2} / Z_2 + P_{r2} / Z_2 \tag{5 - 28}$$

即：

$$Z_2 (P_i + P_{r1}) = Z_1 (P_{t2} + P_{r2}) \tag{5 - 29}$$

由 $X = 1$ 处声压连续和质点速度连续的边界条件，则：

$$A_2 e^{-jk2L} + B_2 e^{jk2L} = A_3 \tag{5 - 30}$$

$$A_2 e^{-jk2L} / Z_2 + B_2 e^{jk2L} / Z_2 = A_3 / Z_3 \tag{5 - 31}$$

$$Z_3 (A_2 e^{-jk2L} + B_2 e^{jk2L}) = Z_2 A_3 \tag{5 - 32}$$

由以上方程可解得：强度透射系数 t_w 为：

$$t_w = \frac{I_{t3}}{I_{i1}} = \left(\frac{P_{t3}}{P_{i1}}\right)^2 \cdot \left(\frac{Z_1}{Z_3}\right) = \frac{4Z_1 Z_3}{(Z_3 + Z_1)^2 \cos^2 k_2 l + (Z_2 + Z_1 Z_3 / Z_2)^2 \sin^2 k_2 l} \tag{5 - 33}$$

下面将一些特殊值列于表 5 – 7 中，我们来讨论一下超声通过中间层的传播情况。

① 当层的厚度比 1/4 波长小很多时（层很薄）或为半波长整数倍时，从表 5 – 7 中可看出 t_w 与中间层关系很小，即中层的存在对超声的传播影响可忽略，所以在超声诊断中使用的耦合剂层的厚度应尽可能的薄。

② 如果当 Z_2 比 Z_1 和 Z_3 小很多时，如中间层为空气层（$Z_2 = 4.29 \times 10^{-10}$ 瑞利），则 $(Z_1 Z_3)/Z_2$ 变得很大，因而 t_w 变得很小，这从另外一个角度讲，在超声诊断中必须要涂耦合剂代替空气层，否则声能量将会大大被衰减。

③ 如果第二种媒质为 1/4 波长的奇数倍，而 $Z_2 = \sqrt{Z_1 Z_3}$ 从式中可以看出分母中第一项为零，第二项变成 $4Z_1 Z_3$，则 $t_w = 1$，此情况下超声能量完全透射，都传播过去了。这一规律常常应用于研制超声探头的保护膜。需要指出的是，在实际超声诊断应用中，大都使

用脉冲波,发射的超声有许多频率分量,无法进行如上的单值波长分析,只能在实际应用中考虑到探头的某种性能,增加超声的透射性。

表5-7　对于一些特殊层厚的超声强度透射系数

第二层厚度 —L	K_2L	透射系数 t_w
$\dfrac{\lambda_2}{4}$	$\pi/2$	$\approx \dfrac{4Z_1Z_3}{(Z_1+Z_3)^2}$
$= n\dfrac{\lambda_2}{2}$	$= n\pi$	$\approx \dfrac{4Z_1Z_3}{(Z_1+Z_3)^2}$
$= (2n-1)\dfrac{\lambda_2}{4}$	$= (2n-1)\pi/2$	$\approx \dfrac{4Z_1Z_3}{\left(Z_2+\dfrac{Z_1Z_3}{Z_2}\right)^2}$

注:λ_2—— 为第二层介质中超声波波长

（四）声波的干涉

声波在媒质中传播时，媒质的质点随波而振动。倘若有两列或两列以上的声波同时传播到某点时，则该点的质点振动即是各列声波单独引起振动的矢量和，这就是声波的干涉现象，如图5-12。干涉的结果可能会使该处质点的振动增强，也可能会使振动减弱。

（五）声波的衍射

分析超声衍射的物理基础是惠更斯原理。该原理由荷兰物理学家 Huygens 于1690年提出。按此原理，媒质中的波动传到的各点，都可以看作是发射声波的新波源（或称

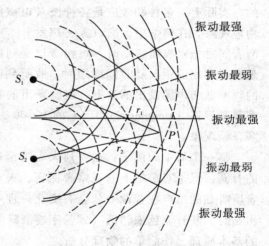

图5-12　声波的干涉示意图

次波源）；以后时刻的波阵面，可由这些新波源发出的子波波前的包络面做出。将这一原理运用于衍射问题，可分析声源辐射声场特性，也可解释声波遇到障碍物时，波阵面发生畸变的现象。作为声源辐射，亥姆霍兹－基尔霍夫定理实际上就是将辐射面上各点均当作子波源，其辐射声场就是各子波的积分。所以，该定理也称为衍射积分公式。

这里，简单谈一下声波遇到障碍物的情况。此时，声波在障碍物处形成新的子波源分布，按惠更斯原理，对子波包络作图，即可得出声波的波前发生变化的情况。显然，这种变化与障碍物的形状、性质及尺寸有关。当障碍物的线度比声波波长大许多时，声能大部分反射，在障碍物后形成较明显的声影区。当障碍物的线度比声波波长小许多时，声波基本上不受影响，继续向前传播，只是声能稍有减弱，即瑞利散射引起的衰减。而当障碍物与声波波长可以相比时，则衍射场成为具有特殊指向性的图案。图5-13给出按惠更斯原理作出的不同大小简单障碍物衍射的示意图。

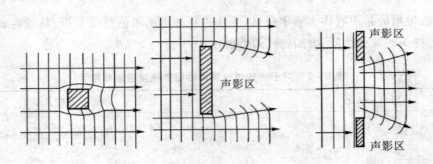

图 5-13　不同大小简单障碍物衍射的示意图

四、多普勒效应（Doppler effect）

多普勒效应是 1842 年奥地利物理学家 Christain Jone Doppler 在研究行星与观察者之间存在相对运动时，首先观察到由于星光频率发生改变而引起色彩变化，并由此命名的。实际上，多普勒效应是各种波（电磁波、光波、声波等）共同具有的一种重要的物理现象。在声学中，当声源（声发射体）或观察者（接受器）相对于媒质运动，或两者同时相对媒质运动时，观察者接受到的频率将与声源发出的频率不同。当声源与观察者之间的距离随时间缩短时，收听到的频率高于声源发出的频率；反之，收听到的频率低于声源发出的频率。声源发出的频率与观察者收到的频率之间的频率差称为多普勒频移（Doppler shift），它的大小取决于两者之间的相对运动速度，这种现象称为多普勒现象。

举一个简单的例子：在一列火车鸣笛进站或出站时，笛声对车上的人是一个恒定的音调，但是对车站上的观察者而言，火车与他进行着相对运动，那么车站上的观察者所听到的笛声在音调上就会有变化。进站时，其声调越来越高（即频率逐渐增加）；出站时，其音调越来越低（即频率逐渐降低）。这就是多普勒效应。以下对多普勒效应的基本原理，作简单的物理分析。

（一）声源与观察者的相对运动发生在两者连线上

设声源 S 发出的声波频率为 f_s，它在媒质中的声速为：

$$f_r = f_s = \frac{c}{\lambda} = \frac{1}{T} \tag{5-34}$$

式中，λ——媒质中的声波波长；T——声源发出声波的周期。

即此时观察者收听到的声波频率就是声源发出的频率。这是因为两者间不存在相对运动，所以也不会产生多普勒频移。如图 5-14 所示。

设声源相对于媒质的运动速度为 v_s，观察者相对媒质运动速度为 v_r。此时有以下几种情况：

1. 声源与媒质不动，观察者相对声源运动　若观察者迎着声源作相向运动，此时 $v_s = 0$，观察者以 v_r 的速度向声源运动。这就相当于声波对观察者的速度增大为 $c + v_r$。即在单位时间内，声波以本身的传播速度，向观察者传播了 c 距离；与此同时，观察者又向着声源移动了 v_r 距离，所以声波实际通过观察者的总距离为 $c + v_r$。也就是说，此时相当于声

波声速(也可称为视在声速)变为 $c + v_r$。故单位时间内观察者收听到的波的个数,即波的频率升高为

$$f_r = \frac{c + v_r}{\lambda} = f_s + \frac{v_r}{\lambda} = f_s \frac{c + v_r}{c} \qquad (5 - 35)$$

图 5 - 15 为观察者迎者声源作相向运动情况下,产生多普勒效应的过程。

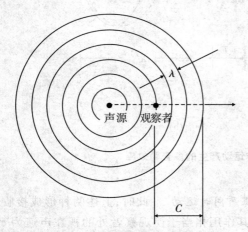

图 5 - 14　声源、观察者及媒质相对
静止时声波图的传播与接收情况

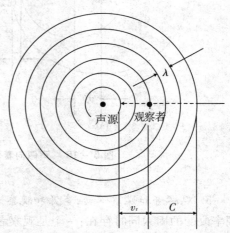

图 5 - 15　观察者迎着声源作相向
运动产生的多普勒效应

容易理解,当观察者背离声源作相反运动时,v_r 应取负号。此时观察者听到的频率降低为:

$$f_r = \frac{c - v_r}{\lambda} = f_s - \frac{v_r}{\lambda} = f_s \frac{c - v_r}{c} \qquad (5 - 36)$$

2. 观察者和媒质不动,声源向观察者作相对运动　若声源向着观察者作相向运动,此时 $v_r = 0$,声源发出第一个波后,其波前以 c 向外传播。与此同时,声源向着观察者,即沿着波的传播方向以 v_s 的速度运动,在下一个周期振动发出时,声源已向观察者移动了 $v_s T$ 距离。即前后两相同相位的波阵面之间的距离实际上变为 $\lambda - v_s T$。从观察者的感受来看,这相当于收到的声波波长(可称为视在波长)λ' 变短为

$$\lambda' = \lambda - v_s T = (c - v_s)T = \lambda\left(1 - \frac{v_s}{c}\right) \qquad (5 - 37)$$

于是,观察者接收到的频率升高为

$$f_r = \frac{c}{\lambda'} = f_s \frac{c}{c - v_s} \qquad (5 - 38)$$

图 5 - 16(a) 示出声源向着观察者作相向运动产生多普勒效应的过程,图 5 - 16(b) 示出视在波长的形成过程。

同理,当声源背离观察者作相反方向运动时,v_s 应取负号。此时观察者听到的频率降低为

$$f_r = f_s \frac{c}{c + v_s} \qquad (5 - 39)$$

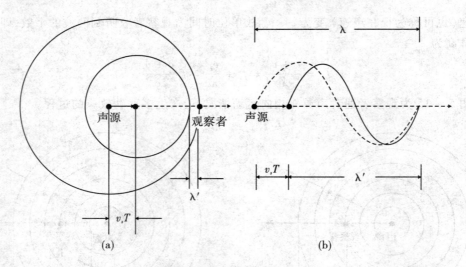

图5-16   声源向着观察者作运动产生的多普勒效应

3. 观察者和媒质不动, 声源和观察者相对媒质同时运动   此时, 上述两种形成接收频率改变的因素同时存在: 一个是观察者运动, 其作用相当于使观察者处的视在声速为 $c \pm v_r$; 另一个是声源运动, 其作用相当于使观察者处的视在波长为 $\lambda \pm v_s T$。两种影响因素同时存在, 数学上相当于式(5-36)和式(5-37)中的频率变换因子相乘, 故此时观察者所听到的频率可综合表示为

$$f_r = \frac{c \pm v_r}{\lambda \mp v_s T} = f_s \frac{c \pm v_r}{c \mp v_s} \tag{5-40}$$

注意, 当声源与观察者之间距离随时间缩短时, 式中的加减号取上者; 反之取下者。

4. 观察者不动, 声源、观察者和媒质三者之间同时有相对运动   此时声源、观察者相对媒质的运动状态及产生的多普勒效应, 仍遵守上式关系。所不同的只是媒质也流动。设媒质相对于固定坐标系统的流速为 v_0, 并取流速指向观察者的方向为正, 反之为负, 则流速的作用可并入声速。故此时观察者所听到的频率就成为

$$f_r = f_s \frac{c \pm v_0 \mp v_r}{c \pm v_0 \mp v_s} \tag{5-41}$$

（二）声源与观察者的相对运动不在两者连线上的情况

物理上完全可以推断, 当上述相对运动不在两者连线上, 而分别与连线成不同角度时, 只需把有关运动速度在连线方向上的投影代入式(5-42), 便可得到最普遍情况下的频率计算公式

$$f_r = f_s \frac{c \pm v_0 \cos\theta_0 \mp v_r \cos\theta_r}{c \pm v_0 \cos\theta_0 \mp v_s \cos\theta_s} \tag{5-42}$$

式中, $\theta_s, \theta_r, \theta_0$ 分别为声源、观察者、媒质运动方向与声源、观察者连线之间的夹角。

多普勒效应在各种波动领域, 均有广泛而重要的应用。在电磁波中, 应用于无线电雷达技术, 如飞机导航用的多普勒雷达, 航船使用的卫星导航系统等。在超声技术中应用更为广泛, 如舰船的多普勒声纳导航仪、多普勒靠岸声纳等。特别在超声工业

检测和医学诊断中，是测量含有各种悬浮粒子（或气泡）液体（如纸浆、矿浆、河流、污水、血液等）的流速、流量，以及测量各种运动体，包括人体内胎心、瓣膜、血管壁等运动器官的状态与功能的主要手段。

第二节　B 型超声诊断仪

一、医用超声诊断仪工作原理

医用超声诊断仪是声纳原理和雷达技术相结合而形成的医疗仪器。其基本原理是将一束超声脉冲波发射到生物体内，由生物体内不同界面反射回不同波形生成图像，从而判断生物体内是否有病变。随着科学技术的发展，越来越多的高新技术和计算机技术应用于这种设备，经历了由一维到二维再到三维成像的过程，从静态到动态、从结构成像到功能成像，超声诊断仪功能越来越强大，结构越来越复杂，应用越来越广泛。

（一）一维超声扫描及其显示

在超声诊断设备中，人们常把 A 型和 M 型这类采用超声脉冲回波测距离的技术的诊断方法称一维超声检查，这里的发射超声波速方向不变，从不同声阻抗界面反射回来信号的幅值或灰度，经放大后，在屏幕上以水平或垂直方式显示出来，此类图像称为一维超声图像。

1. A 型超声设备扫描系统的特点
探头（换能器）根据探查部位，以固定方式向人体发射数兆赫兹的超声波，通过人体反射回波并加以放大，并将回波的幅值和形态在屏幕上显示出来。显示器的纵坐标显示反射回波的幅度波形；横坐标回波表示波源的深度，见图 5 - 17。这样可根据回波出现的位置，回波幅度的高低、形状、多少和有无来提取受检体病变和解剖的有关信息。

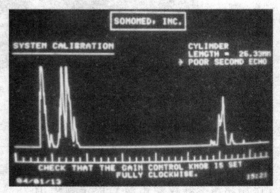

图 5 - 17　A 型超声图像

2. M 型超声设备扫描系统的特点
探头（换能器）以固定位置和方向对人体发射接收超声波束。该波束途经不同深度的回波信号对显示器垂直扫描线进行辉度调制，并按时间顺序展开，形成一幅一维空间各点运动按时间展开的轨迹图，见图 5 - 18。M 型扫描系统特别适用于对运动器官的检查。例如对心脏的检查，在所显示的图形轨迹上，可进行多种心功能参数测量，所以 M 型的扫描系统又称为超声心动系统。

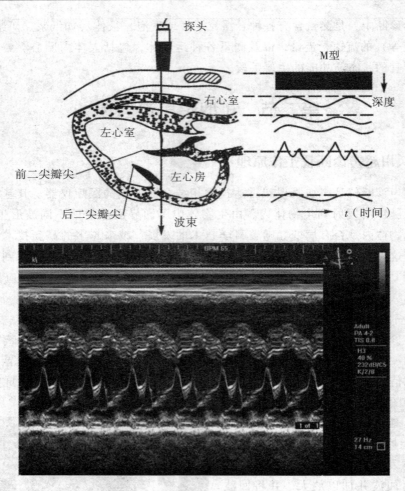

图 5 - 18　M 型超声图像

（二）二维超声扫描及显示

　　由于一维扫描只能依据图形中超声波回波幅值的大小和回波的疏密对人体脏器进行诊断，这样一维超声扫描所提供的信息量较少，波形诊断即不形象也不直观，在《医用超声诊断仪超声源》检定规程 JJG 639—1998 中对一维超声扫描已不作具体要求，而带多普勒功能的医用超声诊断仪目前还无法对其进行计量检定，所以在此主要谈一谈二维超声扫描的工作原理及图像质量的表征。

　　二维超声扫描显像其原理是采用超声脉冲回波采用亮度调制（Brightness Modulation）的二维灰阶显示，一般称为 B 型（B - mode），俗称黑白成像。其图像显示的是人体组织或脏器的二维断面

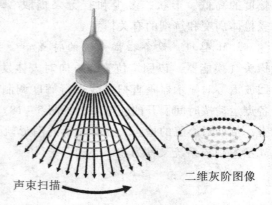

图 5 - 19　B 型超声成像示意图

图，可以实时动态显示运动脏器的二维断面。二维扫描系统使探头内的换能器以固定方式向人体发射超声波，并以一定的速度在一个二维空间运动，即进行二维空间扫描，再把人体反射回波信号加以放大处理后送到显示器的阴极或控制栅极上，使显示器的光点亮度随着回波信号大小变化，形成二维断层图像，在屏幕上显示时，纵坐标代表声波传入体内的时间或深度，而亮度则由对应空间点上的超声回波幅度调制，横坐标代表声束对人体扫描的方向，如图 5－19 所示。它是目前临床应用最基本、最广泛的超声成像方式，现代超声多普勒成像设备均以此成像方式为基础。

A 型、M 型和 B 型超声成像比较示意图，见图 5－20。

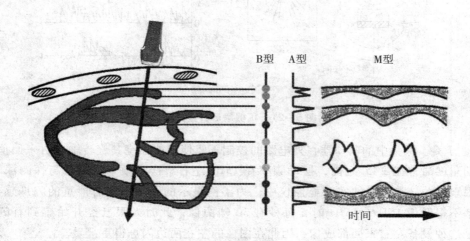

图 5－20 A 型、M 型及 B 型超声成像比较示意图

二、B 超的基本技术

在技术上讲，B 超是其中一类最复杂的设备，且有很多共性的问题，所以在此将只讨论这类设备中的各项技术，其中少数技术问题也适用于 M 超乃至 A 超。

各类 B 超的技术上差异主要体现在扫查方式的不同上，因为 B 超所显示的截面声像图是二维灰阶图像，为此，探头中的换能器所发射和接收的超声波方向必须按一定规则扫查过一个平面。下面介绍 B 超的几种常用的扫查方式。

（一）机械扇形扫查

1. 原理 机械扇形扫查是由机械扇扫 B 超的探头来执行的。为此，机械扇扫探头中除了有换能器外，还必须具有使换能器绕某一轴线往返摆动或绕轴旋转的驱动机构。同时，为使超声扫查所获得的回波信息能真实地显示出来，探头中还应具备一种换能器位置检测装置。

机械扇扫的原理可用图 5－21（a）来说明。机械扇形扫查探头中通常只有一片单元式的圆盘形压电换能器，其直径为 12 ~ 20mm。近年来，为改善机械扇扫 B 超仪的横向分辨力，愈来愈多的仪器使用了可变电子聚焦的环形阵换能器。

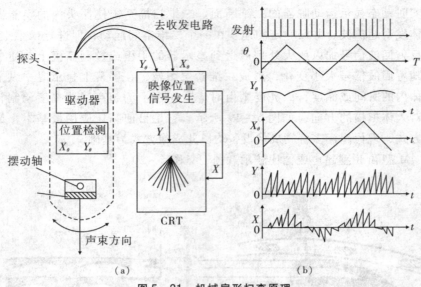

图 5-21　机械扇形扫查原理

2. 分类　探头中的驱动器在外电路的控制下驱使换能器绕其旋转轴左右来回摆动，其摆动角度通常在 ±45° 之内，摆动频率在 15Hz 左右。摆动频率的高低与探测深度等具体因素有关。在简易的实时显像仪中，为了使显示的图像不致有严重的闪烁感，摆动频率不得低于 15Hz。15Hz 时，每秒有 30 帧图像，此时人眼已经开始感到有闪烁，特别是这种设备左右来回都成像，因此在图像的左右两边闪烁得更严重。

在实时显像仪中，发射脉冲的重复频率由下式决定

$$F_p = 2F \cdot N_l \tag{5-43}$$

式中，F—— 换能器摆动频率；N_l—— 每帧图像的扫查线数。

在具有数字扫描变换器的现代 B 超中，显示器的扫描频率与探头摆动频率不相关，可以在保持高速显示的条件下，根据探测深度（最大可达 24cm）来调整探头摆动频率。目前，机械探头在临床人体诊断中的应用越来越少，主要应用于兽医。

（二）相控阵扇形扫查

除了前述的机械扇扫是 B 超中使用单元式换能器外，以下所述 B 超仪的扫查方式均采用阵列式换能器。

1. 相控阵发射　相控阵扇扫所使用的换能器是小尺寸的线性阵列式换能器，其阵列长度一般为 2cm 左右，阵元数从 32 ~ 256 不等，所以相邻阵元中心距在 0.1 ~ 0.6mm。

超声相控阵扫查原理可以用图 5-21 来说明。如果在各阵元上同时加上激励脉冲，它们所发射的超声波将发生干涉，形成的合成波束的方向垂直于换能器的表面，如同单个振子所发射的波束那样，如图 5-22（a）所示。

如果激励脉冲在到达各阵元之前，依次延迟一个固定的很小的时间间隔 τ，则各阵元上所产生的声脉冲也获得相应的延迟。此时，整个换能器所发射的超声波的合成波束方向与法线之间就有一偏向角 θ，如图 5-22（b）所示。

随着发射延迟时间 τ 值的改变，偏向角 θ 也将随着改变。如果使左右两边的激励脉冲互易，则合成波束的方向移至法线的另一侧。如果对各阵元的激励脉冲的延迟时间进行控制，就可使发射的超声波束方向在一定角度范围内变化。这种用控制激励脉冲延迟时间来操纵超声波波束方向的扫查方式就叫做相控阵扫查，也称为电子扇形扫描。

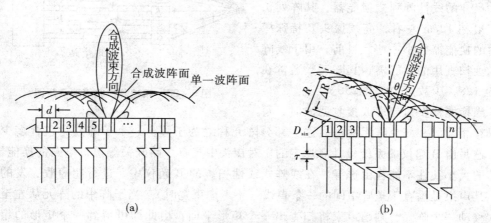

(a)　　　　　　　　　　　　　　　　(b)

图 5 - 22　超声相控阵扫查原理

（a）同时激励合成波束；（b）等时差激励合成波束

激励脉冲的延迟时间 τ 与波束偏离法线方向的角度 θ 之间的关系可由图 5 - 22 求出，即

$$\tau = \frac{d}{c}\sin\theta \tag{5 - 44}$$

式中，τ—— 激励脉冲的延迟时间，s；c——1540m/s，是超声在人体软组织中传播速度的平均值；d—— 相邻阵元的中心间距，m；θ—— 合成波束的偏向角。

在相控阵超声诊断仪中，通过切换各阵元的发射激励脉冲的延迟时间 τ，可使发射的超声束在 $\pm\theta_{max}$ 范围内作扇形扫查。通常可按等 $\triangle\theta$ 方式作顺序扫查，但也可设计某种 τ 的变化函数，使声束按所需的"跳跃"式扫查，这在机械扇扫中是无法实现的。

2. 相控阵接收　相控阵发射和接收的原理相同，效果互易，是一个可逆的过程。相控接收时的方向控制也是用延迟来达到的，只是这里延迟的是各阵元所接收的回波信号。各阵元回波信号经延迟后叠加起来，就可获得某方向上目标的反射回波。各阵元延迟时间值与发射时的延迟值相同。

不同部位反射的超声波返回到各个阵元的时间也不相同，这个时差与反射面和阵元之间的距离有关。按照某个特定方向上反射波回到各阵元的时间差进行相对应的时间补偿，然后相加合成，就能对这一特定方向上的反射波进行叠加增强，而其他方向上的反射波则减弱、抵消，这就实现了单独对这一方向上的信号接收（图 5 - 23）。改变时间补偿的大小，就改变接收方向，从而实现相控阵接收。

相控阵探头实现了声束的扇形扫描，且比线阵探头尺寸小，只需要较小的透声窗就可以进行扫查，因此主要用于穿过肋间隙进行心脏成像。

为了获得良好的图像分辨力（主要是横向分辨力），相控阵发射及接收时还需施行电子聚焦。电子聚焦的方法也是利用各阵元的延迟控制。

（三）线阵式线性扫查

1. 原理 线性扫查所使用的换能器是大尺寸的线性阵列式换能器，其阵列长度一般在 10cm 左右，高频探头及特殊探头中的换能器会小一些。目前，用于线阵式线性扫查用的换能器，其阵元数通常在 64 至 128，少数达 192 和 256。

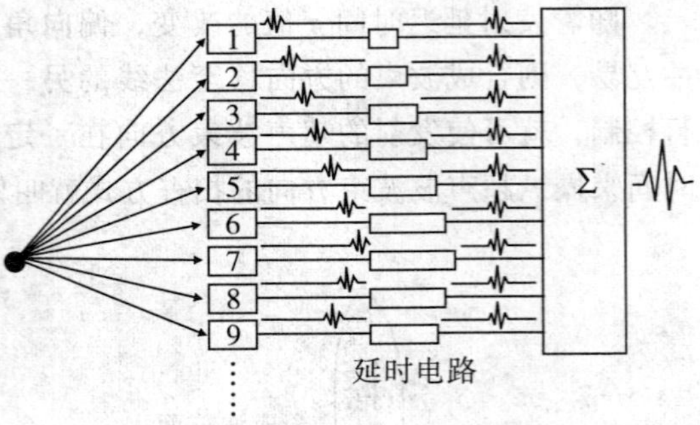

当换能器发射超声或接收回波时，每次只有相邻的一部分阵元参加，这一部分阵元称之为子阵。一个子阵究竟包含多少阵元，这是由 B 超仪的系统设计者选定的。对探头中具有多路开关等接口电路的换能器，子阵的大小往往不能自由选择。在线阵式线性扫查的 B 超仪中，进行超声收、发的子阵，其声束是垂直于子阵中间的一条直线（不考虑束宽时）。当子阵中的阵元从左至右依次移动一个阵元，则超声束将扫查出一个矩形平面，由此即可得到一个矩形的超声图像，所以称这种扫查方法为线性扫查。这种 B 超仪的原理框图如图 5-24 所示。图中，多路开关阵列包括发射电路或发射信号的多路开关和接收前级电路或接收信号的多路开关，具体的电路方案将决定于设计师的设计技术及其他的限制条件。作为一个例子，图 5-25 给出了一种方案。

图 5-23 相控阵接收原理示意图

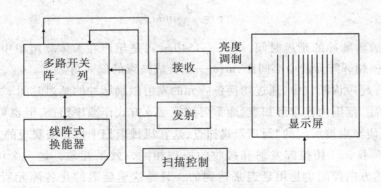

图 5-24 线阵式线性扫查 B 超仪原理框图

图 5-25 的方案中，使用 64 阵元的换能器，每 8 个阵元为一组。发射和接收前级电路也有 8 套，每套收发电路通过一个八选一多路开关选接到本组阵元中的某一个。这样，在同一时刻将有 8 个阵元（每组一个）同时被发射电路激励，而在 8 路接收输出端将产生 8 个回波信号。从图中还可看到，同一时刻所接通的 8 个收发阵元属于换能器阵列中相邻的阵元，通常将此 8 个阵元称作为一个子阵。为了聚焦的目的，一个子阵中的各个阵元将由彼此存在一定延迟的发射脉冲激励，其接收的回波信号也将被延迟一定时间后相加起来，再将合成信号进行放大和检波，最后去调制显示器亮度。有关电子聚焦方法及延迟时间的计算将在下面讨论。

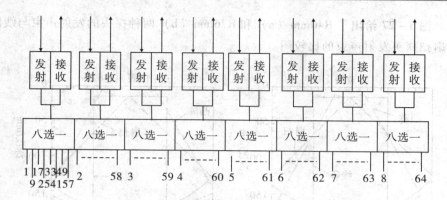

图 5 -25　64 阵元换能器与收发电路间的一种多路开关连接方案

2. 线扫分类　实现线性扫查的方法有多种，对于不同的扫查方法，其收发所用的子阵及其换接顺序不同。常见的扫查方法有顺序扫查方法、间隔扫查方法、收发交叉扫查方法、收发间隔交叉扫查方法、飞越扫查方法、微角扇形扫查及平行四边形、梯形等扫查方式。

顺序扫查方法是最基本的一种方法，它所获得的图像线条显得太稀疏。间隔扫查方法比顺序扫查方式增加一倍。收发交叉扫查也可使扫查线加倍，但应注意收发聚焦是否相同，若收发聚焦束相同，则上面分析所获得的声束方向符合实际情况；但若发射为单点聚焦，而接收为动态多点聚焦，则收发所合成的声束方向不符合上面所分析的情况，显示的图像将产生横向失真。收发间隔扫查和收发交叉扫查两种方法的扫查线密度都比顺序扫查方法增加一倍，而且它们的扫查线互相错开 d/4，于是我们可以把这两种扫查方法组合成一种收发间隔交叉扫查，可使超声扫查线增加 4 倍。飞越扫查方法适用于探测深度较小的场合，这是由于探测深度较小时，对应于某条超声扫查的接收信号中可能还包含着前一个发射脉冲到达较深层的反射界面后所反射回来的回声信号，这将产生干扰，采用飞越扫查的方法可防止这种干扰。微角扇形扫查及平行四边形、梯形等扫查方式可以采用相控阵扇扫的原理，用线阵探头可实现。

（四）凸阵式扇形扫查

凸阵式探头的前部为圆弧形，许多阵元沿该圆弧面排列，阵元的前部是圆弧形的匹配层，匹配层外面装有二维弧形的声透镜，探头厚度方向的圆弧形声透镜是为了获得厚度方向的声聚焦。凸阵式换能器的圆弧半径将决定于使用场合，常用的有 R 76mm、R 40mm、R 20mm 等。换能器所具有的阵元数通常为 64、80、128 等。也有高达 192 阵元的。线阵、凸阵和相控阵探头的扫描平面示意图键图 5 -26。

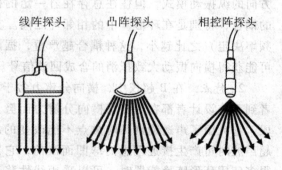

图 5 -26　线阵、凸阵和相控阵探头的扫描平面

使用凸阵换能器作超声扫查时，其视野比线阵式线性扫查及机械（或相控阵）扇

扫都大。图 5-27 给出了 R40mm（a）和 R76mm（b）两种探头的发射声束与线阵探头及机械扇扫探头发射声束的比较图。

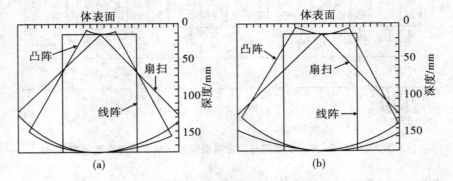

图 5-27　3 种探头视野的比较

凸阵式换能器作超声扫查时，可以采用与线阵式线性扫查相似的几种扫查方法。但由于各阵元排列成弧形，所以子阵中各阵元同时激励时，发射声束的波阵面为凸弧形，它是一种发散的声束。为使发射的声束收敛及聚焦，子阵中各阵元不能同时激励，并应使发射声束的波阵面为凹弧形，这就是电子聚焦应解决的问题。

（五）环形阵扇形扫查

1. 原理　环形阵换能器由若干个同心圆环阵元组成，中心圆及外面各同心环的尺寸选择方法有两种。

（1）相等面积的选法　此时中心圆及外面各同心环的面积均相等，故环形阵的结构表现为各阵元环的宽度愈外愈窄。这种尺寸选法的好处有两点：①由于各阵元面积相等，各阵元的电阻抗特性可望相近，因此与收发电路间的匹配性能和灵敏度趋于一致。②在采用电子聚焦时，相同的阵元面积可获得相等的相邻阵元间的延时量，这将改善聚焦效果。

（2）不等面积的选法　医用超声换能器中，压电振子的振动模式希望是单一厚度方向的纵振动模式，但往往总存在着一定的横振动。横振动的存在增加了相邻阵元间的耦合，特别是在环形阵中的相邻环之间。实验表明，环的宽度与厚度（厚度由工作频率决定）之比越小，这种耦合越严重，据此有人认为适当选择各阵元的面积，就有可能获得横向振动大致抵消的合成回波信号。

2. 特点　在 B 超仪中，横向分辨力劣于纵向分辨力。因此，从换能器设计和制造者到系统设计者都在为提高横向分辨力而努力。电子聚焦是提高横向分辨力的有效手段，它克服了声透镜聚焦时焦点不能改变的缺点。环形阵的电子聚焦是面聚焦，发射超声波时可产生接近理想的球凹面波前，它比线阵、凸阵或相控阵的一维聚焦效果好得多使用环形阵换能器时，可以采用线性移动环阵而实现线性扫查，也可采用机械扇扫的方式。从近年来市场上的产品来看，基本上是机械扇扫的产品，也有用双平面扇扫来作三维超声扫查的产品。

（六）三维超声成像

1. 发展阶段　三维超声成像经历了四个发展阶段：第一阶段为静态三维超声成像，主要用于静止器官的三维显示；第二阶段是动态三维超声成像，用于显示运动的心脏，由于数据采集速度的限制，构成动态三维图像的各个二维图像是在心电触发下分别于不同心动周期内采集得到，进而脱机重建，因此并非真正意义上的实时三维成像；第三阶段为实时三维超声成像，由于实现了由机械驱动式扫描和自由臂扫描向一体化探头扫描的飞跃，扫描时间明显缩短，可以获得实时动态三维图像，但成像速度仍然很慢，时间分辨力低；第四阶段采用矩阵型排列的换能器，实现了声束在三维空间内的扫描，形成立体三维图像数据库，时间分辨力和空间分辨力获得很大提高。实时动态三维超声成像也称作四维超声成像。

2. 三维成像的方法　在前三个阶段，三维超声成像的基本方法是将三维空间按照一定方式分成一系列连续的二维平面，利用已有的二维超声成像方法采集各个平面内的图像，并同步记录位置信息（图5-28），然后应用计算机技术重建出三维图像。

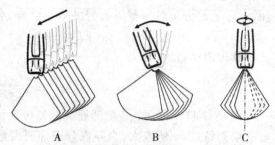

图5-28　三维成像的数据采集示意图
A. 平行扫描法；B. 扇形扫描法；C. 旋转扫描法

第四阶段，二维面阵探头采用矩阵型排列的换能器，也就是将二维平面晶片按纵向、横向多线均匀切割成微小阵元（图5-29），对应于每一个阵元都配置相应的延迟线，发射与接收过程中只要改变每个阵元不同的延迟时间，就能在纵横两个方向上进行声束控制和动态聚焦，改变波束的指向，实现波束在三维空间内的扫描，形成立体三维图像数据库。

3. 彩色血流成像　目前，已可以实现彩色多普勒或能量多普勒信号的三维重建，用于观察血管走行、结构、判断组织血供情况及观察心腔血流的空间分布特性。

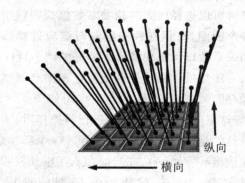

纵向
横向

图5-29　二维面阵探头阵元示意图

三、超声成像新技术

（一）图像的帧相关处理

众所周知，由于超声束的空间分辨力有限及噪声等因素造成了超声图像中的斑点噪声，这是超声显像系统中一个固有的问题。随机出现的亮点属于图像中的高频噪声，消除的方法自然是做低通滤波。

低通滤波可以在空域中或者在频域中进行。在超声图像处理中考虑到实时处理的要求及尽量减小存贮器容量等因素，比较实用的方法还是递归滤波方法。所谓"帧相关"就是一种简单的递归滤波方法，或者说是一种 IIR 结构的低通滤波器。

假设第 n 幅超声回波图像中各像素点的灰阶值用 $x^{(n)}(i,j)$ 表示，经过帧相关处理后的图像用 $y^{(n)}(i,j)$ 表示，那么帧相关处理可用下式表示：

$$y^{(n)}(i,j) = \alpha y^{(n-1)}(i,j) + (1 - \alpha)x^{(n)}(i,j) \tag{5-45}$$

式中，α—— 相关系数。

式（5-45）中的含义是：本次输出的图像 $y^{(n)}$ 由一部分本次输入图像 $x^{(n)}$ 与一部分上次输出图像 $y^{(n-1)}$ 组合而成。

递归滤波器的设计与分析通常采用 Z 变换方法，作为二维图像信号一般应该用二维 Z 变换。但考虑到公式属于最简单递归运算，每个像素点的值只取决于本像素点的输入及上一次输出，与其他像素的值无关。因此，可以借助一维 Z 变换方法来分析它的频率特性，实际上是分析各像素点自身的频率响应。与式对应的一维表达式可以写成

$$y^{(n)} = \alpha y^{(n-1)} + (1 - \alpha)x^{(n)} \tag{5-46}$$

其传递函数为

$$H(z) = \frac{Y(z)}{X(z)} = \frac{1 - \alpha}{1 - \alpha z^{-1}} \tag{5-47}$$

式（5-47）是一个一阶低通滤波器传递函数。图5-30给出了当 α 取 0.25、0.5、0.75 时的幅频特性。α 值愈大，高频成分被抑制得愈厉害，或者说，对于图像上某一个像素点来说其灰阶值愈不易出现锐变。这对于削弱斑点噪声无疑是有好处的，但与此同时也影响了图像的动态特性。因此，一般情况下在探查腹部时可以选择较大的相关系数以获得较少斑点噪声的图像；但在探查心脏时则应选择较小的相关系数以保证图像有足够好的动态特性。

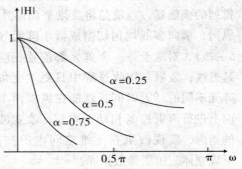

图 5-30　帧相关器的幅频特性

图像的帧相关处理应放在 A/D 转换器与图像存贮器之间，其硬件原理框图如图 5-31 所示。这里的图像存贮器在进行写操作时，实际上进行的是读修改写操作。要存入一个新像素，必先读出 $y^{(n-1)}(i,j)$，在与 $x^{(n)}(i,j)$ 求加权和以后得 $y^{(n)}(i,j)$，在读修改写周期的最后写入 $y^{(n)}(i,j)$。α 值控制用于选择不同的相关系数。

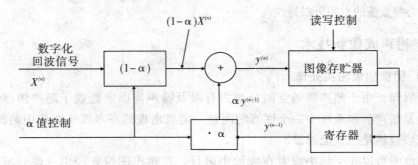

图 5-31　图像的帧相关处理框图

（二）谐波成像技术

1. 谐波的概念　非正弦周期函数经过傅立叶变换，可以展开为常数与一系列具有共同周期的正弦函数（或余弦函数）之和。这一系列正弦函数中，频率等于原函数频率的称为基波；其余正弦函数的频率分别为基波频率的整数倍，称作高次谐波；基波频率二倍的正弦波称为二次谐波，以此类推。

组织内小振幅条件时超声波线性传播，声场内任何距离上的质点都重复声源的振动规律。但当超声波不满足小振幅条件时将产生非线性传播，致使波形发生畸变，随传播距离增加必然伴随谐波的产生。因此，即使探头发射单纯频率的正弦波，经组织的非线性传播后也会波形畸变，产生谐波成分。与基波成分相比，谐波强度非常低，越是高次谐波，振幅越低。

传统的超声成像接收和发射相同频率的超声波，称为基波成像。而提取二次甚至高次谐波成分成像，可提高组织的分辨能力，减少干扰及伪像，改善图像质量，称作谐波成像（harmonic imaging）。对于各种方式的基波成像，均可扩展为谐波成像，例如二维灰阶、多普勒血流、能量多普勒及组织多普勒成像等。从临床应用区分，目前主要有组织谐波成像（THI, tissue harmonic imaging）和造影剂谐波成像（contrast agents harmonic imaging）。

2. 组织谐波成像　超声波传播过程中受到运动组织的非线性作用而产生的谐波信号，被超宽频探头接收、提取并成像，称组织谐波成像。

由非线性传播所产生的谐波信号有两个特点：①基波强度随传播距离增加而线性衰减，但谐波强度随传播距离的变化却是非线性的；组织谐波产生于超声的传播过程中，因此谐波强度随着传播距离的增长而增加，直到传播距离产生的衰减作用占优势为止；超声成像中的干扰和伪像主要来源于体表或接近于体表的信号，这些信号因超声波传播距离短而只含有较少的谐波成分，采用滤波器滤除基波信号时这部分干扰也被消除，有利于浅表部位图像质量的提高。②谐波能量与基波能量并非线性关系，强的基波可以产生大的谐波能量，但弱的基波却几乎没有谐波成分；旁瓣强度远低于主瓣强度，主瓣的谐波能量较强，但旁瓣却几乎没有谐波能量；因此，谐波成像时，旁瓣伪像干扰更少（图5-32）。

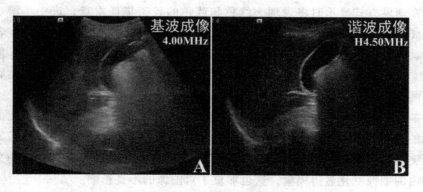

图5-32　基波成像与谐波成像的比较

3. 造影剂谐波成像　　国际上多个公司开发了对比度增强溶剂,这类溶剂有些专门用于某种组织或肿瘤的对比度增强,有些则主要用于血液的对比度增强。对比度增强溶剂一般称为造影剂。造影剂中悬浮着大量稳定的微气泡或具有很薄一层生物可分解聚合物包膜的微气泡,这种微气泡的直径小于 $7\mu m$。这类微气泡在受到低振幅的超声波照射时,在 $50MHz$ 频率以下,它们将线性地各向同性地散射超声波,即散射声强 I_s 正比于入射声强 I_0,而散射波的频率 f_s 不变(忽略多普勒频移时,$f_s = f_0$)。在此条件下,与其他任何一种散射体相似,气泡在散射过程前后不发生变化。直径为 $0.5 \sim 7\mu m$ 的微气泡对几兆赫的脉冲振荡具有强烈的谐振特性。因此,上面所说的线性范围仅限于很低幅度的超声,并且其极限与周围液体的黏度有关。

在适度声强幅度情况下,气泡响应变为非线性,在发射频率 f_0 的倍数处可以测到较大的谱峰,随着入射声强的增加,谐波谱峰快速增加。

超声与微气泡间的互作用是非常复杂的,可呈现出声化学、声致发光等各种物理现象。在较大幅度声压作用下,微气泡呈现非线性现象,谐振频率为几兆赫,而从微气泡或其包膜材料的体积弹性特性来分析,其谐振频率将在 $100MHz$ 以上。

造影剂可使回波信号增强 $10 \sim 25dB$,这对于频谱多普勒和彩色血流图的影响十分惊人,过去不能检测到的小血管血流或太深的血管中的血流,现在可以在彩色血流成像仪中看到了。然而,使用造影剂后,用一般的彩超作小血管血流成像时会面临两个问题。

(1) 大血管来的信号将扩散而占据邻近的 (血管外) 区域,超声束旁瓣干扰也将影响小血管血流的显示。另外,在灰阶图上,回波增强了的血流信号将以较高的灰阶值显示。

(2) 低速度血流检测要求加长采样周期,增加信号组的长度 (每条彩色线的发射脉冲数),这就会降低帧率;而减小脉冲重复频率 (PRF) 会增加高速血流引起的混叠,并损失方向分辨力。然而,较低的 PRF 就可选用较低的 MTI 中的高通截止频率,因此可提供较好的低速血流检测性能。

使用能量多普勒方式可以基本上消除上述两个问题。造影剂将有效地增加显示信号的动态范围,使能量图成为一种高灵敏度的血流图。对于各种原因产生的随机噪声像素点,在速度方式显示时将表现为红色和蓝色的较密集像素点,进一步增加了视觉噪声;在能量方式显示时,噪声将显示为低强度的较均匀分布的单色背景。若采用帧平均方法就可以进一步降低噪声,但这样将付出时间分辨力的代价。另外,能量方式显示时不受混叠效应的影响,这就允许使用较低的 PRF,也就增加了对小血管中低速血流的检测性能。

造影剂的能量图也存在一个严重的缺点:它增加了慢速实质性组织干扰的灵敏度及其相关的闪烁伪像。慢速实质性组织干扰更容易检测 (因能量方式增加了灵敏度),显示将更突出 (因大幅度信号为高亮度显示)。另外,帧平均具有附加的维持效应,使心率周期内的图像变化显得模糊,这也加重了对图像的不良影响。

研究表明,在诊断用超声的声强范围内,造影剂可产生很强的谐波和子谐波分量,而二次谐波的幅度最大,加上换能器等其他技术问题,所以目前的研究和应用主要集中在二次谐波，这里所要介绍的谐波成像技术也仅限于此。

谐波成像可以用于 B 型，也可用于频谱多普勒和彩色血流成像。用于 B 型显示时，由于造影剂使血流中的散射回波信号增加很多，所以在通常的 B 超上几乎看不到回波信号的血流区域（如心腔内），但可看到较强的翻滚的云状血流图像。

在多普勒方面,谐波成像主要用于多普勒能量成像。工作在基波和谐波时的多普勒频移值是不同的。设发射声波频率为 f_s,血流相对发射换能器有速度为 v 的运动,在基波工作时,血流所散射的超声信号频率为：

$$f_r = f_s(1 + v/c) \tag{5-48}$$

式中,c—— 媒质中的声速,m/s。

由于散射源处于运动中,所以接收换能器（脉冲工作方式时,与发射换能器是同一个）所接收到的信号频率近似为：

$$f = f_s(1 + 2v/c) \tag{5-49}$$

即多普勒频移为：

$$f_d = 2f_s v/c \tag{5-50}$$

在谐波工作方式时,血流散射信号中取其二次谐波分量,所以

$$f_r = 2f_s(1 + v/c) \tag{5-51}$$

于是接收换能器所接收到的谐波信号近似为：

$$f_r = 2f_s(1 + 2v/c) \tag{5-52}$$

即多普勒频移为：

$$f_{2d} = 4f_s v/c \tag{5-53}$$

当换能器声束方向与血流速度方向之间有一夹角 θ 时,谐波成像时的多普勒频移为：

$$f_{2d} = 4f_s \cos\theta/c \tag{5-54}$$

可以按相同的步骤导出其他各次谐波工作方式时的多普勒频移为：

$$f_{2d} = 2nf_s \cos\theta/c \tag{5-55}$$

其中，$n = 1/2$，1，2，3，…（子谐波，基波，二次谐波，三次谐波，……）

在采用谐波成像技术的设备中，通常使用宽频带换能器，发射时工作在较低的工作频率（例如 2.5MHz），接收时，基波及谐波分量均被换能器接收，但在后面的放大通道中将加入滤波器提取二次谐波分量（5MHz），所以最后的成像只用了回波信号的谐波成分。

4. 仪器性能要求　非线性现象产生的组织谐波很微弱，即使在最佳的环境条件下其能量也远远小于基波能量。因此，谐波成像依赖于接收系统的灵敏度和处理的先进性：①仪器必须有足够宽的动态范围，因为谐波成像会损失 10~20dB 的信号强度，为保持信噪比，要有足够宽的动态范围接收这种相当弱的信号。②超宽频探头准确发射和接收宽频带信号。③高性能的滤波器和信号处理技术，仅使谐波频率通过。

（三）弹性成像

软硬度是人体组织的重要物理特性之一，其变化往往伴随着病变的发生，如炎症、纤维化、增生、萎缩或肿瘤等，所以临床医生常常通过触诊判断病变的发生及性质。然而，触诊依赖于医生的经验及主观感觉，而且难以准确量化。为了克服这一不足，

Ophir 等在 1991 年提出了应用生物组织弹性模量这一基本力学属性进行成像的新方法，即弹性成像（elasticity imaging 或 elastography）。与正常组织相比，病变组织弹性模量的改变可能比声学阻抗的改变高几个数量级，故弹性成像应该比声学成像更为有利。

弹性成像的基本原理是对组织施加一个激励，组织将遵循弹性力学、生物力学等规律产生响应，例如发生位移、应变等，应用超声成像的方法，采集响应信号并成像，直接或间接显示组织中弹性模量的分布。弹性模量较大（硬度较大）的组织，在相同的激励下产生的响应较小（较小的应变或振动幅度，或较快的振动传播速度等）；反之亦然。激励可来自于人体内部，如心跳和血管搏动产生的相邻器官的变形或呼吸产生的组织变形等；也可来自于人体外部，如手法加压或机械装置等。激励可以是静态/准静态的，也可以是动态的。

根据激励的不同，弹性成像可分为两种：①静态/准静态测量，通过手法或振动器加压，或由于心脏、血管搏动对组织产生激励，采用一定的方法采集激励前后组织的应变、位移等信号，以灰阶或彩色编码显示组织的弹性特征分布（图 5－33）。②动态测量，外部振动器施加周期性或脉冲式低频振动（20～1000Hz），振动传播路径两侧的组织产生剪切波，组织弹性模量越大，向两侧传播的剪切波速度就越快，测量剪切波传播速度就可以获得组织的弹性信息（图 5－34）。

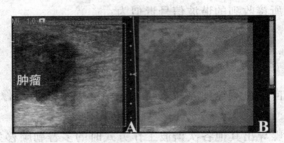

图 5－33　乳腺肿瘤的二维灰阶成像（A）和实时弹性成像（B）
由于心跳、血管搏动、呼吸或探头压力产生的组织变形，以彩色编码显示，紫色、蓝色、绿色、黄色和红色依次代表组织应变逐渐变小，硬度逐渐增加

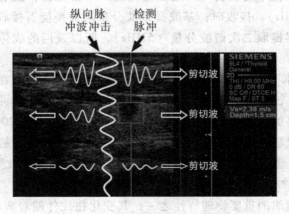

图 5－34　检测剪切波传播速度用于评价组织硬度

一种称为声脉冲辐射力成像（acoustic radiation force impulse，ARFI）的弹性成像技术，探头发射纵向脉冲波在组织内部产生剪切波，然后发射检测脉冲用于检测取样框内剪切波传播速度超声成像是根据组织的声学特性——声阻抗差作为参数成像，而弹性成像则基于组织的弹性/硬度进行成像，二者本质上并不相同。但由于目前弹性成像过程中激励信号的产生和弹性信息的采集等都是采用超声的方法；也由于弹性图像叠加在二维超声图像上显示，并与之比较；又由于当前的弹性成像系统大都集成于现有的超声成像系统中，而不是单独存在，所以弹性成像被称作"超声弹性成像"，并被看做是超声成像中的新技术。

第三节　B 型超声诊断仪的检定

医用超声诊断设备是整个医疗器械产业的重要组成部分，国内从事该类设备研制、开发、生产、销售的企业越来越多，在临床上的应用越来越广泛。有关标准化组织有全国医用电器标准化技术委员会超声设备分技术委员会和全国声学标准化技术委员会超声－水声分技术委员会。前者的职责是国内医用超声产品通用标准、专用标准、产品标准的制定和修订，后者的职责是国内超声（包括医用超声）、水声领域基础标准的制定和修订。两者对口的国际标准化组织为 IEC 的 TC87：超声。另外，由国家质量监督检验检疫总局组织建立的全国声学计量技术委员会，负责声学（含超声）计量领域内国家计量技术法规的制定、修订和宣贯；声学量值国内比对以及国家质量监督检验检疫总局委托的其他相关工作。

中国计量科学研究院、中国科学院声学研究所根据世界各国超声技术的发展和超声诊断技术参数的状况，1998 年重新修改制定了我国《医用超声诊断仪超声源》检定规程 JJG 639—1998，并已于 1999 年 3 月 1 日实施，它属于强检项目。

一、图像质量的表征

（一）盲区

盲区是指 B 超设备可以识别的最近回波目标深度。盲区小则有利于检查出接近体表的病灶，这一性能主要取决于放大器的特性。此外减小进入放大器的发射脉冲幅度和调节放大器时间常数，也会影响盲区大小。但是，对加有水囊的换能器（即探头）测试，其盲区无意义。

（二）最大探测深度

最大探测深度是指 B 超设备在图像正常显示允许的最大灵敏度和亮度条件下所观测到回波目标的最大深度。该值越大，越能在生物体内更大范围进行检查。但是，影响这一性能的因素有以下几种原因：

1. 换能器灵敏度　换能器在发射和接收超声波过程中，实现了电声和声电转换效能。灵敏度越高，探测深度越大。灵敏度主要取决于晶片的机电性能和换能器声、电匹配层的匹配状况。

2. 发射功率　提高换能器辐射的声功率可提高探测深度。但是提高声功率要增大电路的发射电压。这不仅给整机设计带来困难，而且必须限制声功率在安全剂量阈值内，其技术指标常用声强来表示，即声强应不大于 $10mW/cm^2$。

3. 接收放大器增益 提高接收放大器增益可提高探测深度。但是放大器增益的提高，在放大回波弱信号的同时，也放大了系统噪声信号，从而使有用信号淹没在噪声中，故增益要适中。

4. 工作频率 生物体内组织的声衰减系数与频率成直线性关系。频率越低，波长越长，其幅值衰减越小，则探测深度越大，但分辨力变差了。相反，频率越高，探测深度越小，但分辨力变好了。为了提高整机的工作性能，一般采取动态频率扫描和动态跟踪滤波技术，使高分辨力和探测深度得以兼顾应用。尽管如此，为了满足临床的需要，仍需要设计不同频率的换能器来诊断生物体的不同部位。

（三）轴向分辨力

轴向分辨力是指沿声束轴线方向，在 B 超图像显示中能够分辨两个回波目标的最小距离。该值越小，声像图上轴向界面的层理越清晰。对于连续超声波，可达到的理论分辨力等于半个波长。因此，频率越高，分辨力越好。由于生物组织界面并不是完全相同的靶点，所以实际中不可能达到理论分辨力的数值，而是相当于 2～3 个波长数值。在超声脉冲回波系统，轴向分辨力与超声脉冲的有效脉宽（持续时间）有关。脉冲越窄，轴向分辨力越好，为了提高这一特性，目前换能器普遍采用多层最佳阻抗匹配技术，同时在改善这一特性中，为了保证脉冲前沿陡峭，在接收放大器中各厂家都采用了最好的动态跟踪滤波器。

（四）侧向分辨力

侧向分辨力是指在超声束的扫查平面内，垂直于声束轴线的方向上能够区分两上回波目标的最小距离。该值越小，声像图横向界面的层理越清晰。其影响因素包括：

1. 声束宽度 声束越窄，侧向分辨力越好。而声束宽度与晶片直径和工作频率有关。但是换能器尺寸不可能做得很大，频率不能无限高。因此设计者采取了透镜、可变孔径技术，在设计中应用了分段动态聚焦和连续动态聚焦，从而提高了侧向分辨力。

2. 系统动态范围 在换能器产生的有方向性声场内，声压（或声强）并不是均匀分布的。一般情况下，声束宽度随着增益的升降相应地变宽或变窄，而目标回波声像的横向尺寸也相应地拉长和缩短。

3. 显示器亮度和媒质衰减系数 显示器亮度和媒质衰减系数等都会影响侧向分辨力，所以在测量侧向分辨力时，一定要将设备的增益和亮度调到最佳状况。

（五）几何位置示值误差

指 B 超设备显示和测量实际目标尺寸和距离的准确度。在实际应用中主要测量纵向几何位置示值误差和横向几何位置示值误差。这个技术参数指测量生物体内病灶尺寸的准确度，涉及到诊断与治疗的一致性。影响这一准确度的因素为声速设定和扫描规律形式有关，扇形图像的均匀性比平面线阵扫描几何位置准确度差些。

（六）声束切片厚度

声束切片厚度是指线阵、凸阵和相控阵换能器在垂直于扫描平面方向上的厚度。切片越薄，图像越清晰，反之会导致图像压缩，产生伪像。切片厚度取决于晶片短轴方向的尺寸和固有频率。解决方法：通常在晶片前加装聚焦声透镜和在整机中采用聚焦技术。

（七）　对比度分辨力

对比度分辨力是指在图像上能够检测出的回波幅度的最小差别。对比度分辨力越好，图像的层次感越强，细节信息越丰富，图像越细腻柔和。影响这一因素的原因主要取决于声信号的频宽和显示电路的灰阶。

二、适用范围

JJG 639—1998 医用超声诊断仪超声源检定规程适用于新制造、使用中和修理后（包括更换探头）的，标称频率不高于 7.5MHz 的，通用 B 型脉冲反射式超声诊断仪（以下简称仪器）超声源（不含特殊探头）的检定。也就是说，该检定规程仅适用于 B 型超声诊断仪超声源配接供腹部、心脏、小器官探查诊断的平面线阵、凸阵、相控阵和机器扇扫（包括单元式、多元切换式和环阵）探头时的情况，而眼科和介入性超声所用探头（经阴道探头、经食道探头、经直肠探头等）则不在其内。

三、挡次划分

由于医用超声诊断仪器的配置、功能和性能相差悬殊，本着科学、合理和求实的精神，JJG 639—1998 将 B 型超声诊断仪超声源划分为 A、B、C、D 四个挡次，分别评价其安全性和有效性。划分原则详见表 5 - 8。

表 5 - 8　通用 B 型超声诊断仪超声源挡次划分

挡次	A	B	C	D
扫描方式	电子线阵，凸阵，相控阵，环阵，机械扇形中两种或以上		一种或一种以上	机械扇形
显示模式	B，B+M，M	一种或一种以上	B	
探头频率	三种或三种以上，最高频率≥5MHz	两种或两种以上，最高频率≥5MHz	一种或一种以上	
信号处理	实时全域动态聚焦，前、后处理，DSC	面板控制多段动态聚焦，前、后处理，DSC	单点或分段聚焦，DSC	单点聚焦
多普勒功能	彩色多普勒血流成像，连续波，脉冲波，快速傅里叶变换，高重复频率	连续波，脉冲波，快速傅里叶变换		
声束线数	≥128	≥80		
特殊探头	可选	可选		

四、检定技术要求

1. 技术要求

（1）输出声强　一般应不大于 $10mW/cm^2$；对超出 $10mW/cm^2$ 的仪器，应公布其输出声强值，并在明显位置警示"严禁用于胎儿"。

（2）患者漏电流 $<100\mu A$。

（3）探测深度 详见表 5－9～5－12。

（4）侧（横）向分辨力 详见表 5－9～5－12。

（5）轴（纵）向分辨力 详见表 5－9～5－12。

（6）盲区 详见表 5－9～5－12。

（7）几何位置示值误差 详见表 5－9～5－12。

（8）囊性病灶直径误差 纵向和横向均不超过 $\pm 10\%$。

表 5－9　A 挡 B 型超声诊断仪超声源性能要求（R 为凸阵探头的半径）

标称频率	$f\leqslant 2.5MHz$		$2.5MHz<f\leqslant 4.0MHz$	
探头类型	线阵 $R\geqslant 60mm$ 凸阵	扇扫，相控阵 $R<60mm$ 凸阵	线阵 $R\geqslant 60mm$ 凸阵	扇扫，相控阵 $R<60mm$ 凸阵
侧向/横向 分辨力/ mm	≤3（深度≤130） ≤4（130＜深度≤160）	≤3（深度≤80） ≤4（80＜深度≤160）	≤2（深度≤130） ≤3（130＜深度≤160）	≤2（深度≤80） ≤4（80＜深度130）
轴向（纵向） 分辨力/ mm	≤1（深度≤130） ≤2（130＜深度≤170）	≤1（深度≤80） ≤2（80＜深度≤170）	≤1（深度≤130） ≤2（130＜深度≤170）	≤1（深度≤80） ≤2（80＜深度130）
最大探测深 度/mm	≤1（深度≤130） ≤2（130＜深度≤170）	≤1（深度≤80） ≤2（80＜深度≤170）	≤1（深度≤130） ≤2（130＜深度≤170）	≤1（深度≤80） ≤2（80＜深度130）
盲区/mm	≤4	≤8	≤3	≤8
几何位置示 值误差（%）	横向≤10 纵向≤10	横向≤15 纵向≤10	横向≤10 纵向≤5	横向≤10 纵向≤10
标称频率	$4.0MHz<f\leqslant 5.0MHz$		$5.0MHz<f\leqslant 7.5MHz$	
探头类型	线阵 $R\geqslant 60mm$ 凸阵	扇扫，相控阵 $R<60mm$ 凸阵	线阵 $R\geqslant 60mm$ 凸阵	扇扫，相控阵 $R<60mm$ 凸阵
侧向（横向） 分辨力/ mm	≤2（深度≤80）	≤2（深度≤60）	≤1（深度≤60）	≤1（深度≤40）
轴向（纵向） 分辨力/ mm	≤1（深度≤100）	≤1（深度≤80）	≤1（深度≤80）	≤1（深度≤40）
最大探测深 度/mm	≥120	≥80	≥80	≥60
盲区/mm	≤3	≤7	≤2	≤7
几何位置示 值误差（%）	横向≤10 纵向≤5	横向≤10 纵向≤10	横向≤5 纵向≤5	横向≤10 纵向≤5

表 5-10 B 挡 B 型超声诊断仪超声源性能要求（R 为凸阵探头的半径）

标称频率	$f \leqslant 2.5\text{MHz}$		$2.5\text{MHz} < f \leqslant 4.0\text{MHz}$	
探头类型	线阵 $R \geqslant 60\text{mm}$ 凸阵	扇扫，相控阵 $R < 60\text{mm}$ 凸阵	线阵 $R \geqslant 60\text{mm}$ 凸阵	扇扫，相控阵 $R < 60\text{mm}$ 凸阵
侧向（横向）分辨力/mm	≤3（深度≤130） ≤4（130<深度≤160）	≤3（深度≤80） ≤5（80<深度≤130）	≤3（深度≤130） ≤4（130<深度≤160）	≤3（深度≤80） ≤5（80<深度130）
轴向（纵向）分辨力/mm	≤1（深度≤130） ≤2（130<深度≤170）	≤2（深度≤130） ≤2（130<深度≤170）	≤1（深度≤130） ≤3（80<深度130）	≤2（深度≤80）
最大探测深度/mm	≥180	≥160	≥170	≥140
盲区/mm	≤5	≤8	≤4	≤8
几何位置示值误差(%)	横向≤10 纵向≤10	横向≤15 纵向≤10	横向≤10 纵向≤5	横向≤10 纵向≤10
标称频率	$4.0\text{MHz} < f \leqslant 5.0\text{MHz}$		$5.0\text{MHz} < f \leqslant 7.5\text{MHz}$	
探头类型	线阵 $R \geqslant 60\text{mm}$ 凸阵	扇扫，相控阵 $R < 60\text{mm}$ 凸阵	线阵 $R \geqslant 60\text{mm}$ 凸阵	扇扫，相控阵 $R < 60\text{mm}$ 凸阵
侧向（横向）分辨力/mm	≤2（深度≤80）	≤2（深度≤60）	≤1（深度≤60）	≤1（深度≤40）
轴向（纵向）分辨力/mm	≤1（深度≤80）	≤1（深度≤80）	≤1（深度≤80）	≤1（深度≤40）
最大探测深度/mm	≥120	≥80	≥80	≥60
盲区/mm	≤3	≤7	≤3	≤7
几何位置示值误差(%)	横向≤10 纵向≤5	横向≤10 纵向≤10	横向≤5 纵向≤5	横向≤10 纵向≤5

表 5-11 C 挡 B 型超声诊断仪超声源性能要求（R 为凸阵探头的半径）

标称频率	$f \leqslant 2.5\text{MHz}$		$2.5\text{MHz} < f \leqslant 4.0\text{MHz}$	
探头类型	线阵 $R \geqslant 60\text{mm}$ 凸阵	扇扫，相控阵 $R < 60\text{mm}$ 凸阵	线阵 $R \geqslant 60\text{mm}$ 凸阵	扇扫，相控阵 $R < 60\text{mm}$ 凸阵
侧向（横向）分辨力/ mm	≤3（深度≤80） ≤5（80<深度≤160）	≤3（深度≤80）	≤3（深度≤80） ≤4（80<深度≤130）	≤4（深度≤80） ≤5（80<深度≤130）
轴向（纵向）分辨力/ mm	≤2（深度≤130） ≤3（130<深度≤170）	≤2（深度≤80）	≤2（深度≤80） ≤3（80<深度≤130）	≤2（深度≤80）

续表

标称频率	f≤2.5MHz		2.5MHz<f≤4.0MHz	
最大探测深度/mm	≥180	≥160	≥160	≥140
盲区/mm	≤6	≤8	≤5	≤8
几何位置示值误差(%)	横向≤15 纵向≤10	横向≤20 纵向≤10	横向≤15 纵向≤10	横向≤20 纵向≤10

标称频率	4.0MHz<f≤5.0MHz		5.0MHz<f≤7.5MHz	
探头类型	线阵 R≥60mm 凸阵	扇扫,相控阵 R<60mm 凸阵	线阵 R≥60mm 凸阵	扇扫,相控阵 R<60mm 凸阵
侧向(横向)分辨力/mm	≤2(深度≤40) ≤3(40<深度≤80)	≤3(深度≤60)	/	/
轴向(纵向)分辨力/mm	≤1(深度≤40) ≤2(40<深度≤80)	≤1(深度≤60)	/	/
最大探测深度/mm	≥100	≥80	/	/
盲区/mm	≤3	≤8	/	/
几何位置示值误差(%)	横向≤10 纵向≤10	横向≤15 纵向≤10	/	/

表5-12　D挡B型超声诊断仪超声源性能要求（R为凸阵探头的半径）

标称频率	f≤2.5MHz		2.5MHz<f≤ 4.0MHz			
探头类型	线阵	扇扫	线阵	扇扫	线阵	扇扫
侧向(横向)分辨力/mm	≤4(深度在最佳处)	≤4(深度在最佳处)	≤3(深度在最佳处)	≤4(深度在最佳处)	≤2(深度在最佳处)	≤3(深度在最佳处)
轴向(纵向)分辨力/mm	≤2(深度在最佳处)	≤2(深度在最佳处)	≤2(深度在最佳处)	≤2(深度在最佳处)	≤1(深度在最佳处)	≤1(深度在最佳处)
最大探测深度/mm	≥180	≥160	≥140	≥140	≥80	≥80
盲区/mm	≤4	≤8	≤6	≤8	≤6	≤8
几何位置示值误差(%)	横向≤20,纵向≤10					

2. 环境要求和检定装置

（1）环境要求　①温度：15℃～35℃。②相对湿度：≤80%。③气压：86～

106kPa。④电源：220V（1±10%），50Hz。

（2）检定装置

1）毫瓦级超声功率计：分辨力优于2mW，准确度优于15%。

2）漏电流测量仪：准确度优于1%，含200μA挡。

3）仿组织超声体模（仿真模块）：①TM材料（超声仿人体组织材料）声速：（1540±10）m/s［（23±3）℃］。②TM材料声衰减系数斜率（0.70±0.05）dB/（cm·MHz）［（23±3）℃］。③尼龙靶线直径：（0.3±0.05）mm。④尼龙靶线位置偏差：±0.1mm。

五、检定装置

（一）毫瓦级超声功率计

毫瓦级超声功率计是用来检定各类医用超声诊断仪超声源（二维灰阶成像）输出声强的主要标准计量器具，是计量部门对生产、使用医用超声源输出的平均超声功率进行计量的依据。在全国质量检验机构和计量院所迄今所用的超声功率计中，大部分是出自廊坊计量所的BCZ100-1型（浮力靶电磁力平衡式）；少数为美国Ohmic公司的DT-1型（辐射力天平式），由于DT-1型在8mW以下测量不稳定，分辨力为2mW，使用时，换能器是通过水耦合的，若换能器有不易察觉得裂缝时，检测时易损坏换能器。因此，这里只介绍河北廊坊计量所生产的BCZ100-1型毫瓦级超声功率计，如图5-35所示。

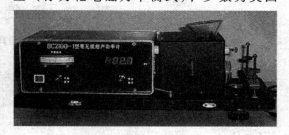

图5-35　BCZ100-1型毫瓦级超声功率计

1．技术指标

（1）工作气候条件：温度（15~35）℃；相对湿度不大于80%

（2）电源：220（1±10%）V，50Hz

（3）频率范围：0.5~10MHz

（4）功率范围：1~100mW

（5）分辨力：0.1mW

（6）不确定度：7%

（7）声窗直径：35mm

2．结构及工作原理　BCZ100-1型毫瓦级超声功率计主要由探头夹持器、消声水槽、全反射靶、磁电式力平衡装置、光电式零位测试电路和调节指示系统组成，如图5-36所示。仪器机箱及传感器由合金铝和不锈钢材料制成，并表面喷塑处理。

它的工作原理是采用辐射压力法测量超声功率，再除以探头的有效面积，从而计算出输出声强，如图5-37所示。

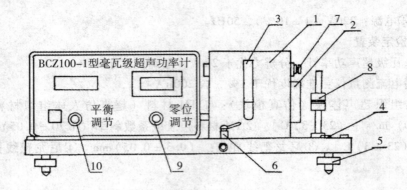

图 5 - 36　毫瓦级超声功率计结构图

1. 消声水槽；2. 声窗；3. 水位刻度线；4. 水平器；5. 水平调整脚；6. 排水阀门；7. 锁紧器；

8. 探头夹持器；9. 零位调节；10. 平衡调节

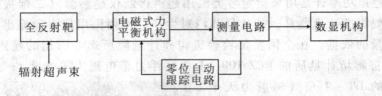

图 5 - 37　毫瓦级超声功率计原理框图

根据超声计量学基本原理，作用于全反射靶上的超声源辐射功率：

$$P = \frac{cF}{2\cos^2\theta} \tag{5 - 56}$$

式中，P—— 总声功率，W；

F—— 沿超声波轴线方向作用于靶上的力，N；

c—— 超声在液体中的传播速度，m/s；

θ—— 靶面法线与入射声束之间的夹角，°。

由上式可求出：

$$F = \frac{2\cos^2\theta}{c} \cdot P \tag{5 - 57}$$

超声束作用于全反射靶上的辐射压力 F 产生的力矩为：

$$M_f = F \cdot L$$

式中，L—— 全反射靶中心至转轴间的力臂长度。

磁电式力平衡机构中流过动圈绕组的电流 I 与动圈所在的恒定磁场相互作用，产生的转动力矩等于：

$$M_I = KI \tag{5 - 58}$$

式中，K—— 转矩系数。

当采用抵偿测量法，全反射靶回到零位时，$M_f = M_I$，即 $FL = KI$，由此可得

$$F = \frac{K}{L} \cdot I \tag{5 - 59}$$

将此公式代入总功率公式中得：

$$P = \frac{c}{2\cos^2\theta} \cdot \frac{K}{L} \cdot I \qquad\qquad (5-60)$$

由此可见,当超声束入射角 θ 不变时,磁电式力平衡机构动圈中的电流 I 与超声声功率 P 相对应成正比关系,因此根据电流的大小可测量出超声声功率值。

全反射靶的动态特性及零位状态由"平衡指示"仪表进行显示。

3. 使用方法

(1) 将超声功率计置于稳固的工作台上,利用水平调整脚将其调至水平,然后用漏斗从消声水槽上盖孔缓慢注入除气蒸馏水至水位线刻度处(如超量须从排水阀放出),驱除靶面及声窗内面气泡。

(2) 旋下声窗保护盖,对透声薄膜和超声探头进行清洁处理后涂敷耦合剂,使两者紧密结合后,用夹持器将探头贴敷在透声薄膜中央,并在声窗中央位置。使超声束轴线垂直于声窗,并注意驱除表面的气泡(此时超声诊断仪探头不应有超声输出)。

(3) 打开电源,松开靶锁紧器,稳定 5min,调节"平衡调节"旋钮,使"平衡指示"仪表指零后,调节"零位调节"旋钮,使数字表示值为零。

(4) 使被检仪器置于最大声功率输出状态,调节"平衡调节"旋钮,使"平衡指示"仪表指针返回零位;此时数字表示值即为被检仪器输出声功率 P_m (mW)。

(5) 测试完毕首先锁紧"靶锁紧器",然后从排水阀放净消声水槽中的水,关掉电源,清洗透声薄膜耦合剂,旋上声窗保护盖。

4. 注意事项

(1) 必须按使用方法规定的顺序操作。

(2) 测量液体应使用除气蒸馏水。

(3) 为防止反射靶在运输中损坏,每次测试完毕必须先锁紧"靶锁紧器"(右旋,弹出),无水时不得松开锁紧器(推入,左旋),否则须加水后重新锁紧。以免靶锁空。

(4) 断电后未锁反射靶,仪器将发出音响报警,如声响减小可打开后面电池合盖板更换 9V 电池。

(5) 声窗膜如老化,漏水,可随时更换。声窗膜换好后,注水通电,按动声膜,如平衡指示表随之摆动,说明反射靶处于正常工作状态。

(6) 加水时应与水位线平齐,水平器须调整底脚到水平位置。否则可能造成示值零位调不到位。当注水超量时,将从底板上的泄水孔向下排出。

(7) 向声场中注水必须使用漏斗,防止水溅到靶的力矩杆上,产生水粘连。

(8) 中空靶上若有气泡,用软线轻轻驱赶,不得用硬物用力驱赶,以防靶矩杆损坏。

(9) 工作中不许移动功率计位置,防止水进入电路板中。在医疗现场使用时,可将仪器箱盖取下置于诊断床上,将仪器脚放入上面三个座垫内使用。

(10) 平时不使用时,保持仪器干燥,存放实验室或干燥通风处。运输时,不准倒、侧位放置仪器,并注意防震。

5. 声强计算　按下式计算被检仪器输出声强:

$$I = \frac{P_m}{S} \qquad\qquad (5-61)$$

式中，I—— 被检仪器输出声强，mW/cm^2；

     P_m—— 被检仪器输出声功率测试值，mW；

     S—— 探头的有效辐射面积，cm^2。

（1）长探头有效面积按下式计算：

$$S = \frac{b}{2}(\varphi + \sqrt{\varphi^2 - b^2}) \tag{5-62}$$

式中，S—— 探头的有效辐射面积，cm^2；

     b—— 生产厂提供或测出的探头有效宽度，cm；

     φ—— 声窗直径，其值为 $3.5cm$。

（2）圆探头的有效面积：生产厂家提供或实际测出的探头晶体有效发射面积（cm^2），如果厂家没有提供探头晶片尺寸，那么大探头直径可以直接测量，小探头直径一般按 $13mm$ 计算。

（3）相控阵探头面积可以直接测量声窗长方形边长来计算。面积 S = 长度 × 宽度。

（4）凸阵探头面积计算：S = 弧长 × 宽度，此计算较麻烦，可近似为线阵探头算法。

（二）KS107BD 型和 KS107BG 型仿组织超声体模

仿组织超声体模是 20 世纪 80 年代美国首先研制出来的，有 ATS、GammexRMI、CIRS、Nuclear Associates 实验室和中国科学院声学计量测试站等生产的产品。仿组织超声体模主要用于衡量仪器灰阶图像品质的测量装置。它将仪器的一些技术性能归一化为若干技术指标，通过工程方法进行测量。它由与人体组织的声速、声衰减、背向散射参数数值相接近的材料制成，内嵌不同选材、布置的各种专用靶标，用以检测彩超的探测深度、分辨力、盲区、几何位置示值误差等影响图像品质的性能参数。

仿组织超声体模的使用较简单，一般将被检超声诊断仪的配接探头通过耦合剂或除气泡水放置在体模声窗上，然后，调节被检设备，使之呈现期望图像，进行检测即可。

目前，常用的有中国科学院声学计量测试站研制的 KS 系列、美国 ATS 实验室生产的 549、538、532 等、CIRS 公司 model 140GSE、042、049、049A、050、555 等和 Gammex 公司的 405GSX LE、403GS LE/403 LE、404GS LE/ 404 LE、411 LE、421 等仿组织超声体模。

1. KS107BD 型超声体模的结构　KS107BD 型超声体模对应国家标准 GB10152 和计量检定规程 JJG639 的经典型号，适用于工作频率在 $4MHz$ 以下 B 型超声诊断仪的探测深度、轴向分辨力、侧向分辨力、盲区、几何位置示值误差和囊性病灶直径误差等二维灰阶成像性能参数检测。

（1）技术指标　①TM 材料声速：（1540 ± 15）m/s；（23 ± 3）℃。②TM 材料声衰减系数斜率：（0.70 ± 0.05）$dB/cm/MHz$；（23 ± 3）℃。③尼龙靶线直径：（0.3 ± 0.05）mm。③尼龙靶线位置公差：$\pm 0.1mm$。

（2）结构　KS107BD 型超声体模的四壁和底由有机玻璃加工组合而成，底板开有直径 $36mm$ 圆孔两个，封有 $1mm$ 厚橡皮，供注射保养液之用。四壁外表面贴有指示和装饰用塑料薄膜面板。顶面封以 $70\mu m$ 厚聚酯薄膜用作声窗。再上面为 10mm 深水槽，检测时即使以水为耦合剂也不会流失。水槽上有 3mm 厚盖板，以便在不用时保护声窗。其内部充满 TM 材料，在 TM 中内嵌埋有尼龙线靶 8 群，其分布如图 5 – 38 所示。其中包括：

①A_1 – A_5：轴侧向分辨力靶群。其横向分支分别距声窗 30mm，50mm，70mm，120mm，160mm，A_1 和 A_2 两群中两相邻靶线中心水平距离依次为 1mm，5mm，4mm，3mm，2mm，A_3 – A_5 三群中则依次为 5mm，4mm，3mm，2mm。纵向分支中两相邻靶线中心垂直距离分别为 4mm，3mm，2mm，1mm。

②B：盲区靶群。相邻靶线中心横向间距均为 10mm，至声窗距离分别为 10mm，9mm，8mm，7mm，6mm，5mm，4mm，3mm。

③C：纵向靶群，共含靶线 19 条，相邻两线中心距离均为 10mm。

④D：横向靶群，共含靶线 7 条，相邻两线中心距离均为 20mm。

⑤模拟病灶

E：仿肿瘤，位于深度 70 ~ 80mm 处，呈圆柱形，直径 10mm，柱轴与靶线平行。

F：仿囊与结石，仿囊呈圆柱形，直径 10mm，位于深度 70 ~ 80mm 处，轴向与靶线平行。仿结石为不规则形，位于囊之中腰，最大尺寸 4 ~ 6mm。

G：仿囊结构，呈圆柱形，直径 6mm，柱轴与靶线平行，位于深度 47 ~ 53mm 处。

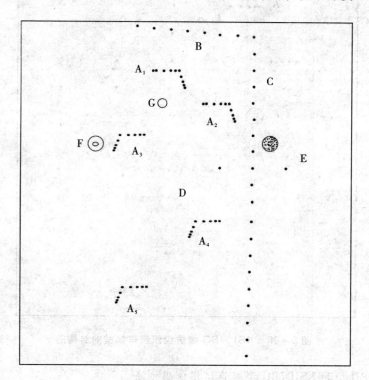

图 5 – 38　KS107BD 型仿组织超声体模的结构图

2. KS107BG 型超声体模结构 KS107BG 型超声体模对应国家标准 GB 10152 和计量检定规程 JJG 639 的经典型号，适用于工作频率在 5～10MHz 的 B 型超声诊断仪的探测深度、轴向分辨力、侧向分辨力、盲区、几何位置示值误差和囊性病灶直径误差等二维灰阶成像性能参数检测。

（1）技术指标 与 KS107BD 型体模相同。

（2）结构 KS107BG 型超声体模的四壁和底结构与 KS107BD 型体模相同。两者的区别主要在 TM 材料内嵌埋有尼龙线靶分布，其分布如图 5 - 39 所示，具体包括：①A_1 - A_4：轴向分辨力靶群。各群中最上面一条靶线分别位于深度 10mm，30mm，50mm，70mm 处，每群中靶线中心垂直距离由上而下依次为 3mm，2mm，1mm，0.5mm，水平距离均为 1mm。②B_1 - B_4：侧向分辨力靶群，分别位于深度 10mm，30mm，50mm，70mm 处，每群中靶线中心水平距离依次为 4mm，3mm，2mm，1mm。③C：纵向靶群，共含靶线 12 条，相邻两线中心距离均为 10mm。④D：横向靶群，位于深度 40mm 处，相邻两线中心距离均为 20mm。⑤模拟病灶：TM 材料内嵌埋有囊性模拟病灶 3 个，均为圆柱形，直径分别为 2mm，4mm，6mm，柱轴均与靶线平行，轴心分别位于深度 15mm，30mm，45mm 处。

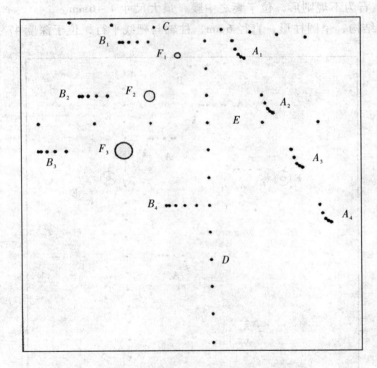

图 5 - 39 KS107BG 型仿组织超声体模的结构图

3. KS107BD 型和 KS107BG 型超声体模使用方法

（1）取下盖板和保护用海绵垫。

（2）在水槽内倾入适量蒸馏水（以保证探头与声窗间耦合，一般不宜充满水槽）或水性凝胶型医用超声耦合剂。

（3）按规定程序开启被测仪器。

（4）将被测仪器探头经耦合媒质置于体模声窗上，并使声束扫描平面与靶线垂直。记下探头型号、扫描方式和工作频率。

4. 超声体模的有效期和维护保养

（1）有效期　由于结构原理的特殊性，超声体模没有同类仪器的上溯传递，不实行周期检定，而是按有效期管理。KS 系列产品有效期为三年，但因使用、保管不当而造成实质性损坏者例外。三年之后，应送中国科学院声学研究所作新旧比对。对于性能正常仍可续用者，将出具有效证明材料。

（2）日常维护　①更换声窗薄膜：若声窗不慎扎破或久用磨破，应立即用胶纸将破口密封，不使体模内液体经破口散失，并及时送中科院声学所修理。可换装新膜，适当收费。②修补 TM 材料：若因使用不当造成表层 TM 材料严重损伤，但其下部分仍然正常者，中科院声学所可清除损伤部分，重新灌装。③琼脂凝胶型 TM 材料的冰点为 0℃，熔点为 78℃。结冰或熔化意味着超声体模彻底报废，故切勿冷冻或烘烤。最佳贮存温度为 10℃～35℃。④切勿跌落、剧烈颠簸或用力按压。除注液保养时外，均应竖直放置，不可上下颠倒。⑤声窗为最薄弱部分，切勿接触利器棱角，以防扎破划伤。不用时应盖好盖板。⑥测量时，应以探头自重置于声窗上，不可用力按压。探头与声窗接触应以良好耦合为度，按压并不能改善图像，而且会造成声窗和 TM 材料损伤。⑦超声体模限定使用水性凝胶型耦合剂或蒸馏水，不可使用油性制剂。⑧体模如有脏污，只能用水性洗涤剂清洗，不可使用汽油、丙酮、酒精之类有机溶剂。

5. 超声体模的注液保养要求

（1）必要性　作为超声体模的核心和最关键部分，TM 材料内所含液体会透过外壳、声窗缓慢蒸发，最终导致其性能变异，体模失效。为此，必须定期注射适量保养液。该液体和保养中需用的海绵垫（用以托住 TM 材料、保护声窗并限制保养液注入量）在体模销售时一并提供。

（2）保养周期　原则上每半年注液一次。考虑到各地气候条件，可自己积累经验，适当掌握。

（3）注液体积　在按时保养条件下，一般为每次几毫升。注液到位的标志是：在体模上下倒置，水槽内有海棉垫托住的情况下，注液后底板上的封口橡皮呈平坦或稍下陷状，切不可使其鼓胀。

（4）注液所需物料　保养液、海绵垫、19ml 或 20ml 注射针管、6 号针头。

6. 超声体模的注液保养具体操作

（1）将体模上下倒置，并将海绵垫置于水槽边框内放好。

（2）旋下支护板处的两个螺母，取下支护板，即可见到底板上的两块封口橡皮膜，其下即 TM 材料。为防止针头堵塞，在 TM 材料表面开有一道 10mm 宽的沟槽。

（3）拔下栓塞，装好针头，将保养液从针管大口注入，至其容量之半。插好栓塞，然后将针头向上，缓慢推进栓塞以驱除空气。

（4）将针头在 TM 材料开槽处扎入橡皮膜，进针 1～2mm 即可。缓慢推进栓塞，将液体注入，至橡皮膜呈平坦或稍有下陷状。若有过量，应予抽出。若针头被橡皮屑堵塞，应疏通后再用。

（5）拔出针头，将未用完保养液送回贮瓶。

（6）安好支护板，旋好螺母。将体模恢复正常放置。

7. 超声体模声窗下气体的排除

（1）必要性　由于未按时注液保养或注入量不足，在声窗膜下会出现小片或整整一层气体，从而影响体模的正常使用。必须将其排出，并注射足量保养液。

（2）将体模上下倒置，并将海绵垫置于水槽边框内。

（3）按前述注液方法，经底板封口橡皮膜向体模内注入 10ml 左右保养液，至封口橡皮膜适度鼓胀。

（4）将体模侧向放置，并以离纵向靶群近的印有英文的侧面朝向桌面。

（5）拿开海绵垫，即可见膜下气体自行上浮。

（6）用湿毛巾沿声窗薄膜轻轻上搓，令气体集中于顶端。

（7）用右手将体模底部适当提起，左手以湿毛巾稍用力推挤已集中的气体，使之进入另一侧面下的 TM 材料与外壳间缝隙内。

（8）再将体模上下倒置，海绵垫置于水槽边框内。将体模放于桌面靠墙安全处，历时半天或一天，令气体自行上移，至底板的有机玻璃之下（看到为止）。

（9）用手指轻敲橡皮膜，使气体进入其下方。然后用针管将气体抽出。为便于操作，抽气前针管内应先存入 1~2ml 保养液。

（10）抽气时有保养液被一起抽出，若因此而使液体欠缺（以橡皮膜形状判断），应适当补入。

（三）漏电流测量仪

为了保证患者的安全性，需要对仪器进行定期检查和测试。常见的测试项目有接地漏电流（流过保护接地导线的电流）、机壳漏电流（从外壳流向大地的电流）、患者漏电流（从仪器和患者的接触部位流向大地的电流）。

1. YDI 型医用漏电流测量仪　它是根据国家计量检定规程的有关技术要求，研制的具有多种用途的测量仪器。可用于各种型号超声诊断仪、心电图机，及其他仪器设备漏电流的检测，以保证医疗设备对人身的安全性要求。

（1）主要技术指标　①测量范围：0~200.0μA；②不确定度：<1%；③分辨力：0.1μA。

（2）结构原理图　YDI 医用漏电流测量仪主要由极板、转换网络、精密检波仪、数显电路组成，可测量超声诊断仪的机壳漏电流和患者漏电流。由于医用超声诊断类设备接触患者的器件为换能器（探头），因此对患者漏电流的检测工具就需要其与探头有良好的接触。YDI 型医用漏电流测量仪如图 5-40 所示，其结构原理图见图 5-41。它最大的特点为顶部有一极板，上面涂上超声耦合剂就可以与超声诊断设备的探头进行良好接触。

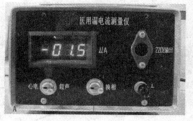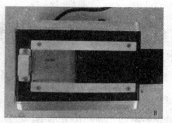

图 5 -40 YDI 型医用漏电流测量仪

A. 正视图；B. 俯视图

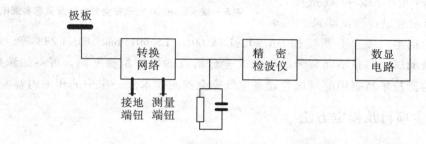

图 5 -41 医用漏电流测量仪结构原理图

（3）使用方法 用户可根据检定规程不同的技术要求，选用仪器不同的测量功能。①仪器对患者漏电流的测量：将探头涂上耦合剂后与机箱上面的极板接触，前面板接线柱与 "B 超" 仪的金属外壳或接地端子连接，即可读取测量数值（正常情况探头漏电流接近于零）。②机壳漏电流的测量：指仪器设备外壳的金属部分（或接地端）与大地间的漏电流。将前面板接线柱接地（可接于水管等处，如不接地仪器可能无测量值）。后盖板上的接线柱与被测仪器外壳相连接（仪器如有外接地线须先断开），即可读取测量数值。③对地漏电流的测量：将 "B 超" 置于交流工作状态，如有外接地线时暂时断开。前面板接线柱与地连接（可接于水管等处，如不接地仪器可能无测量值）。后盖板上接线柱与被测仪器的接地端连接，开关扳向 "超声" 位置，即读取测量数值。

以上漏电流的测量，应将被测仪器按规程连接好，校正漏电流仪的零位，读出漏电流测量仪示值。改变电源极性，重新读取示值，以两次示值中的较大者作为被测仪器的患者漏电流，应小于 $100\mu A$。

（4）注意事项 ①每次测量都须切换极性开关，取读数大的测量值。②被检仪器耗电应在 1000W 以下。③一般用电设备都须测量外壳金属部分对地的漏电流。④机箱上面极板使用后须擦净，将盖板插入吸合，以保护极板。

2.ESA 620 型电气安全分析仪 B 型超声诊断仪的机壳漏电流和患者漏电流也可用电气安全分析仪来测量，ESA 620 为例，如图 5 -42 所示。

其检测步骤如下：

（1）将超声诊断仪的探头的发射声窗面和 ESA 620 电气安全分析仪的测试电极输出端同时浸入盛有生理盐水的容器中。

（2）按 ESA 620 的 "μA" 键进入漏电流测试界面，按 F4 键（More）进入二级菜单。

（3）按 ESA 620 的"Select"键选择
患者漏电流测试。

（4）按 ESA 620 的 ⊙ 或 ⊙ 选择应
用部分分组中的一个。按 ⊳ 或 ⊲ 向前经
过每个应用部分分组，或单个应用部分，
直到接地。

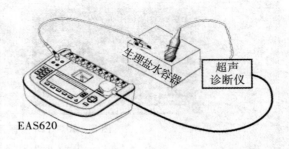

EAS620

（5）按 F1 键"Select"（选择），则
ESA 620 的显示屏呈现测试结果。

图 5 - 42　ESA620 电气安全分析仪测量患者漏电流

其他型号的电气安全分析仪如 QA 90、ESA 601、ES 601Plus、Rigel 288 等，均按
上述连接方法测试，只是不同型号的电气安全分析仪的操作步骤不同，可参阅医疗设
备质量控制检测技术丛书中的《医疗设备电气安全检测技术》一书中的相关内容。

六、检定项目及检定方法

（一）输出声功率

检定连接图如图 5 - 43 所示。

1. 按被检仪器使用说明书中规定的
时间预热或预热 30 分钟。

2. 将仪器置于正常工作状态，对其
进行 n（n≥3）次输出声功率测量，取
n 次测量的算术平均值为仪器的输出功
率的测量值。

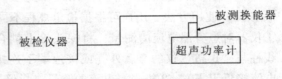

图 5 - 43　输出声功率检定

（1）将超声功率计置于稳固的工作台上，利用水平调整脚将其调至水平，然后用
漏斗从消声水槽上盖的孔缓慢注入除气蒸馏水至水位线刻度处（如超量须从排水阀放
出），驱除靶面及声窗内面气泡。

（2）旋下声窗保护盖，对透声薄膜和超声探头进行清洁处理后涂敷耦合剂，使两
者紧密结合后，用夹持器将探头贴敷在透声薄膜中央，并在声窗中央位置。使超声束
轴线垂直于声窗，并注意驱除表面的气泡（此时超声诊断仪探头不应有超声输出）。

（3）打开电源，松开靶的锁紧器，稳定 5min，调节"平衡调节"旋钮，使"平衡
指示"仪表指"0"后，调节"零位调节"旋钮，使数字表示值为"0"。

（4）使被检仪器置于最大声功率输出状态，调节"平衡调节"旋钮，使"平衡指
示"仪表指针返回"0"位；此时显示的数值即为被检仪器输出声功率 $P_m(mW)$。

（5）测试完毕首先锁紧"靶锁紧器"，然后从排水阀放掉消声水槽中的水，关掉电源，
清洗透声薄膜耦合剂，旋上声窗保护盖。

以上步骤重复 3 次，分别记录 3 次测量值 P_1，P_2，P_3，按公式（5 - 63）、（5 - 61）计算其
平均值 P_m 和声强：

$$P_m = \frac{P_1 + P_2 + P_3}{3} \qquad (5 - 63)$$

毫瓦级超声功率计在使用过程中，因电源、运输、保管、操作等不当造成仪器损坏或测量误差超出范围，应送法定计量检修单位校准维修，不得颤自拆装和校准仪表。

（二）患者漏电流

检定连接图如图 5－44。

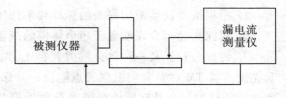

将漏电流测量仪的一只表笔接于被测仪器的外壳，另一只表笔接于铜板上；将被测换能器与患者接触部位位于铜板上涂有导电膏的地方；接通被测仪器电源，读取漏电流显示的数值，改变电源极性，重复测量，取两次示值最大的为被检测仪器的患者漏电流。

图 5－44　患者漏电流测量方框图

（三）探测深度的检定

1. 根据被检仪器配用探头的标称频率选用相应的超声体模。

2. 将探头经耦合媒质（水性凝胶型医用超声耦合剂或除气水）置于超声体模的声窗上，并保持声束扫描平面与靶线垂直。

3. 将探头置于纵向线性靶群上方，对于机械扇扫和凸阵探头，应以探头顶端对准该靶群，调节被检仪器的总增益、TGC*（或 STC**，或近场、远场增益）、对比度、亮度适中，在屏幕上显示出由 TM 材料背向散射光点组成的均匀声像图，且无光晕和散焦。对具有动态聚焦功能的机型，令其置远场聚焦状态，在屏幕上读取纵向线性靶群图像中可见的最大深度靶线所在深度，即为被检仪器配用该探头时的探测深度。

探测深度检定的具体要求详见表 5－9～5－12。

（四）盲区的检定

1. 选用设有盲区靶群的超声体模。

2. 将被检仪器的探头经耦合媒质置于超声体模的声窗上，并保持声束扫描平面与靶线垂直。

3. 将探头置于盲区靶群上方，调节被检仪器的总增益、TGC、对比度和亮度，将近场中的 TM 材料背向散射光点调弱或隐没，并保持靶线图像清楚可见，对具有动聚焦功能的机型，令其在近场聚焦，读取盲区靶群图像中可见的最小深度靶线所在深度，即为该仪器配用该探头时的盲区。对近场视野小的探头，应将其横向平移，将盲区靶线陆续显示和判读。

盲区检定的具体要求详见表 5－9～5－12。

（五）侧向分辨力的检定

1. 根据被检仪器配用探头的标称频率选用相应的超声体模。

2. 将探头经耦合媒质置于超声体模的声窗上，并保持声束扫描平面与靶线垂直。

3. 将探头置于某一侧向分辨力靶群上方，调节被检仪器的总增益、TGC、对比度和亮度，将 TM 材料的背面散射光点隐没，并保持所对靶群图像清晰可见，对具有动态聚焦功能的机型，令其在所测深度或其附近聚焦，横向微动探头，并可小幅度俯仰。读取侧向分辨力靶群图像中可以分辨的最小靶线间距，即为被检仪器配用该探头时在所测深度处的侧向分辨力。

4. 在有效探测深度范围内，由浅至深，对各侧向分辨力靶群重复 3 的操作。

侧向分辨力检定的具体要求详见表 5 - 9 ~ 5 - 12。

（六）轴向分辨力的检定

1. 根据被检仪器配用探头的标称频率选用相应的超声体模。

2. 将探头经耦合媒质置于超声体模的声窗上，并保持声束扫描平面与靶线垂直。

3. 将探头置于某一轴向分辨力靶群上方，调节被检仪器的总增益、TGC、对比度和亮度，将 TM 材料背向散射光点隐没，并保持所对靶群图像清楚可见；对具有动态聚焦功能的机型，令其在所测深度或其附近聚焦，横向微动探头，并可小幅度俯仰。读取轴向分辨力靶群中可以分辨的最小靶线间距，即为被检仪器配用该探头时在所测深度处的轴向分辨力。

4. 在有效探测深度范围内，由浅至深，对各轴向分辨力靶群重复 3 的操作。

轴向分辨力检定的具体要求详见表 5 - 9 ~ 5 - 12。

（七）纵向几何位置示值误差的检定

1. 根据被检仪器配用探头的标称频率选用相应的超声体模。

2. 将探头经耦合媒质置于超声体模的声窗上，并保持声束扫描平面与靶线垂直。

3. 将探头置于纵向线性靶群上方，并横向平移探头，使该靶群处于图像中央位置，调节被检仪器的总增益、TGC、对比度，亮度适中，将 TM 材料背向散射光点适当减弱，对具有动态聚焦功能的机型，适当调节焦点分布，在屏幕上显示出纵向线性靶群的清晰图像。

4. 将图像冻结，以每 20mm 为一段，用电子游标依次测量两靶线图像中心间距，按下式计算出测量值与实际值的相对误差，取其中最大者作为被检仪器配用该探头时的纵向几何位置示值误差。

$$纵向几何位置示值误差 = \max\left(\left|\frac{测量值 - 标准值}{标准值}\right| \times 100\%\right) \quad (5-64)$$

5. 对没有电子游标测距功能的机型，应以有毫米刻度的直尺分别量取纵向靶群图像两格距离和仪器距离标志两格距离，并作比较。

纵向几何位置示值误差检定的具体要求详见表 5 - 9 ~ 5 - 12。

（八）横向几何位置示值误差的检定

1. 根据被检定仪器配用探头的标称频率选用相应的超声体模。

2. 将探头经耦合媒质置于超声体模的声窗上，并保持声束扫描平面与靶线垂直。

3. 将探头对准横向线性靶群中部进行扫描，调节被检仪器的总增益、TGC、对比度，亮度适中，将 TM 材料背向散射光点适当减弱，对具有聚焦功能的机型，将声束聚焦调至该靶群所在深度附近，在屏幕上显示出该靶群的清晰图像。

4. 将图像冻结，以每 20mm 为一段，用电子游标依次测量两靶线图像中心间距，按下式计算出测量值与实际距离的相对误差，取其中最大者作为被检仪器配用该探头时的横向几何位置示值误差。

$$横向几何位置示值误差 = \max\left(\left|\frac{测量值 - 标准值}{标准值}\right| \times 100\%\right) \quad (5-65)$$

侧向几何位置示值误差检定的具体要求详见表 5 - 9 ~ 5 - 12。

（九）囊性病灶直径误差

1. 根据被检仪器配用探头的标称频率选用相应的超声体模。

2. 将探头经耦合媒质置于超声体模的声窗上，并保持声束扫描平面与靶线垂直。

3. 将探头对准超声体模中部扫描，调节被检仪器的总增益、TGC、对比度，亮度适中，在屏幕上显示出由 TM 材料背向散射光点组成的均匀声像图，且无光晕和散焦。

4. 将探头移至指定囊性病灶上方进行扫描，对具有动态聚焦功能的机型，令其在该囊所在深度附近聚焦。其中，4MHz 以下，5MHz，7.5MHz 探头分别对应直径 10mm，6mm，4mm 囊。

（1）若可见表示囊性特征的无回波区，观察其形状有无偏离圆形的畸变。

（2）观察无回波区内有无可见的噪声干扰和充入（fill - in）现象。

（3）观察该囊图像后方有无增强现象。

（4）用电子游标测量该囊图像的纵向和横向直径，并与实际值比较。

$$囊性病灶直径误差 = \left| \frac{测量值 - 实际值}{实际值} \right| \times 100\% \qquad (5-66)$$

对被检仪器临床实际配用的所有通用探头，重复（三）~（九）各条中的全部内容。测量完毕，倾出并揩净蒸馏水；若为凝胶型耦合剂，应在擦拭后用清水洗净，勿在声窗表面或水槽边角处干结。放好海绵，盖好盖板。

七、检定结果处理及检定周期

1. 按表 5 - 8 中所列仪器配置和功能，确定被检仪器所属挡次，并依据对相应挡次仪器的性能要求，判定检定结果是否合格。合格者发给检定证书，凡患者漏电流不合格者发给检定结果通知书。仅第（三）~（九）条中，有不合格项目者，发给降至某挡次使用的检定证书，低于 D 挡者发给检定结果通知书。

2. 检定周期为 1 年。

第四节　彩色超声多普勒诊断设备的检定

一、多普勒超声诊断仪的结构及工作原理

（一）医学超声多普勒技术及其原理

1. 医学超声多普勒技术　多普勒技术在各门学科有着广泛的用途，20 世纪 50 年代，开始了医学多普勒技术的研究，60 年代，开始了仪器的开发及临床应用。多年来，医学超声多普勒技术发展迅速，在生物医学超声工程领域，超声多普勒技术已成为仅次于脉冲回波技术的第二个主要技术，获得了广泛的医学应用。

多普勒技术在医学临床上主要用来测量血流，根据频率信号可了解血流有无异常，发现是否有病变，进行心血管疾病诊断。多普勒技术也可用于测量其他生物组织或器

官的运动速度等参数，因此，此项技术可用
于测量血压、进行听诊、胎儿监护、运动成
像等。

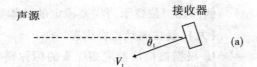

　　2. 医用超声多普勒原理　若媒质为静止
的，则声源和接收器之间存在相对运动时将
产生多普勒频移。

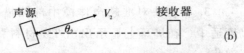

图 5 - 45　声源与接收器之间存在相对运动
（a）接收器运动　（b）声源运动

　　如图 5 - 45(a) 所示，若声源静止，接收器
以速度 v_1 迎着声源运动，根据式(5 - 35)可得
到接收器接收到的信号频率 f' 为

$$f' = f_0 \frac{c + v_1\cos\theta_1}{c} \tag{5 - 67}$$

　　因为通常满足 $v_1 << c$，所以多普勒频移 f_d 为

$$f_d = f' - f_0 = f_0 \frac{v_1}{c}\cos\theta_1 \tag{5 - 68}$$

　　如图 5 - 45(b) 所示，若声源以速度 v_2 朝接收器运动，而接收器静止，根据式(5 -
68)，可得到接收器所接收到的信号频率 f'' 为

$$f'' = f_0 \frac{c}{c - v_2\cos\theta_2} \tag{5 - 69}$$

　　于是，当 $v_2 << c$ 时，多普勒频移 f_d 为

$$f_d = f'' - f_0 = f_0 \frac{v_2\cos\theta_2}{c - v_2\cos\theta_2} = f_0 \frac{v_2}{c}\cos\theta_2 \tag{5 - 70}$$

　　在医学超声多普勒技术中常使用反射式探头，这
时，发射源和接收器位于被测运动体的同一侧，对于收
发换能器分离的连续波（CW）多普勒系统，如图 5 - 46
所示。

　　在临床中，被测运动体可以是血液、瓣膜及胎儿心
脏等，设它们以速度 v 运动，与发射声束和接收声束之间
的夹角分别为 θ_1 和 θ_2，声源发射频率为 f_0。由于一个完
整的发射接收过程包括两阶段：第一阶段是超声波被发
射换能器发射出去，经传播由被测运动体接收；第二阶
段是被测运动体反射（或散射）超声波，超声回波又被
接收换能器接收。

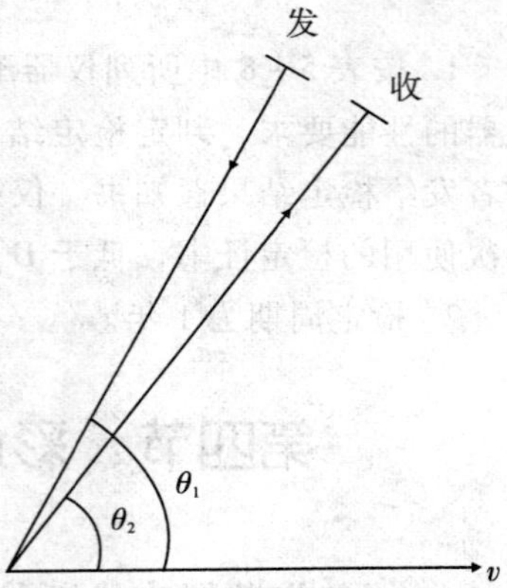

图 5 - 46　换能器分离的 CW
多普勒系统

　　在第一阶段中，发射换能器是静止的声源，被测运动
体是与发射换能器存在相对运动的接收器，根据式(5 - 67)，得出运动体接收到的频率为：

$$f' = \frac{c + v\cos\theta_1}{c}f_0 \tag{5 - 71}$$

　　在第二阶段中，被测运动体反射（或散射）超声波，按惠更斯原理，此反射（或散射）
的声波可认为是一个新的声源，它以速度 v 运动着，它发出的声波被静止的接收换能器接
收。即此时，声源是运动的，而接收器则是静止的。根据式(5 - 69)，得出接收到的声波频

率为：

$$f'' = \frac{c}{c - v\cos\theta_2}f' \tag{5-72}$$

将式（5-71）代入式（5-72），得：

$$f'' = \frac{c + v\cos\theta_1}{c - v\cos\theta_2}f_0 \tag{5-73}$$

因为条件 $v \ll c$ 总可满足，所以多普勒频移 f_d 为：

$$f_d = f'' - f_0 = \frac{v}{c}f_0(\cos\theta_1 + \cos\theta_2) \tag{5-74}$$

当收、发换能器靠得很近，特别是在收发共用同一换能器的脉冲波（PW）多普勒系统中，$\theta_1 = \theta_2 = \theta$，则式（5-74）成为

$$f_d = \frac{2v}{c}f_0\cos\theta \tag{5-75}$$

上式就是医学超声多普勒技术中常用的多普勒频移公式。从公式中可得出在 θ 角改变时的一般规律：

（1）当 $0° < \theta < 90°$ 时，$\cos\theta$ 为正值，即血流速度迎向超声探头而来，频率增高，f_d 为正向频移。

（2）当 $90° < \theta < 180°$ 时，$\cos\theta$ 为负值，即血流速度背离超声探头而去，频率变低，f_d 为负向频移。

（3）当 $\theta = 0°$ 或 $\theta = 180°$ 时，$\cos\theta = \pm 1$，这时 f_d 最大，即血流与声束在同一线上相对运动。

（4）当 $\theta = 90°$ 时，$\cos\theta = 0$，即血流方向与声束垂直，此时 $f_d = 0$，检测不出多普勒频移。

因此实际操作中要求多普勒角度尽可能小，如超过60°则误差非常大，测量准确性与重复性显著降低。

在进行血流测量时，依次作为超声探头相对与被测血流之间的位置定位。一般认为，血流速度 v 就是红细胞的速度，人体的血流速度一般为几厘米／秒 ~ 几十厘米／秒，发射超声频率一般为3MHz或5MHz，根据多普勒公式，可得出 f_d 的范围从几百赫兹 ~ 十几千赫兹（一般 400 ~ 15 000Hz），处于音频范围，因此，在临床诊断时可根据多普勒血流声的正常与否鉴别疾病。

对运动脏器来说，我们可以将其视为具有整体运动速度 v 的运动体，在某一短时间内，接收信号中只有单个多普勒频移。为方便起见，常将式（5-75）改写为角频率形式，即：

$$\Omega = \frac{2v}{c}\omega_0\cos\theta \tag{5-76}$$

（二）血流

实际的血液在血管或心脏中流动时呈现出两种基本状态：层流（laminar flow）和湍流（turbulent flow）。

1. *层流*　由于黏滞性的存在，血液在圆直管道中分层流动，各流层间存在速度梯度，速度分布呈抛物线，中轴线上流速最大，离开轴线后速度开始减小，管壁处流速

为零，形成流速逐渐减小的、同心圆柱形的等速度流层。相邻流层间只作相对滑动，没有横向混杂，每层的流速相等，血液的这种分层流动称为层流（图 5 - 47），其分布规律遵循泊肃叶方程。由于层流的存在，检测血流速度时应注意检测部位的局部速度能否代表整个血管腔的血流速度。

2. 湍流　当血流遇到阻塞时，障碍物对血流将产生加速度，并带有瀑乱的漩涡喷射，流体的流动分层状态遭到破坏，各层间杂乱无章，称为湍流（图 5 - 47）。湍流时消耗的能量比层流多，血液流动方向交错，横向运动产生脉动高切应力，损伤血管内膜，增加管壁通透性。因此，血液的湍流与心血管疾病的发生密切相关。湍流通常发生于狭窄部位，如狭窄的瓣口、关闭不全的瓣口、缺损的分流口及血管腔内的局限性狭窄等。因此，鉴别湍流的存在并判断程度有助于此类疾病的诊断。

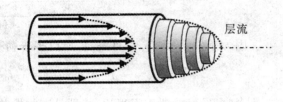

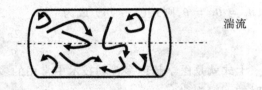

图 5 - 47　层流（上）与湍流（下）示意图

如上所述，无论血液是处于层流或湍流状态，不同部位红细胞的瞬时速度都不相同。血管腔横截面上所有红细胞的瞬时速度的平均值，才真正代表着这一时刻、这一断面的血流速度，称为空间平均速度。

（三）连续波多普勒和脉冲波多普勒系统

1. 连续波多普勒（continuous wave Doppler 或 CW Doppler）系统　连续波多普勒通常采用收发分离式换能器，即有两种超声波换能器，在一个换能器连续不断地发射超声波时，另一个换能器就连续不断地接收其反射波。如图 5 - 48 所示。

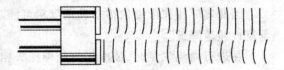

图 5 - 48　连续波多普勒分离式换能器

CW 多普勒系统框图如图 5 - 49 所示。

首先振荡器产生一个连续的正弦波信号，它激励换能器产生一个连续的简谐超声波并向人体传播。从人体反射回来的超声波进入高频放大器，接收信号中除了具有多普勒频移的运动体（脏器或血流）的反射和散射信号外，还包含了不具有多普勒频移的其他信号，主要是收发换能器之间的电、声漏信号以及人体固定组织界面的反射信号。高频放

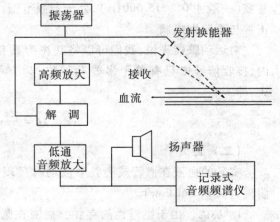

图 5 - 49　CW 多普勒系统原理图

大器将接收信号放大 30dB 或者更大。解调器把接收信号与发射信号作比较，提取多普勒频移信号。低通滤波器将多普勒频移信号提取出来，滤去高频信号及其他组合频率信号等无用信号。多普勒频移信号经音频放大后，可直接用扬声器监听或者用仪器仪表监测或记录。

理论和实践证明，组织界面及组织内部的不均匀性所引起的反射及散射信号较强，而血流的散射信号很弱，因此为了检测出血流的多普勒信号，接收通道中放大器增益是很大的，其总增益将大于 B 超仪器中的增益。

连续波多普勒的最大优点是：它的速度分辨能力强，再高的血流速度都能检测到，且不受深度的限制，只要在波束内任何运动的信号都能检测得到。

连续波多普勒的缺陷是：缺乏距离分辨能力。当一束超声波所照射的部分存在两个或两个以上的运动体时，这两个运动体所产生的多普勒信号会混合在一起，被探头同时接收，从而使得输出信号无法分辨。这一点极大的限制了连续波多普勒仪的使用范围，一般它只能用于浅表血管及胎心监护，不能用于心脏疾病的诊断。

2. 脉冲波多普勒（pulse wave Doppler 或 PW Doppler）系统　脉冲波多普勒采用收发共用的换能器，它进行间断式的脉冲发射，并作延时门控式选通接收。PW 多普勒系统框图如图 5 - 50 所示。

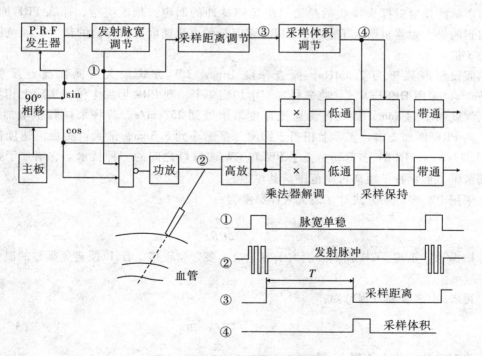

图 5 - 50　PW 多普勒系统原理图

PW 多普勒系统由脉冲发射、接收放大、乘法器解调、距离选通、采样保持和带通滤波等环节构成。脉冲功放输出短脉冲群，送到换能器转换成超声波向人体内传播，反射回波由换能器接收后转换成电信号，经高放后送到乘法解调器，再经低通滤波后送到采样保持电路。调节采样距离单稳的延迟时间,即可调节采样体积脉冲出现的时刻(距离选通)。将与之对应深度处的血流信息采样后送到后面电路进一步处理。

脉冲波多普勒仪发射的是脉冲波,其脉冲重复频率(PRF)一般为几千赫兹,那么,两个脉冲之间的间隔时间较脉冲本身的宽度大得多。换能器在电子开关控制下,遵循这样的工作过程,即震荡器以脉冲重复频率不断产生脉冲,换能器发射第一个脉冲信号后,处于接收状态,入射超声穿过各层组织产生一系列回波,被换能器接收后,又产生一系列电脉冲送入处理机中,第二个脉冲来时,换能器停止接收,又处于发射状态,待第二个脉冲发射后,又处于接收状态……依次类推。也就是说,在任一时刻,体内只能有一个采样容积,但实际上,即便发射第二个脉冲时,第一个脉冲波仍向深部组织传播,并由深部目标反射回声,由于人体组织对超声波的衰减,多普勒频谱只显示距离选通处的血流信息,此时可检测到的最大频移为 PRF/2。

高脉冲重复频率多普勒(high pulse repetition frequency Doppler 或 HPRF Doppler)是在 PW 多普勒基础上的改进。HPRF 多普勒工作时,探头在发射一组超声脉冲波以后,不等采样部位的回声信号返回探头就又发出新的超声脉冲群,这样在一个脉冲声束方向上,沿超声束的不同深度可以有一个以上的取样容积。若有三组超声脉冲向心腔内发射,第二组超声发射后探头接收的实际上是来自第一组超声脉冲的回声,第三组超声脉冲发射后探头接收的是第二组超声脉冲的回声,依次类推,那么 PRF 加倍,检测到的最大频移也增大了一倍。HPRF 多普勒的血流速度可测得值的最大扩展范围一般为 3 倍。

假设超声频率为 2.5MHz,探查深度 16cm,PW 方式最大可测血流速度值为 129cm/s,采用 HPRF 方式,将采样容积增加到 2 个,则 PRE 增加 1 倍,实际上相当于探测深度缩小到 8cm,最大可测血流速度值增加到 258cm/s。若将采样容积增加到 3 个,则 PRE 增加 2 倍,实际上相当于探测深度缩小到 5.3cm,最大可测血流速度值增加到 377cm/s。HPRF 多普勒是介于 PW 和 CW 多普勒之间的一种技术。它增加了速度可测范围,但牺牲了距离可测范围。其原因为:

采用 PW 多普勒方式时,最大采样深度为:

$$d_{max} = \frac{c}{2PRF} \tag{5-77}$$

根据采样定理,采样频率必须大于等于最大多普勒频移2倍,以便避免频移的混叠现象。

再者,由多普勒方程可知:

$$f_{dmax} = \frac{2v_{max}}{c}f_0\cos\theta \tag{5-78}$$

将有关公式代入整理,可得

$$d_{max} \cdot v_{max} \leq \frac{c^2}{8f_0} \tag{5-79}$$

式中,d_{max}—— 最大采样深度;

f_{dmax}—— 最大多普勒频移;

f_0—— 发射频率;

v_{max}——最大待测血流速度。

由此可见f_0一定时,$d_{max} \cdot v_{max}$的乘积为固定值,那么探测深度越深,则可测得速度范围便越小,反之亦然,两者互相制约。

另外,距离分辨力与速度分辨力也互为制约。从物理概念上看,距离分辨力由采样容积,即有效声束直径和发射脉冲的脉宽决定。距离分辨力欲高,采样容积必须小,即脉宽要窄。但脉宽愈窄,发射脉冲的频带即愈宽,因而多普勒频谱占据的区间也愈宽,不易确定多普勒频移,从而使频率分辨力降低,即速度分辨力降低。如图5-51所示。

脉冲波多普勒的优点是:具有距离分辨能力,即距离选通技术。这就使脉冲波多普勒对心脏疾患的定位诊断和体积血流的定量测定有其独特的优点。

脉冲波多普勒的缺陷是:它所能测量的最大血流速度受脉冲重复频率限制,在检测高速血流时容易出现混叠现象。这对于某些疾病如二尖瓣狭窄、主动脉瓣狭窄的诊断十分不利,尤其是对血流作定量测量时,频谱混叠使定量工作无法进行,因此仍需利用连续波多普勒探测。一般的脉冲波多普勒血流仪上都设置了连续波多普勒探头。在血流速度很高、脉冲波多普勒检查出现频谱混叠时,可改用连续波多普勒进行探查。此时,声速通道上所有血流信号将都被探头接收,但经过血流分析仪对信号作频谱分析,把高速血流和低速血流分别以高的频移和低的频移显示,就可测出高速血流速度。低速血流信号也混合在频谱中,对显示频谱产生干扰,但不影响高速血流的测值。

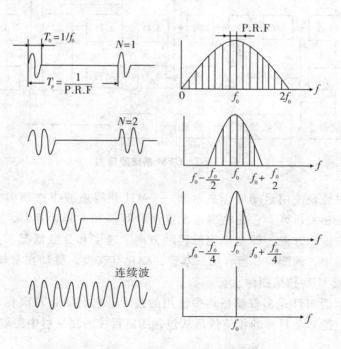

图5-51　发射脉冲数N不同时的频谱

（四）彩色血流成像系统

20 世纪 70 年代开始，人们就着手开发血流成像系统。到了 1982 年 7 月，日本 Aloka 公司的滑川和河西先生发表了采用自相关方法估计血流平均速度和平均速度方差的实用原理，并提出了彩色血流成像的具体方法。1983 年，Aloka 公司在世界范围内首次推出适用于临床的第一台彩色血流成像系统 SSD－880，并推向市场。此后，世界上很多公司相继生产出了彩色血流成像系统（color flow mapping），简称 CFM。1990 年安科公司推出了中国第一台 CFM 系统 ASU－01C 型彩色血流成像仪，也称彩色多普勒血流成像仪，国内常简称为彩超。CFM 是心血管超声诊断技术发展过程中一项具有重大突破性的进展，它被看作是非侵入性诊查技术向前进的又一里程碑。

1. 彩色血流成像系统原理　CFM 系统原理框图如图 5－52 所示。整个系统包括三个部分，一个是常规的 B 超及 M 超仪，另一个是带快速傅氏变换（FFT）频谱分析的单点采样 PW 多普勒仪，再一个是采用自相关技术的血流速度和方差等实时血流参数分析仪。它们所得到的 B 型图像、血流速度谱和 CFM 图像可同时重叠显示在彩色 CRT 屏幕上。

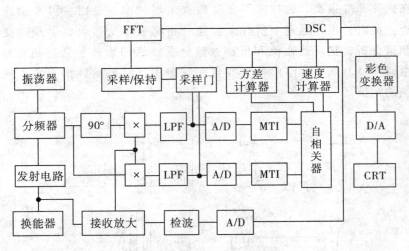

图 5－52　CFM 系统原理图

彩色血流成像是使用运动目标显示器——MTI 获得血液中血细胞的动态信息，送到自相关器作自相关运算。它的输出送至速度计算器和方差计算器，分别计算多普勒频移信号的平均值和方差，即血细胞的移动方向、速度和分散情况。其结果存入彩色数字扫描变换器中，调配红、蓝、绿三基色，变化其亮度，叠加在常规的 B 超及 M 超仪获得的 B 型或 M 型扫描图像上。

动目标显示器 MTI 是多普勒雷达中使用的技术，它利用将两次相邻发射所得的回波相减的办法，把运动目标的相位信息从包含固定目标的强反射中提取出来，如图 5－53 所示。

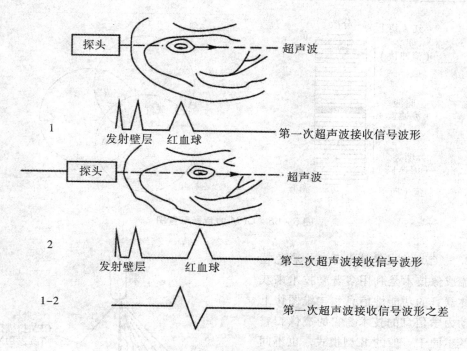

图 5−53　MTI 原理示意图

在 CFM 中 MTI 实质上是一个高通滤波器，由于红细胞的背向散射信号比组织界面的回波信号低 40dB 左右，因此这里需要一种高性能的 MTI 滤波器，消除稳定的或慢速运动的组织所反射的大幅度回波信号，这些信号分别具有零或很小的多普勒频移，如图 5−54 所示。

经 MTI 滤波器后测出的血细胞的动态信息，由方向、速度和分散这三个因素组成。通常，血流方向用红、蓝色表示：红色表示流向超声探头的血流；蓝色表示流离超声探头的血流。血流速度用红、蓝色的显示辉度来表示：血流速度值越大，相应的彩色就越亮。血流的分散情况（即出现湍流），由于一个像素（PW 采样容积）内的各个血细胞的

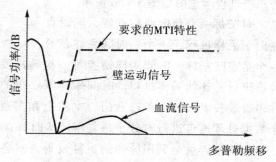

图 5−54　多普勒信号和 MTI 特性

移动速度、方向皆不相同，仅靠红、蓝色及其辉度的显示是无法搞清血流的不同状况的。因此，就需要叠加上第三基色——绿色，来表示血流分散情况。例如流向换能器（即探头）的血流存在湍流，将出现红色加绿色所形成的黄色；如果流离换能器的血流存在湍流，将出现蓝色加绿色而形成的青色，并根据血流紊乱程度来改变其亮度。如图 5−55 所示。

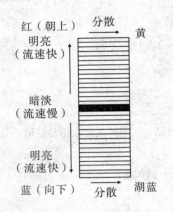

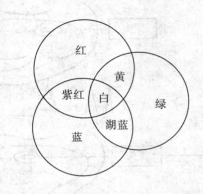

图 5 - 55　CFM 的色彩示意图

2. 彩色血流成像技术原理　彩色超声血流成像技术是利用多普勒技术来获得人体器官的功能性信息和二维图像上血液动力学信息的技术。它的成像扫描方式既不同于一般的 B 型模式，也不同于脉冲多普勒模式，而是两者结合的产物。具体方法是在每一个扫查角度上发射 N 次脉冲（$4 < N < 16$），然后换一个角度再发射 N 次脉冲，直到把一个扇形断面扫查完成。线性扫查也是如此。这种扫查过程示意图如图 5 - 56 所示。

对于每一个角度的扫查线，同时存在两个采样过程，一个是时间采样，另

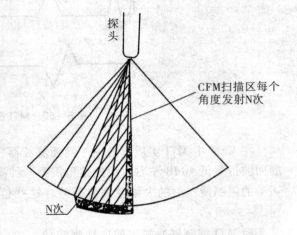

图 5 - 56　CFM 扫查过程示意图

一个是空间采样。时间采样是指每一次脉冲发射后，接收系统对正交解调后的回波信号所进行的连续采样过程。时间采样所获得的信息包含了距离分辨信息，它相当于脉冲多普勒技术中的距离选通门，本质上和多道脉冲多普勒成像原理相似。但只采用一个数据处理通道进行时分多路复用，从而节省了大量数据通道。

空间采样就是利用脉冲的重复发射，对各条扫查线上的时间采样点进行重复采样的过程，因此空间采样率就是脉冲重复发射频率 PRF。空间采样的点数也就是同一角度上脉冲发射的次数 N。空间采样的实质就是对纵向的时间采样信号进行横向的空间分组。如果时间采样点数为 n，那么这些数据一共分成 n 组空间采样数据，每一组由 N 个采样数据组成，它包含了所对应的特定距离上的多普勒血流信息。

（五）多普勒组织成像

1992 年 MiDicken 等人率先提出多普勒组织成像（Doppler tissue imaging, DTI）技术，随后此技术被广泛应用于临床分析心肌活动的功能，如评估心肌的灌注、活性、传导等能力。为临床心肌疾病的诊断与治疗提供了一种安全简便、无创的监测手段。

在通常的超声多普勒技术中，获得的多普勒信号频谱特性如图 5 - 56 所示。其中，在极低频区主要是心肌及血管壁等的运动或搏动产生的大幅度低速运动信号，而血流产生的多普勒频移信号的频谱范围较宽，包含了从很低频到 10kHz 左右的频率范围，但其幅度相对较小。

多普勒组织成像用于有运动的组织器官成像，所以它是在传统 CFM 的基础上，通过改变多普勒滤波系统，滤除较高速度的血流信号和静止组织的反射信号。即，让组织运动引起的低频多普勒信号通过，但不允许血流引起的较高频率的多普勒信号通过。具体成像时，与 CFM 一样，它可用彩色编码来对组织运动的方向、速度、加速度、方差和能量等参数成像。DTI 也是与 B 超图像重叠显示，但为了使运动组织的彩色好一些，通常应将 B 超通道增益尽可能调低些。

B 超图像仅能通过心脏室壁的活动幅度来判断心肌收缩的强弱，而 DTI 却能通过彩色的亮暗直观地反映室壁运动的速度变化，运动低弱的室壁显示出低暗的彩色甚至无彩色显示，这就容易识别节律性运动减弱和异常。

但应指出，基于多普勒效应的 DTI 有其固有的缺陷：组织运动方向与超声束方向间的夹角对速度的估值有很大关系。因此，心脏室壁的横向运动将导致 DTI 图像上无彩色显示，从室壁显示的完整性来看还不如 B 超图像。

若能使用时域法两维相关技术作组织速度成像（tissue velocity imaging 或 TVI），则可改进组织运动成像效果，拓展这一技术的应用范围。若能这样，这种成像技术就不能称为 DTI，而应称为 TVI 了。

（六）多普勒能量成像

多普勒能量成像（Doppler power imaging，DPI）又称彩色多普勒能量图（color Doppler energy，CDE）。它也是利用多普勒原理对血流成像，但它主要是显示血流的存在与否，并不关心血流的方向及湍流等参数。实际上 DPI 是对血流中的红细胞的密度成像，而不是 CFM 中对血流的速度（平均速度及方差）成像。在 DPI 成像时，大幅度的信号将赋予亮的彩色，而弱信号则赋予暗的彩色。从此，我们可以断定，影响 DPI 的信号幅度的主要因素有：在超声采样容积中的红细胞密度，在采样容积中的血管尺寸以及人体组织的插入衰减。

DPI 在灵敏度、边沿分辨力及描绘血流的连续性方面具有很突出的优点。它的优点要能充分表现出来，必须配上优良的硬件及软件环境。这里主要是一个血流与组织的鉴别器，它要能把图中的壁信号与血流信号（特别是慢速血流）充分地分离开，既要完全滤掉壁信号，又能使低速血流不受阻挡。在 CFM 中通常所采用的 MTI 滤波器将部分抑制壁信号，同时又部分地滤除了低速血流信号。

DPI 还能显示较完整的存在血流的血管树或血管网络，这种技术因此被人称为超声血管造影术。

二、GJB 7049—2010 医用超声多普勒诊断设备超声源检定规程

（一）适用范围

该规程适用于新制造、使用中和修理后（包括更换探头）的，配接非介入性平面

线阵、凸阵、相控阵、容积和机械扇扫（包括单元式、多元切换式和环阵）探头的，且探头标称频率不高于 15MHz 的医用超声多普勒诊断设备超声源的检定。

本规程不适用于超声多普勒胎儿监护仪及超声多普勒胎儿心率仪的检定。

（二）计量特性

1. 输出声强、机械指数 MI 和热指数 TI　二维灰阶成像部分（黑白成像，俗称 "B 超"），一般应不大于 $10mW/cm^2$；对超出 $10mW/cm^2$ 的仪器，应公布其输出声强值，并在明显位置警示 "严禁用于胎儿"。

TI 应不大于 6.0，MI 应不大于 1.9；当 TI 大于 3.0、MI 大于 0.3 时，严禁利用多普勒对胎儿进行超声诊断。

2. 患者漏电流　患者漏电流应小于 $100\mu A$。

3. 盲区　盲区技术指标见表 5 – 14。

4. 最大探测深度　最大探测深度技术指标见表 5 – 14。

5. 几何位置示值误差　横向几何位置示值误差和纵向几何位置示值误差技术指标见表 5 – 14。

6. 侧/轴向分辨力　侧向分辨力和轴向分辨力技术指标见表 5 – 14。

7. 声束层厚误差　侧向分辨力和轴向分辨力技术指标见表 5 – 14。

8. 对比度分辨力　侧向分辨力和轴向分辨力技术指标见表 5 – 14。

8. 多普勒频谱信号灵敏度　多普勒频谱信号灵敏度技术指标见表 5 – 14。

9. 彩色血流灵敏度　彩色血流灵敏度技术指标见表 5 – 14。

10. 血流探测深度　血流探测深度技术指标见表 5 – 14。

11. 最大血流速度　最大血流速度技术指标见表 5 – 14。

12. 血流速度示值误差　血流速度示值误差技术指标见表 5 – 14。

13. 血流方向识别能力　应能识别血流方向。即多普勒频谱显示模式，应无方向颠倒和旁路现象。彩色血流成像模式，当血流朝向探头时，其应显示为红色；当血流背离探头时，其应显示为蓝色。

由于输出声强、患者漏电流、盲区、最大探测深度、几何位置示值误差、侧/轴向分辨力与上一节中介绍的相同，在此不再重复，本节重点强调与上一节不同处以及彩色血流部分的检定。

（三）通用技术要求

1. 外观及附件　被检仪器应标有生产厂家、型号、出厂日期及编号、电源额定电压及频率。被检仪器及配接探头外部应无影响正常使用的机械损伤。附件应齐全，并有使用说明书。

2. 基本功能检查　被检仪器面板开关和按键应灵活可靠，紧固部位应不松动。在使用条件下，被检仪器应有超声输出，各项显示正常，各开关和按键功能正常。

（四）检定条件

1. 环境条件　①环境温度：（19～25）℃。②相对湿度：不大于 80%。③大气压力：（70～106）kPa。④供电电源：电压（220±22）V，频率（50±1）Hz。

2. 检定设备

（1）仿组织超声体模

①仿组织超声材料（TM）

声速：(1540 ± 15) m/s $(23℃ \pm 3℃)$；

声衰减系数：(0.70 ± 0.05) dB/$(cm \cdot MHz)$ $(23℃ \pm 3℃)$。

②尼龙靶线

直径：(0.3 ± 0.05) mm；

位置偏差：± 0.1 mm。

（2）多普勒仿血流体模

①仿组织超声材料

声速：(1540 ± 15) m/s $(23℃ \pm 3℃)$（标准）或

(1450 ± 15) m/s $(23℃ \pm 3℃)$（可选）；

声衰减系数：(0.70 ± 0.05) dB/$(cm \cdot MHz)$ $(23℃ \pm 3℃)$（标准）或

(0.50 ± 0.05) dB/$(cm \cdot MHz)$ $(23℃ \pm 3℃)$（可选）。

②超声仿血管材料

密度：(0.930 ± 0.007) g/cm^3；

材料声速：(1555 ± 15) m/s。

③超声仿血液

密度：(1.050 ± 0.040) g/cm^3；

声速：(1570 ± 30) m/s；

衰减系数：小于 $0.1 \times f$ dB/$(cm \cdot MHz)$；

背向散射：$(1 \sim 10) \times 10^{-9} \times f^4/$ $(cm \cdot MHz^4 \cdot sr)$；

黏度：$(4 \pm 0.4) \times 10^{-3}$ Pa $\cdot$ s。

注：f 为超声波频率。

（3）泵系统 流量设置范围：最低流量不大于 2ml/min，最高流量不小于 950ml/min；

（4）流量计 流量计测量范围：最低流量不大于 8ml/min，最高流量不小于 860ml/min；

流量误差：不超过 $\pm 3\%$。

注：（2）、（3）和（4）合称多普勒测量系统。

（5）毫瓦级超声功率计 参见第三章 BCZ 100 - 1 型毫瓦级超声功率计内容。

（6）声束切片厚度体模 以 ATS 实验室生产的 MODEL 538 型为例，体模包括一个回声产生平面，还提供了 45°的定

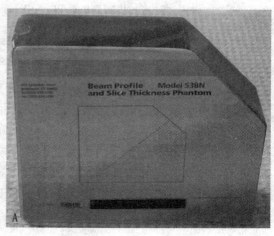

图 5 - 57 538 声束切片厚度体模

位散射扫描平面，可以用来进行声束层厚检测，还提供了 90°的声束轮廓扫描平面。可以适用于扇形、线型、相位或环形阵列传感器探头，如图 5 - 57 所示。

（7）对比度分辨力体模　以 model 532 型为例，对比度分辨力体模是用来检测灰阶图像的对比度，体模内充 TM 材料作为背景，内嵌埋一系列对比度靶标。这些靶标为细长圆锥体，或直径分段渐变的圆柱体，其内物质的背向散射强度，以 TM 材料为参照向高低分为若干等级。其对比度靶标分为 8 等级：±12dB、±9dB、±6dB 和 ±3dB，如图 5 - 58 所示。

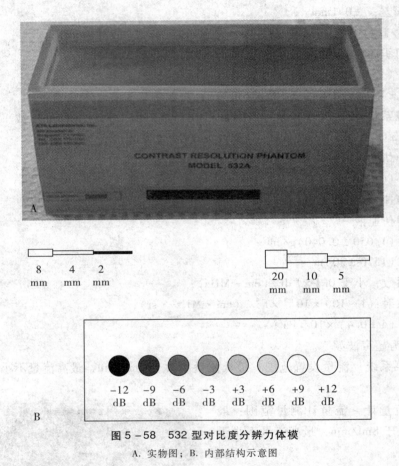

图 5 - 58　532 型对比度分辨力体模

A. 实物图；B. 内部结构示意图

（8）CDFT 100 型彩色多普勒血流检测仪　CDFT 100 型彩色多普勒血流检测仪是一种微控电子系统、精密机械、高精度计量传感器相结合，能够实现精确模拟人体血液流速的设备，主要用于医用超声诊断设备的血流参数的检测，与上述（2）、（3）和（4）合称多普勒测量系统的作用相同。其主要功能包括：多普勒信号灵敏度测试、彩色血流灵敏度测试、血流探测深度测试、血流速度示值误差测试、最大血流速度测试、血流方向分辨力测试、自校准功能等，如图 5 - 59 所示。其原理框图如图 5 - 60 所示。

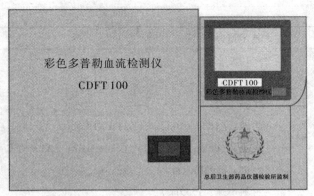

正视图

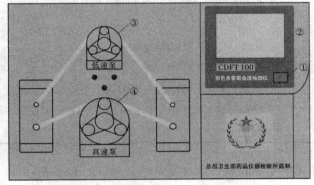

泵头

图 5 –59　彩色多普勒血流检测仪示意图
①电源开关；②显示屏；③低速泵；④高速泵

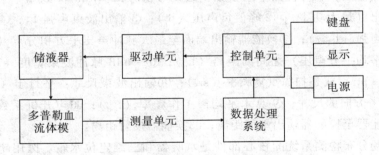

图 5 –60　彩色多普勒血流检测仪原理框图

该设备技术指标见表 5 –13。

表 5 –13　CDFT 100 型彩色多普勒血流检测仪技术指标

参数	技术指标
流速范围	1 ~ 3000mm/s（体模大管：1 ~ 750mm/s；体模小管：4 ~ 3000mm/s）
流速最大允许误差	30 ~ 3000mm/s：±5%；1 ~ 30mm/s：±10%
工作电压	AC 220V、50/60Hz

续表

参数	技术指标
输入电流	＜10A
漏电流	＜0.1mA
电击保护	Ⅰ类B型
超声仿组织（TM）材料	声速：(1540 ± 10) m/s (23 ± 3)℃
	衰减：(0.5 ± 0.05) dB/（cm·MHz）(23 ± 3)℃
	密度：$0.930g/cm^3$
超声仿血管	材料声速：1555m/s
	内径：8mm（大管）和4mm（小管）
	与声窗平面夹角：为42°（斜置段）
	密度：(1.05 ± 0.04) g/cm³
超声仿血液	声速：(1570 ± 30) m/s
	衰减：＜0.1 dB/（cm·MHz）
	背向散射系数：$(1 \sim 10) \times 10^{-9}$/（cm·MHz⁴·Sr）
	黏度：$(4 \pm 0.4) \times 10^{-3}$ Pa·s

同类产品还有 ATS 的 700 型、中科院声学研究所的 KS205D－1、GAMMEX 公司的 1425A LE 等。

（9）超声声场分布检测系统　超声声场分布检测系统主要用来测量彩超多普勒成像时的声输出参数，它可检测下列参数，最终可换算出 *MI* 和 *TI* 数据。①最大空间平均声功率输出（最大功率）；②峰值负声压（p_r）；③输出波束声强 I_{ob}；④空间峰值时间平均导出声强（I_{SPTA}）；⑤换能器输出端面至最大脉冲声压平方积分点（对连续波系统，为最大平均平方声压）之间的距离（L_p）；⑥－6dB 脉冲波束宽度（W_{pb6}）；⑦脉冲重复频率（prr）或是扫描重复频率（srr）；⑧输出波束尺寸：平行于（∥）或垂直于（⊥）参考方向的尺寸；⑨算术平均声工作频率（f_{awf}）；⑩声开机系数；⑪声初始系数；⑫换能器至换能器输出端面距离；⑬换能器投射距离。

超声声场分布检测系统的核心部件是水听器和三维定位水箱。医用超声诊断设备的探头发射超声，用水听器接收信号，放大后送至示波器和数字仪表。其结构原理图如图 5－61 所示。最初，使用水听器、定位水箱、示波器、数字仪表等独立设备组成一套超声声场分布检测系统，它需要采用手动逐点定位测量，测量时间长，定位准确度不够，检测人员计算量大。随着科学技术迅猛发展，目前已有高度集成的自动定位、程控测量、自动出具报告的检测系统。

以 ONDA 的超声声场分布检测系统 AIMS 为例。

该检测系统的功能与结构，如图 5－62 所示。主要性能为：三维水箱的步进电机运动步进为每步 11.08μm，运动精度 ≤25μm，最大运动精度为每秒 200 步或 13mm/s，每个轴相各有两个限位点；针式水听器频率范围（±6dB）为 1～20MHz，标称灵敏度为 50 nV/Pa，可接收角度（-6dB at 5MHz）为 60°，电容为 80pF，最高使用温度为 40℃；或膜式水听器频率范围（±3dB）为 0.5~45MHz，标称灵敏度为 350nV/Pa，输出阻抗为 50Ω，最高使用温度为 40℃。

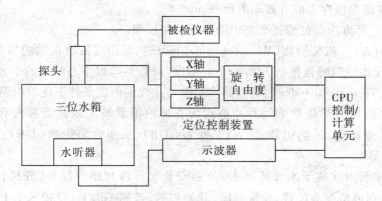

图 5-61　超声声场分布检测系统结构原理图

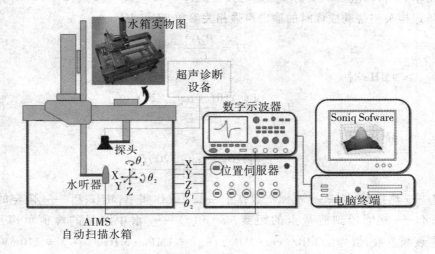

图 5-62　onda 超声声场分布检测系统 AIMS

（五）检定项目和检定方法

由于二维图像（灰阶成像）部分的项目和检定方法与 JJG 639—1998 中的相同，本节就不再重复，只介绍不同之处。

1. 外观　目视检查外观、文字标识和探头。

2. 基本功能检查　通电后，检查被检仪器各项功能。

3. 输出声强

（1）输出声功率　①按照使用说明书的要求预热被检仪器和毫瓦级超声功率计。②按照毫瓦级超声功率计操作程序调试好毫瓦级超声功率计，将除气蒸馏水沿水槽壁或经漏斗注入超声功率计。③将被检仪器置于临床使用最大声功率输出状态，测量被检仪器所配接探头的输出声功率，对同一探头至少测量 3 次，取其测量结果的算术平均值作为被检仪器配接指定探头时的输出声功率 P。④ 按公式(5-80)计算被检仪器配接指定探头二维灰阶成像时的输出声强。

$$I_{\mathrm{SATA}} = P/S \tag{5-80}$$

式中：I_{SATA}—— 被检仪器的输出声强，mW/cm^2；P —— 被检仪器的输出声功率，mW；S—— 被检仪器配接探头的有效辐射面积，cm^2。

注：S 的计算方法参见毫瓦级超声功率计使用说明。

（2）TI 和 MI 　机械指数（MI，mechanical index），是指在沿波束轴的每个点上，将峰值稀疏波声压的空间峰值按 0.3dB/(cm·MHz) 降额后除以中心频率的平方根。

热指数（TI，thermal index），是指总声功率与在规定假定条件下使组织温升 1℃ 所需声功率的比值。所有热指数的计算均假定为在体内沿着波束轴其衰减为 0.3dB/(cm·MHz) 的平均衰减模式。热指数分为骨热指数（TIB）、头盖骨热指数（TIC）、软组织热指数（TIS）。

首先向水箱内注离子水或蒸馏水，分别安装水听器和超声探头，开机，寻找采集波形，依此为依据调整探头位置，设定程序，开始扫描。按照 GB/T 16540 8.1.1 测量出限定的输出功率 P_1 和峰值负声压 $p_r(z)$，然后按公式（5-81）、（5-82）、（5-83）计算被检仪器配接指定探头多普勒成像时的输出声强相关参数 TI 和 MI。

$$TI = \frac{P_1 f_{\mathrm{awf}}}{C_{TI}} \tag{5-81}$$

当 $f_{\mathrm{awf}} \geqslant 4\mathrm{MHz}$ 时，

$$MI = \frac{p_r(z) 10(-\alpha z f_{\mathrm{awf}}/20)}{2 C_{MI}} \tag{5-82}$$

当 $f_{\mathrm{awf}} < 4\mathrm{MHz}$ 时，

$$MI = \frac{p_r(z) 10(-\alpha z f_{\mathrm{awf}}/20) f_{\mathrm{awf}}^{-1/2}}{C_{MI}} \tag{5-83}$$

式中，TI—— 热指数；MI—— 机械指数；f_{awf}—— 声工作频率，MHz；P_1—— 限定的输出功率，mW；Z—— 换能器到测量点的距离，cm；$p_r(z)$—— 水中测量的峰值负声压，MPa；α—— 声衰减系数，值为 0.3dB/(cm·MHz)；$C_{MI} = 1\mathrm{MPa \cdot MHz^{-1/2}}$；$C_{TI} = 210\mathrm{mW \cdot MHz}$。

（3）对配有多个探头的机型，应对全部探头分别进行检定，取最大值作为检定结果。

4. 声束层厚误差

（1）选用设有声束层厚靶群的超声体模。

（2）将探头经耦合媒质垂直置于超声体模的声窗上，如图 5-63 所示。

（3）将探头顶端对准声束层厚靶群，调整仪器设定值建立常规肝脏扫描模式，并保持靶线图像清晰可见，如果体模的底部可见，则调整增益设定值直至底部图像完全变黑；调整扫描平面和散射靶薄层的交线使之定位于特定深度；对具有动态聚焦功能的机型，使其在所测深度聚焦，直至靶线目标群清晰显示，冻结图像。

（4）用电子游标测量显示图像厚度，用电子游标测量显示图像厚度，即为被检仪器配接该探头时声束在指定深度的声束层厚值，并按公式（5-84）计算该深度处的切片厚度 t，即为被检仪器配接该探头时声束在指定深度的声束层厚值。

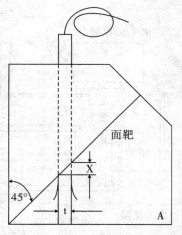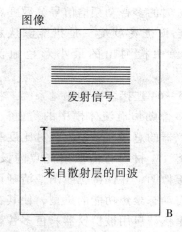

图 5 - 63　声束层厚体模操作计算

A：切片厚度的测量和计算；B：切片厚度在显示器的图像

$$t = \frac{x}{\sin\alpha} \tag{5-84}$$

式中，t—— 指定深度处的切片厚度，mm；x—— 电子游标测量的厚度值，mm；α—— 厚度面靶与垂直面的夹角，°。

（5）按公式（5-85）计算被检仪器配接该探头时声束层厚误差。

$$声束层厚误差 = \left| \frac{测量值 - 标准值}{标准值} \right| \times 100\% \tag{5-85}$$

5. 对比度分辨力

（1）选用设有对比度分辨力靶群的超声体模。

（2）将探头经耦合媒质垂直置于超声体模的声窗上。

（3）将探头对准对比度分辨力靶群，调整仪器设定值建立常规肝脏扫描模式，并保持靶群图像清晰可见，如果体模的底部可见，则调整增益值直至底部图像完全变黑；对具有动态聚焦功能的机型，使其在所测深度聚焦，直至靶群清晰显示为边缘清晰的圆形，并且可以分辨出不同亮度水平的靶群，冻结图像。

（4）检查图像，确定成像目标，用电子游标测量成像目标直径，按公式（5-86）计算相对误差，相对误差小于 10% 的目标所对应的对比度值中最小者即为被检仪器配接该探头时的对比度分辨力，应符合 5.8 的要求。

$$目标直径示值误差 = \left| \frac{测量值 - 标准值}{标准值} \right| \times 100\% \tag{5-86}$$

6. 多普勒频谱信号灵敏度　是指能够从频谱中检测出的最小多普勒信号。

按图 5-64 连接多普勒测量系统。将探头对准多普勒仿血流体模中的仿血液，调节被检仪器的总增益、TGC、对比度和亮度等，将 TM 材料背向散射光点隐没，形成均匀声像图；对具有动态聚焦功能的机型，使其在被测深度聚焦。启用被检仪器频谱多普勒测量功能，调节彩色标尺（scale）、多普勒输出功率等功能，同时提高接收增益，并保持所显示的频谱无过度电子噪声。将多普勒测量系统中仿血流速度从零逐渐增大直至被检仪器显示出频谱图，从多普勒测量系统读取此时的血流速度，即为被检仪器配接该探头时的多普勒频谱信号灵敏度。

7. **彩色血流灵敏度** 是指能够从彩色血流成像中检测出的最小彩色血流信号。

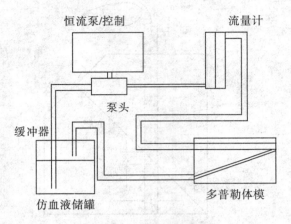

图 5-64　多普勒测量系统

按图 5-64 连接多普勒测量系统。将探头对准多普勒仿血流体模中的仿血液，调节被检仪器的总增益、TGC、对比度和亮度等，将 TM 材料背向散射光点隐没，形成均匀声像图，并保持靶线图像清晰可见；对具有动态聚焦功能的机型，使其在被测深度聚焦。启用被检仪器彩色多普勒测量功能，彩色标尺（scale）、多普勒输出功率等功能，同时提高接收增益，并保持所显示的彩色血流图无紊乱。将多普勒测量系统中仿血流速度从零逐渐增大直至被检仪器显示出彩色血流图，读取多普勒测量系统此时的血流速度，即为被检仪器配接该探头时的彩色血流灵敏度。

8. **血流探测深度** 按图 5-64 连接多普勒测量系统。调节多普勒测量系统，使仿血液流速较高，将探头对准多普勒仿血流体模中的仿血液，调节被检仪器的总增益、TGC 对比度和亮度，将 TM 材料背向散射光点隐没，并保持血流图像清晰可见；对具有动态聚焦功能的机型，使其在被测深度聚焦。调节多普勒输出功率，同时提高接收增益，并保持所显示的频谱无过度电子噪声。沿体模表面平移探头，使其与仿血管的距离由小变大，当频谱图形不断减弱直至消失时，停止移动。用电子游标沿其轴线方向测量声窗表面至仿血管上表面的距离即为血流探测深度。

注：进行此技术指标检测时，应关闭谐波成像等影响深度的功能。

9. **最大血流速度** 按图 5-64 连接多普勒测量系统。将探头对准多普勒仿血流体模中的仿血液，调节被检仪器的总增益、TGC、对比度和亮度等，将 TM 材料背向散射光点隐没，并保持靶群图像清晰可见；对具有动态聚焦功能的机型，使其在被测深度聚焦。逐渐增加多普勒测量系统仿血流速度，调节被检设备的帧频、取样容积和位置等，使之测量血流速度达到最大，读取多普勒测量系统此时的血流速度，即为被检仪器配接该探头时最大血流速度。

10. **血流速度示值误差** 按图 5-64 连接多普勒测量系统。将探头对准多普勒仿血流体模中的仿血液，调节被检仪器的总增益、TGC、对比度和亮度等，将 TM 材料背向散射光点隐没，并保持靶线图像清晰可见；对具有动态聚焦功能的机型，使其在被测深度聚焦。调节多普勒测量系统仿血流速度，使被检仪器彩色成像最佳。分别读取多普勒测量系统和被检设备多普勒频谱功能测量的血流速度，按公式（5-87）计算相对误差，即为被检仪器配接该探头时血流速度示值误差。

$$血流速度示值误差 = \left| \frac{测量值 - 标准值}{标准值} \right| \times 100\% \qquad (5-87)$$

注：从多普勒测量系统读取的血流速度值为标准值。

11. 血流方向识别能力　按图 5 - 64 连接多普勒测量系统。将探头对准多普勒仿血流体模中的仿血液，调节被检仪器的总增益、TGC、对比度和亮度等，将 TM 材料背向散射光点隐没，形成均匀声像图；对具有动态聚焦功能的机型，使其在被测深度聚焦。多普勒频谱显示模式，应无方向颠倒和旁路现象。彩色血流成像模式，当血流朝向探头时，其应显示为红色；当血流背离探头时，其应显示为蓝色。即被检设备能识别血流方向。

对被检仪器临床实际配接的所有探头，重复检测按 4～11 条中的全部内容和灰阶成像中图像表征技术指标（盲区、探测深度、分辨力、几何示值误差等）。

（六）检定原始记录格式和检定结果的处理

1. 检定原始记录格式　检定时应做详尽记录，包括检定地点、检定环境、检定所依据的技术文件、检定结果等。

2. 检定结果的处理　被检项目全部符合技术要求，判定被检仪器配接该探头合格，发给检定证书；否则，判定被检仪器配接该探头不合格，发给检定结果通知书。

（七）检定证书

1. 检定证书封面要求　检定证书封面应包括以下内容：①标题，如"检定证书"；②检定证书的唯一性标识（检定证书编号）、页号和总页数的标识；③军事计量技术机构的名称和地址；④委托方的名称、地址；⑤检定对象的名称、型号和出厂编号；⑥检定日期、接收日期和有效期；⑦检定结论；⑧检定证书检定员、审核员和批准人的签名，并加盖检定单位印章；⑨军事计量技术机构的联系方式。

2. 测量标准要求　检定所用测量标准应包括名称、规格型号、溯源性、测量不确定度及有效性说明等。

（八）检定周期

医用超声多普勒诊断设备超声源的检定周期一般为两年，首次使用前和修理后应进行检定。

表 5 - 14　医用超声多普勒诊断设备检定项目和技术指标

检定项目	频率（MHz）	技术指标		
		探头类型		
		线阵探头 $\rho \geqslant 60mm$ 凸阵探头	机械扇扫探头、相控阵探头、$\rho < 60mm$ 凸阵探头	容积探头
盲区（mm）	$f \leqslant 2.5$	≤4	≤6	≤5
	$2.5 < f \leqslant 4.0$	≤3	≤6	≤5
	$4.0 < f < 5.0$	≤3	≤5	≤5
	$5.0 \leqslant f \leqslant 7.5$	≤2	≤4	≤3
	$7.5 < f \leqslant 15.0$	≤2	≤2	≤2

续表

检定项目	频率（MHz）	技术指标					
		探头类型					
		线阵探头 ρ≥60 mm 凸阵探头		机械扇扫探头、相控阵探头、ρ<60 mm 凸阵探头		容积探头	
几何位置示值误差（%）		横向	纵向	横向	纵向	横向	纵向
	$f\leq2.5$	≤10	≤10	≤15	≤10	≤10	≤10
	$2.5<f\leq4.0$	≤10	≤5	≤10	≤10	≤10	≤10
	$4.0<f<5.0$	≤10	≤5	≤10	≤10	≤10	≤10
	$5.0\leq f\leq15.0$	≤5	≤5	≤10	≤5	≤10	≤5
侧/轴向分辨力（mm）		侧向	轴向	侧向	轴向	侧向	轴向
	$f\leq2.5$	≤3[a] / ≤4[f]	≤1[a] / ≤2[g]	≤3[b] / ≤4[d]	≤1[b] / ≤2[e]	≤3[b] / ≤4[d]	≤1[b] / ≤2[e]
	$2.5<f\leq4.0$	≤2[a] / ≤3[f]	≤1[a] / ≤2[g]	≤2[b] / ≤4[c]	≤1[b] / ≤2[e]	≤2[b] / ≤4[c]	≤1[b] / ≤2[e]
	$4.0<f<5.0$	≤2 （$D_1\leq80$）	≤1 （$D_1\leq100$）	≤2 （$D_1\leq60$）	≤1 （$D_1\leq80$）	≤2 （$D_1\leq60$）	≤1 （$D_1\leq80$）
	$5.0\leq f\leq7.5$	≤1 （$D_1\leq60$）	≤1 （$D_1\leq80$）	≤1 （$D_1\leq40$）	≤1 （$D_1\leq40$）	≤1 （$D_1\leq40$）	≤1 （$D_1\leq40$）
	$7.5<f\leq15.0$	≤1 （$D_1\leq40$）	≤0.5 （$D_1\leq40$）	≤1 （$D_1\leq40$）	≤0.5 （$D_1\leq40$）	≤1 （$D_1\leq40$）	≤0.5 （$D_1\leq40$）
最大探测深度（mm）	$f\leq2.5$	≥200		≥180		≥180	
	$2.5<f\leq4.0$	≥180		≥160		≥160	
	$4.0<f<5.0$	≥120		≥80		≥80	
	$5.0\leq f\leq7.5$	≥80		≥60		≥60	
	$7.5<f\leq15.0$	≥60		≥50		≥50	
声束层厚误差（%）	$f\leq2.5$	≤15		≤10		≤10	
	$2.5<f\leq5.0$	≤10		≤10		≤10	
	$5.0\leq f\leq15.0$	≤5		≤5		≤5	
对比度分辨力（±dB）	$f\leq2.5$	≤9		≤9		≤9	
	$2.5<f<5.0$	≤9		≤9		≤9	
	$5.0\leq f\leq15.0$	≤6		≤6		≤6	
多普勒信号灵敏度（mm/s）	$f\leq2.5$	≤30		≤50		≤50	
	$2.5<f<5.0$	≤25		≤40		≤40	
	$5.0\leq f\leq15.0$	≤20		≤30		≤30	

续表

检定项目	频率（MHz）	技术指标		
		探头类型		
		线阵探头 $\rho \geq 60$ mm 凸阵探头	机械扇扫探头、相控阵探头、$\rho < 60$ mm 凸阵探头	容积探头
彩色血流灵敏度（mm/s）	$f \leq 2.5$	≤ 20	≤ 35	≤ 35
	$2.5 < f < 5.0$	≤ 20	≤ 30	≤ 30
	$5.0 \leq f \leq 15.0$	≤ 15	≤ 20	≤ 20
血流探测深度（mm）	$f \leq 2.5$	≥ 160	≥ 150	≥ 140
	$2.5 < f < 5.0$	≥ 100	≥ 80	≥ 60
	$5.0 \leq f \leq 7.5$	≥ 50	≥ 50	≥ 50
	$7.5 < f \leq 15.0$	≥ 40	≥ 40	≥ 30
血流速度示值误差（%）	$f \leq 2.5$	≤ 15	≤ 15	≤ 15
	$2.5 < f < 5.0$	≤ 10	≤ 10	≤ 10
	$5.0 \leq f \leq 15.0$	≤ 8	≤ 8	≤ 8
最大血流速度（mm/s）	$f \leq 2.5$	≥ 2500	≥ 5000	≥ 5000
	$2.5 < f < 5.0$	≥ 1800	≥ 4500	≥ 4500
	$5.0 \leq f \leq 15.0$	≥ 1500	≥ 4200	≥ 4200
方向分辨力（mm）	$f < 5.0$	1	2	3
	$5.0 \leq f \leq 15.0$	2	2	2

注1：ρ 为凸阵探头的曲率半径

注2：D_1 为深度值（mm）

[a] 深度 ≤ 130mm

[b] 深度 ≤ 80mm

[c] $80 <$ 深度 ≤ 130mm

[d] $80 <$ 深度 ≤ 160mm

[e] $80 <$ 深度 ≤ 170mm

[f] $130 <$ 深度 ≤ 160mm

[g] $130 <$ 深度 ≤ 170mm

三、彩色超声多普勒诊断设备的质量控制检测技术规范（2011 年）

2011 年，总后勤部卫生部批准印发并执行彩色超声多普勒诊断设备的质量控制检测技术规范。该规范是在 GJB 7049—2010 基础上编制的，表现为：

1. 适用范围和检测用设备均相同。

2. 检测项目有所减少（只包括盲区、最大探测深度、几何位置示值误差、侧/轴向分辨力、多普勒频谱信号灵敏度、彩色血流灵敏度、血流探测深度、最大血流速度、血流方向识别能力）。

3. 检测方法和结果判定与 GJB 7049—2010 相同。

4. 检测周期区别为：定期检测通常为每年一次，如果设备使用频率过高，应每半年一次；GJB 7049—2010 的定期检测一般为两年。

第五节　其他医用超声仪器的检定

一、医用超声多普勒胎儿监护仪

超声多普勒胎儿监护仪采用超声非聚焦连续波多普勒原理，由与母体腹部声耦合的超声换能器及电路部分组成，可监测和记录胎儿心率、母体宫缩的功能，主要用于产妇孕后期、产前及产时对胎儿的监护。国外超声多普勒胎心仪发展速度很快，功能很完备，可以检测母体宫腔压力、计算分娩时间、检测胎儿心率，高挡机器还可测量胎儿心电，其计量检定工作也发展迅速，并能进行严格的质量控制。国内也有生产超声多普勒胎儿监护仪的厂家，其功能大体和进口机器相仿。超声多普勒胎儿监护仪广泛应用于我军各级医院的妇科检查中。1998 年国家已颁布超声多普勒胎心仪超声源检定规程 JJG 394—1997，它属于强检项目。

超声多普勒胎心仪的超声频率为 1.0 ~ 5.0MHz，通常为 2.0 ~ 3.0MHz。换能器有效辐射半径小于 50mm（0.5 ~ 50mm）。在检定时，超声换能器产生的超声束直接对准胎心，入射声束的一部分到胎心运动表面，由于多普勒效应，超声波频率发生频移，由接收换能器检测，经信号处理可将与胎心有关的低频信号从高频信号中分离出来，加以放大，用于胎心检测。

（一）主要技术指标

1. 综合灵敏度大于 90dB。

2. 实际工作频率与标称频率的偏差不超过 ±10%。

3. 心率测量范围不小于 65 ~ 210/min，测量误差不超过 ±2/min。

4. 空间平均时间平均声强 I_{SATA} 不大于 10mW/cm^2。

5. 患者漏电流不大于 100μA。

（二）检定装置

1. 最大综合灵敏度测量装置　测量范围 70 ~ 120dB，准确度优于 ±6dB。

2. 宽频带前置放大器　频率范围 1.0 ~ 7.5MHz，电压增益 30dB。

3. 频率计　准确度优于 ±1%。

4. 高频水听器　灵敏度优于 −270dB（0dB = 1V/μPa）。

5. 毫瓦级超声功率计　分辩力优于 2mW，准确度优于 ±15%。

6. 漏电流测量仪　准确度优于 ±1% ±1μA。

（三）检定环境条件

1. 温度　15℃ ~ 35℃。

2. 相对温度　≤80%。

3. 大气压　86～106kPa。

4. 电源　220V±10%，50Hz。

（四）检定方法

1. 外观　仪器应有明确的标志（包括型号、制造厂家、产品出厂号、频率等），各操作键钮应完好有效。

2. 综合灵敏度的检定

（1）最大综合灵敏度测量装置工作原理　综合灵敏度（S, overall sensitivity）是在检测时常指，在噪声电平之上，仪器检出由已知平面波反射损失的模拟点状靶（宽度小于3个波长）产生的多普勒信号能力的量度。它是对仪器对目标回波信号的检测能力评价指标。它还包括换能器的转换效率、信号传输过程的损耗等。

最大综合灵敏度测量装置由微处理器、模拟电路、函数发生器、驱动电机、键盘和显示器等组成，如图5-65所示。装置中的音频信号输出和超声信号输出以及函数发生器产生幅度和频率均可调的三角波信号，经模拟电路或A/D转换后给微处理器，同时驱动装置使钢球在充注除气水的水槽中作规律运动，模拟胎儿心跳运动，被测的仪器由该运动目标（钢球）获得多普勒频移信号。

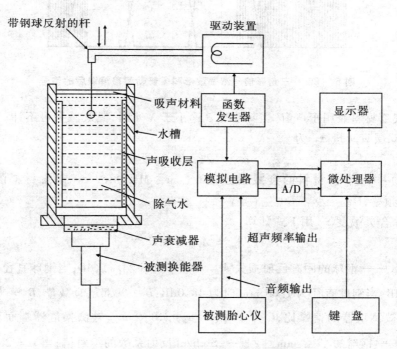

图5-65　医用超声多普勒胎心仪测试装置原理

钢球的运动频率和振幅与三角波信号频率和振幅一致，其三角波上升沿和下降沿斜率恒定，钢球的运动速度v、频率f、位移幅值d之间有如下关系：

$$v = 4df \qquad (5-87)$$

多普勒频移信号Δf为

$$\Delta f = \frac{2v}{c}f_\omega \tag{5-88}$$

式中，f_ω——超声工作频率，Hz；c——水中的声速，m/s。

可用双踪示波器观察三角波信号和多普勒频移信号，其波形如图5-66所示。为了避免不需要的声反射，在水槽内壁和顶部均贴敷吸声材料。在被测换能器与目标之间设置已知衰减量的声吸收层，模拟母体腹壁、子宫和羊水等组织的衰减。声吸收层可由具有一定衰减量的橡胶或塑料制成，其双程衰减在20dB以上。可采用多层来获得更大的衰减量，但总厚度应小于10mm。

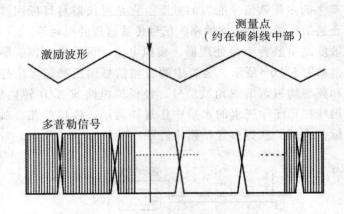

图5-66 三角形信号激励波形和多普勒频移解调后的信号

水槽底部材料兼用于声窗，当其厚度 δ 远小于 $\lambda/4$ 时，其衰减量可不计；当厚度大于 10λ 时，其双层衰减量 α_{2s} 为

$$\alpha_{2s} = 2(\alpha/f)\delta \cdot f \tag{5-89}$$

式中，(α/f)——声窗材料的衰减系数，dB/(cm·MHz)；δ——声窗材料的厚度，cm；f——超声频率，Hz。

最大综合灵敏度 S_m 用下式计算

$$S_m = A + B + C \tag{5-90}$$

式中，A——钢球的固有反射损失 $A = -20\lg(2a|Z|/s)$，dB；当钢球直径为2.38mm时为44.5dB，当钢球直径为1.85mm时为48.0dB；B——双层衰减量，$B = \sum\alpha_l + \alpha_{2s}$，dB；$C$——被测仪器的信噪比，$C = 20\lg(u_s/u_n)$，dB；$S$——被测换能器端面至钢球的距离，mm；$a$——钢球的半径，mm；$|Z|$——Stenzel反射系数的绝对值，当 $s = 200$mm，$2a = 1.58$mm 时，$A = 48$dB；$\sum\alpha_l$——各层声吸收层的双层衰减量之和；u_s——有频移信号输出时的有效值，mV；u_n——无频移信号输出时，被测仪器的噪声有效值，mV。

（2）检定操作步骤 ①连接仪器如图5-65。②往水槽中注入温度为15℃~35℃的除气蒸馏水，水的深度应超过200mm。③在机电驱动装置未工作时，即钢球处于静止状态，调节被测仪器的测试输出端的控制旋钮，使其位于某一位置，得到电压 u_n 的数值。④启动机电驱动装置，调节三角波信号在300Hz±50Hz范围内保持恒定，此时钢球在除气水中上下运动。调整换能器的位置和角度，得到幅值最大的电压 u_s 的数值，依据③中测得的电压 u_n 值就可得到 C 值。测量时应通过增减衰减层的衰减量，控制被测仪器的信噪比 C 在 6dB 左右，以避免被测仪器的接收信号过大，使系统饱和。⑤根据式（5-82）计算出最大综合灵敏度 S_m。

3. 频率偏差的检定

（1）水听器法 水听器是把水下声信号转换为电信号的换能器。由于作用原理、换能原理、特性及构造等的不同，有声压、振速、无向、指向、压电、磁致伸缩、电动（动圈）等水听器。目前最常用的是压电式声压水听器。宽频带的压电式水听器，可用于水下测量，校准其他水听器，还可作为全天候户外传声器使用。它们有坚固的水密结构，用抗腐蚀材料制成，耐水浸泡，可在恶劣环境中工作。它们还配有内装的或外接的前置放大器，有足够的灵敏度。由于多数采用压电陶瓷圆管或薄壳球作为敏感元件，所以通常具有全向特性。

医学超声测量领域，使用的是压电高分子聚合物偏氟乙烯（PVDF）薄膜或压电陶瓷制成的宽频带微型水听器。这类水听器的结构有针状和圆膜状两种。

PVDF 薄膜水听器由一层或两层紧绷在圆形（直径 100mm）框架上的 PVDF 薄膜构成。薄膜分别蒸镀上金属电极，在电极的重叠区域进行点极化处理，形成微小的灵敏区域。依其电极有共平面屏蔽型、双层型和差分输出型三种类型。此种水听器灵敏区直径为 1mm，电缆长度 0.7m 时，其灵敏度约为 $0.1\mu V/Pa$。当膜厚为 $2.5\mu m$ 时，其谐振频率高于 40MHz，指向性特性也与理论预测相符。频响特性平坦，接收信号失真小，适合于测量医学超声诊断设备的声输出量。

检定时，首先，如图 5-67 所示接好仪器；然后，调节换能器的位置和角度，以使水听器位在换能器的声轴上；最后，从频率计上读出显示的频率数据。

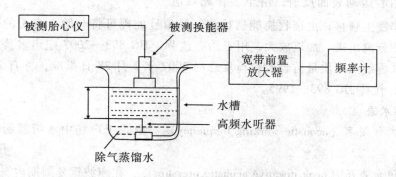

图 5-67 水听器法检定原理图

（2）电测法 把待测的多普勒胎心仪的发射信号送给综合灵敏度测量装置或者频率计进行测量。在实际检测中通常使用这种方法。

4. 心率测测量范围及其误差的检定

（1）连接仪器，如图 5-65。

（2）将最大综合灵敏度测量装置的标准心率设置为 65/min、90/min、120/min、

150/min、180/min、200/min 附近，从被检仪器心率显示器上读出相应的数值，每个心率最少重复测量 3 次。

（2）按公式（5-91）计算各测量点 $n(n \geqslant 3)$ 次重复测量点的平均心率值：

$$\overline{\gamma_i} = (\gamma_{i1} + \gamma_{i2} + \cdots \gamma_{in})/n \tag{5-91}$$

（3）按公式（5-92）计算心率测量误差：

$$\Delta\gamma_i = \overline{\gamma_i} - \gamma_{i0} \tag{5-92}$$

式中：$\overline{\gamma_i}$—— 被检仪器在某一心率点所测得的平均心率值，/min；γ_{i0}—— 最大综合灵敏度测量装置给出的某一标准心率值，/min。

空间平均时间平均声强 I_{SATA} 的检定详见第三节的有关内容。

5. 患者漏电流的检测　详见第三节的有关内容。

（五）检定结果的处理

经检定符合本规程要求的发给检定证书，不符合本规程要求的发给检定结果通知书。

（六）检定周期

超声多普勒胎儿监护仪超声源的检定周期为 1 年。

二、超声多普勒胎心仪超声源

超声多普勒胎心仪广泛用予妊娠期胎心的监测。其超声源的工作频率通常为 2~3MHz。如图 5-68 所示，它由与孕妇母体腹部声耦合的发射、接收为一体的超声换能器及电路部分组成。超声换能器产生的超声束直接对准胎心，入射声束的一部分从胎心运动表面反射，由予多普勒效应，

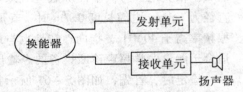

图 5-68　超声多普勒胎心仪方框图

超声波频率发生频移，由接收换能器检测，经信号处理可将与胎心有关的低频信号从高频信号中分离出来，加以放大，用于胎心监测。JJG 893—2007 超声多普勒胎心仪超声源检定规程经国家质量监督检验检疫总局 2007 年 2 月 28 日批准，并自 2007 年 8 月 28 日实施，代替 JJG 893—1995。

（一）术语

1. **声工作频率**（acoustic working frequency）　由置于声场中水听器所测到的声信号的频率。

2. **峰值负声压**（peak negative acoustic pressure）　在声波重复周期内，声场中或特定平面处负值瞬时声压的最大值，峰值负声压用一正数表示。

3. **多普勒频率**（Doppler frequency）　由散射体或反射体与探头之间相对运动引起的超声回波频率的变化，即发射波和接收波频率的差值，也称频移。

4. **输出功率**（output power）　在近似自由场的规定条件下，由超声换能器向特定媒质（通常为水）中所辐射的超声功率。

（二）计量特性

1. **输出波束声强**　超声源的输出波束声强 I_{ob} 应不大于 20mW/cm²，对超出 20mW/

cm^2 的仪器应公布其输出波束声强。

2. 峰值负声压　超声源的峰值负声压 p_ 应不大于 1MPa，对超出 1MPa 的仪器应公布其峰值负声压值。

3. 空间峰值时间平均声强　超声源的空间峰值时间平均声强 I_{SPTA} 应不大于 100mW/cm^2，对超出 100mW/cm^2 的仪器应公布其空间峰值时间平均声强值。

4. 患者漏电流　患者漏电流应不大于 100μA。

5. 超声工作频率偏差　超声工作频率与标称频率的偏差应不超过 +10%。

6. 最大综合灵敏度　在距探头表面 200mm 处的最大综合灵敏度应不小于 90 dB。

（三）检定装置

1. 超声功率计　分辨力优予 2mW，最大允许误差 ±10%。

2. 漏电流测量仪　准确度优予 ±10%。

3. 最大综合灵敏度测量装置　①最大综合灵敏度测量范围 70～120dB，准确度优于 ±6dB。②超声频率测量范围 1.5～7MHz，准确度优于 ±1%。

注：详见一中的相关内容。

4. 声衰减片　声特性阻抗在（1.5～1.7）×10^{-6} Pa·s/m，最低使用频率下的衰减系数不低于 12dB/cm，组合厚度不超过 20mm。

5. 高频水听器　①灵敏度不低于 -265dB（基准值 1V/μPa）不确定度优于 2dB。②频率范围：0.5～15MHz。

6. 宽带前置放大器　频率范围 1～15MHz；电压增益 30dB。

7. 频率计　频率范围 0.1～20MHz；准确度优于 ±1%。

8. 数字示波器　①频率范围：不小于 DC～30MHz；②幅值灵敏度：小于 5mV/div，准确度优于 ±5%。

9. 定位系统　该定位系统应有六个自由度，且所有的平移、旋转系统均应提供位置指示器，其平移分辨力为 ±0.01mm，绕 x，y，z 轴旋转的角度分辨力为 ±0.2°。

10. 水槽（测声场用）　在超声可能辐射到的水槽壁上应铺设吸声材料，使其满足近似自由声场条件。水槽尺寸应足够大，使超声换能器和水听器能彼此相对运动，水听器可位予要求测量的超声场中的任一点上。

（四）检定环境条件

1. 温度　15℃～35℃，声场检测时：20℃～26℃。

2. 相对温度　30%～90%。

（五）检定方法

1. 外观

（1）机壳表面应平整光洁、不应有影响仪器准确度的外观损伤。

（2）开关调节旋钮（或螺丝）应齐全，使用方便、可靠、准确。

（3）外接导线及插头、插座应安全牢固、连接可靠、无松动现象。

（4）仪器的材料和结构应保证其有长期的使用稳定性。

（5）铭牌、标志和使用说明书。

（6）仪器应具有以下清晰而耐久的标志　①制造商的名称；②产品的型号、序列

号和标志；③采用国际标准或国家标准的标准编号；④对超出 5.1、5.2、5.3 性能技术
要求的仪器，应具有其数值的标志。

（7）非供操作者使用的部件，应采用密封或标记的方法加以保护，以免影响仪器
的准确度。

（8）每台仪器应附有使用说明书，包括所有附件的资料。

2. 输出波束声强

（1）超声功率的检测装置方框图如图 5－69 所示。

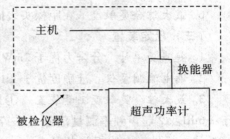

图 5－69　超声功率的检测装置方框图

（2）检定步骤　①将超声功率计置于稳
固的工作台上，调节底座，使仪器处于水平
状态。②按不同类型的超声功率计使用说明
书，将出气蒸馏水缓慢注入消声水槽。③对
超声换能器进行清洁处理，并按不同类型超
声功率计的使用说明，使超声换能器处于良
好的耦合状态，并确保超声束的垂直发射，
耦合过程中应注意去除超声换能器表面气泡。
④按不同类型超声功率计的使用说明，接通电源预热 10 分钟，并使其处于正常的工作
状态。⑤按不同类型超声功率计的使用说明，对超声功率计进行零位调节。⑥打开被
检设备开关，使其处于最大声功率输出状态，按所使用超声功率计的测量方法，读取
被检仪器的输出声功率的测量值。⑦按上述步骤对被检仪器做 n（n≥3）次测量，取 n
次测量的算术平均值为被检仪器的输出声功率的结果。⑧按公式（5－93）计算输出波
束声强：

$$I_{ob} = \frac{P}{S_r} \tag{5-93}$$

式中：I_{ob}——仪器的输出波束声强，mW/cm^2；P——仪器输出声功率，mW；S_r——超
声换能器敏感元件的有效面积，cm^2（采用生产厂提供的数据）。

3. 峰值负声压

（1）峰值负声压的检测装置方框图如图 5－70 所示。

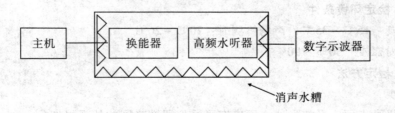

图 5－70　峰值负声压的检测装置方框图

（2）检定步骤　①将超声换能器、水听器分别安装在水槽的定位系统上。②利用其
定位系统对超声换能器、水听器进行调节，使其处于水平居中状态。③接通仪器、示波器
电源。④使示波器工作在所选择的通道，使其处于触发工作模式，并适当调整示波器的触

发电平。⑤依据公式(5-94)估算被检仪器换能器自然焦点的大致位置。⑥分别在 x 轴、y 轴、z 轴方向平移、转动水听器,以获取被检仪器的自然焦点的确切位置,即可获得最大负声压波形图。⑦冻结所获得的波形。⑧按示波器的工作要求,进入所在通道的测量菜单,进行电压的测量,即可读取该脉冲波形的最大负脉冲处的电压值。⑨重复⑥~⑧步骤对被检仪器做 n(n≥3) 次测量,取 n 次测量的算术平均值为被检仪器的最大负脉冲处的电压值的结果。⑩按公式(5-95)计算峰值负声压。

$$N = \frac{D^2 f}{4c} \qquad (5-94)$$

式中:N—— 超声换能器近场长度,mm;D—— 对连续波超声多普勒仪器为换能器晶片半径,对脉冲波超声多普勒仪器为换能器晶片直径,mm;f—— 仪器工作频率,MHz;c—— 媒质(水)中声速,m/s。

$$p_- = \frac{V}{M_L} \qquad (5-95)$$

式中:p_-—— 峰值负声压,Pa;V—— 水听器电缆末端电压幅度,V;M_L—— 水听器电缆末端有载灵敏度,V/Pa。

4. 空间峰值时间平均声强

(1)解冻上述已得到的脉冲波形,按3.(2)⑥的方法,确定脉冲波形电压信号的最大峰一峰值,冻结该波形,利用示波器的计算功能对其进行电压平方积分,并读取空间峰值脉冲电压平方的时间积分值 E_{sp}。

(2)解冻4.(1)所获得的电压信号的最大峰,峰值脉冲波形,将其压缩,直歪示波器屏幕显示其若干脉冲波形,冻结该波形,用示波器测量功能测量该脉冲波形的脉冲重复速率 p_{rr}。

(3)按(1)(2)步骤对被检仪器做 n(n≥3) 次测量,取 n 次测量的算术平均值为被检仪器的空间峰值脉冲电压平方的时间积分、脉冲重复速率的检测结果。

(4)按公式(5-96)计算空间峰值时间平均声强。

$$I_{SPTA} = I_{SPPA} \times t_d \times p_{rr} \qquad (5-96)$$

其中:

$$I_{SPPA} = \frac{E_{sp}}{K_f^2 \times t_d} \qquad (5-97)$$

式中:I_{SPTA}—— 空间峰值H寸间平均声强,W/cm^2;I_{SPPA}—— 空间峰值脉冲平均声强,W/cm^2;t_d—— 脉冲持续时间,s;p_{rr}—— 脉冲重复速率,Hz;E_{sp}—— 空间峰值脉冲电压平方的时间积分值,V^{2}s;K_f^2—— 水听器声强响应系数,V^{2}cm^2/W。

5. 患者漏电流　参见第三节相关内容。

6. 超声工作频率偏差　可分别采用水听器法、电测法进行。

(1)水听器法(图5-71)　①如图固定水听器,应使其敏感元件定位在试验容器的正中,并使其与底部、侧壁的距离大于5cm;②接通被检仪器、频率计电源;③调节被检仪器的换能器的位置和角度以使水听器位于其声轴上,并获得最大的输出信号;④从频率计上读取显示的频率数;⑤按上述步骤对被检仪器做 n (n≥3) 次测量,取 n

次测量的算术平均值为被检仪器的声工作频率的测量值。

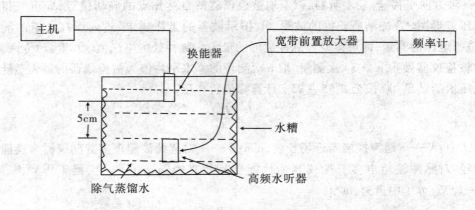

图 5 - 71　水听器法检测框图

（2）电测法如图 5 - 72 所示。

连续波仪器在发射换能器端测量，由其发射端引出信号，送给综合灵敏度测量装置、示波器或频率计进行测量。脉冲波仪器直接测量发、收换能器，但其测量频率是指脉冲载波频率。

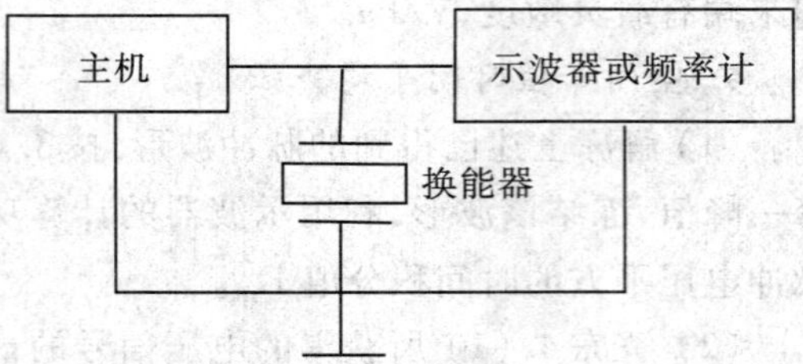

7. 最大综合灵敏度

（1）最大综合灵敏度检测方法如图 5 - 73 所示。

（2）往水槽中注入温度为 15℃ ~ 35℃ 的除气蒸馏水，水的深度应超过 200mm。

（3）将水槽固定在支架上，并使其上方用于调整球靶用的四条刻线正好处于前、后、左、右的位置。

（4）在水槽的水表面放一中心带有小孔的吸声材料。

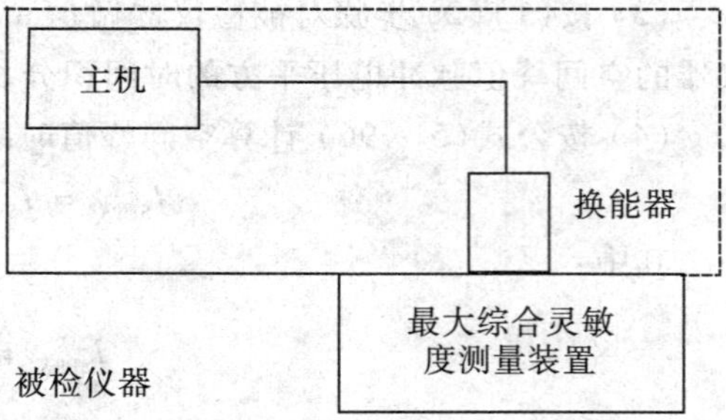

（5）将不锈钢球靶的臂固定于驱动装置上并使不锈钢球靶通过吸声材料的中心小孔放入水槽内。

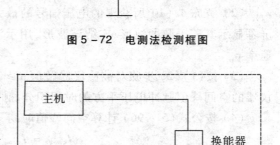

图 5 - 72　电测法检测框图

图 5 - 73　最大综合灵敏度检测

注意：在放入球靶时，应反复调节球靶的位置，使其位置正好与水槽壁上前、后、左、右的四条刻线重合。即保证球靶的位置正处于水槽的中心位置上，并使球靶和换能器之间的距离设定为 200mm。

（6）根据被检仪器最大综合灵敏度的大小试选所需衰减片。

（7）将超声耦合剂均匀地涂覆在所选用的衰减片的表面。

（8）将涂覆有超声耦合剂衰减片放入声衰减片托内，并固定到水槽的下方。

（9）将超声耦合剂均匀地涂覆在被检仪器的超声换能器表面；并使其表面与装有衰减片的试验水槽的底都耦合，注意应使其尽慰位于水槽中心。

（10）调整被检仪器的超声换能器使其超声波束对准球靶。

（11）调节函数发生器的三角波，经电机驱动装置使钢球在除气水中上下运动。

（12）调节三角波的频率和幅值，由此改变钢球豹振速和振幅，使观察到的多普勒信号频率为（300±50）Hz。

（13）在电机驱动装置未工作时，调节被检仪器测试输出端（耳机输送端）的控制旋钮至适当位置，得到电压 U_m（仪器的电噪声输出），启动电机驱动装置，调节换能器的位置和角度，使得幅度最大的电压 U_s（仪器的输出信号和噪声）。若此时被检仪器的接收信号过大，致使系统饱和，应增加换能器与耦合窗之间的衰减片，并进行重新测量，使被检仪器的信噪比 C 值大于 6dB。

被捡仪器的信噪比 C 值按公式（5-98）计算，以 dB 形式给出：

$$C = 20\lg\frac{U_s}{U_m} \tag{5-98}$$

（14）根据式（5-82）计算出最大综合灵敏度 S_m。

（六）检定结果的处理

经检定符合本规程要求的仪器发给检定证书，检定不合格的仪器发给检定结果通知书，并注明不合格的项目。

（七）检定周期

仪器的检定周期为 1 年。

三、医用超声治疗机

超声治疗仪具有设备简单，适用范围广、操作方便及价廉等特点，如今它作为康复保健设备，在技术先进的国家已广泛用于医院、诊所、医疗中心、护士室、体育室、保健室及私人办公室等处。

（一）医用超声治疗机的工作原理

一般超声治疗仪主要由高频功率发生器及超声换能器（也称声头）两大部分构成。高频功率发生器可提供高频电能，通过共振激发声头中的压电晶片，使其产生厚度方向的振动，并向外辐射超声波。超声波经过超声耦合剂有效地进入人体和辐照病变部位，进行临床治疗。

压电晶片受到激发而振动时，其振动能量应从两个表面上向外双向辐射，但实际上，因晶片后边是空气，空气与晶片之间声阻抗严重失配，振动能量基本上辐射不出去，故大部分能量都从其前表面向外辐射。诚然，晶片在振动时也伴随发生侧向振动，也有一定的能量传向声头的侧向，这是不利的，一般控制其侧向辐射的声强在几十 mW/cm^2 量级。

高频功率发生器通常又包括电源电路、高压电路、振荡电路、输出电路及定时电路等几个部分。

电源电路为功率发生器提供必要的高压与功率，一般采用全波整流或半波整流，再经过简单稳压，即可供振荡电路使用。振荡电路产生高频振荡，并通过输出电路使之与压电晶片匹配，以有效地激励晶片产生机械振动，发射超声波。定时电路提供定时脉冲，以根据临床具体需要控制治疗时间。

（二）超声治疗仪的波形与功率输出

大多数超声治疗机都可给出连续波及脉冲波两种波形输出。连续波的声强（指空间平均时间平均声强 I_{SATA}）可达 $3W/cm^2$；脉冲波的脉冲声强（指空间平均脉冲平均声强 I_{SAPA}）可达 $5W/cm^2$。而机器面板上指示的声强为空间平均时间平均声强 I_{SATA} 请注意，在脉冲波情况下，$I_{SATA} = I_{SAPA} \cdot F$，$F$ 为占空比。

脉冲波的好处是，它可以提高作用声强，增强超声波对患者提供的非热机制（如机械的、非线性的）治疗效果，同时又可抑制超声波对人体作用的热学机制。

对于脉冲超声波，通常取脉冲重复频率为 $100Hz$（即脉冲重复周期为 $10ms$），而脉冲宽度与重复周期之比（即占空比）取 $1:5$，$1:10$ 及 $1:20$，其相关辐照参数见表5-15。

表 5-15　脉冲重复周期的一些辐照参数

占空比	脉冲重复周期/ms	脉冲宽度/ms	脉冲间歇时间/ms	I_{PA}/I_{TA}
1:5	10	2	8	5
1:10	10	1	9	10
1:20	10	0.5	9.5	20

声头的有效辐射面积是一个重要的参数。通常在对治疗机输出进行校准时，总是测量声头发射的总声功率，从总声功率的测得值除以声头的有效辐射面积，即可得到治疗仪的输出声强，即 I_{SATA}。同时，声头的有效辐射半径也是用以估算声束空间分布的一个重要参数。

对于超声治疗机的声强输出，应定期进行核准，否则其真实的声强输出值可能与仪器板面上的指示值相差很大，远大于 20% 的允许误差范围。

（三）超声治疗仪辐射的声场特性

超声换能器发射的声束有近场与远场之分。

在近场区内，由于声波的干涉效应，声强分布不均，一些空间点上呈现声强峰值（I_{SP}），其值可能比空间平均值声强（I_{SA}）大 $5 \sim 10$ 倍，甚至更高。定义 I_{SP}/I_{SA} 比值为声束不均匀性系数，并示以 BNR（Beam Nonuniformity Ration 的缩写）。

对于非聚焦声场，理论上讲，BNR 应不小于4。对于性能较好的声头，其 BNR 值可做到 $5 \sim 6$ 之间。出于治疗剂量与安全上的考虑，每个声头的 BNR 值，在出厂时就应予以明确标示。

例如荷兰 DNRAF NONTUS 公司的 Sonopuls 433 型超声治疗仪的几种 BNR 值如表5-15所示。

在远场区，声束发散，声强会很快变弱。

近场区的距离及远场声束扩散角的大小，决定于声头的有效发射半径、超声频率及声波在传播媒质中的波长，可按有关公式进行计算。

例如，对表 5-16 中 Sonopuls 433 型超声治疗仪的四种声头，其近场距离及扩散角的计算值如表 5-17 所示（计算时，取媒质中的声速为 1500m/s）。

表 5-16　Sonopuls 433 型超声治疗仪的几种 BNR 值

频率/MHz	声头有效辐射面积/cm^2	BNR 值
1	6.2	5
1	1.4	5
3	6.2	6
3	0.7	5

表 5-17　四种声头的近场距离及扩散角的计算值

频率/MHz	有效辐射面积/cm^2	有效半径/cm	近场距离/cm	扩散角
1	6.2	1.41	13.2	3.7°
1	1.4	0.67	2.97	7.8°
3	6.2	1.41	39.6	1.2°
3	0.7	0.47	4.46	3.7°

从表 5-17 中数据可见，声束进入人体后，一般要深入数厘米后才进入远场。由于人体组织对超声波的衰减较大，所以超声波的主要治疗效果应发生在近场区内。为避免近场区内某些空间点能量集中可能会灼伤组织，在进行临床超声治疗时，声头不宜在一个部位上长时间停留。

目前，一些性能较先进的超声治疗仪都配有微机，既可对功率发生器与声头之间的匹配进行自动调整，又可依据具体治疗目的要求对辐照参数予以选定。

（四）使用超声治疗仪应注意的事项

1. 应避免在空载条件下开机。所谓空载是指使声头辐射面暴露在空气中。在空载条件下，声头与空气之间声阻抗严重失配，超声能量辐射不出来，结果会导致声头性能下降或损伤。性能较好的仪器，对此应有保护措施。

2. 如在水槽中进行超声治疗时，最好使声头与人体保持适当距离，以使被辐照的人体部位处在声束的远场区。由于水的超声衰减系数很小，远场区的声强值不会明显减小，但其空间分布却要均匀多了。

3. 在进行超声临床治疗时，为防止近场区内的局部高温点可能会灼伤组织，应不时地移动声头，而不是旋转声头，因为声束中的声强分布是以轴线为对称的。

4. 对超声治疗仪的功率输出应做定期检查与校准，以确保输出标示正确和获得预期的临床效果。

5. 应正确地选定超声辐照时间和使用定时装置，为此在使用前要确保定时装置正确工作。

6. 切记不要把超声治疗用于治疗禁忌证。

（五）医用超声治疗机的计量检定

医用超声治疗机超声源应采用瓦级功率计、漏电流测量仪、计时器、备用消声水槽依据 JJG 806—1993 检定规程对其进行计量检定，它适用于新制造、使用中和修理后的（包括更换治疗头）使用圆片形单元换能器的医用超声治疗机超声源的检定。

1. **技术要求** ①有效输出声强或声功率不确定度大于 20%。②输出声功率小时不确定度大于 20%。③最大有效输出声强小于 3W/cm²。④患者漏电流不大于 100μA。

2. **环境要求和检定用设备条件** ①温度：15℃ ~ 35℃；②相对湿度：≤80%；③气压：86 ~ 106kPa；④电源：220V（1 ± 10%），50Hz；⑤瓦级标准超声功率计；⑥漏电流测量仪，测量不确定度不大于 5%，含 200μA 挡；⑦计时器；⑧备用消声水槽，容量大于 2L。

3. **超声功率计** 从超声治疗的有效性与安全性考虑出发，超声治疗仪的声功率输出测量无疑是个极为重要的问题。这不仅是在出厂前对仪器声输出进行标定时需要，而且在应用过程中对仪器声输出的定期核查时也需要。

超声治疗仪面板上，通常附有超声强度读数的指示电表，但它实际计测的是高频电压数值，再由电压值换算成声强，其中涉及到电声转换问题，故其示值不可能准确，只可作为参考。

测量超声波强度（或功率），有光学、热学、电学等诸多方法。但目前在超声治疗中被普遍推荐采用的是超声辐射压力法。

（1）**超声辐射压力法工作原理** 辐射压力法是利用超声波的非线性效应。当超声波在传播路径上遇到靶体时，它就会在声波传播方向上作用于靶体上一个不随时间变化的恒定力，这个力便称做辐射压力。倘若将靶体系于一段悬线的下端，而悬线上端与一力平衡元件（如天平）相连时，即可很容易测得这个辐射压力数值。靶体在辐射压力作用下会进入运动，因而也可从靶体运动后的情况来判知它受辐射压力值的大小。

由声学原理得知，对于平面超声行波垂直作用于一理想声吸收靶（即靶体全吸收入射声波，无反射波）的情况，辐射压力值 F 为：

$$F = P/c \qquad\qquad (5-99)$$

P 为作用于靶体上的平均声功率；c 为传声媒质的声速。如取媒质为水，$c = 1500\text{m/s}$，由式（5 - 83）不难计算得到，P 为 1W 的声波，其辐射压力 $F = 67\text{mg}$。全吸收靶制作较麻烦，且当它吸收声能变热升温后，会体积膨胀，影响测量精度，故实际应用中多采用全反射靶。

在理想的反射靶面上超声波将发生全反射，如果此时的靶面仍与声头辐射面平行而置，那么在声头与靶面之间即将形成驻波，影响到测量。为此常使声束与靶面垂线之间呈现角度（即入射角）θ，理论分析表明，此时靶面受到的辐射压力 F 为：

$$F = \frac{2P}{c} \cos^2\theta \qquad\qquad (5-100)$$

$$\text{或：} P = \frac{cF}{2\cos^2\theta} \qquad\qquad (5-101)$$

（2）辐射压力式超声功率计

① 机械型辐射压力式超声功率计：这是一种早期普遍使用的一种简单的超声功率计，其机械结构与外形见图 5 – 74 所示。

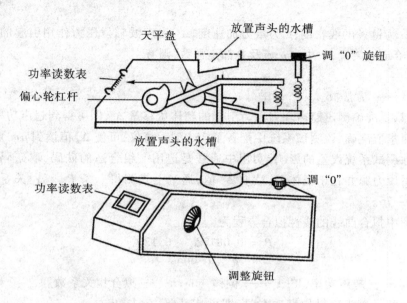

图 5 – 74　机械型辐射压力式超声功率计结构图

测量时，将超声换能器（声头）发射面浸入功率计上面的小水槽内，超声束通过透声薄膜进入除气水中并作用在天平盘（即靶体）上，靶体为一凹面中空的金属盒，可使入射声束发生全反射。天平盘在辐射压力作用下开始倾斜，倾斜的角度与辐射压力成正比。倾斜通过杠杆使仪表的指针摆动，经定标后可直接读取声辐射的平均功率。这种超声功率计的测量范围可从几百毫瓦到二十瓦，适于超声治疗机的测量应用。

② 悬链型辐射压力式超声功率计：1983 年 Shotton 提出了一种悬链型辐射压力式超声功率计，其后我国金树武等人也很快研制出并予以推广，其主要结构如图 5 – 75 所示。

该装置中的靶体，是一中空上表面镀银的全反射靶，反射系数达 99.9% 以上，靶体顶椎角为 135°，则由上方垂直射来的声束入射角为 $\theta = (180° - 135°)/2 = 22.5°$。当无超声作用时，水中的靶体受自重、水的浮力及悬链对靶体拉力的作用，三者平衡；当有超声波作用时，靶自重及水的浮力不变，多出了声的辐射压力，辐射压力使靶体下移，随之悬链对靶的拉力也改变而取新的数值，这样，在四个力作用下靶

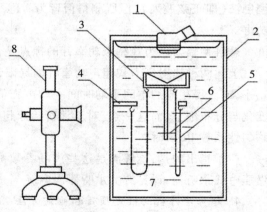

图 5 – 75　悬链型辐射压力式超声功率计装置
1. 声头；2. 透明容器；3. 全反射靶体；4. 支架；5. 悬链；6. 指示标尺；7. 除气蒸馏水；8. 垂高仪

体进入新的平衡状态。

通过简单的定量分析，上述计算声功率公式可变为

$$P = \frac{c\rho g \Delta_x}{2\cos^2\theta} \qquad (5-102)$$

式中，ρ 为链条的线密度；g 为重力加速度；Δx 为声波辐射压力作用引起的靶体下移距离。对一给定的装置，式中 c、ρ、g 及 θ 都是常数，则有

$$P = k\Delta_x \qquad (5-103)$$

式中，k—— 为常数。

可见，只要准确测出超声辐射压力引起的靶体位移量 Δ_x，即可得到超声功率 P 值。为使声功率测量值准确，该测试系统中配备了 35J 型垂高仪，可使 Δ_x 值读到 μm 量级。

为排除测试系统误差的影响，实用中通常是选用一组合适的砝码，取砝码在水中净重模拟辐射压力源并置于靶体上，读取 Δ_x 值，通过上式测得一条 $P \sim \Delta_x$ 关系的标准曲线。如图 5-76。

描述图中拟合曲线的线性拟合方程为

$$P = 0.0877\Delta_x - 0.120 \qquad (5-104)$$
$$R = 0.9996 \qquad (5-105)$$

式中，P—— 超声功率，W；Δ_x—— 位移，mm；R—— 拟合相关系数。

当实际测量声头辐射的声功率时，即可从其辐射压力引起靶体位移 Δ_x 值，通过图 5-76 中的校准曲线或拟合曲线的线性拟合方程求得 P 值。测量精度可达到 5%。

通过改用两套质量不同的悬链，可使该系统分别适用于 mW 级及 W 级的超声功率测量。所测的超声波波形，可以是连续波、正弦调制波及矩形脉冲调制波（即正弦波列），但所测得值皆为时间平均声功率。

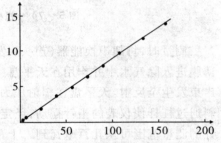

图 5-76　悬链式超声功率计的校准曲线实测数据（一线性拟合曲线）

悬链型辐射压力式超声功率计的优点是，装置简单、操作方便、测量范围大，精度高。

上述两种辐射压力式超声功率计的局限性是，它们只能测量空间平均时间平均超声功率，或获得相应的空间平均时间平均声强值 I_{SATA}，而不可能测量声强随空间与时间的变化与分布细节。而这一点，对于评价治疗超声波特性又是必需的，特别是在确定声束不均匀性系数 BNR 时。

应予指出的是，能够满足这些声场参数测试要求的唯有压电式微型接收探头，或称做压电式水听器，详见有关水听器内容。

4. 超声治疗机的检定项目和检定方法

（1）外观检查　① 被检仪器主机面板上文字标签清晰，治疗头上应标出有效辐射面积。② 被检仪器主机上设置有有效输出声强或声功率指示器；各开关灵活，挡位准确。

（2）有效输出声强或声功率不确定度的检定

1）检定系统如图 5-77 所示：

2）检定前的准备工作：①按被检仪器使用说明书预热被检仪器。② 将除气蒸馏水按超声功率计使用要求注入测量水槽。③ 将治疗头表面用酒精清洗后，安装在测量水槽上的支架上。④ 调节治疗头的位置和角度，对准反射靶。

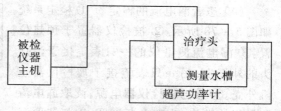

图 5 - 77 有效输出声强或声功率
不确定度的检定系统示意图

3）被检仪器有效输出声功率的测量：① 对用表头指示输出的，检定各挡刻度示值；对按挡定量输出的，检定各挡示值。② 对被检点的有效输出声功率作 $N(N \geqslant 3)$ 次测量，取 N 次测量值的算术平均值为该点有效输出声功率测量值 P_e。③ 测量结束后，将被检仪器置于预热位置。④ 用下式计算有效输出声强测量值 I_e。

$$I_e = P_e/A \tag{5 - 106}$$

式中，I_e——有效输出声强测量值，W/cm^2；P_e——有效输出声功率测量值，W；A——治疗头有效辐射面积，cm^2，其值由治疗头铭牌给出。

4）按下式计算有效输出声强或声功率不确定度 Δ_e：

$$\Delta_e = \frac{I_e' - I_e}{I_e} \times 100\% \tag{5 - 107}$$

式中，Δ_e——有效输出声强或声功率不确定度；I_e'——有效输出声强值，W/cm^2；I_e——有效输出声强测量值，W/cm^2。

5）输出声功率小时稳定度的检定：① 同2）之①。② 同2）之②。③ 达到预热时间后，调节被检仪器，使输出为 $1W/cm^2$ 声强示值。④ 按3）之 ② 中的方法测量输出声功率，其值为输出声功率初值 P_s。⑤ 将被检仪器置于预热位置，然后将治疗头从测量水槽上取下置于备用水槽中，将被检仪器置于5）之 ③ 中状态。⑥ 在 5）之 ④ 条完成后 1 小时，立即将被检仪器置于预热位置，然后将治疗头从备用水槽中取出安装在测量水槽的支架上，对准反射靶；将被检仪器置于3）之 ② 中状态。

6）按3）之 ② 中的方法测量输出声功率，其值为输出声功率终值 P_d。测量结束后，将被检仪器置于预热位置。

7）按下式计算输出声功率小时稳定度：

$$S_t = \frac{P_d - P_s}{P_s} \times 100\% \tag{5 - 108}$$

式中，S_t——输出声功率小时稳定度；P_d——输出声功率终值，W；P_s——输出声功率初值，W。

（3）最大有效输出声强的检定 ① 取最大示值 N 次测量值中最大的一个为最大有效输出声功率 P_{max}。② 按下式计算最大有效输出声强 I_{max}：

$$I_{max} = \frac{P_{max}}{A} \tag{5 - 109}$$

式中，I_{max}——最大有效输出声强，W/cm^2；P_{max}——最大有效输出声功率，W；A——治疗头有效辐射面积，cm^2，其值由治疗头铭牌给出。

（4）患者漏电流的检定　①检定系统如图 5 – 78 所示。②被检仪器置于预热位置。③漏电流测量仪的一只表笔接于治疗头的外壳上，另一只表笔接于被检仪器主机外壳。④接通被检仪器电源，读取漏电流测量仪的示值；改变电源极性，重新读取漏电流测量仪的示值；两次测量值，分别记为 i_+, i_-。⑤两次测量值中的大者为被检仪器的患者漏电流 $i(\mu A)$。

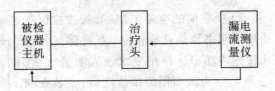

图 5 – 78　患者漏电流的检定系统示意图

5. 检定结果处理及检定周期　①检定合格者发给检定证书，检定不合格者发给检定结果通知书。②检定周期为一年。

综合练习题

1. 简述超声波定义。

2. 简述 B 型超声诊断仪的工作原理。

3. 简述 B 型超声诊断仪常用的扫查方式有哪些。

4. 简述组织谐波成像原理。

5. 简述弹性成像原理。

6. 简述医用 B 型超声诊断仪图像质量的表征有哪些。

7. 简述盲区、探测深度、轴向分辨力、侧向分辨力和对比分辨力的定义。

8. 简答影响轴向分辨力的因素有什么。

9. 简述《医用超声诊断仪超声源》检定规程适用的标称频率。

10. 简述 BCZ 100 – 1 毫瓦级超声功率计的结构和工作原理。

11. 计算：已知某医用超声诊断仪超声源的输出声功率为 20.0mW，长方形探头的有效宽度为 10mm，毫瓦级超声功率计声窗直径为 35mm，求此超声源的输出声强是多少？判断其是否合格？

12. 简述医用超声诊断仪超声源应的检定装置有哪些设备组成。

13. 简述医用超声诊断仪超声源划分为几个挡次。

14. 简述如何检测输出声功率。

15. 简述对一台 B 型超声诊断仪测试完输出声功率后应如何操作 BCZ 100 – 1 毫瓦级超声功率计。

16. 简述 BCZ 100 – 1 毫瓦级超声功率计报警的原因。

17. 简述如何检测侧向分辨力。

18. 简述如何检测囊性病灶直径误差。

19. 简答：对一台 B 型超声诊断仪进行检定，除患者漏电流指标不合格外，其他指标均合格，则被检仪器的检定结果的处理是什么？

20. 简述医用超声诊断仪超声源的检定周期。

21. 简述多普勒效应。

22. 简述彩色超声血流成像技术的工作原理。

23. 简述彩色超声多普勒诊断设备的检定项目。
24. 简述声束层厚定义。
25. 简述彩色血流灵敏度、多普勒频谱信号灵敏度定义。
26. 简述超声多普勒胎儿监护仪工作原理。
27. 简述综合灵敏度的定义和检定意义。
28. 简述超声多普勒胎心仪工作原理。
29. 简述超声治疗仪工作原理。

参考文献

[1] 冯若. 超声诊断设备原理与设计. 北京：中国医药科技出版社，1993
[2] 冯若. 超声手册. 南京：南京大学出版社，1999
[3] 冯若，汪荫棠. 超声治疗学. 北京：中国医药科技出版社，1994
[4] 甘心照. 常用医疗诊断电子仪器. 南京：南京大学出版社，1990
[5] 袁光华，张武，简文豪. 超声诊断基础与检查规范，北京：科学技术文献出版社，2001
[6] 伍于添. 超声诊断设备的现状和选购的原则. 中国医院采购指南，2003（上）：101 - 103
[7] 伍于添. 目前超声诊断系统的重要技术. 中国超声医学杂志，2003，3：191 - 192
[8] 程克正，姚克纯，李建国. 超声医学工程技术及临床应用的若干热点问题. 中国医院采购指南，2003（上）：98 - 99
[9] 张武，勇强，苗立英，等. Freestyle 扩展视野超声成像技术在临床的应用. 世界医疗器械，2001，11：56
[10] 胡宗泰. 我国医用超声诊断仪的现状和发展方向. 全国医疗器械市场专递，2003，1：7
[11] 郝晓辉，高上凯，高小榕. 三维超声成像的发展现状及若干关键技术分析. 生物医学工程学杂志，1998，15（3）：311
[12] 王新房，李治安. 彩色多普勒诊断学. 北京：人民卫生出版社，1993：54 - 58
[13] 王纯正，徐智章. 超声诊断学. 北京：人民卫生出版社，1999：18 - 22
[14] 焦明德. 临床多普勒超声学. 北京：中国协和医科大学出版社，1999：10 - 20
[15] 徐智章. 血管内超声造影技术. 中国医学影像技术，2001，17（9）：811 - 812
[16] 陆兆龄，陈常佩. 新型超声对比造影剂和成像方法在心脏以外领域的应用，中国医学影像技术，2001，17（9）：866 - 869
[17] 张海滨，宋立为. 医用超声多普勒成像设备质量控制检测技术，中国计量出版社，2013.10：1 - 7，72 - 139
[18] 贾建革. 医用电气设备电气安全检测技术. 北京：中国计量出版社，2010.7：81 - 90
[19] Abbott JG. Rationale and derivation of MI and TI - a review. Ultrasound in Med & Biol, 1999, 25 (3)：431 - 441
[20] Kenneth J. W. Taylor Peter N. Burns, Peter N. T. Wells. Clinincal applications of Doppler utrasound. Second edition. New York: Raven Press, 1995: 99 - 108
[21] R. Brooke Jeffrey, Philip W. Ralls. Color and Power Doppler sonography A teaching file. Lippincott Raven, New York: Philadelphia, 1998: 12 - 17
[22] Myron A. Pozniak, James A. Zagzebski, Katbleen A. Scanlan. Spectral and color Doppler artifacts. Radiographics, 1992, 12: 35 - 44
[23] Sandra L, Hagen Ansert S. Textbook of Diagnostic ultrasonography. 4th edition, Vol. One Mosby,

1995：462 - 463

[24] JJG 639—1998 医用超声诊断仪超声源检定规程

[25] JJG 806—1993 医用超声治疗机超声源检定规程

[26] JJG 394—1997 超声多勒胎儿监护仪超超声源

[27] JJG 893—2007 超声多普勒胎心超声源

附：综合练习题答案

1. 答：振动频率高于 20 000Hz 的机械波叫超声波。

2. 答：二维超声扫描显像其原理是采用超声脉冲回波采用亮度调制（Brightness Modulation）的二维灰阶显示，一般称为 B 型（B - mode），俗称黑白成像。其图像显示的是人体组织或脏器的二维断面图，可以实时动态显示运动脏器的二维断面。二维扫描系统使探头内的换能器以固定方式向人体发射超声波，并以一定的速度在一个二维空间运动，即进行二维空间扫描，再把人体反射回波信号加以放大处理后送到显示器的阴极或控制栅极上，使显示器的光点亮度随着回波信号大小变化，形成二维断层图像，在屏幕上显示时，纵坐标代表声波传入体内的时间或深度，而亮度则由对应空间点上的超声回波幅度调制，横坐标代表声束对人体扫描的方向。

3. 答：B 型超声诊断仪常用的扫查方式有：机械扇形扫查、线阵式线性扫查、相控阵扇形扫查（电子扇形扫查）、凸阵式扇形扫查、环形阵扇形扫查。

4. 答：超声波传播过程中受到运动组织的非线性作用而产生的谐波信号，被超宽频探头接收、提取并成像，称组织谐波成像。

5. 答：弹性成像的基本原理是对组织施加一个激励，组织将遵循弹性力学、生物力学等规律产生响应，例如发生位移、应变等，应用超声成像的方法，采集响应信号并成像，直接或间接显示组织中弹性模量的分布。

6. 答：盲区、最大探测深度、轴向分辨力、侧向分辨力、几何位置示值误差、声束切片厚度、对比度分辨力。

7. 答：盲区是指 B 超设备可以识别的最近回波目标深度。最大探测深度是指 B 超设备在图像正常显示允许的最大灵敏度和亮度条件下所观测到回波目标的最大深度。轴向分辨力是指沿声束轴线方向，在 B 超图像显示中能够分辨两个回波目标的最小距离。侧向分辨力是指在超声束的扫查平面内，垂直于声束轴线的方向上能够区分两上回波目标的最小距离。对比度分辨力是指在图像上能够检测出的回波幅度的最小差别。

8. 答：频率越高，分辨力越好。在超声脉冲回波系统，轴向分辨力与超声脉冲的有效脉宽（持续时间）有关。脉冲越窄，轴向分辨力越好，为了提高这一特性，目前换能器普遍采用多层最佳阻抗匹配技术，同时在改善这一特性中，为了保证脉冲前沿陡峭，在接收放大器中各厂家都采用了最好的动态跟踪滤波器。

9. 答：《医用超声诊断仪超声源》检定规程适用的标称频率不高于 7.5MHz。

10. 答：BCZ 100 - 1 型毫瓦级超声功率计主要由探头夹持器、消声水槽、全反射靶、磁电式力平衡装置、光电式零位测试电路和调节指示系统组成。它的工作原理是采用辐射压力法测量超声功率，再除以探头的有效面积，从而计算出输出声强。

11. 解：已知：声功率 $Pm = 20mW$，声窗直径 $\varphi = 3.5cm$，探头的有效宽度 $b = 1.0cm$

则：探头有效辐射面积为：

$$S = \frac{b}{2}(\varphi + \sqrt{\varphi^2 - b^2}) = \frac{1.0}{2}(3.5 + \sqrt{3.5^2 - 1.0^2}) = 3.4 \text{ cm}^2$$

$$I = \frac{P_m}{S} = \frac{10}{3.4} = 2.9 \, \text{mW/cm}^2 < 10 \, \text{mW/cm}^2$$

此超声源合格。

12. 答：医用超声诊断仪超声源应的检定装置由毫瓦级超声功率计、漏电流测量仪、仿组织超声体模组成。

13. 答：JJG 639—1998 将 B 型超声诊断仪超声源划分为 A、B、C、D 四个挡次。

14. 答：按被检仪器使用说明书中规定的时间预热或预热 30 分钟；将仪器置于正常工作状态。

将超声功率计置于稳固的工作台上，利用水平调整脚将其调至水平，然后用漏斗从消声水槽上盖的孔缓慢注入除气蒸馏水至水位线刻度处（如超量须从排水阀放出），驱除靶面及声窗内面气泡。

旋下声窗保护盖，对透声薄膜和超声探头进行清洁处理后涂敷耦合剂，使两者紧密结合后，用夹持器将探头贴敷在透声薄膜中央，并在声窗中央位置。使超声束轴线垂直于声窗，并注意驱除表面的气泡（此时超声诊断仪探头不应有超声输出）。

打开电源，松开靶的锁紧器，稳定 5 分钟，调节"平衡调节"旋钮，使"平衡指示"仪表指"0"后，调节"零位调节"旋钮，使数字表示值为"0"。

使被检仪器置于最大声功率输出状态，调节"平衡调节"旋钮，使"平衡指示"仪表指针返回"0"位；此时显示的数值即为被检仪器输出声功率 P_m（mW）。

测试完毕首先锁紧"靶锁紧器"，然后从排水阀放掉消声水槽中的水，关掉电源，清洗透声薄膜耦合剂，旋上声窗保护盖。

以上步骤重复 3 次，分别记录 3 次测量值 P_1,P_2,P_3，按下式计算其平均值 P_m：

$$P_m = \frac{P_1 + P_2 + P_3}{3}$$

按下式计算被检仪器输出声强：

$$I = \frac{P_m}{S} \tag{5-61}$$

式中，I——被检仪器输出声强，mW/cm^2；

P_m——被检仪器输出声功率测试值，mW；

S——探头的有效辐射面积，cm^2。

15. 答：测试完毕后首先锁紧"靶锁紧器"（右旋，弹出），然后从排水阀放净消声水槽中的水，关掉电源，清洗透声薄膜耦合剂，旋上声窗保护盖。

16. 答：BCZ 100-1 毫瓦级超声功率计断电后未锁反射靶，将发出音响报警。

17. 答：根据被检仪器配用探头的标称频率选用相应的超声体模。将探头经耦合媒质置于超声体模的声窗上，并保持声束扫描平面与靶线垂直。将探头置于某一侧向分辨力靶群上方，调节被检仪器的总增益、TGC、对比度和亮度，将 TM 材料的背面散射光点隐没，并保持所对靶群图像清晰可见，对具有动态聚焦功能的机型，令其在所测深度或其附近聚焦，横向微动探头，并可小幅度俯仰。读取侧向分辨力靶群图像中可以分辨的最小靶线间距，即为被检仪器配用该探头时在所测深度处的侧向分辨力。

在有效探测深度范围内，由浅至深，对各侧向分辨力靶群重复上述操作。

18. 答：（1）根据被检仪器配用探头的标称频率选用相应的超声体模。

（2）将探头经耦合媒质置于超声体模的声窗上，并保持声束扫描平面与靶线垂直。

（3）将探头对准超声体模中部扫描，调节被检仪器的总增益、TGC、对比度，亮度适中，在屏幕上显示出由 TM 材料背向散射光点组成的均匀声像图，且无光晕和散焦。

（4）将探头移至指定囊性病灶上方进行扫描，对具有动态聚焦功能的机型，令其在该囊所在深度附近聚焦。其中，4MHz 以下，5MHz，7.5MHz 探头分别对应直径 10mm，6mm，4mm 囊。①若可见表示囊性特征的无回波区，观察其形状有无偏离圆形的畸变；②观察无回波区内有无可见的噪声干扰和充入（fill－in）现象；③观察该囊图像后方有无增强现象；④用电子游标测量该囊图像的纵向和横向直径，并与实际值比较。

$$囊性病灶直径误差 = \left| \frac{测量值 - 实际值}{实际值} \right| \times 100\%$$

19. 答：发给检定结果通知书。

20. 答：医用超声诊断仪超声源的检定周期为 1 年。

21. 答：多普勒效应是各种波（电磁波、光波、声波等）共同具有的一种重要的物理现象。在声学中，当声源（声发射体）或观察者（接受器）相对于媒质运动，或两者同时相对媒质运动时，观察者接受到的频率将与声源发出的频率不同。当声源与观察者之间的距离随时间缩短时，收听到的频率高于声源发出的频率；反之，收听到的频率低于声源发出的频率。声源发出的频率与观察者收到的频率之间的频率差称为多普勒频移（Doppler shift），它的大小取决于两者之间的相对运动速度，这种现象称为多普勒现象。

22. 答：彩色超声血流成像技术是利用多普勒技术来获得人体器官的功能性信息和二维图像上血液动力学信息的技术。它的成像扫查方式既不同于一般的 B 型模式，也不同于脉冲多普勒模式，而是两者结合的产物。具体方法是在每一个扫查角度上发射 N 次脉冲（4＜N＜16），然后换一个角度再发射 N 次脉冲，直到把一个扇形断面扫查完成。线性扫查也是如此。

23. 答：彩色超声多普勒诊断设备的检定项目包括：输出声强、患者漏电流、盲区、最大探测深度、几何位置示值误差、侧/轴向分辨力、声束层厚误差、对比度分辨力、多普勒频谱信号灵敏度、彩色血流灵敏度、血流探测深度、最大血流速度、血流速度示值误差、血流方向识别能力。

24. 答：声束厚度是指线阵、凸阵和相控阵换能器在垂直于扫描平面方向上的厚度。

25. 答：多普勒频谱信号灵敏度是指能够从频谱中检测出的最小多普勒信号。彩色血流灵敏度是指能够从彩色血流成像中检测出的最小彩色血流信号。

26. 答：超声多普勒胎儿监护仪采用超声非聚焦连续波多普勒原理，由与母体腹部声耦合的超声换能器及电路部分组成，可监测和记录胎儿心率、母体宫缩的功能，主要用于产妇孕后期、产前及产时对胎儿的监护。

27. 答：综合灵敏度是在检测时常指，在噪声电平之上，仪器检出由已知平面波反射损失的模拟点状靶（宽度小于 3 个波长）产生的多普勒信号能力的量度。它是对仪器对目标回波信号的检测能力评价指标。它还包括换能器的转换效率、信号传输过程的损耗等。

28. 答：超声多普勒胎心仪广泛用于妊娠期胎心的监测。其超声源的工作频率通常为（2～3）MHz。它由与孕妇母体腹部声耦合的发射、接收为一体的超声换能器及电路部分组成。超声换能器产生的超声束直接对准胎心，入射声束的一部分从胎心运动表面反射，由予多普勒效应，超声波频率发生频移，由接收换能器检测，经信号处理可将与胎心有关的低频信号从高频信号中分离出来，加以放大，用于胎心监测。

29. 答：超声治疗仪主要由高频功率发生器及超声换能器（也称声头）两大部分构成。高频功率发生器可提供高频电能，通过共振激发声头中的压电晶片，使其产生厚度方向的振动，并向外辐射超声波。超声波经过超声耦合剂有效地进入人体和辐照病变部位，进行临床治疗。

第六章　医用声学计量

学习提要与目标

　　了解医用声学计量中常见的声学信号，常用术语，仪器设备和有关国家标准。了解测听仪器的检定规程，掌握纯音听力计、语言听力计、耳声阻抗/导纳测量仪的检定项目和检定方法。能说出声场校准的方法。能完成相应检定结果的分析和处理。

第一节　声学计量基础知识

　　声学是研究声波的产生、传播、接收和效应的科学。它包括电声学、水声学、超声学、生理声学、心理声学、言语声学、音乐声学和建筑声学等许多分支，广泛应用于自然科学和工程技术等领域。

　　计量是关于测量的科学。声学计量是研究对各种声信号的参数的测量，确保量值准确和统一的科学。其内容包括测量标准、测量单位、测量仪器设备、测量技术方法、对测量数据的分析处理和测量结果的表述等，使其具有统一性、准确性和法制性。

一、声波的产生与传播

（一）声波的产生

　　声音是由一定能量作用于物体使之振动所产生并通过媒质传播的波。当物体振动时，就会引起周围的媒质发生压力和质点速度等参量的变化。作为弹性媒质的空气，遇到物体振动时，其毗邻的空气就会出现压缩、膨胀或稠密、稀疏的周期性变化，并由近到远交替地向四周扩散，如图 6-1。物体的振动可分为简谐振动、自由振动、阻尼振动和受迫振动等多种形式。简言之，声波是弹性媒质中传播的压力、应力、质点位移、质点速度等的变化或几种变化的综合。从心理声学角度讲，声音是由于物体振动产生的波，通过听觉系统所感受到的印象。

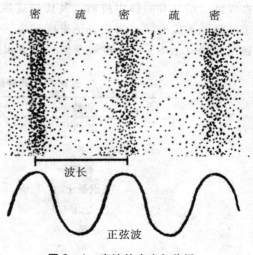

图 6-1　声波的产生与传播

（二）声波的传播

　　振动是以波动方式传播，简称为波。波动通常可分为两大类：一类是机械振动在媒质中的传播；另一类是变化的电场和磁场在空间的传播。前者称为机械波，如声波、水波。后者称为电磁波，如光波、电波和射线等。二者虽然在本质上不同，但都具有波动的共同特征。

弹性媒质的存在是声波传播的必要条件。波动只是振动状态的传播，媒质中各质点并不随波前进，只是以交变的速度在各自的平衡位置附近振动。

1. 横波和纵波　　质点振动的方向与波动的传播方向并不一定相同。在波动中，质点的振动方向和波的传播方向互相垂直，这种波称为横波。如水波和手拉绳索作上下抖动时，绳索上形成的波，如图 6-2。

波动中，质点的振动方向和波动的传播方向互相平行或一致，这种波称为纵波。将一根长的弹簧水平地悬挂着，在其左端沿水平方面拉伸、压缩，使其振动时，就可以看到沿着弹簧各个环节的振动形态，呈现由左向右移动的疏密相间的纵波波形，如图 6-3。声波在空气中传播的表现形式是纵波。

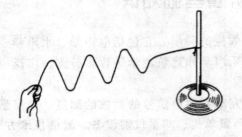

图 6-2　绳索抖动时产生的横波

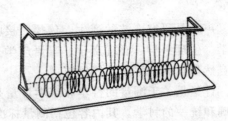

图 6-3　长弹簧上产生的纵波

2. 声速（C）　　声波在媒质中传播的速度叫做声速，单位为米/秒，m/s。声波可在气体、液体和固体中传播，其传播速度取决于媒质的特性，与媒质的分子结构和分子的活跃程度有关。媒质分子密度越高，内耗特性越小，声速就越快，分子密度越低，速度越慢（表 6-1）。声波在空气、水和钢铁中的传播速度比值约为 1:4:15。

表 6-1　几种媒质中的声速（0℃）

物质	声速（m/s）
空气	331
水	1402
橡胶	1800
混凝土	3100
松木	3320
砖	3700
钢	5000
玻璃	6000
脑	1510
肝、肾	1556
肌肉	1580
骨骼	3370

媒质分子运动的活跃程度与温度有关。当媒质温度升高时，声速增加，温度降低时，声速减小。以空气为例，声速 C 与温度 t 的关系可表示为：

$$C = C_0\sqrt{t} \qquad\qquad (6-1)$$

式中：C_0——0℃时空气的声速，331m/s；t——空气的温度。

当 t 比 273 小得多时，上式可近似简化为：

$$C = C_0 + 0.6t \qquad\qquad (6-2)$$

由式（6-2）可知，大气温度每变化10℃，声速大约变化6m/s。气温为20℃时，空气中的声速为343m/s，人外耳道气柱中声速大致如此。

3. 声波的频率、周期、波长和相位

（1）声波的频率（f）　频率是单位时间内，传播声波的媒质质点振动的次数，单位为赫兹（Hz）。频率是声波的重要属性之一。系统的结构、尺寸和材料以及激励该系统的方式，决定了该系统的振动频率。简谐振动的频率取决于系统的质量和劲度。由系统本身的质量和劲度所决定的振动频率称为该系统的固有频率。固有频率与系统质量的平方根成反比，质量越大，固有频率越低；与系统劲度的平方根成正比，劲度越大，固有频率越高。人的鼓膜振动的频率与张力成正比，与半径、厚度和密度成反比。

物体在周期性外力作用下产生的振动称为受迫振动。当外力的频率和系统本身的固有频率相同或很接近时，系统受迫振动的振幅趋于最大值，这种现象叫共振。发声器件的频率如果与外来声音的频率相同时，则它将由于共振的作用而发声，这种声学中的共振现象称为共鸣。

声波的频率范围很宽，从 $10^{-4} \sim 10^{14}$Hz，按频段可分成以下几类：

频率范围（Hz）	频段名称
$10^{-4} \sim 20$	次声
$20 \sim 2 \times 10^4$	可听声
$2 \times 10^4 \sim 5 \times 10^8$	超声
$5 \times 10^8 \sim 10^{12}$	特超声
$10^{12} \sim 10^{14}$	热振动

人的听觉系统可接收的频率范围是从 20～20 000Hz，人耳最灵敏频率在 1000～4000Hz。

（2）声波的周期（T）　振动的物体在往复循环的过程中重复一次所用的时间叫周期，单位为秒，s。周期和频率互为倒数关系，即 $T = 1/f$（s），或 $f = 1/T$（Hz）。振动频率越高，周期越短；周期越长，频率越低。例如，频率（f）为1000Hz，周期（T）为1/1000s，即1ms，周期为1s，频率为1Hz，依此类推。

（3）波长（λ）　在传播声波的媒质中，质点振动一个周期所传播的距离，或者说，在波形上相位相同的相邻两点间的距离叫波长。单位为米，m。

根据频率和波长的定义，声速可以理解为在单位时间内，媒质中传播 f 个波长为 λ 的声波的距离。即声速（C）为频率（f）和波长（λ）的乘积，$C = f\lambda$（m/s）。气温为20℃时，空气中的声速为343m/s。当声波的频率为1000Hz时，其波长 $\lambda = 343$（m/s）/1000Hz，约为0.34m或34cm。频率为100Hz，波长约为3.4m，频率越高波长越短，频率越低波长越长。图6-4是空气中波长与频率关系的示意图。

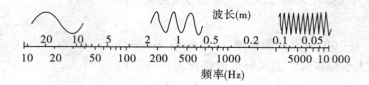

波长(m)

图6-4 正常条件下空气中声波波长与频率的关系

（4）相位 在振动或波动时，质点在一个周期之内每一瞬间的振动状态（移位和速度）是不相同的。用来描述质点在某一时刻（t）运动状态的物理量叫相位（或叫位相，周相）。它充分反映了振动的周期性特征。对简谐振动，$X = A\cos(\omega t + \varphi)$，$(\omega t + \varphi)$ 叫振动的相，常数φ叫振动的初相，即 $t = 0$ 时的相，如图6-5所示。两个相位相差π的偶数倍，叫作同相位；相差π的奇数倍，叫作反相位。

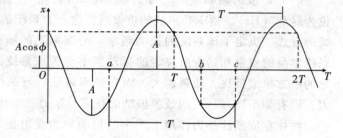

图6-5 简谐振动的位移时间曲线

测听用的纯音为一正弦波，每个周期的相位变化是 0°～360°。前180°由于空气分子受到挤压，使密度增加，形成声波的密相（condensation）；后180°分子向四周扩散，密度变稀疏，形成声波的疏相（rarefaction）。用耳机给声，膜片向外运动为密相，膜片向内运动为疏相。声波为疏相时，鼓膜与镫骨底板均向外运动，使基底膜上移向蜗管方向，此时毛细胞与听神经纤维受到刺激而兴奋。

两个频率相同的纯音，到达同一界面的相位差不为 0° 或 360° 时，就意味着二者的相位不同。人耳位于头的左右两侧，从某一侧声源发出的声音到达两耳的时间、强度和相位都会有差别，这对于双耳听觉及声源定位有重要意义。两个纯音作用于同一耳时，若相位相同，则互相增强，使响度加大；若相位相反，则相互削弱，使响度减小；若二者有相位差，则可产生相互干扰。

4. 声波的叠加、干涉、反射、折射和辐射

（1）声波的叠加原理 分析声波传播时可以运用叠加原理，叠加原理也叫独立作用原理。这是一个适用范围十分广泛的物理规律。它指出：许多独立的物理量作用于一个系统时，其作用的合效果等于各物理量单独作用结果的总和。它们的分解或合成都遵循矢量运算的法则。

由几个声源产生的波，在同一媒质中传播，如果这几个波在空间某点处相遇，该处质点的振动将是各个波所引起的振动的合成。也就是说，相遇后的各波都会对该点作出贡献，但仍独立保持自己原有的特性（频率、波长、相位和振动方向等），犹如在各自的传播中没有遇到其他波一样。这种波动传播的独立性，就是声波的叠加原理。

在管弦乐队合奏或几个人同时讲话时，我们能够分辨出各种乐器或每个讲话人的声音，就是声波叠加原理的具体实例。

（2）声波的干涉和衍射　频率相同或相近的声波相加时所得到的现象叫干涉。其特点是某种特性的幅值与原有声波相比较，具有不同的空间和时间分布。声波产生干涉的一个重要条件，就是几个声波在空间相遇时，其振幅有稳定的加强和减弱，就是声波的干涉现象。

由于干涉现象，声场中可产生驻波或叫定波。频率相同的同类自由行波相互干涉而形成的空间分布图的周期波叫驻波。其特点是具有固定于空间的波节（或次节）和波腹，波腹处幅值最大，波节处幅值为零。

衍射（也叫绕射）是媒质中有障碍物或其他不连续性（如小孔洞）而引起的波阵面畸变。声波在传播过程中，遇到障碍物或小孔洞时，当波长远大于障碍物或孔洞的尺寸时，就会发生声波的衍射。波长与障碍物尺寸的比值越大，衍射也越大。对于100 Hz 以下的低频声，波长可达几米至十几米，很容易绕过障碍物，如果墙上有孔洞，就会产生低频泄漏。如果障碍物的尺寸远大于波长，虽然还有衍射，但在障碍物的边缘附近将形成一个没有声音的区域，叫声影区。

任何物体的存在都会使声场发生畸变。人的耳郭、头颅和躯干都可能成为声波的衍射体。

（3）声波的反射和折射　当声波从一种媒质入射到另一种媒质时，若它们的特性阻抗不同，就会产生反射和折射。

波阵面由两种媒质之间的表面返回的过程叫反射。根据反射定律，向表面的入射角等于反射角。两种媒质的声阻抗相差越大，反射越强。声波完全传不到第二种媒质，而由分界处全部反射的现象叫全反射。当平面波通过空气和水的边界时，声波不论从哪个方面入射，都几乎是完全反射。

大小和时差都大到足以能够和直达声区别开的反射声，或由其他原因返回的声叫回声，有时泛指反射声。

当声波从一种媒质进入另一种媒质时，由于媒质中声速的空间变化而引起的声传播方向改变的过程叫折射。在两种媒质中的声速之比称为折射率。

如果同一种媒质存在温度差，其声阻抗会发生变化，声波就会产生折射现象。例如，白天由于阳光照射使地面附近的空气温度比上层的空气温度高，则地面附近空气中的声速比上层空气中的声速快，于是声音就向上折射；而夜晚，靠近地面的空气温度比上层空气温度下降的快，上层空气温度高于地面附近空气温度，于是声音就向地面折射。因此，在夜晚人们可以清晰地听到很远处的声音。有时风也会使声波产生折射现象，顺风讲话比逆风讲话传得远，就与声波的折射有关。

（4）声波的散射　当声波在均匀媒质中传播时，它的行进方向不会改变。但是，在声波的进行中遇到小的障碍物，或者媒质中有不均匀结构时，就会有一部分声波偏离原来的方向。声波朝许多方向的不规则反射、折射或衍射的现象叫声波的散射。

（5）声波的辐射与衰减　声辐射是以波的形式进行能量传递的物理过程。声波从声源向四周辐射，波振面随着传播距离的增加而不断扩大，能量也被分散，使通过单位面积的声能相应减少。声源在单位时间内发射出的能量一定时，声音的强度随着距离的增加而衰减。当声波以球面波传播时，声强与距离平方成反比。

声波在大气中传播时，除了球面波发散引起的声衰减以及由于声波的反射、衍射和散射引起的损失外，还有由于气候和自然环境等条件引起的声衰减。

二、医用声学计量最常见的声学信号

临床听力诊断和实验研究常用的声学信号主要有以下几种：纯音、短持续信号（短声、短纯音）、调制声（调频声、调幅声）、言语信号和噪声信号等，由于它们的声学特性不同，各自的用途也不相同。

（一）纯音

纯音（pure tone）又叫单音，从主观感觉判断是单一音调的声觉。从物理意义上讲，纯音是指瞬时值为一简单正弦式时间函数的声波。持续不变的纯音的频谱为一根垂线。临床用作气导和骨导听阈测试的声信号是各种频率的纯音。

（二）短持续听觉测试信号

时程小于200ms的声信号称为短持续信号（short - duration signal）。记录听觉诱发电位、诱发性耳声发射和神经耳科检查所用的短纯音和短声等都是短持续信号。

1. **短纯音（brief tone）** 也称为猝发音（tone burst），其为持续时间少于200ms的正弦信号。短纯音的持续时间是指其包络上升与下降到最大振幅中点之间的时间间隔（图6-6）。短纯音的上升时间是指从其包络振幅的10%上升到包络振幅的90%的时间间隔；短纯音的下降时间是指从其包络振幅的90%下降到包络振幅的10%的时间间隔（图6-6）。

2. **短声（click）** 是一种频谱覆盖范围宽的瞬态声或振动信号。因此，常称为宽带短声，其能量分布主要取决于耳机或扬声器的频响特性。

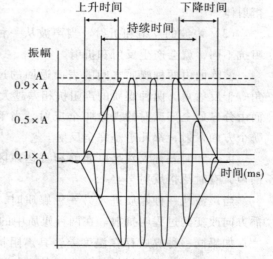

图6-6　短纯音的时间特性

3. **滤波短声（filtered click）** 当矩形电脉经过窄带滤波器再驱动耳机或扬声器所产生的准正弦波称为滤波短声。它的频谱由滤波通带决定，比短声频谱窄。

4. **短音（tone pip）** 波形与滤波短声相似，包络的上升下降时间和持续时间都很短的声信号叫做短音。

（三）调制声

调制声是由调制信号（正弦波或矩形波等）使声信号中某一参量按一定的时间特性进行调制，其他参量则相对恒定，对频率的调制称为调频，对振幅的调制称为调幅，对相位的调制称为调相。调制声是参数较多且易于准确控制的复杂声，在听觉机制研究中有其独特的优点。记录听觉稳态反应（ASSR）用的刺激声就是调制声。在纯音测听和声场测听中，也会用到调制声。

（四）语音及其他天然的或合成的复杂声

语音由辅音与元音复合组成。多数辅音的主要成分为不同频谱和时程的噪声，元音则含有基频带及 2～3 个共振峰，频率范围在 500～3000Hz。浊辅音也有基频带，其中一些辅音还有共振峰。其频带是气流通过声门时使声带振动而发生的声音，其频率男声低、女声高，一般可在 100～300Hz 范围内变化。基频的高低取决于声带的长短和张力，声音的强度则取决于气流的大小。声带振动产生的声音除基频带外还含有各次谐波。其中一些因口、鼻、咽等腔的共振作用而被增强，便成为共振峰。各共振峰的频率高低主要由各共振腔的形状和大小所决定。说话时通过对各共振腔运动的控制便可得到不同的元音，通过对声带张力的调节便可改变基频，从而得到相应的声调变化。气流通过声道的缝隙时由于摩擦而产生一些噪声。通过控制声道的缝隙便可得到相应的辅音。言语测听和实验所用的言语材料，通常事先录制在磁带上或光盘上。

语音也可以通过模拟电路或数字电路，用人工合成的方法获得。由于计算机技术的发展，目前水平较先进的合成言语也能达到相当高的可懂度。

（五）噪声

从物理意义上讲，紊乱、断续或随机的声信号称为噪声（noise）。不希望存在的、干扰的电信号也称为噪声（或称为噪波）。噪声包括稳态噪声和非稳态噪声，后者又分为起伏噪声和脉冲噪声。

1. **白噪声（white noise）**　为用固定频带宽度测量时，频谱连续并且均匀的噪声。白噪声的功率谱密度不随频率改变，即用等带宽的滤波通带，以对数分布的频率刻度作横坐标，基本上呈水平线分布。若采用等比带宽的滤波通带，也用对数分布刻度为横坐标，这时白噪声的频谱分布为每倍频程上升 3dB 的斜线。因为该噪声中各频率成分的能量分布均匀，所以借意于光学中白光形成的原理，定名为白噪声。

2. **粉红噪声（pink noise）**　用正比于频率的频带宽度测量时，频谱连续且均匀的噪声称粉红噪声。粉红噪声的功率谱密度与频率成正比。即用等比带宽的滤波通带，以对数分布的频率刻度为横坐标，则粉红噪声的频谱基本上呈水平线分布。若采用等带宽的滤波通带，以对数分布的频率刻度为横坐标，这时粉红噪声的频谱分布为每倍频程下降 3dB 的斜线。由于该噪声中低频成分的能量分布较多，类似于光学中的粉红色，故定名为粉红噪声。对护听器声衰减测量用的测试信号均为粉红噪声。

3. **窄带［掩蔽］噪声（narrow – band〔making〕noise）**　是具有连续谱和恒定功率谱密度的白噪声经过带通滤波器所产生的。在纯音测听中，有时需要用窄带噪声对非测试耳加掩蔽。窄带掩蔽噪声的中心频率应与测听的纯音信号频率一致。在声场测听时，常用窄带噪声作为声场校准和测听声信号。

4. **言语噪声（speech noise）**　是经过滤波后在 250～1000Hz 为等能量，1000～6000Hz 每倍频程递减 12dB 的白噪声。在言语测听中，有时需要用言语噪声作掩蔽。

5. **脉冲声（impulsive noise）**　是指持续时间短促（通常在 1s 以下）的噪声。枪、炮等武器发射、爆炸和工业中的汽锤、冲床及燃放鞭炮等发出的声音都属于脉冲声。

有时把峰值压力大于 177dB、持续时间较长的脉冲信号称作冲击波或压力波。

6. 环境噪声和背影噪声（ambient noise，background noise） 环境噪声是指某一环境中的总噪声，是由一个或多个不同位置的声源产生的。背景噪声（也称本底噪声）是指在发生、检查、测量或记录系统中与信号存在与否无关的一切干扰。二者的区别是，环境噪声是指某一测试环境、场所一个或多个声源产生的噪声的总合。背景噪声一般是指具体测试设备本身不希望有的干扰信号。

7. 各种信号的声学特性 图 6-7 是各种声信号的波形及其的频谱。

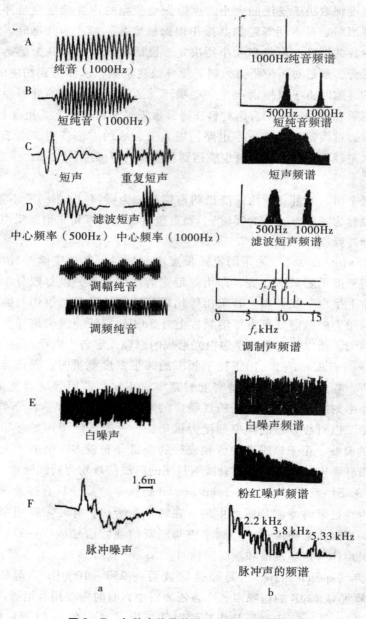

图 6-7　各种声信号的波形（a）及频谱（b）

三、声学测量与分析

对声波通常是用机电换能器把声信号转换成相应的电信号，然后用电子仪表放大到一定的电压级进行测量与分析。随着数字技术和计算机技术的发展，先进的声学测量仪器可实现多通道数据采集，对多种参数进行实时测量与分析。

（一）常用术语和定义

1. 声场（sound field） 媒质中有声波存在的区域叫声场。声场中的声波可能是由某种声源发出的，也可能是环境本来就存在的。

（1）自由声场（free〔sound〕field） 在均匀各向同性媒质中，声波可以自由传播，边界影响可以不计的声场叫自由声场。边界仅对声波产生适中影响的声场叫准自由声场。声源所在的房间六面都铺设吸声材料，边界有效地吸收所有入射声音、使其中基本是自由场的叫消声室。

（2）扩散声场（diffuse〔sound〕field） 能量密度均匀（即各处声场相同）、在各个传播方向作无规分布的声场叫扩散声场。

（3）混响声场（reverberant sound field） 在室内稳态声场中，主要由反射声和散射声起作用的区域叫混响声场。混响时间是声音已达到稳态后停止声源，平均声能密度由原始值衰减到其百万分之一（60dB）所需要的时间。单位为秒，s。

混响时间长，使声场尽量扩散的房间叫混响室。混响时间是描述室内音质的一个重要参量，对人听音效果有重要影响。混响时间太长，会有声音"混浊"不清的感觉，使言语清晰度降低；混响时间太短，就会有"沉寂"的感觉，声音听起来不自然。一般来说，音乐对混响时间要求长一些，言语则要求短一些。最佳混响时间与房间大小有关。一般，小的播音室、录音室，最佳混响时间应在0.5s或更短，礼堂和电影院要求在1s左右，音乐演播厅在1.5s左右。

2. 声压、声强和声功率

（1）声压（P） 有声波时，媒质中的压力与静压的差值，单位为帕〔斯卡〕，Pa，$1Pa = N/m^2$。

一般使用时，声压是有效声压的简称。有效声压是在一段时间内瞬时声压的方均根值。这段时间应为周期的整数倍或长到不影响计算结果的程度。

声学测量中的瞬时声压、平均声压、峰值声压、最大声压或峰到峰值声压，分别表示声压的瞬时值、平均值、峰值、最大值或峰–峰值。

从声波可使弹性媒质形成压缩和稀疏两种状态来考虑，声压可能是正值，叫超压；也可能是负值，叫负压。声压的大小反映了声波的强弱。人耳对1000Hz纯音听阈的声压值大约为$2 \times 10^{-5}Pa$（20μPa）。人们在房间里谈话，相距1m处声压约为0.05Pa；交响乐队演奏时，相距5～10m处声压约为0.3Pa。

（2）声强（I，J） 声场中某点处，与质点速度方向垂直的单位面积上，在单位时间内通过的声能称为瞬时声强，它是一个矢量，为：

$$I(t) = P(t) \cdot u(t) \tag{6-3}$$

式中：$I(t)$——瞬时声强，w/m^2；$P(t)$——瞬时声压，Pa；$u(t)$——瞬时

质点速度，m/s。

在稳态声场中，声强 I 为瞬时声强在一定时间 T 内的平均值，单位为瓦每平方米，W/m^2。其表达式为：

$$I = \frac{1}{T}\int_0^T I(t)\,dt = \frac{1}{T}\int_0^T P(t)\mu \tag{6-4}$$

式中：T——周期的倍数，或长到不影响计算结果的时间，s。

在自由平面波和球面波的情况下，在传播方向上的声强与声压的平方成正比，与媒质的声特性阻抗成反比，即：

$$I_0 = P^2/\rho \cdot C \tag{6-5}$$

式中：P——有效声压，Pa；ρ——媒质密度，kg/m^3；C——声速，m/s。

（3）声功率（W，P）　声功率也叫声能通量，是单位时间内通过某一面积的声能，单位为瓦，W。

3. 声压级、声强级和声功率级

（1）级和分贝　在声学中一个量与同类基准量之比的对数叫做级，单位为贝[尔]，B，或分贝，dB。贝[尔]和分贝用于可与功率类比的量，如：声强、声能密度及声功率本身等等。用于声压时，分贝实际是声压平方级的单位。作为级差单位，分贝不仅用在声学，也用在力学、电学等方面。

声音的能量范围极其广泛，频率为 1000Hz 的纯音引起人耳听觉的最小声强刺激量为 $10^{-12}\,W/m^2$，而该声音引起人耳痛觉的最小声强刺激量为 $1\,W/m^2$，二者相差 10^{12}，即 1 万亿倍。如按声压计算，1000Hz 纯音的听阈声压为 $20\mu Pa$，而痛阈的声压是 20Pa，二者相差 10^6，即 1 百万倍。实际上，人耳不可能把如此大范围的声音由弱到强分辨出 1 百万个能量等级。根据心理声学得知，人耳对客观存在的声音强弱，反映为主观感觉响度的大小。客观刺激越强，主观感觉（响度）越明显，刺激增量与感觉增量成正比。此外，弱刺激的小增量与强刺激的大增量，所引起的响度感觉增量大致相同。例如，声压从 $1\mu Pa$ 增加到 $10\mu Pa$ 或从 $10\mu Pa$ 增加到 $100\mu Pa$，每改变 10 倍，人耳所感受到的响度变化几乎相等，可以用对数来表达这种变化关系。引起人耳听阈和痛阈的声压如果转换成声压级，则是从 0dB 到 120dB。在听力学中，普遍采用对数刻度的分贝值来表示声压级、声强级和声功率级，以适应听觉的特点。

（2）声压级（Lp，SPL）　在声场中，某点的声压级是指该点的声压与基准声压之比的以 10 为底的对数乘以 2，单位为贝[尔]，B。但通常用分贝（dB）为单位。表达式为：

$$Lp = 2\lg\frac{P}{P_0}\ (B)\quad 或\quad Lp = 20\lg\frac{P}{P_0}\ (dB) \tag{6-6}$$

式中：P——某点的声压，Pa；P_0——基准声压，μPa。

在声学中，作为声压级的单位是以 μPa 为基准。在空气中基准声压为 $20\mu Pa$；在水中基准声压是 $1\mu Pa$。作为交变力级的级差单位是以 $1\mu N$ 为基准。因此，在用 dB 表示级差单位时，必须说明以什么为基准，或者是指哪项指标的级差。否则，dB 不足以表示确切的量值。

声压级是反映声信号强弱的最基本的参量，在声学测量中普遍采用的计量单位。

当声压为标准大气压（1 标准大气压 = 101.33kPa）的十万分之一，即 1 帕时，由式（6-6）算得其声压级为 94dB。这一数值是目前国际上采用的声级校准器所产生的 1000Hz 纯音声压级的标准值。表 6-2 是声压与声压级的换算关系。

表 6-2　声压与声压级换算表

声压，Pa	声压级，L_p
	dB
100 000	194
10 000	174
1000	154
100	134
10	114
1	94
0.1	74
0.01	54
0.001	34
0.0001	14
0.000 02	0

人耳感受到的几种声音强度及其对数关系：

声压声压级

听阈　　20μPa　　20lg（20μPa/20μPa）　= 20lg1 = 0dB

耳语　　200μPa　　20lg（200μPa/20μPa）　= 20lg10 = 20dB

交谈　　0.02Pa　　20lg（0.02Pa/20μPa）　= 20lg1000 = 60dB

痛阈　　20Pa　　20lg（20Pa/20μPa）　= 20lg1 000 000 = 120dB

（3）声强级（L_I）　　sound intensity level

在声场中某一点的声强级是该点的声强与基准声强之比的以 10 为底的对数，单位为贝［尔］，B。但通常用分贝（dB）为单位。表达式为：

$$L_I = \lg \frac{I}{I_0} \ (B) \quad 或 \quad L_I = 10\lg \frac{I}{I_0} \ (dB) \tag{6-7}$$

式中：I——某点的声强，W/m^2；I_0——基准声强，$1pW/m^2$（空气中的基准声强）。

在自由行波条件下，声功率与声压关系固定，可由声压级求声强级。在一般情况下二者关系复杂，无法由声压级求声强级。

（4）声功率级（L_W）　　声功率级是声功率与基准声功率之比的以 10 为底的对数，单位贝［尔］，B。但通常用分贝（dB）为单位。表达式为：

$$L_W = \lg \frac{W}{W_0} \ (B) \quad 或 \quad L_W = 10\lg \frac{W}{W_0} \ (dB) \qquad\qquad (6-8)$$

式中：W——声功率，W；W_0——基准声功率，1PW。

在声学测量中，声功率级是仅次于声压级的重要参量。

4. 响度、响度级和等响线

（1）响度（N） 响度是听觉判断声音强弱的属性。根据它可以把声音排列成由弱到强的序列。响度主要依赖于引起听觉的声压，但也与声音的频率和波形有关。

响度的单位为宋。频率为 1000Hz，声压级为听者听阈以上（感觉级）40dB 的一个纯音所产生的响度为 1 宋。任何一个声音的响度如果被听者判断为 1 宋的几倍，这个声音的响度就是几宋。

（2）响度级（L_N） 响度级是等于听力正常者判断为等响的 1000Hz 纯音（来自正前方的平面行波）的声压级。也就是说，1000Hz 纯音的声压级就等于响度级。对于其他频率的纯音，当听起来与 1000Hz 纯音一样响时，则这 1000Hz 纯音的声压级就是该频率声音的响度级。

响度级的单位是方。响度与响度级的换算关系为：

$$L_N = 40 + 33.3\lg N \qquad\qquad (6-9)$$

式中：L_N——响度级，方；N——响度，宋。

由式（6-9）可知，响度宋增加一倍，响度级增加 10 方。即：1 宋等于 40 方；2 宋等于 50 方，以此类推。

（3）等响线 等响线是典型听者认为响度相同的纯音的声压级与频率的关系的曲线（图 6-8）。由图中可见，对 1000Hz 纯音，等响线上方的数值（响度级）与声压级相等。等响线在低频端随着频率降低而升高，接近 4000Hz 时最低，然后又随频率增加而升高，至 9000Hz 左右又开始下降。它反映了人耳对不同频率声音的敏感程度。

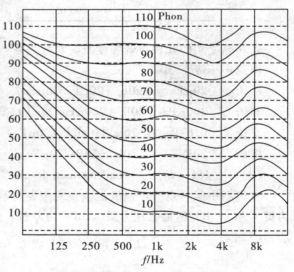

图 6-8 人的等响曲线

5. 音调和音品（音色）

（1）音调 是听觉判断声音高低的属性。根据它可以把声音排列成由低到高的序列。音调高低主要依赖于声音的频率，但也和声压及波形有关。在音乐声学和言语声学中，音调也称音高。

音调的单位是美。频率为 1000Hz，声压级为听者阈上 40dB 的纯音所产生的音调是 1000 美。任何一个声音的音调如果被听者判断为 1 美的几倍，这个声音的音调就是几美。

（2）音品（音色） 是人的听觉区别具有同样响度和音调的两个声音之所以不同的属性。音色主要由刺激声的频谱决定，但也与波形、声压和刺激声频谱的频率位置有关。不同的人说话有不同的音色，虽难以描述却很好辨认。

6. 声阻抗（acoustic impedance） 是在波阵面的一定面积上的声压与通过这个面积的体积速度的复数比值。它是媒质对声波能量传递的阻尼和抵抗作用。声阻抗的实数部分叫声阻，虚数部分叫抗，单位为帕［斯卡］秒/每立方米，$Pa \cdot s/m^3$。声阻抗的倒数叫声导纳。它也是一个复数，其实数部分为声导，虚数部分为声呐。它们的单位都是立方米每帕［斯卡］秒，$m^3/（Pa \cdot s）$。

（1）阻抗的类比 在电学、力学和声学中，阻抗作为不同的物理概念各有其特殊性。但就其运动规律而言，它们在数学上都用相同形式的微分方程来描述。在一定程度上反映了它们在本质上有着共同的规律性。为了便于理解阻抗的概念，往往把复杂的声学系统或力学系统模拟为人们所熟悉的电学系统，从而用类似于电回路中的参量来研究力学和声学问题，这就是电—力—声学类比。这种类比又分为阻抗型类比和导纳型类比。

阻抗类比中，三种系统的类比元件示意图及各参量的符号和单位，见图6–9和表6–3。

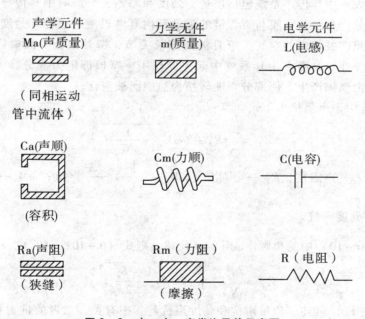

图6–9 电—力—声类比元件示意图

（2）声阻抗和中耳的传声功能 如前所述，当声波从一种媒质进入到另一种媒质，如果二者的特性阻抗不同就会产生反射。声音从外耳道的气体媒质传到内耳淋巴液，如果没有中耳系统的作用，几乎全部反射回去，人们就无法感受到声音。

表6-3 电—力—声系统类比元件的参量符号和单位

参量	符号	单位	参量	符号	单位	参量	符号	单位
电动势（电压）	E	V	力	F	N	压力	P	Pa
电流	I	A	速度	V	m/s	体积速度	U	m^3/s
电感	L_e	H	力质量（质量）	M_m	kg	声质量	M_a	kg/m^4
电容	C_e	F	力顺	C_m	m/N	声顺	C_a	m^5/N
电阻	R_e	Ω	力阻	R_m	$Ω_m$	声阻	R_a	$Ω_A$
电抗	X_e	Ω	力抗	X_m	$Ω_m$	声抗	X_a	$Ω_A$
电阻抗	Z_e	Ω	力阻抗	Z_m	$Ω_m$	声阻抗	Z_A	$Ω_A$
$Ze = E/I$			$Zm = F/V$			$Z_A = P/U$		

$$Ze = \sqrt{Re^2 + \left(\omega Le + \frac{1}{\omega Ce}\right)^2} \qquad Zm = \sqrt{Rm^2 + \left(\omega Mm + \frac{1}{\omega Cm}\right)^2} \qquad Z_A = \sqrt{R_A^2 + \left(\omega Ma + \frac{1}{\omega Ca}\right)^2}$$

中耳既是力学的机械系统和振动系统，又是声学的振动系统和能量传递系统。它起着声波由低阻抗到高阻抗的阻抗匹配作用，从而克服了声能从空气媒质到内耳淋巴液间的传递损失。中耳传声系统包括质量、劲度和摩擦三个影响中耳传导功能的因素。质量即惯性成分，主要是鼓膜与听骨链的重量和内耳淋巴液的惯性。劲度即弹性成分，主要取决于鼓膜、鼓室内的空气、听骨链韧带及关节，镫骨底板、圆窗膜及内耳淋巴液和基底膜的弹性。劲度在中耳系统中起主要作用。摩擦即阻力成分，主要来自中耳小肌肉。阻力由摩擦产生，使部分声能转换为热能而被消耗。

在表6-3中，声阻抗由下式计算：

$$Z_A = \sqrt{R_A^2 + \left(\omega M_a - \frac{1}{\omega C_A}\right)^2} \tag{6-10}$$

式中：Z_A——声阻抗；R_A——声阻；$\left(\omega M_a - \frac{1}{\omega C_A}\right)$——声抗；$\omega M_a$——质量声抗；

$\frac{1}{\omega C_A}\left(\frac{S_A}{\omega}\right)$——劲度声抗。

如果式（6-10）中的角频率ω用$2\pi f$代替，则式（6-10）可写成：

$$Z_A = \sqrt{R_A^2 + \left(2\pi f M_a - \frac{S_A}{2\pi f}\right)^2} \tag{6-11}$$

由式（6-11）可知，质量声抗和劲度声抗与频率有关，二者的抗力相位相反。高频时，声阻抗主要由质量因素$2\pi f M_A$所控制，传声系统质量愈小，愈有利于高频声的传导。低频时，声阻抗主要由劲度因素$S_A/2\pi f$所控制，劲度愈小愈有利于低频声的传导。摩擦因素产生的声阻，对各种频率都比较稳定，其相位与声压一致。

用于评价人耳声阻抗/导纳的测量仪器（也叫中耳分析仪），就是根据上述原理设计制造的。

（二）基本参量

1. 平均值、有效值（均方根值）和峰值（或峰-峰值） 所有声信号都可以用某些基本参量来表征，如幅值、频率和相位等。对于正弦信号（图6-10，其幅值可用平均值，有效值或峰值中任何一个量值来表示）。

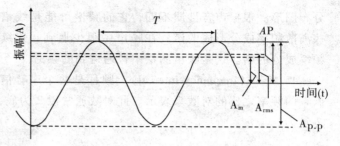

图6-10　正弦信号的有效值、平均值和峰值之间的关系

（1）平均值（A_m）　在观察期间，信号的瞬时幅值相加的平均，称为平均值，即：

$$A_m = \frac{1}{T} \sum_0^T a(t) \qquad (6-12)$$

式中：T——进行平均的信号相应的时间周期；$a(t)$——进行平均的信号的瞬时幅值。

（2）均方根值（A_{rms}）　在观察期间，信号的平方和的平均，再取平方根值，称为均方根值，也叫有效值，即：

$$A_{rms} = \sqrt{\frac{1}{T} \int_0^T a(t)^2 dt} \qquad (6-13)$$

式中：T——进行平均的信号相应的时间周期；$a(t)$——进行平均的信号的瞬时幅值。

（3）峰值（A_P，A_{P-P}）　在观察期间，信号的最大值叫峰值，或叫峰-峰值。

在简谐运动中，有效值、平均值和峰值之间的关系是：

$$A_{rms} = \frac{\pi}{2\sqrt{2}} A_m = \frac{1}{\sqrt{2}} A_P \qquad (6-14)$$

或

$$A_{rms} = 1.1 A_m = 0.707 A_P \qquad (6-15)$$

（4）波形因数（F_f）和峰值因数（F_c）　波形因数是信号的有效值与平均值之比，即：

$$F_f = \frac{A_{rms}}{A_m} \qquad (6-16)$$

峰值因数是信号的峰值与有效值之比，即：

$$F_C = \frac{A_P}{A_{rms}} \qquad (6-17)$$

这两个参量可以描述波形的特征。如果信号有尖峰，则峰值因数就大。它是衡量声学测量仪器能否胜任测量脉冲信号的标准。一般用于测量稳态噪声的声级计，峰值因数只有3。用于测量脉冲噪声的声级计，峰值因数为30~40。

2. 谐波（harmonic［wave］）　谐波是周期性振荡中频率等于基频整数倍的正弦式量。频率等于基频两倍的波称为二次谐波，频率等于基频三倍的波称为三次谐波，以此类推。

3. 频谱（spectrum）　频谱是把时间函数的分量按幅值或相位表示为频率的函数的

分布图形。根据声音性质不同，它的频谱可能是线谱、连续谱或二者之和。线谱是一些离散频率成分形成的谱，在噪声中很少遇到。连续谱是在一定频率范围内含有连续频率成分的谱。这是噪声测量中普遍遇到的频谱。

4. 频程（frequency interval）频程是两个声音信号的频率间的距离。它以高频与低频的频率之比的对数来表示。此对数通常以 2 为底，单位为倍频程（oct）。可用公式表示为：

$$\frac{f_2}{f_1} = 2^n \tag{6-18}$$

式中：f_2——上限频率，Hz；f_1——下限频率；Hz。

当：$n=1$ $f_2 = 2f_1$ 为 1 倍频程；

$n = 1/2$ $f_2 = \sqrt{2}f_1 = 1.41f_1$ 为 1/2 倍频程；

$n = 1/3$ $f_2 = \sqrt[3]{2}f_1 = 1.26f_1$ 为 1/3 倍频程；

$n = 1/6$ $f_2 = \sqrt[6]{2}f_1 = 1.12f_1$ 为 1/6 倍频程。

常用的还有 1/12 倍频程和 1/24 倍频程等。按此原理设计的倍频程滤波器可以把信号中各分量按频率加以分隔。

纯音测听中常用测听频率：125Hz，250Hz，500Hz，1000Hz，2000Hz，4000Hz，8000Hz，和它们中间的测听频率：750Hz，1500Hz，3000Hz，6000Hz，是按 1 倍频程间隔选择的。高频测听所规定的测听频率：8000Hz，9000Hz，10 000Hz，11 200Hz，12 500Hz，14 000Hz，16 000Hz，是按 1/6 倍频程间隔选择的。

5. 计权声压级 计权是对信号进行变换的一种方法，其基本点是突出信号中的某些成分，抑制信号中的另一些成分。对信号不同成分所乘的不同比例因子叫计权函数。为了模拟人的听觉对不同频率的声音有不同的敏感度，在声学测量仪器中，根据计权函数设计的计权网络，就可以达到对信号进行预期变换的目的。通过计权网络测得的声压级称为计权声压级，常用的有 A、B、C、D 几种计权声压级。

A 计权是模拟人耳对 55dB 以下低强度噪声的频率特性；B 计权是模拟 55～85dB 中等强度噪声的频率特性，C 计权是模拟高强度噪声的频率特性。三者主要区别在于对低频成分的衰减程度，A 计权衰减最多，B 计权次之，C 计权衰减最少。它们分别近似地模拟了 40 方、70 方和 100 方三条等响曲线。D 计权是对噪度参量的模拟，用于飞机噪声的测量（图 6-11）。

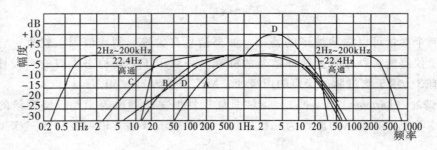

图 6-11 A、B、C、D 计权特性曲线

6. 等效连续 A 计权声压级 $(L_{Aeq,T}, L_{eq})$（equivalent [continuous A-weighted] sound pressure level） A 计权声压级 (L_{PA}, L_A) 在噪声测量中普遍应用。等效连续 A 计权声压级，是在规定的时间内，某一连续稳态声的 A 计权声压，具有与时变的噪声相同的均方 A 计权声压，则这一连续稳态声的声级就是此时变噪声的等效声级。也就是说，它是将总的噪声能量，用总测量时间的平均等效量来描述，可以作为噪声作业人员对噪声的承受程度，是一个很有用的参量。

7. 暴露声级 (L_{AE})（sound exposure level） 暴露声级也叫声暴露级，是把总的噪声能量用一个在一秒钟内的等效量来表示。如身边通过车辆或头顶飞过飞机，采用暴露声级更为合适。

8. 脉冲噪声的有效持续时间 有效持续时间是指脉冲噪声或冲击波的主波和反射波，对人体损伤评价有意义的正、负脉冲各部分作用时间的总和。因此，对脉冲噪声的测量，除了峰值声压级之外，还要了解它们随时间的变化过程，即持续时间和频率成分（频谱）等参量。

脉冲噪声或冲击波对人体的损伤与峰值声压级、有效持续时间及暴露次数（射击发数）有关。例如：脉冲噪声或冲击波对人员听觉器官损伤的安全限值为：

$$P_s = 177 - 6\lg(T \cdot N) \quad (1.5\text{ms} < T \cdot N \leqslant 5000\text{ms}) \tag{6-19}$$

式中：P_s——人员听觉器官安全限值，dB；T——脉冲噪声或冲击波的有效持续时间，ms；N——暴露次数。

脉冲噪声或冲击波的波形和持续时间各不相同，对有效持续时间的计算方法大致有以下三种：

(1) 有效 A 持续时间（A-duration） 它是指从脉冲声开始直到最大超压值，再下降后的第一个过零点（大气压值）的持续时间，如图 6-12 (a, b, c, d) 中的 A-持续时间。

(2) 有效 B 持续时间（B-duration） 当脉冲噪声或冲击波的波形比较复杂，起落没有规律时，需要计算 B-持续时间。它是脉冲声主要部分加上其后有效起落部分的持续时间之和。主要部分是指从超压最大值下 20dB，即峰值的 1/10 处所对应的正、负脉冲的时程。后延起落部分的有效持续时间，是指超过最大峰值 1/10 的正、负脉冲时程。如果该时程小于主要部分时程的 1/10，则不予考虑。B-持续时间的计算如图 6-12 (a, b, c, d)。

(3) 有效 C 持续时间（C-duration） 它是指脉冲声的最大超压值下降 10dB，即约为峰值的 1/3 处所对应的正、负脉冲时程之和。计算方法如图 6-13。

三种有效持续时间的计算方法不同，究竟那种方法更合理，各国报导不一致，目前尚无定论。

（三）反平方定律和声强叠加原理

1. 反平方定律 反平方定律是指声强随着距声源的距离的平方而降低的关系。对于点声源，在均匀各向同性的媒质中，波振面为球面波，辐射能量的衰减与距离平方成反比。在声学测量中，如果声场基本满足自由场条件，可用式（6-19）估计距声源不同位置的声压级，即：

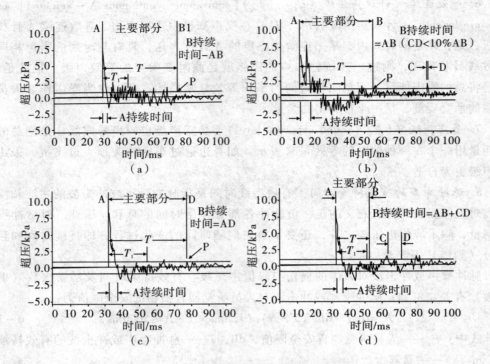

图 6-12　有效持续时间的各种计算方法

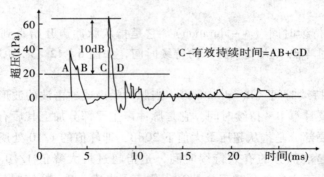

图 6-13　C-有效持续时间

$$\Delta L_P = 20\lg \left(\frac{r_2}{r_1}\right)^2 \tag{6-20}$$

式中：ΔL_P——距声源 r_1 和 r_2 处声压级的差值，dB；r_1——距声源较近点的距离，m；r_2——距声源较远点的距离，m。

由式（6-19）可知，与声源的距离增加 10 倍（$r_2 = 10r_1$），声压级降低 20dB；距离增加 1 倍（$r_2 = 2r_1$），声压级约降低 6dB，反之亦然。

对于线声源，如一列火车或一长排机器发出的声音，其波阵面为柱面波，单位柱长的声强与距离成反比，距声源不同位置的声压级可由式（6-20）估算，即：

$$\Delta L_P = 10\lg \frac{r_2}{r_1} \qquad (6-21)$$

式中：ΔL_P——距声源 r_1 和 r_2 处的声压级差值，dB；r_1——距声源较近点的距离，m；r_2——距声源较远点的距离，m。

由式（6-20）可知，对于线声源，与声源的距离增加 10 倍（$r_2 = 10r_1$），声压级降低 10dB；距离增加 1 倍（$r_2 = 2r_1$），声压级约降低 3dB，反之亦然。

这种关系在声学测量中，对估计声强随距离变化或考核声场是否接近自由场条件是很有用的。应注意的是，如果距声源太近，或者距声源虽远但靠近墙壁或其他障碍物时，就不能轻易利用这种关系。

2. **声强叠加原理** 当两个或多个声源同时作用于某一点时，声强或声压级不能直接相加；两个声源的强度在某点叠加时，总声级不会比其中之一大 3dB 以上。

例如：两台机器同时开动时，某点的声压级由式（6-21）计算，即：

$$L_P = L_{P1} + \Delta L_P \qquad (6-22)$$

式中：L_P——两台机械在某点的总声压级，dB；L_{P1}——两台机器中声强较高的一台机器的声压级，dB；ΔL_P——声压级的增量，dB。

ΔL_P 的值可由表 6-4 查得。

表 6-4 两个声压级相加时的增值

两个声压级的差值，dB $L_{P1} - L_{P2}$	增值，dB ΔL_P
0	3
1	2.5
2	2.1
3	1.8
4	1.5
5	1.2
6	1.0
7	0.8
8	0.7
9	0.6
10	0.5

由表 6-4 可知，如果两台机器在某点的声强相等，则总声压级比其中之一增加 3dB。若一台机器的声强比另一台大 10dB 以上，增值小于 0.5dB，可以忽略不计。对多台机器声强的叠加，可按两两逐项叠加，与叠加次序无关。

四、声学测量和听力测试仪器设备

（一）常用测量仪器设备

声学测量时需要完成一些不同的功能，例如，声电转换、放大，电压级调整，频率分析，读数平均，显示和记录等。由具有上述功能的一些基本单元，用不同方法组合起来就可以获得各种声学测量仪器。

1. 传声器 是将声信号转换为相应电信号的声电换能器。由于所用换能原理或元件不同，传声器有碳粒、电容（静电、驻极体）、电磁、电动（动圈）、压电（晶体、陶瓷）、磁致伸缩、电子和半导体等类型。由于电容传声器的灵敏度高，性能稳定、频响曲线平滑，动态范围大，所以在噪声测量中普遍采用。

2. 声级计 包括传声器、放大器、衰减器、计权网络和具有规定动态特性的指示仪表，用以测量声压级。线路内加上积分设备则成为积分声级计，可以测量一定时间内噪声暴露的声级。根据用途和性能，声级计分为不同等级，最常用的是 1 级和 2 级声级计。1 级声级计具有两种检波模式：均方根值（rms）和峰值（Peak）；三种时间计权：慢档（slow，时间常数为 1000ms）、快档（Fast，时间常数为 125ms）和脉冲档（Impulse，时间常数为 35ms）；四种频率计权：A（计权）、C（计权）、线性（Lin）和全通（All pass）；五种测量参数：声压级（SPL）、等效连续声压级（Leq）、声暴露级（SEL）和测量期间的最大声压级（Max）及最小声压级（Min）。图 6－14 是声级计原理结构图。

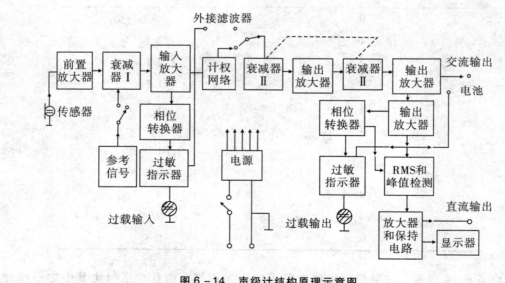

图 6－14 声级计结构原理示意图

3. 滤波器 求得信号中能量分布与频率关系的基本方法是滤波。滤波器是把信号中各分量按频率加以分隔的设备。它可使一个或几个频带中的信号分量通过时基本上不衰减，对其他频带中的分量则加以衰减。按其频率特性，分为低通、高通、带通、带阻等类型。常用的频率分析有两类，即等带宽与等比例带宽。常用的第比带宽的带通滤波器有 1/1、1/2、1/3、1/6、1/12 和 1/24 倍频程滤波器等。其中最常用的是 1/1 和 1/3 倍频程滤波器。

4. 声分析仪　也叫频谱分析仪，是包括滤波器系统和用以读出通过滤波器系统的相对信号能量的指示仪表的设备。用以求得所加信号的能量对频率的分布。可对信号进行实时分析的系统称为实时分析仪或快速傅里叶（FFT）分析仪。

有些先进的声学测量仪器，具备测量和分析等多种功能，可多通道采集数据，由计算机控制并对信号进行实时分析处理。

5. 声校准器　是校准传声器声压级的装置。在其耦合到规定结构及规定型号的传声器上时，能够在一个或多个规定的频率产生一个或多个已知有效声压级。另一种校准传声器声压级的装置是活塞发生器。在一个小腔中具有振动频率和幅值已知的往复活塞，在腔中可以产生已知声压。常用的声级校准器可在频率为 1000Hz 产生 94dB 或 124dB 的声压级。活塞发生器在频率为 250Hz 产生 124dB 的声压级。

（二）听力诊断仪器设备

临床听力学常用的听力诊断仪器设备包括纯音听力计、言语测听设备、耳声阻抗/导纳测量仪、听觉诱发电位和耳声发射测试仪器等，可为听力损失的定性、定量和定位诊断提供依据，是耳病诊治和听力学研究的重要设备。

1. 纯音听力计　是听功能测试最常用的声学电子仪器。它是由可以产生纯音和噪声的信号发生器、功率放大器、衰减器、指示仪表（或显示器）及测听耳机等部分组成，图 6 - 15 是听力计原理结构图。国际电工委员会（IEC）根据听力计的功能规定了 5 种类型，见表 6 - 5。能满足临床诊断需要的是 1 型、2 型或 3 型。4 型听力计功能较简单，主要用于听力筛选。5 型听力计功能更加简单，对频率和听力级未作规定，可按需要选择，这种听力计很少应用。不同型别听力计应提供的测听频率及听力级，见表 6 - 6。

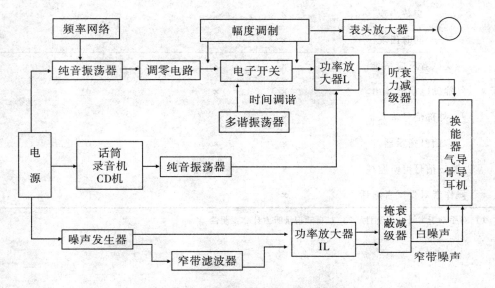

图 6 - 15　纯音听力计工作原理框图

表6-5 5种不同类型的固定频率听力计最起码的功能设施

功能	1型	2型	3型	4型	5型
气导	×	×	×	×	×
——压耳式耳机	×	×	×	×	
——插入式耳机	×				
——高频耳机	×				
骨导					
掩蔽	×	×	×		
——窄带噪声	×	×			
——窄带或其他噪声			×		
——宽带噪声	×	×			
掩蔽路线					
——对侧耳机	×	×	×		
——同侧耳机	×				
——骨振器（骨导耳机）	×				
纯音开关					
——纯音出现/阻断	×	×	×	×	×
——脉冲纯音	×	×[1]		×[1]	
参考纯音					
——交替出现	×	×[2]			
——同时出现	×				
受试者反应系统	×	×	×	×[1]	
辅助电信号输出	×	×			
外部信号输入	×	×[2]			
信号指示器	×	×			
测试信号可听监视	×				
操作者对受试者通话	×				

1）对手动听力计非强制性；2）对自动记录听力计非强制性

表6-6 固定频率听力计应提供的基本的频率数及其基本的听力级范围值

频率 Hz	听力级（dB）							
	1 型		2 型		3 型		4 型	5 型
	气骨	骨导	气骨	骨导	气骨	骨导	只有气导	
125	70	—	60	—	—	—		
250	90	45	80	45	70	35	—	
500	120	60	110	60	100	50	70	
750	120	60	—					
1000	120	70	110	70	100	60	70	
1500	120	70	110	70	—	—	—	任选
2000	120	70	110	70	100	60	70	
3000	120	70	110	70	100	60	70	
4000	120	60	110	60	100	50	70	
6000	110	50	100		90		70	
8000	100	—	90		80			

对1~4型听力计，最小听力级为-10dB或更低，5型任选，对听力保护目的，4型听力计的听力级范围应延伸至90dB HL。

2. 言语测听设备（言语听力计）　言语测听设备是使用言语试验材料作听力测定的设备。它是用耳机、骨振器或扬声器给受试者提供由人或合成语声产生的测试信号。言语听力计是在纯音听力计的基本单元加上言语测听设备构成的，其功能见表6-7。

表6-7 言语听力计最起码的功能

	A 类	B 类
信号输出		
两只耳机	×	×
自由场等效耳机输出	(×)[1]	(×)[1]
骨振器	×	
两个扬声器或两个电信号输出[2]	×	×
对言语试验材料的监听扬声器或耳机	×	×
信号输入		
言语重放装置[3]或对录制材料的电信号输入	×	×
用于唇读测试的传声器	×	
至掩蔽通道的外部信号电输入	×	
掩蔽噪声		
言语计权掩蔽噪声	×	×

续　表

	A 类	B 类
掩蔽噪声通路		
同侧耳机	×	
用于言语试验材料或电信号输出的扬声器[2]	×	
对侧耳机	×	×
第二扬声器或电信号输出[2]	×	×
输出级控制		
掩蔽级控制	×	
阻断开关	×	×
信号级指示器	×	×
对讲系统	×	

1) 自由场等效耳机输出不是强制性的，只作推荐。在提供时应注明 A－E 或 B－E 类
2) 若功率放大器与扬声器不随言语听力计提供，制造厂应规定如何实现言语测听的要求
3) 放音装置不一定由听力计制造厂提供

3. 耳声阻抗/导纳测量仪　　耳声阻抗/导纳测量仪也叫声导抗仪或中耳分析仪，是用以 226Hz 为主的纯音探测音（有的仪器除 226Hz，还提供 678Hz 和 1000Hz 的探测音），通过对外耳道密封腔内声阻抗/导纳模量的测量，作为诊断中耳功能的仪器。图 6－16 是耳声阻抗/导纳测量仪的原理结构图。

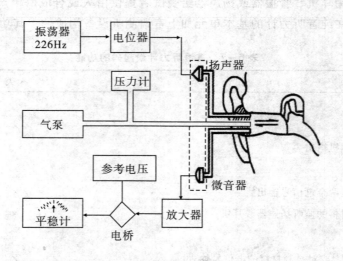

图 6－16　耳声阻抗/导纳测量仪模式图

国际电工委员会（IEC）规定了三种型别耳阻抗/导纳测量仪的强制性功能的技术要求，如表 6－8。对 4 型仪器不规定强制性功能。

表 6-8　耳阻抗/导纳测量仪的强制性功能

	型别			
	1	2	3	4
探头信号纯音频率 226Hz	×	×	×	
耳阻抗/导纳测试系统	×	×	×	
测量平面鼓室测量	×	×[1]	×[1]	
耳道补偿鼓室测量	×	×[1]	×[1]	
电输出与（或）记录仪	×[2]			
气动系统	×	×	×	
手动压力改变	×	×[1]	×[1]	
自动压力改变	×	×[1]	×[1]	
电输出与（或）记录仪	×[2]	×		
声反射激化系统	×			
对侧路线	×	×[1]		
同侧路线	×	×[1]		
声刺激				
纯音	×			
宽带噪声	×			
刺激级控制	×	×		

1）表示二者必具其一
2）对于 1 型仪器除可见指示器之外应增加的功能

4. 听觉诱发电位测试仪　听觉诱发电位仪是记录听神经活动的客观测听仪器。听觉系统从耳蜗末梢感受器到皮层听中枢，在声刺激下可诱发出一系列电位，用于临床诊断和听力学研究。

听觉诱发电位测试仪由声刺激器、前置放大器、功率放大器、滤波器、平均叠加、显示与记录存贮等部分组成。其结构原理如图 6-17。

记录听觉诱发电位常用的刺激声为短声（Click）和短纯音（tone burst）也叫猝发音，

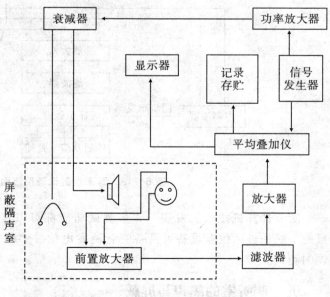

图 6-17　听诱发电位仪原理图

可记录短潜伏期反应（ABR、CM、EcochG）、中潜伏期反应（MLR）、（40Hz AERP）和长潜伏期反应（SVR）等。

5. 多频稳态听觉诱发电位仪　从 20 世纪 80 年代有人开始研究听觉稳态诱发反应（ASSR），也叫多频稳态反应（MSSR）测试技术。不久，一种多频稳态听觉诱发电位测试系统问世。ASSR 测试仪所用的测试信号是对 250～4000Hz 纯音的调制声信号。调制声可按振幅调制（调幅，AM）或按频率调制（调频，FM），也可按二者混合调制（AM + FM），常用的调制频率为 75～110Hz。

检测 ASSR 的方法是基于脑电图（EEG）的活性与振幅调制频率同步的特性，对 EEG 活性的大小和相位进行统计分析，根据 ASSR 的听阈预测纯音听力图。多频稳态听觉诱发反应测试主要用于婴幼儿及听力发育障碍者的听力评估。

6. 耳声发射测试仪　1978 年英国人 Kemp 首先从人耳记录到耳声发射（OAE），这是听觉生理学和听力学研究的一个重要进展。耳声发射是以机械振动的形式起源于耳蜗，经过听骨链和鼓膜传导释放入外耳道的音频能量。耳声发射的记录已广泛应用于婴幼儿听力评估和耳蜗病变的早期诊断以及实验研究等方面。

耳声发射测试仪是由声刺激器、探头、放大器、滤波器、采样和平均叠加、显示和记录、控制及信号处理等部分组成，其结构原理见图 6 - 18。记录耳声发射的刺激声信号，有记录瞬态耳声发射（TEOAE）的短声和短纯音以及记录畸变产物耳声发射（DPOAE）的纯音。对耳声发射的记录部分是插入外耳道内的探头。探头内有 1 个高灵敏度的微音器和 1～2 个小型耳机。记录 TEOAE 一般用 1 个耳机，记录 DPOAE 需用 2 个耳机。还有一种功能简单的全自动耳声发射听力筛查仪。主要用于新生儿听力筛查。

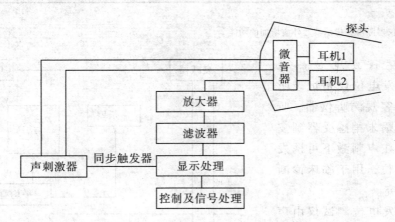

图 6 - 18　耳声发射记录仪结构原理图

随着计算机技术的发展，许多测试功能都可以通过计算机的硬件和软件来实现。目前一些先进的仪器设备可具备听觉诱发电位、多频稳态和耳声发射等多种功能与一体的测试。

五、测听室的隔声与屏蔽

人耳对某一特定声音的听阈会因其他声音的存在而提高，这就是掩蔽现象。为了确保测听结果的准确可靠，听力测试应在隔声室内进行。不同的听力检查对测听室环境噪声的要求也不同。纯音气导和骨导测听及声场测听的国家标准。对测听室的最大允许环境噪声作了具体规定。隔声室的建造涉及到建筑学、声学、物理学、环境科学和听力学等多学科的综合技术，不同于普通装修。因此，必须按照国家标准的要求由专业人员进行规范化设计和建造，以达到经济适用、经久耐用和环保要求。

1. 隔声　测听室的环境噪声对测听结果有直接影响。因此，测听室的隔声效果是设计建造测听室的关键。在建造隔声室时应考虑到声波的传导特性。如前所述，行波遇到障碍物时会产生反射、绕射、吸收和透射等现象。隔声室只能减少和削弱外界噪声的干扰，而不能将声音完全拒之于室外。建筑材料的隔声量或称声衰减，由下式计算：

$$TL = -42 + 20\lg f + 20\lg M \quad (dB) \tag{6-23}$$

式中：TL——隔声量，dB；f——声波频率，Hz；M——隔声材料单位面积的质量，kg/m^2

式（6-23）是建筑声学中常用的质量作用定律。由式中可知，隔声量与声波的频率和建筑材料的质量有关。对于一定频率的声波，一个密实的单层墙的隔声量取决于该墙单位面积的质量。同一堵墙对不同频率声音的隔声效果是不一样的，对低频声音的隔声要比高频声音困难得多。

根据质量作用定律，如使用相同的建筑材料，墙的厚度增加一倍，隔声量增加6dB，厚度再增加一倍，隔声量也再增加6dB。很显然，越是到后来，为了得到6dB的隔声量，需要付出的代价越大。在建隔声室时，通过增加墙的厚度来达到隔声效果是不科学也是不经济的。为了取得好的隔声效果，可采用双层墙结构或经过特殊的隔声处理。

对于高标准隔声室，可在外室内再建一内室。内外室应采用混凝土或高标号砖及砂浆墙体材料。内室基础应作减震处理，并使内外室层间有100mm空气层，中间不加任何填充物，也不得有任何刚性连接，使内室完全悬空，与外室隔离。如果隔声室上面还有楼层，外层顶板与上层底板之间应有600~700mm的净空，建筑结构示意图（图6-19）。

隔声室外墙面力求光滑，以增加对声音的反射。内壁和顶面及地面，用吸声材料。以提高吸声性能和减少混响时间。

对临床测听用的隔声室，可采用双层钢板中间

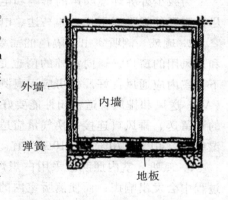

图6-19　隔声室建筑结构示意图

加吸声材料，底层采取减震措施，这样既能达到隔声效果又可节省空间和经费。

门、窗是隔声的关键，应注意密闭，防止任何方向来的声波直射或绕射入室内。因为窗户隔声较困难，所以隔声室不宜有窗户。门应采用双层结构，在两层钢板之间加玻璃棉或其他吸声材料。门扇四周用橡皮压条，框与扉之间用阶梯式结构，以提高密闭性能。隔声室的门既要坚实牢固，隔声密闭性能好，又要做到开闭灵活。如果用

单门达不到隔声要求可采用双层门。

各种不同建筑材料的隔声量见表 6-9。

表 6-9　各种构件的隔声量

构件名称	平均隔声量（dB）	不同中心频率的隔声量（dB）					
		125Hz	250Hz	500Hz	1000Hz	2000Hz	4000Hz
两面嵌 0.7mm 厚铁皮的 10mm 木板墙	45.3	37.2	37.2	39.6	47.9	53.5	59.7
24cm 空斗隔墙	45.5	39.9	39.9	41.6	46.5	50.7	54.5
12cm 砖墙	44.5	34.4	39.3	43.2	49.1	51.2	49.5
14cm 振动砖墙	35.7	21.3	32.0	35.0	39.9	41.5	44.8
10cm 煤屑混凝土墙	33.7	25.0	27.6	33.8	37.0	38.8	40.2
双层玻璃窗	44.3	30.0	36.0	45.0	56.0	55.0	44.0
5mm 蜂窝板	24.3	15.0	18.0	22.0	26.0	30.0	35.0
1mm 铝板	29.0	14.0	21.0	26.5	27.0	40.5	45.0
25mm 木板	34.7	22.0	28.0	31.0	42.0	42.5	42.5
轻结构隔声门	40.3	27.3	33.1	39.7	44.4	46.4	50.7
双层混凝土墙	49.3	36.0	41.0	42.0	51.0	56.0	70.0
单层混凝土墙	39.5	26.0	36.0	38.0	41.0	45.0	51.0
轻质水渣墙	50.8	41.0	39.0	47.0	56.0	54.0	68.0

为减少外界环境噪声的影响和电磁干扰，测听室应建在相对僻静处，要远离马路，尽量避开外界噪声干扰，如马达、电梯、高频电钻、自来水管、锅炉房和木工房等。

2. 通风　测听室出于隔声的需要，往往采用密闭式的建筑，墙上一般不留供采光和通风用的窗户，通向室外的门也是隔声密闭的，室内不安装水暖管道。在这种布局下，室内应通风良好。机房应远离测听室，墙壁加岩棉吸声板，机组噪声应小于 60dB（A）。送风和排风管道密闭性能要好，配有阻抗消声器和消声弯头，用软接头与顶板上的预留送、排风口连接，换气量应达到 10/h。室内温度为（18℃～25℃）±3℃；相对湿度为（40%～70%）±10% 为宜。

3. 照明　室内照明应采用白炽灯，不宜用荧光灯，因为镇流器启动或灯管在使用过程中会发出响声，而使测听室内的环境噪声声压级增高而影响测听结果。

4. 对纯音测听室环境噪声的要求　国家标准《纯音气导和骨导听阈基本测听法》（GB/T 16403—1996）中规定：测听室中的环境声压级应不会掩蔽测试音的规定值。对气导和骨导测听的不同频率范围和使用不同类型的测听耳机，允许的环境噪声也不相同，如表 6-10 和表 6-11。

表 6-10 中列出用典型压耳式耳机作气导测听时所允许的最大环境声压级。表 6-11 给出不同类型测听耳机的声衰减值。如果用其他类型耳机（如插入式耳机、耳罩式耳机等）测听，则应将这些耳机的声衰减值与典型压耳式耳机声衰减值之差值与表 6-

10 中所列的各频率的最大允许环境声压级相加。

表 6 – 10　用典型通用的压耳式耳机作气导测听时 1/3 倍频带最大允许环境声压级，Lmax

1/3 倍频带的中心频率（Hz）	最大允许环境声压级 Lmax（基准：20μPa），dB		
	测试纯音频率范围		
	125 ~ 8000Hz	250 ~ 8000Hz	500 ~ 8000Hz
31.5	56	66	78
40	52	62	73
50	47	57	68
63	42	52	64
80	38	48	59
100	33	43	55
125	28	39	51
160	23	30	47
200	20	20	42
250	19	19	37
315	18	18	33
400	18	18	24
500	18	18	18
630	18	18	18
800	20	20	20
1000	23	23	23
1250	25	25	25
1600	27	27	27
2000	30	30	30
2500	32	32	32
3150	34	34	34
4000	36	36	36
5000	35	35	35
6300	34	34	34
8000	33	33	33

　　表 6 – 10 和表 6 – 12 中列的数值是需要测试的最低听阈级为 0dB，由环境噪声引起的最大误差为 + 2dB。如果允许环境噪声引起的最大误差为 + 5dB，则表中之值可以加 8dB。

　　测听室的建造应当考虑经济适用，使测试人员和受试者都有一个舒适的环境。隔声室不宜过大或过小，过大会造成空间的浪费，而且会增加造价。面积太小会影响操作和使受试者感到不适。对于小型隔声室，室内面积一般应不小于 $1m \times 1m$，高度不小于 2.2m，应有良好的通风和照明设备。

表6-11　不同类型测听耳机的平均声衰减，dB

中心频率，Hz	耳机类型		
	典型压耳式耳机	耳罩式耳机（HDA 200）	插入式耳机（ER-3A）
63	1	16.5	
125	3	14.5	29.3
250	5	16.0	28.5
500	7	22.5	29.8
1000	15	28.5	29.8
2000	16	32.0	34.4
3000	31		39.1
4000	32	45.5	38.9
6000	26		42.0
8000	24	44.0	42.3

表6-12　骨导测听的1/3倍频带最大允许环境声压级，Lmax

1/3 倍频带的中心频率（Hz）	最大允许环境声压级 Lmax（基准：$20\mu Pa$），dB	
	测试纯音频率范围	
	125~8000Hz	250~8000Hz
31.5	55	63
40	47	56
50	41	49
63	35	44
80	30	39
100	25	35
125	20	28
160	17	21
200	15	15
250	13	13
315	11	11
400	9	9
500	8	8
630	8	8
800	7	7

1/3 倍频带的中心频率 （Hz）	最大允许环境声压级 Lmax （基准：20μPa），dB	
	测试纯音频率范围	
	125～8000Hz	250～8000Hz
1000	7	7
1250	7	7
1600	8	8
2000	8	8
2500	6	6
3150	4	4
4000	2	2
5000	4	4
6300	9	9
8000	15	15

5. 声场测听对环境噪声的要求　声场测听是在测试室内用双耳聆听由扬声器发出的测听声信号。其基准听阈声压级比用耳机测听的基准等效阈值声压级低。因此，对声场内环境噪声的要求也应比纯音测听隔声室内的最大允许环境声压级低，声场测听的最大允许环境声压级，见表6-13。

表6-13　声场测听1/3倍频带最大允许环境声压级。Lmax

1/3 倍频带的中心频率 （Hz）	最大允许环境声压级 Lmax （基准：20μPa），dB	
	最低测试音频率	
	125Hz	250Hz
31.5	52	60
40	44	53
50	38	46
63	32	41
80	27	36
100	22	32
125	17	25
160	14	18
200	12	12
250	10	10
315	8	8
400	6	6

续　表

1/3 倍频带的中心频率（Hz）	最大允许环境声压级 Lmax（基准：20μPa），dB	
	最低测试音频率	
	125Hz	250Hz
500	5	5
630	5	5
800	4	4
1000	4	4
1250	4	4
1600	5	5
2000	5	5
2500	3	3
3150	1	1
4000	-1	-1
5000	1	1
6300	6	6
8000	12	12
10 000	14	14
12 500	15	15

　　表 6-13 中列的数据是对所测最低听阈为 0dB，由于环境噪声引起的最大误差为 +2dB。如果因环境噪声引起的最大误差允许为 +5dB，则表 6-13 中的数值，可再增加 8dB。若所测的最低听阈级不是 0dB，则最大允许环境声压级为表 6-13 中的值加上所测的最低听阈声压级值。

　　不是专业实验室或用于耳科正常人听敏度测试的声场，一般不要求所测试的最低听阈一定为 0dB，最大允许误差为 +2dB。因此，可适当放宽对声场最大允许环境噪声的要求。因为声场的面积比纯音测听室大得多，使用面积一般为 7～10m²。这样，在满足使用要求的情况下，可以降低造价，节约经费。声场可以兼作纯音测听。

　　6. 听觉诱发电位测试室的隔声和屏蔽　对于纯音测听和声场测听，只要满足对测听室最大允许环境声压级的要求就可以了，不考虑电磁屏蔽问题。用于听觉诱发电位的测听室或听觉生理研究实验室，除了要有一定的隔声条件，还要解决防止外界电磁波的干扰问题。通常是用紫铜网或铜板沿着房间的六个面和门以及操作室与测听室墙壁的观察窗和仪器连线的孔道，都要连续铺设屏蔽层，或者全部采用钢板屏蔽结构，形成一个全封闭的屏蔽整体。如果测听室附近有强电磁波干扰源，需要根据对周围环境的测试情况进行设计建造。

　　还有一个重要问题，就是诱发电位测试室需要单独埋设地线，接地电阻应小于 1Ω。测试仪器的电源应经过稳压和滤波。

听觉诱发电位所用的测听信号为短持续信号，如果不作骨导测试，测听室的环境噪声，只要满足表 6－10 的要求就可以了。这种隔声条件比较容易实现。

测听室建成后，应由专业人员按国家标准测试隔声室内 31.5～8000Hz 各 1/3 倍频程中心频率的环境噪声声压级，不能单凭 A 计权声压级评定测听室的最大允许环境声压级。对声场，还应通过对参考点声学特性的测试，确定是否满足声场测听条件。必要时，应请环保部门对室内有害气体进行检测。

六、与听力学有关的国家标准

听力学检查是临床诊断、助听器验配、护听器性能评价、职业噪声性听力损失诊断分级、听力伤残等级评定和事故鉴定的重要依据，并具有法律效力。听力检查报告所包括的科学价值、法律和道义上的责任至关重要。

随着听力学的进展，各种测听技术和方法在不断地改进和提高，相应的仪器设备也越来越先进。为使听力检查标准化、规范化并能在国际间进行交流，国际标准化组织（ISO）和国际电工委员会（IEC）制定了一系列与听力学有关的国际标准。我国相继等同（或等效）采用国际标准制定了相应的国家标准。此外，还根据我国国情和军情制定了职业噪声性听力损失的诊断、分级和伤残等级评定标准。

1. 标准化组织机构 与听力学有关的国际标准是由国际标准化组织（ISO）第 43 分委会声学技术委员会和国际电工委员会第 29 分委会电声学技术委员会制定的。ISO 和 IEC 都是世界范围的联合组织，它们之间有着密切的合作关系。

与听力学有关的国家标准的制定，是由全国声学标准化技术委员会（下设基础、噪声和建筑声学等分委会）和全国电声学标准化技术委员会来完成。我国的这两个组织都是 ISO 和 IEC 的成员。他们负责对国际标准的转化和国家相关标准的制定和修订工作。

2. 测听方法标准（表 6－14）

表 6－14 测听方法标准

标准名称	国家标准代号	相应的国际标准
总标题：声学测听方法		
第 1 部分：纯音气导和骨导听阈基本测听法	GB/T 16403—1996	ISO 8253.1
第 2 部分：用纯音及窄带测试信号的声场测听	GB/T 16296—1996	ISO 8253.2
第 3 部分：言语测听	GB/T 17696—1999	ISO 8253.3
纯音气导听阈测定听力保护用	GB 7583—1987	ISO 6189

这 4 项标准规定了纯音气导和骨导测听、声场测听和言语测听的基本方法，以及对测试人员、测试设备、测试环境及测听声信号的具体要求。掌握这些标准，对确保测听结果准确可靠十分重要。

3. 校准测听设备的基准零级（表 6 - 15）

表 6 - 15 校准测听设备的零级标准

标准名称	国家标准代号	相应的国际标准
总标题：声学校准测听设备的基准零级		
第 1 部分：压耳式耳机的纯音基准等效阈声压级	GB/T 4854. 1—2004	ISO 389 - 1
第 2 部分：插入式耳机纯音基准等效阈声压级	GB/T 16402—1996 * *	ISO 389 - 2
第 3 部分：骨振器纯音基准等效阈力级	GB/T 4854. 3—1998	ISO 389 - 3
第 4 部分：窄带掩蔽噪声的基准级	GB/T 4854. 4—1999	ISO 389 - 4
第 5 部分：8 ~ 16kHz 频率范围纯音基准等效阈声压级	GB/T 4854. 5 *	ISO/TR 389 - 5
第 6 部分：短持续测试信号的基准等效阈声压级	GB/T 4854. 6 *	ISO 389 - 6 *
第 7 部分：自由场与扩散场测听的基准听阈	GB/T 4854. 7—1999	ISO 389 - 7
第 8 部分：耳罩式耳机纯音基准等效阈声压级	GB/T 4854. 8 *	ISO 389 - 8

＊ 标准正在制定，尚未发布实施

＊ ＊ 在制定听力零级标准第 2 部分时，尚未形成国家系列标准，其标准号为：GB/T 16402，在对该标准修订时，标准号将改为 GB/T 4854.2

听力零级包括基准等效阈声压级（RETSPL）、基准等效阈力级（RETFL）和声场测听的基准听阈。这是通过大量 18 ~ 25 岁的耳科正常青年男女对每个测试频率听阈的众数值或平均听阈的声压级（dB SPL），即该频率的听力零级（0dB HL）相当于多少dB SPL。其中第 4 部分窄带掩蔽噪声的基准级用于校准听力计的有效掩蔽级（EM），而不是听力零级。

听力零级标准是针对不同类型的换能器（耳机）和与之适配的声学耦合腔（或仿真耳）或机械耦合器（仿真乳突）制定的。也就是说，对不同类型的耳机（如压耳式耳机、插入式耳机、耳罩式耳机、骨振器）和声场测听用的扬声器发出的声信号，都有一个特定的零级标准。听力计检定，就是根据这些标准对各种耳机的听力零级和窄带掩蔽噪声的基准级进行校准。声场测听，则应按自由场与扩散场测听的基准听阈对扬声器发出的声信号进行校准。这些标准的制定可使听阈级的表达在国际上保持一致性和统一性。这些标准是声学计量测试人员必须掌握的。

4. 测听仪器标准（表 6 - 16）

表 6 - 16 测听仪器设备标准

标准名称	国家标准代号	相应的国际标准
总标题：听力计		
第 1 部分：纯音听力计	GB/T 7341. 1—1998	IEC 60645 - 1
第 2 部分：言语测听设备	GB/T 7341. 2—1998	IEC 60645 - 2
第 3 部分：用于测听与神经耳科的短持续听觉测试信号	GB/T 7341. 3—1998	IEC 60645 - 3
第 4 部分：延伸高频测听的设备	GB/T 7341. 4—1998	IEC 60645 - 4
第 5 部分：耳声阻抗/导纳的测量仪器	GB/T 15953—1995	IEC 60645 - 5

根据临床测听和实验研究工作的不同需要，测听设备的配置和功能也不相同。每一种测试设备根据其功能和应用范围，可分为多种型号。每种型号的仪器都必须满足最基本的产品性能标准。这 5 项标准就是针对不同型号的听力计、耳声阻抗/导纳测量仪和听觉诱发电位测试仪等测听设备制定的。使用部门可根据需要选择适用的测试设备。不管是哪个国家的产品都必须符合统一的国际标准要求。测听仪器是被检定/校准的对象，计量测试人员应熟悉这些仪器的性能指标，并能熟练操作。

5. 护听器标准（表 6-17）

表 6-17 护听器标准

标准名称	国家标准代号	相应的国际标准
总标题：声学护听器		
第 1 部分：声衰减测量的主观方法	GB/T 7584.1—2004	ISO 4869-1
第 2 部分：戴护听器时有效的 A 计权声压级估算	GB/T 7584.2—1997	ISO 4869-2
第 3 部分：测量耳罩式护听器插入损失的简易方法 质量检验用	GB 5893.4—1986	ISO/TR 4869-3
第 4 部分：与声级相关的声音复原耳罩有效声压级的测量	GB/T 7584.4 *	ISO/TR 4869-4

*标准正在制定，尚未发布实施

护听器包括耳塞、耳罩和头盔，过去通常是用主观方法测量护听器的声衰减。为了对各种类型护听器的性能做出更实际和客观的评价，除了主观法，还根据不同类型的护听器制定了标准的测试方法。本标准的第 1 和第 2 部分适用于各种类型护听器，第 3 和第 4 部分，只适用于耳罩式护听器。

上述标准大都是最近几年制定和修订的，有些老标准将会陆续被修订，有的已经形成了系列标准，还有些新的标准也将不断制定。计量测试人员掌握和了解与听力学有关的各项标准是很有必要的。

第二节 测听仪器的检定/校准

一、测听仪器的检定规程

测听仪器检定/校准所依据的技术文件是检定规程及其相关的标准。目前我国已制定的测听仪器检定规程有：《纯音听力》《阻抗听力计》《仿真耳》《标准仿真乳突》。有关听觉诱发电位测试仪器的检定规程，要等听力零级标准第 6 部分《短持续测试信号的基准等效阈声压级》发布实施后才能制定。检定规程是检定仪器设备的重要依据，计量检定人员必须牢牢掌握。表 6-18 列出了测听仪器的检定规程和相关标准。

表6-18 测听仪器的检定规程和相关标准

国家检定规程	相关国家	国家相应国际标准代号
JJG 338—2012《纯音听力计》	GB/T 7341.1—1998《听力计第1部分：纯音听力计》	IEC 60645-1：2001
	GB/T 7341.2—1998《听力计第2部分：语言测听设备》	IEC 60645-2：1993
	GB/T 7341.4—1998《听力计第4部分：延伸高频测听的设备》	IEC 60645-4：1994
	GB/T 4854.1—2004《声学校准测听设备的基准零级第1部分：压耳式耳机基准等效阈声压级》	ISO 389-1：1998
	GB/T 16402—1996《声学插入式耳机纯音基准等效阈声压级》	ISO 389-2：1994
	GB/T 4854.3—1998《声学校准测听设备的基准零级第3部分：骨振器纯音基准等效阈力级》	ISO 389-3：1994
	GB/T 4854.4—1999《声学校准测听设备的基准零级第4部分：窄带掩蔽噪声的基准级》	ISO 389-4：1994
	GB/T 4854.5-××××《声学校准测听设备的基准零级第5部分：8~16kHz频率范围纯音基准等效阈声压级》（待制定）	ISO 389-5：1998
	GB/T 4854.7—1999《声学校准测听设备的基准零级第7部分：自由场与扩散场测听的基准听阈》	ISO 389-7：1996
	GB/T 4854.8-××××《声学校准测听设备的基准零级第8部分：耳罩式耳机的纯音基准等效声压级》（待制定）	ISO 389-8：2004
JJG 991—2004《阻抗听力计》	GB/T 15953—1995《耳声阻抗/导纳的测量仪器》	IEC 61027：1991，修订后为 IEC 60645-5
	GB/T 4854.1—2004《声学校准测听设备的基准零级第1部分：压耳式耳机纯音基准等效阈声压级》	ISO 389-1：1998
	GB/T 16402—1996《声学插入式耳机纯音基准等效阈声压级》	ISO 389-2：1994
JJG 389—2003《仿真耳》	GB 7614—98《校准测听耳机用宽频带仿真耳》	IEC 60318-1：1998
	GB 7342—87《测听耳机校准用 IEC 临时参考耦合腔》	IEC 60318-3：1998
	SJ/Z 9144—87《测量助听器耳塞机用 IEC 参考耦合腔》	IEC 60126：1973
	SJ/Z 9150—87《测量耳塞机用阻塞耳道腔模拟器》	IEC 60711：1981
	SJ/T 10659—1995《测量插入式耳机用堵塞型耳模拟器》	
	《电声学人头和耳模拟器第2部分：扩展高频范围听力计耳机校准用临时声耦合腔》（待制定）	IEC 60318-2：1998

续　表

国家检定规程	相关国家	国家相应国际标准代号
JJG 798—1992《标准仿真乳突》	GB/T 15951—1995《骨振器测量用的机械耦合腔》	IEC 60373：1990
JJG ×××—××××《听觉诱发电位测试仪》（待制定）	GB/T 7341.3—1998《听力计第 3 部分：用于测听与神经耳科的短持续听觉测试信号》	IEC 60645 - 3：1994
	GB/T 4845.6—××××《声学校准测听设备的基准零级第 6 部分：短持续声测试信号的基准等效阈声压级》（待制定）	IEC 389 - 6：××××（待制定）

二、纯音听力计的检定

纯音听力计是用于测量纯音听力，尤其适用于测量听阈，为听觉系统疾病诊断提供依据的工作计量器具。听力计可以是固定频率式的，也可以是连续扫描式的。

信号的出现以及结果的记录是由手工操作的叫做手动听力计。信号的出现、听力级的改变、频率的选择或改变，以及受试者反应的记录均自动操作的叫自动记录听力计。测试程序由计算机控制的称为计算机控制听力计。

（一）听力计检定装置

检定装置由计量标准器具（声学腔、耳模拟器，也叫仿真耳、力耦合器，也叫仿真乳突）和配套测量设备（传声器、前置放大器、测量放大器、滤波器、频率计）构成，如图 6 - 20。

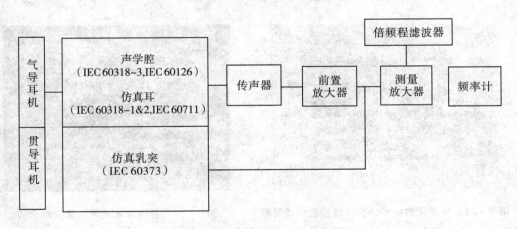

图 6 - 20　听力计检定装置框图

1. 计量标准器具

（1）校准压耳式耳机用的声耦合腔，符合 IEC 60318 - 3 规定（图 6 - 21）。配接 1 英寸（直径 25.4mm）声压型传声器，传声器的不确定度为 ±0.2dB（$k = 2$），用于 Beyer DT 48 带平耳垫和 TDH 39 带 MX/41 AR（或 51）型耳垫耳机的校准。频率范围为

125～8000Hz。耳机与声耦合腔的静耦合力为（4.5±0.5）N（不含耳机自重），使之无漏声。

（2）校准压耳式耳机用的耳模拟器，符合 IEC 60318-1 规定（图6-22）。配接1/2英寸（直径12.7mm）声压型传声器，传声器的不确定度为±0.2dB（$k=2$），用于其他压耳式测听耳机（不包括耳罩式耳机）的校准，频率范围为20～10 000Hz。耳机与耳模拟器的静耦合力为（4.5±0.5）N（不含耳机自重），使之无漏声。

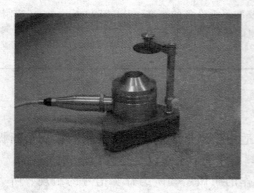
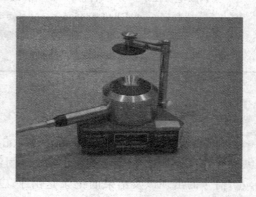

图6-21　校准压耳式耳机用声耦合腔　　　图6-22　校准压耳式耳机用耳模拟器

在耳模拟器上加符合 IEC 60318-2 规定的适配器（图6-23）可用于对耳罩式耳机和高频耳机校准。频率范围为125～16 000Hz。

（3）校准插入式耳机用的声耦合腔，符合 IEC 60126 规定（图6-24）。配接1英寸（直径25.4mm）声压型传声器（U=±0.2dB，$k=2$），频率范围200～5000Hz。插入式（或探管式）耳机的软管直接与2cm³耦合腔连接。

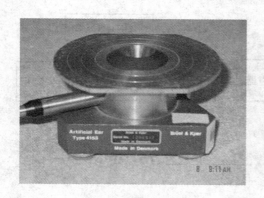
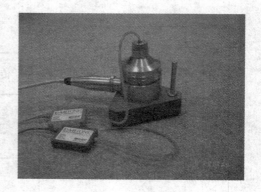

图6-23　校准耳罩式耳机的耳模拟器加适配器　　　图6-24　校准插入式耳机用声耦合腔

（4）校准插入式耳机用的堵耳模拟器，符合 IEC 60711 规定（图6-25）。配接1/2英寸（直径12.7mm）声压型传声器（U=±0.2dB，$k=2$），频率范围为100～16 000Hz。插入式耳机的软管直接与堵耳模拟器连接。

（5）校准骨导耳机（骨振器）用的力耦器（仿真乳突），符合 IEC 60373 规定（图6-26）。频率范围为125～8000Hz。骨导耳机与仿真乳突的耦合力为（5.5±0.5）N。力耦合器的不确定度，250～2000Hz不超过1.0dB，3000Hz和4000Hz不超过2.0dB。

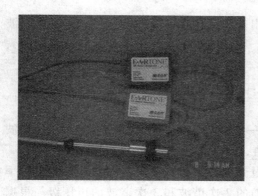

图 6 –25　校准插入式耳机用堵耳模拟器

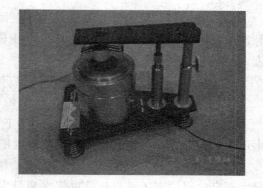

图 6 –26　校准骨导耳机用力耦合器

2. 配套设备

（1）测量放大器在听力计工作频率范围内的频响的均匀度不超过 ±0.2dB，表头指示误差不超过 ±0.2B。

（2）1/3 倍频程滤波器在标称（频带）中心频率范围 100 ~ 20 000Hz，应满足 GB/T 3241 1 级滤波器的要求。

（3）数字频率计最大允差为 0.1%。

（4）失真度测量仪频率范围 20 ~ 20 000Hz，最大允差为 10%。

3. 检定环境条件　听力计的检定应在温度为 15℃ ~ 30℃，相对湿度为 30% ~ 90%，大气压力为 86.0 ~ 106.0kPa 的隔声室内进行。

（二）检定项目和检定方法

1. 外观检查　仔细检查被检仪器是否有机械损伤，各部分工作状态是否正常。如有问题应先进行修理，然后再检定。

2. 进入校准状态　外观检查合格后，进入校准状态。目前国内各单位使用的测听仪器绝大多数是国外进口的，不同厂家的仪器设置的进入校准状态的模式各不相同。主要有下列几种：①通过微调机器内部的可变电位器进行校准；②通过仪器设置的校准开关进入校准程序；③通过仪器面板上的按键进入校准程序；④通过仪器面板上各旋钮位置的设置进入校准。

以上是一些常见听力计进入校准的状态，听力计的种类型号很多，详细情况见第三章，不同型号听力计检定方法。

仪器开启，按规定时间预热后，按照图 6 – 20 的方式与检定装置连接，对规定的项目逐项检定。

3. 各测听频率的最大允差　将听力计气导耳机与声学腔或仿真耳连接。在数字频率计上读得的各频率的实际值与标称值的偏差，对 1 型听力计应不超过 ±1%，2 型听力计不超过 ±2%，3 ~ 5 型听力计不超过 ±3%，扫描听力计不超过 ±5%。

4. 总谐波失真　检定听力计谐波失真可按下列方法：

（1）将听力计的气导耳机与声学腔（或仿真耳）连接，骨导耳机与仿真乳突连接。将听力级置于各测听频率的额定最大值，从失真度仪上读各频率的总谐波失真值。用失真度仪测得总谐波失真可能偏高，如超过允许值，可按（2）、（3）方法计算。

（2）通过带通滤波器在测量放大器上测出基波及各次谐波的电压值，或者将基波和次谐波的声压级按表 6 - 19 换算成电压值，按式（6 - 24）计算各频率的总谐波失真 D：

$$D = \frac{\sqrt{V_2^2 + V_3^2 + V_4^2}}{V} \times 100\% \qquad (6-24)$$

式中：V_2——2 次谐波电压值，mV；V_3——3 次谐波电压值，mV；V_4——4 次谐波电压值，mV；V——总信号（含基波）电压值，mV。

（3）还有一种常用的近似计算方法，通过带通滤波器在测量放大器上测量各频率最大额定输出的声压级，然后再依次测量它们的 2 次谐波和 3 次谐波的声压级。根据各次谐波与基波声压级的差值按表 6 - 20 计算各次谐波失真值。再将各次谐波失真值相加，求出各频率的总谐波失真，结果应满足表 6 - 21 的要求。

表 6 - 19　声压级与电压值的换算

声压级，dB	电压值，μV
0	1
1	1.1
2	1.3
3	1.4
4	1.6
5	1.8
6	2.0
7	2.2
8	2.5
9	2.8
10	3.2
11	3.5
12	4.0
13	4.5
14	5.0
15	5.6
16	6.3
17	7.1
18	7.9
19	8.9
20	10

由表中可知，声压级每增加 20dB，电压值增加 10 倍

表6-20　各次谐波与基频声压级的差值对应的谐波失真百分数

差值	百分数	差值	百分数
1dB	90%	21dB	8.9%
2dB	80%	22dB	7.9%
3dB	71%	23dB	7.0%
4dB	63%	24dB	6.3%
5dB	56%	25dB	5.6%
6dB	50%	26dB	5.0%
7dB	45%	27dB	4.5%
8dB	40%	28dB	4.0%
9dB	36%	29dB	3.6%
10dB	32%	30dB	3.2%
11dB	28%	31dB	2.8%
12dB	25%	32dB	2.5%
13dB	22%	33dB	2.2%
14dB	20%	34dB	2.0%
15dB	18%	35dB	1.8%
16dB	16%	36dB	1.6%
17dB	14%	37dB	1.4%
18dB	12.5%	38dB	1.3%
19dB	11%	39dB	1.1%
20dB	10%	40dB	1.0%

由表中可知，差值增加20dB，谐波失真百分数减小10倍

表6-21　听力计的谐波失真要求

频率（Hz）	气导			骨导		
	125～250	315～400	500～5000	250～400	500～800	1000～5000
听力级（dB）	75	90	110	20	50	60
	或最大输出	或最大输出			或最大输出	或最大输出
总谐波失真（%）	2.5	2.5	2.5	5.5	5.5	5.5

5. 听力级控制器衰减档的允差　将听力计和带通滤波器的中心频率置于1000Hz，听力计听力级置于最高档，以每档10dB逐次衰减，从测量放大器上读出实际衰减量，偏差应不大于±1dB。在接近0dB时，为避免环境噪声的影响，可在低频点测量或采用零级提升法。

6. 气导压耳式耳机的校准　压耳式耳机的基准等效阈声压级（RETSPL），取决于耳机和校准用的声耦合腔或仿真耳的型号。表6-22和表6-23给出了不同型号耳机在

声耦合腔或仿真耳上校准的 RETSPL。

表 6-22　DT 48 和 TDH 39 耳机在符合 IEC 60318-3 规定的声学耦合上校准的 RETSPL

耳机型号	DT48（带平耳垫）	TDH-39 带 MX41/AR 耳垫
频率，Hz	RETSPL（基准声压，20μPa），dB	
125	47.5	45.0
250	28.5	25.5
500	14.5	11.5
750	9.5	7.5
1000	8.0	7.0
1500	7.5	6.5
2000	8.0	9.0
3000	6.0	10.0
4000	5.5	9.5
6000	8.0	15.5
8000	14.5	13.0

表 6-23　其他压耳式耳机在符合 IEC60318-1 规定的仿真耳上校准的 RETSPL

频率，Hz	RETSPL（基准声压，20μPa），dB
125	45.0
250	27.0
500	13.5
750	9.0
1000	7.5
1500	7.5
2000	9.0
3000	11.5
4000	12.0
6000	16.0
8000	15.5

7. 气导插入式耳机的校准　气导插入式耳机的 RETSPL 取决于声耦合腔和堵耳模拟器的类型。表 6-24 给出了校准插入式耳机用符合 IEC 60126 规定的声学耦合腔和符合 IEC 60711 规定的堵耳模拟器校准的 RETSPL。

8. 耳罩式耳机的校准　校准耳罩式耳机是将符合 IEC 60318-1 要求的仿真耳和符合 IEC 60318-2 要求的适配器放到一个能满足耳机耦合力的装置上（图 6-23），按表 6-25 给出的 RETSPL 校准。

表6-24 插入式耳机的 RETSPL（基准声压，20μPa），dB

频率，Hz	标准器	
	声耦合腔（IEC 60126）	堵耳模拟器（IEC 60711）
125	26.0	28.0
250	14.0	17.5
500	5.5	9.5
750	2.0	6.0
1000	0.0	5.0
1500	2.0	9.5
2000	3.0	11.5
3000	3.5	13.0
4000	5.5	15.0
6000	2.0	16.0
8000	0.0	15.5

表6-25 耳罩式耳机 RETSPL（基准声压，20μPa），dB

频率，Hz	HDA 200 耳机
	IEC 60318-1&2
125	30.5
250	18.0
500	11.0
750	6.0
1000	5.5
1500	5.5
2000	4.5
3000	2.5
4000	9.5
6000	17.0
8000	17.5

9. 高频耳机的校准 高频耳机用于 8000~16 000Hz 频率范围的纯音气导测听，目前用于高频测听的耳机有耳罩式耳机和插入式耳机（ER-2），其 RETSPL 与耳机型号和校准用的仿真耳及其适配器或堵耳模拟器的类型有关。表6-26 中给出了高频耳机的 RETSPL。

表 6 -26　高频耳机 RETSPL（基准声压，20μPa），dB

频率，Hz	HDA 200	KOSS HV/1A	ER - 2
	IEC 60318 - 1&2		IEC 60711
8. 0	17. 5	15. 5	18. 5
9. 0	18. 5	19. 5	14
10. 0	22	24	20
11. 2	23	23	28. 5
12. 5	28	25	36
14. 0	36	34. 5	41. 5
16. 0	56	52	55

10. 骨导耳机的校准　校准骨导耳机的基准等效阈力级（RETFL）与所用仿真乳突的力值—电压灵敏度有关，在测量放大器上显示的 dB 值与 RETFL 及仿真乳突的力 - 电灵敏值之间的关系为：

$$D = T_F + S_{FDV} + C_F \tag{6 - 25}$$

式中：D——测量放大器显示的骨导听力零级值，dB；

T_F——基准等效阈力级（基准：1μN），dB；

S_{FDV}——所用的仿真乳突在 1000Hz 时的力值—电压灵敏度（基准：1V/N），dB；

C_F——所用仿真乳突在 1000Hz 以外各测试频率的力值—电压灵敏的修正值，dB。

例如：仿真乳突（B&K 4930 - 1209396 型）1000Hz 的力值—电压灵敏度为 160mV/N，则：

$$S_{FDV} = 20\lg \frac{160mV/N}{1V/N} = 20\lg(160 \times 10^{-3}) = -15.9 \approx -16dB \tag{6 - 26}$$

其他频率的力值—电压灵敏度值（C_F）可由仿真乳突说明书中的力值—电压灵敏度频响曲线查得。测量放大器显示的各频率的骨导零级（D 值）如表 6 - 27 所示。

表 6 -27　骨导听力零级实测值，dB

测试频率，Hz	T_F	S_{FDV}	C_F	D
250	67. 0	- 16	- 1	50. 0
500	58. 0	- 16	- 1	41. 0
1000	42. 5	- 16	0	26. 5
2000	31. 0	- 16	+ 2. 5	17. 5
3000	30. 0	- 16	- 0. 5	13. 5
4000	35. 5	- 16	- 8	11. 5

每个型号的仿真乳突在各频率的力值—电压灵敏度都不会完全一致。因此，使用不同的仿真乳突校准骨导耳机时，测量放大器上显示的实测听力零级值也不相同。需要根据仪器说明书提供的 S_{FDV} 和 C_F 值，按式（6 - 26）计算出测量放大器的示值。

声压级和振动力级的允差：气导耳机在仿真耳或耦合腔中产生的声压级，骨导耳机在仿真乳突上产生的振动力级，减去相应的基准等效阈声压级和基准等效阈力级，与任意听力级键盘档示值的偏差，在 125～4000Hz 应不大于 ±3dB；在 6000Hz 和 8000Hz 应不大于 ±5dB。

11. 窄带掩蔽噪声的基准级　在纯音测听时，为避免非测试耳听到测试音，需要用中心频率与测试音频率相同的窄带噪声在非测试耳加掩蔽。掩蔽噪声由听力计的压耳式耳机或插入式耳机产生，其基准级见表 6-28。将表中各中心频率的基准级与相同频率纯音的基准等效阈声压级相加，即为该中心频率窄带掩蔽噪声的 0dB 的有效掩蔽级（0dB EM）。

掩蔽级的允差：耳机在仿真耳或耦合腔中产生的声压级与在任一掩蔽级键盘档示值的偏差应不超过 -3～+5dB。

表 6-28　窄带掩蔽噪声的基准级（基准声压，20μPa），dB

中心频率，Hz	带宽 1/3 倍频程	带宽 1/2 倍频程
125	4	4
250	4	4
500	4	6
750	5	7
1000	6	7
1500	6	8
2000	6	8
3000	6	7
4000	5	7
6000	5	7
8000	5	6

（三）注意事项

1. 校准气导耳机，应使用声压型传声器；声场校准和选择参考点，应使用声场型传声器，二者不可混用。

2. 每种传声器的灵敏度、k 值和极化电压不同，应正确使用。与测量放大器连接时，应根据传声器的灵敏度选择面板刻度盘的型号。与声级计连接时，应根据传声器的灵敏度确定 k 值。做骨导耳机校准时，因不接传声器，k 值置于 0。

每次测试（或校准）之前，应根据测试项目，仔细检查测试仪器各参数设置是否正确。

3. 在连接和拆卸传声器时，必须关闭仪器电源。每次更换传声器，必须进行校准。

三、语言听力计的校准

用作语言测听的听力计分为 A 类、B 类和 A-E 类、B-E 类四种类型。A 类能提供广泛应用的功能；B类只提供基本功能。采用自由场等效输出校准耳机的A类和B类听力计分别定义为A-E类和B-E类。自由场等效耳机输出级不是强制性的，只作推荐。

1. 校准信号　校准语言听力计的信号为1/3倍频带中心频率为1000Hz的计权无规噪声、言语噪声或频率调制音。调制信号应为重复率在4~20Hz范围内的正弦波或三角波。

（二）语言信号输出级

输出级控制，应只用一种刻度和一个参考点，以5dB或更小的间隔校准，并注明信号输出级是声压级（SPL）还是语言听力级（HL）。对A-E类及B-E类听力计输出级刻度为声压级（基准20μPa）。对于A类和B类听力计输出级刻度为听力级。

2. 语言听力计校准

（1）对A类、B类听力计气导压耳式耳机校准　将耳机按规定的耦合力放到声学耦合腔上，用言语噪声或中心频率为1000Hz的窄带噪声，听力计输出70dB HL，测量放大器读数为（90±2）dB SPL。

（2）对A类、B类听力计骨导耳机校准　将骨导耳机按规定的耦合力放到仿真乳突上，用言语噪声或中心频率为1000Hz的窄带噪声，听力计输出40dB HL，测量放大器读数为（95±5）dB FL。

也就是说，语言听力计单耳提供的、容易识别的测试材料的基准语言识别阈级，气导耳机为20dB SPL，骨导耳机为55dB FL。

（3）对A-E类、B-E类听力计的校准　A-E类和B-E类听力计，耳机的输出应由自由场等效声压级表示。可以运用所使用型号耳机的自由场灵敏度级（G_F）与耦合腔灵敏级（G_C）之间的差值的修正数，见表6-29和表6-30，用声耦合腔或仿真耳进行例行校准。为获得各耳机所产生的等效自由场声压级，将表6-29和表6-30中所给修正数加至所给型式耳机按声耦合腔或仿真耳校准所产生的声压级。

目前尚无1/3倍频宽带噪声基准语言识别阈级的国际标准，可按仪器厂家提供的数据进行校准。

表6-29　4种型式测听耳机采用1/3倍频宽带噪声作为测试信号，用声耦合腔的自由场灵敏度级GF与耦合腔灵敏度级GC间的差值

中心频率 Hz	$G_F - G_C$, dB			
	Beyer DT 48 带平耳垫	Telephonics TDH 39 带MX41/AR或PN51耳垫	Telephonics TDH 49 带MX41/AR或PN51耳垫	Pracitronic DH 80 带平耳垫
125	-16.5	-17.5	-21	-19.5
250	-11	-9.5	-12	-13
500	-5	-0.5	-1	-3.5
1000	-2.5	-0.5	-2	-2.5
2000	-7.5	-6	-7.5	-8
3150	-6.5	-10.5	-9	-8

续　表

中心频率	$G_F - G_C$, dB			
Hz	Beyer DT 48 带平耳垫	Telephonics TDH 39 带 MX41/AR 或 PN51 耳垫	Telephonics TDH 49 带 MX41/AR 或 PN51 耳垫	Pracitronic DH 80 带平耳垫
4000	− 5	− 10.5	− 9.5	− 8.5
6300	− 3.5	− 10.5	− 10.5	− 9
8000	− 2	+ 1.5	− 5	− 2

表 6 − 30　4 种型式测听耳机采用 1/3 倍频宽带噪声作为测试信号，用仿真
耳的自由场灵敏度 GF 与仿真耳灵敏度级 GC 间的差值

中心频率	$G_F - G_C$, dB			
Hz	Beyer DT 48 带平耳垫	Telephonics TDH 39 带 MX41/AR 或 PN51 耳垫	Telephonics TDH 49 带 MX41/AR 或 PN51 耳垫	Pracitronic DH 80 带平耳垫
125	− 14	− 16	− 19	− 17
250	− 11	− 10	− 12	− 14
500	− 5.5	− 1.5	− 2.5	− 5.5
1000	− 3	− 1.5	− 3	− 3
2000	− 10	− 7	− 9	− 11
3150	− 12	− 10.5	− 12.5	− 13
4000	− 10.5	− 11.5	− 13	− 12
6300	− 6.5	− 17	− 12	− 11.5
8000	− 2.5	+ 6.5	− 7.5	− 6

（4）对扬声器的校准　用言语噪声校准，听力计输出 70dB HL，声场参考点位置的声压级为（83 ±2）dB SPL。如果采用 1/3 倍频宽带噪声，可按仪器生产厂家提供的数据校准。

第三节　耳声阻抗/导纳测量仪的检定

耳声阻抗/导纳测量仪，主要是用 226Hz 纯音的探测音，通过对外耳道密封腔内声阻抗/导纳模量的测量，以诊断中耳功能的工作计量器具。

一、耳声阻抗/导纳测量仪检定装置

检定装置由计量标准器具和配套测量设备组成，如图 6 − 27。

（一）计量标准器具

1. 校准探测音用的 $2cm^3$ 耦合腔（应符合 IEC 60318 − 3 规定），频率范围为 125 ~ 8000Hz,配接 1 英寸（直径 25.4mm）的声压型传声器，其不确定度为 ±0.2dB（$k = 2$）。

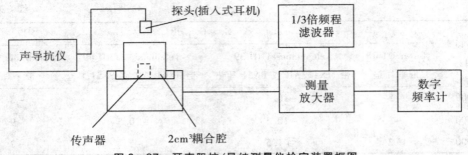

图 6 - 27　耳声阻抗/导纳测量仪检定装置框图

2. 校准声反射刺激信号的压耳式耳机用的声学腔（应符合 IEC 60318 - 3 规定），仿真耳（应符合 IEC 60318 - 1 规定）或插入式耳机用的声学腔（应符合 IEC 60126 规定），堵耳模拟器（应符合 IEC 60711 规定），技术要求与校准听力计的压耳式耳机和插入式耳机相同。

3. 校准等效体积与压力用的校准腔　对 1 型和 2 型仪器至少提供 3 个校准腔，其体积应为 0.5，2.0，5.0cm³。对 3 型仪器至少提供 2 个校准腔，其体积应为 0.5，1.0cm³。若还有另外的体积，应选择 1.0，1.5，2.5，3.0，4.0，4.5cm³。校准腔体积允差应不超过 ±2% 或 0.05cm³。

（二）配套设备

1. 测量放大器、1/3 倍频程滤波器、数字频率计和失真度测量仪的技术要求与听力计检定装置相同。

2. 数字压力计　对测量系统，数字压力计的不确定度应不超过 ±2% 或 ±3daPa。

（三）检定环境条件

耳声阻抗/导纳测量仪的检定，应在温度为 15℃ ~ 30℃，相对湿度为 30% ~ 90%，大气压力为 86.0 ~ 106.0kPa 的隔声室内进行。

二、检定项目和检定方法

（一）外观检查

仔细检查被检仪器是否有机械损伤，各部分功能是否正常，如有问题应先修理，然后再检定。

外观检查合格后，按仪器说明书规定的预热时间和校准程序进入校准状态，对表 6 - 31 中规定的项目进行检定。耳声阻抗/导纳测量仪的种类型号相对较少，最常用的有 GSI 33、Madsen 901、AT 235 和 AZ 26 等型号。各种仪器进入校准及调试方法，详见第五章，不同型号声导抗仪的检定方法。

（二）探测音

按图 6 - 27 所示的检定装置，将探头正向插入 2cm³ 耦合腔内，对探测音信号进行检定。

1. 探测音频率的允差　实测频率与标称频率偏差应不超过 ±3%。

2. 谐波失真　探测音的总谐波失真应小于 5%。

表 6 –31　耳声阻抗/导纳仪的首次检定、后续检定和使用中检验项目一览表

项目	首次、后续检定	使用中检验
探测音	+	+
腔体积测量准确度	+	+
压力范围	+	–
压力准确度	+	–
声反射刺激信号频率	+	–
声反射刺激信号听力级或声压级	+	–
声反射刺激信号谐波失真	+	–
刺激级控制档准确度	+	–
宽带噪声	+	–
外观及标志	+	+

注:" + "是必做项目," – "不做强制规定

谐波失真的测量方法与听力计检定相同。

仪器若提供 226Hz 以外的其他纯音（如 678Hz、1000Hz），频率准确度与谐波失真应满足上述要求。

3. 探测音的声压级　对于 1 型、2 型和 3 型仪器，226Hz 探测音的声压级应为 (85 ± 5)dB。

4. 测量范围　对于 226Hz 的探测音，用等效空气体积表示的最小范围，对测量平面鼓室图为 $0.2 \sim 5cm^3$；外耳道补偿鼓室图，对 1 型、2 型为 $0 \sim 2cm^3$，3 型为 $0 \sim 1.2cm^3$。

5. 测量允差　声阻抗/导纳指示值与实际值之差，应不超过等效体积的 $\pm 5\%$ 或 $\pm 0.1cm^3$；或者 $\pm 10^{-9}cm^3 /$（Pa·s）。

（三）压力系统

将耳声阻抗/导纳测量仪的探头与数字压力计相连，再将仪器设置到压力校准状态，对压力系统进行检定。

1. 压力范围　对于 1 型、2 型仪器相对压力范围应至少为 +200 ~ 600daPa；对于 3 型仪器，由制造厂规定压力范围，但不应超过 2 中规定的最大限值。

2. 最大极限　当用 $0.5cm^3$ 腔测量时，相对压力极限值为 – 800daPa 与 + 600daPa，该极限值适用于所有型别的仪器。

3. 相对压力指示器的允差　对于 1 型和 2 型仪器，在 $0.5 \sim 5cm^3$ 腔中产生的实际相对压力与所指示的相对压力的偏差应不超过 $\pm 10daPa$ 或 $\pm 10\%$。

对于 3 型仪器，在 $0.5 \sim 2cm^3$ 腔中产生的实际相对压力与所指示的相对压力的偏差应不超过 $\pm 10daPa$ 或 $\pm 15\%$。

（四）声反射刺激系统

声反射刺激是由对侧压耳式（或插入式）耳机，或同侧探管式耳机产生的纯音信号。

对压耳式耳机或插入式耳机的检定与听力计检定方法相同；对探管式耳机的检定与探测音的检定方法相同。

1. 纯音信号频率及允差 对 1 型仪器，至少应提供 500，1000，2000，4000Hz 的对侧与同侧的声反射刺激信号；对 2 型仪器，至少应提供 500，1000，2000Hz 的对侧或同侧声反射刺激信号。频率的最大允差为 ±3%。

2. 纯音信号的谐波失真 谐波失真的检定方法与听力计检定相同。

表 6-32 给出各频率、刺激档所对应的最大总谐波失真。对于更高的刺激档，压耳式耳机的总谐波失真应不超过 5%；插入式或探管式耳机应不超过 10%。

表 6-32　纯音谐波失真

刺激	压耳式耳机		插入式耳机		
频率，Hz	250	500 ~ 4000	500	1000 ~ 3000	4000
刺激级					
听力级，dB	90	110	85	100	75
声压级，dB	—	—	95	100	75
最大总谐波失真，%	3	3	5	5	5

3. 声反射刺激级 声反射刺激，对压耳式耳机，应以听力级（dB HL）表示，对插入式或探管式耳机，应以听力级（dB HL）或声压级（dB SPL）表示。对听力级和声压级的检定，与听力计检定方法相同。

对于 1 型和 2 型仪器，刺激控制至少包括表 6-33 所列的范围。

表 6-33　不同刺激的最小听力级范围或声压级范围，dB

刺激级	250Hz	500 ~ 2000Hz	4000Hz	6000Hz	噪声
压耳式耳机的听力级范围 *	50 ~ 90	50 ~ 120	50 ~ 120	50 ~ 100	50 ~ 115
插入式或探管式耳机的听力级范围	—	50 ~ 100	50 ~ 80		
插入式或探管式耳机的声压级范围		60 ~ 110	60 ~ 90		50 ~ 100

* 在噪声情况下，也可按声压级规定

4. 声反射刺激级的允差 由换能器产生的声压级，对压耳式耳机，在频率范围 250 ~ 4000Hz 的任何频率、任何刺激级，与标称值的偏差应不超过 ±3dB，在 6000Hz 及噪声刺激应不超过 ±5dB；对插入式或探管式耳机，在频率范围 500 ~ 2000Hz 应不超过 ±5dB，在 4000Hz 应不超过 +5/ -10dB。

5. 宽带噪声 仪器若提供宽带噪声，对压耳式耳机，频谱级在 250 ~ 4000Hz 频率范围，相对于 1000Hz 输出级应均匀在 ±5dB 以内；对插入式或探管式耳机，应均匀在 ±10dB 以内。

6. 声反射刺激级控制衰减档的允差 刺激级控制衰减档的检定方法及允差，与听力计检定相同。

第四节 声场校准

声场测听是指在测试室内双耳聆听由一只或多只扬声器发出的测听信号。声场的声学特性取决于参考点的位置、测听信号的选择、扬声器的数量及摆放位置、声场环境条件等。

一、声场的声学特性

（一）参考点的选择

参考点是指受试者在声场受试的位置，两耳道口连接直线的中点。参考点一般选在声场的中央部分，对不同类型的声场，参考点的声学特性不同，必须经过测试来确定。参考点确定后应加以明显标记。

（二）声场特性

1. 自由场应满足的条件　当受试者及其坐椅不在时，在参考点上、下和左、右各0.15m处的声压级与在参考点值的偏差，在4000Hz和4000Hz以下各频率不超过±1dB，4000Hz以上各频率不超过±2dB；左、右两位置声压级差值，对任意频率不得超过3dB；在参考轴上，参考点前、后各0.15m处声压级的差值，与声压距离反比定律理论值的偏差，对任意频率不得超过±1dB。

2. 准自由场应满足的条件　当受试者及其坐椅不在时，在参考点上、下和左、右各0.15m处的声压级与参考点的值的偏差，对任意频率不得超过±2dB；在参考轴上，参考点前、后各0.10m处声压级的差值，与声压距离反比定律理论值的偏差，对任意频率不得超过±1dB。

3. 扩散场应满足的条件　当受试者及其坐椅不在时，用全向性传声器在参考点上、下；左、右；前、后各0.15m处的声压级与参考点声压级的偏差，对任意频率不得超过±2.5dB；左、右两位置声压级差值，对任意频率不得超过3dB。在各测试位置，传声器的方位应保持一致。

二、扬声器的位置和测试信号的选择

（一）扬声器的位置

扬声器与参考点的距离至少1m，扬声器的中心点应与受试者坐姿耳部同高，可以是0°入射，即扬声器位于受试者的正前方，参考轴直穿参考点；也可以采用45°或90°入射，如图6-28。

（二）测听信号

声场测听用的测试信号有纯音、调频音、窄带噪声和语言信号。只有满足自由场条件才能用纯音，否则，应采用

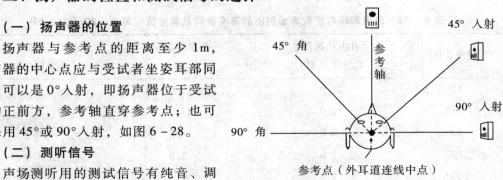

图6-28 扬声器对于参考点的位置

窄带噪声和调频声。

1. 纯音 当用固定频率的测试音时，频率的选用应于纯音听力计的测听频率一致。

2. 调频音（FM） 调频音的载频应选取纯音听力计的测听频率，调制信号应为正弦波或三角波，重复率为 4 ~ 20Hz。

3. 窄带噪声 窄带噪声的中心频率及带宽应符合纯音听力计窄带掩蔽噪声的规定。

4. 语言信号 语言信号应符合语言测听的规定。

三、测听设备校准

声场测听的测试信号是由扬声器发出，与听力计的校准有所不同。

（一）校准仪器和方法

声场校准用的仪器是采用符合 IEC 61672 - 1 规定的 1 级声级计和 1/3 倍频程滤波器，连接 1/2 英寸（直径 12.7mm）声场型电容传声器，测试前应由声级校准进行校准。然后，将传声器放在声场参考点，与坐姿耳部位置同高。对测听设备发出的信号进行校准。

（二）校准项目

1. 测听信号频率的允差 对纯音信号，实测频率与标称频率的偏差应在 ±2% 以内；对调频音，戴频与标称频率的偏差应在 ±3% 以内。

2. 衰减档的允差 在整个有用的范围，任何两信号级档的偏差应不超过 ±1dB。

3. 谐波失真 若用纯音作为测试信号，在声场参考点作声学测试，125Hz 的总谐波失真应不超过 5%；其他频率的总谐波失真应不超过 3%。

4. 掩蔽噪声级 窄带掩蔽噪声有效掩蔽级的校准与纯音听力计的校准相同。

5. 基准听阈校准 声场测听设备测试信号的输出级，必须用听力级或声压级表示刻度。由于自由场测听是用正入射的纯音，扩散声场测听是用 1/3 倍频程的窄带噪声。因此，在自由场与扩散场测听的基准听阈声压级不相同，表 6 - 34 给出了自由场和扩散场的基准听阈及二者的差值，对测听设备的基准听阈可按表 6 - 34 中的数据进行校准。表中的数据也适用于调频音，对于其他测试信号与声场类型的组合，目前尚无标准数据。

表 6 - 34 自由声场与扩散声场测听的基准听阈及其差值（基准，20μPa），dB

频率，Hz	自由场测听 T_f（正入射）	扩散场测听 T_d	差值 $L = T_f - T_d$
125	22.0	22.0	0
250	11.0	11.0	0
500	4.0	3.5	0.5
750	1.0	1.0	1.0
1000	2.0	0.5	1.5
1500	0.5	- 1.0	1.5

频率，Hz	自由场测听 T_f（正入射）	扩散场测听 T_d	差值 $L = T_f - T_d$
2000	-1.5	-1.5	0
3000	-6.0	-4.0	-2.0
4000	-6.5	-5.0	-1.5
6000	2.5	-0.5	3.0
8000	11.5	5.5	6.0
9000	13.5	8.0	5.5
10 000	13.5	9.5	4.0
11 200	12.0	10.5	1.5
12 500	11.0	13.0	-2.0
14 000	16.0	21.0	-5.0
16 000	43.5	47.0	-3.5

对自由场，如果声信号不是0°角入射，而是采用45°或90°角入射，基准听阈值应按表6-35进行修正。

表6-35　45°及90°入射角对靠近扬声器侧耳应增加的声压级

测试频率 Hz	对声入射角的修正值，dB	
	45°	90°
125	0.5	1
250	1	2
500	3	4.5
1000	4	5.5
1500	3.5	5
2000	3	2
3000	5	2.5
4000	4	-0.5
6000	7.5	9.5
8000	5.5	8.5
10 000	4.5	6
12 500	1.5	8

若测试室的声学特性发生变化，如改变测试装置，或测试室内任何仪器设备的位置改变，或环境噪声的变化等，都必须对参考点的声学特性进行测试并对基准听阈进行校准。

附 A：测量不确定度的评定

对测听设备进行检定/校准或对某个被测量进行测量，在报告测量结果时，都应给出和说明测量结果的不确定度。

一、测量不确定度的来源

测听仪器的检定/校准是采用直接测量法，不确定度来源主要包括：标准计量器具（声学耦合腔、仿真耳、仿真乳突等）的不确定度、配套测量设备（测量放大器、带通滤波器）的不确定度和测量重复性的标准偏差等。

二、标准不确定度的评定及表示

标准不确定度分为 A 类标准不确定度、B 类标准不确定度、合成标准不确定度和扩展不确定度。

1. A 类标准不确定度　A 类标准不确定度是一组重复测量数据的标准偏差。最常用的计算实验标准偏差的方法是贝塞尔法：

$$S(x) = \sqrt{\frac{1}{n-1}\sum_{i=1}^{n}(x_i - \bar{x})} \qquad (A-1)$$

式中：$S(x)$——实验标准偏差；

　　　　n——独立重复测量次数；

　　　　x_i——第 i 次测量值（i = 1，2，…，n）；

　　　　$\bar{x}$——n 次测量的算数平均值。

用单次测量值作为测量结果时，通常可用重复条件下实验得到的重复性 $S(x)$ 来确定 A 类标准不确定度，即 $u_A = S(x)$。

若用算术平均值作为测量结果时，测量结果的 A 类标准不确定度分量为：

$$u_A = S(\bar{x}) = \frac{S(x)}{\sqrt{n}} \qquad (A-2)$$

2. B 类标准不确定度　标准不确定度分量的 B 类评定，是借助于一切可以利用的有关信息进行科学判断，得到估计的标准偏差。B 类标准不确定度可由下式计算得到：

$$u_B = \frac{a}{k} \qquad (A-3)$$

式中：a——被测量可能值区间的半宽度；

　　　　k——置信因子。

（1）区间半宽度 a 值可根据下列有关信息确定　①制造厂的技术说明书；②校准证书、检定证书、测试报告或其他提供数据的文件；③引用的手册；④以前测量的数据；⑤经验或有关测量器具性能或特性的知识等。

（2）置信因子 k 的确定　①已知扩展不确定度是合成不确定度的若干倍时，则该倍数（包含因子）即为 k 值；②假设为正态分布时，根据要求的置信水平 ρ 查表 A.1 得

到 k 值；③假设为非正态分布时，概率分布查表 A. 2 得到 k 值（附表1，附表2）。

附表 1　正态分布的置信因子 k 与概率ρ的关系

P	0.90	0.95	0.99	0.9973
k	1.64	1.96	2.58	3.0

附表 2　几种概率的置信因子 k 值

概率分布	均匀	反正弦	三角	梯形
k（p = 1.00）	$\sqrt{3}$	$\sqrt{2}$	$\sqrt{6}$	$\sqrt{6}/(+\beta^2)$

注：β为梯形上底半宽度与下底半宽度之比，$0 < \beta < 1$

（3）概率分布的假设　①如果证书或报告给出的不确定度不是标准偏差的倍数，而是将不确定度定义为具有某一置信水平的一个区间，如给出 $U_{0.90}$、$U_{0.95}$、$U_{0.99}$。此时，可按正态分布来评定 B 类标准不确定度。②在某些情况下，只能估计被测量可能值区间的上限和下限，测量值落在该区间外的概率为零。若落在该区间内任何值的可能性相同，则可假设为均匀分布。对被测量的可能值落在可能值区间内的情况缺乏具体了解时，一般假设为均匀分布。测量仪器分辨力或最大允许误差导致的不确定，均按均匀分布考虑。③若测量值落在可能值区间中心的可能性最大，则假设为三角分布。若落在该区间中心的可能性最小，而落在上限和下限处的可能性最大，则假设为反正弦分布。

三、合成标准不确定度的计算

合成标准不确定度，是由 A 类和 B 类标准不确定度分量合成得到的。如果被测量 X 由测量设备直接测得，对测量结果有明显影响的标准不确定度分量有 N 个，但各个分量独立，互不相关，则合成标准不确定度可按下式计算：

$$u_c = \sqrt{\sum_{i=1}^{n} u_i^2} \qquad (A-4)$$

式中：u_i——第 i 个标准不确定度分量；

　　　　N——标准不确定度分量的数量。

　　　A. 4　扩散不确定度的确定

扩散不确定度由合成不确定度乘以包含因子得到：

$$U = ku_c \qquad (A-5)$$

包含因子 k 的值是根据 $U = ku_c$ 所确定的区间 $y \pm U$ 需具有的置信水平来选取的，k 的典型值在 2～3 范围内。当接近正态分布时，$U = 2u_c$（即 $k = 2$）所确定的区间的置信水平约为 95%；$U = 3u_c$（即 $k = 3$）所确定的区间的置信水平约为 99%。欧美等国家规定：一般情况下取 $k = 2$，在未注明 k 值时，是指 $k = 2$；在工程测量中，一般取 $k = 2$。

四、测量不确定度举例

对纯音听力计气导 1000Hz 基准等效阈声压级测量不确定度的评定。

1. **不确定度的来源**　采用直接测量法，不确定度主要来自于重复测量的标准偏差、计量标准器具（声耦合腔或仿真耳）的不确定和配套测量设备（测量放大器及带通滤波器）的不确定度。

2. **A 类标准不确定度**　纯音听力计气导压耳式耳机，在符合 IEC 60318 - 1 的仿真耳上，对 1000Hz 的基准等效阈声压级（RETSPL）进行 6 次重复性测量，结果见附表 3。

附表 3　基准等效阈声压级测量数据

测量次数（n）	RETSPL（dB）	$x_i - \bar{x}$（dB）	$(x_i - \bar{x})^2$（dB）
1	7.6	0.1	0.01
2	7.5	0.0	0.0
3	7.4	−0.1	0.01
4	7.5	0.0	0.00
5	7.4	−0.1	0.01
6	7.6	0.1	0.01
$\bar{x}$	7.5		

重复测量的标准偏差为：

$$S(x) = \sqrt{\frac{1}{n-1}\sum_{i=1}^{n}(x_i - \bar{x})^2} = \sqrt{\frac{1}{5}(0.01 + 0.00 + 0.01 + 0.00 + 0.01 + 0.01)} = 0.09\text{dB}$$

$$u_a = S(x) = 0.09\text{dB}$$

3. **B 类标准不确定度**

（1）标准仿真耳的不确定度为 1dB，已知包含因子 $k = 3$，$u_{B1} = U/k = 1.0/3 = 0.33\text{dB}$

（2）由仪器说明书中查得测量放大器的准确度为 ±0.2dB，按均匀分布考虑，$k = \sqrt{3}$。

$$u_{B2} = U/k = 0.2/\sqrt{3} = 0.12\text{dB};$$

（3）1/3 倍频程滤波器的相对衰减为 ±0.2dB，按均匀分布考虑，$k = \sqrt{3}$。

$$u_{B3} = U/k = 0.2/\sqrt{3} = 0.12\text{dB};$$

4. **合成标准不确定度**　以上各不确定度分量独立，互不相关。则合成标准不确定度为：

$$u_c = \sqrt{u_A^2 + u_{B1}^2 + u_{B2}^2 + u_{B3}^2} = \sqrt{0.09^2 + 0.33^2 + 0.12^2 + 0.12^2} = 0.38\text{dB}$$

5. **扩展不确定度**　取包含因子 $k = 2$，则扩展不确定度为：

$$U = 2u_c = 0.38 \times 2 = 0.76\text{dB}$$

附 B：单位名称（中文）

单位名称（英文）
检定证书（CERTIFICATE OF VERIFICATION）

证书编号 Cer. No.　　　　　　　　　　　　第 1 页，共 5 页

page　　of

委托方 Customer			地址 Addr.		
被测设备名称 D.U.T	听力计		接收日期 Rev. Date		
型号/规格 Type		制造商 Manu.		编号 No.	
检定日期 Ver. Date		下次检定日期 Next Ver. Date			
测量标准名称 STD.　Name	型号/规格 Type	制造商 Manufacturer	编号 No.	证书号 Cer. No.	
检定依据文件 Ver. References	JJG 388—2001				
温度 Temp.		相对湿度 R.H		气压	

检定结论 Conclusion：

检定人：核验人：签发人：

Verified by　　　　　　Checked by　　　　　　Issued by

实验室检定专用章：

证书仅对样品有效　　　　　　　　　　Lab. Stamp

证书未经本站批准，不准部分复印。

The certificates must not be partially duplicated without permission from the laboratory at which the Verification has been conducted

---

本站地址：　　　　　　　　　Address：No.

传真：邮编：　　　Fax：　　　Zip：

联系电话：　　　　　　　Tel：

一、频率（Hz）

标称值	125	250	500	750	1000	1500
实测值						
标称值	2000	3000	4000	6000	8000	10 000
实测值						

注：频率的不确定度应 <3%.

二、听力级（衰减档 dB）

通道 1

位置	110 ~ 100	100 ~ 90	90 ~ 80	80 ~ 70	70 ~ 60	60 ~ 50
实测值						
位置	50 ~ 40	40 ~ 30	30 ~ 20	20 ~ 10	10 ~ 0	0 ~ −10
实测值						

通道 2：

位置	110 ~ 100	100 ~ 90	90 ~ 80	80 ~ 70	70 ~ 60	60 ~ 50
实测值						
位置	50 ~ 40	40 ~ 30	30 ~ 20	20 ~ 10	10 ~ 0	0 ~ −10
实测值						

三、压耳式耳机听力零级（dB：参考 20μPa）

耳机型号：　　　　　　　　　仿真耳：

通道 1

频率（Hz）		125	250	500	750	1000	1500
实测值	左						
	右						
频率（Hz）		2000	3000	4000	6000	8000	10 000
实测值	左						
	右						

证书编号 Cer. No.　　　　　　　　　　　　第 3 页，共 5 页

频率（Hz）		125	250	500	750	1000	1500
实测值	左						
	右						
频率（Hz）		2000	3000	4000	6000	8000	10 000
实测值	左						
	右						

注：压耳式耳机基准等效阈声压级（dB：参考 20μPa）

频率（Hz）	125	250	500	750	1000	1500
标准值						
频率（Hz）	2000	3000	4000	6000	8000	10 000
标准值						

四、骨导耳机听力零级（dB：参考 1μN）

耳机型号：　　　　　　　　仿真乳突：

频率（Hz）	250	500	750	1000	1500
实测值					
频率（Hz）	2000	3000	4000	6000	8000
实测值					

注：骨导耳机基准等效阈力级（dB：参考 1μN）

频率（Hz）	250	500	750	1000	1500
标准值	67.0	58.0	—	42.5	—
频率（Hz）	2000	3000	4000	6000	8000
标准值	31.0	30.0	35.5	—	—

五、谐波失真

频率（Hz）	125	250	500	750	1000	1500
失真（%）						
	2000	3000	4000	6000	8000	10 000
失真（%）						

六、窄带噪声有效掩蔽级（dB：参考 20μPa）

频率（Hz）	125	250	500	750	1000	1500
实测值						
频率（Hz）	2000	3000	4000	6000	8000	10 000
实测值						

注：窄带掩蔽噪声基准级（1/3 倍频程）

频率（Hz）	125	250	500	750	1000	1500
标准值						
频率（Hz）	2000	3000	4000	6000	8000	10 000
标准值						

七、插入式耳机听力零级（dB：参考 20μPa）

耳机型号：　　　　　　仿真耳：

频率（Hz）		125	250	500	750	1000	1500
实测值	左						
	右						
频率（Hz）		2000	3000	4000	6000	8000	10 000
实测值	左						
	右						

注：插入式耳机基准等效阈声压级（dB：参考 20μPa）

频率（Hz）	125	250	500	750	1000	1500
标准值						
频率（Hz）	2000	3000	4000	6000	8000	10 000
标准值						

八、高频耳机听力零级（dB：参考 20μPa）：

耳机型号：

频率（kHz）		8	9	10	11.2	12.5	14	16	18	20
实测值	左	–	–	–	–	–	–	–	–	–
	右	–	–	–	–	–	–	–	–	–

注：高频耳机基准等效阈声压级（dB：参考 20μPa）

频率（kHz）	8	9	10	11.2	12.5	14	16	–	–
标准值	17.5	18.5	22.0	23.0	28.0	38.0	56.0	–	–

不确定度说明：听力计检定装置（仿真耳、测量放大器或声级计）不确定度为：$U =$　dB（$k = 2$）

　　（仿真乳突、测量放大器或声级计）不确定度为：$U =$　dB（$k = 2$）

　　注：下次送检时请带此证书

附 C：听力计检定记录

一、外观检查

送检单位			
制造厂		规格型号	
出厂编号		检定结果	
检定员		证书编号	
核验员		检定日期	

二、频率准确度（Hz）

标准值	125	250	500	1k	2k	3k	4k	6k	8k	10k
实测值										

三、听力级（衰减档）准确度（dB）

通道 1

位置	110～100	100～90	90～80	80～70	70～60	60～50
实测值						
位置	50～40	40～30	30～20	20～10	10～0	0～-10
实测值						

通道 2：

位置	110～100	100～90	90～80	80～70	70～60	60～50
实测值						
位置	50～40	40～30	30～20	20～10	10～0	0～-10
实测值						

四、气导听力零级（dB：参考 20μPa）

耳机型号_____仿真耳_____

频率（Hz）	125	250	500	1k	2k	3k	4k	6k	8k
IEC 60318 – 1	45	27	13.5	7.5	9	11.5	12	16	15.5
IEC 60318 – 3	45	25.5	11.5	7	9	10	9.5	15.5	13
实测值 左									
右									

五、骨导听力零级（dB：参考 1μN）

耳机型号_____仿真乳突_____

频率（Hz）	250	500	1k	2k	3k	4k
标准值	67	58	42.5	31	30	35.5
实测值						

六、窄带噪声有效掩蔽级（dB：参考 20μPa）

频率（Hz）	125	250	500	1k	2k	3k	4k	6k	8k
IEC 60318 – 1	49	31	17.5	13.5	15	17.5	17	21	20.5
IEC 60318 – 3	49	29.5	15.5	13	15	16	14.5	20.5	18
实测值 左									
右									

七、谐波失真（%）

频率（Hz）	125	250	500	1k	2k	3k	4k	6k	8k
基频									
二次谐波									
三次谐波									
失真									

八、插入式耳机听力零级（dB：参考 20μPa）

耳机型号_____　仿真耳_____

频率（Hz）	125	250	500	1k	2k	3k	4k	6k	8k
IEC 60126	26	14	5.5	0	3	3.5	5.5	2	0
IEC 60711	28	17.5	9.5	5.5	11.5	13	15	16	15.5
实测值 左									
右									

九、高频耳机听力零级（dB：参考 20μPa）

耳机型号_____　仿真耳_____

频率（kHz）	8.0	9.0	10.0	11.2	12.5	14.0	16.0
标准值	17.5	18.5	22.0	23.0	28.0	38.0	56.0
实测值 左							
右							

检定时温度℃；相对湿度　　　%；气压　　　kPa

附 D：单位名称（中文）

单位名称（英文）
检定证书（CERTIFICATE OF VERIFICATION）

证书编号 Cer. No.　　　　　　　　　第 1 页，共 3 页

page　of

委托方 Customer		地址 Addr.		
被测设备名称 D.U.T	声导抗	接收日期 Rev. Date		
型号/规格 Type		制造商 Manu.		编号 No.
检定日期 Ver. Date		下次检定日期 Next Ver. Date		
测量标准名称 STD. Name	型号/规格 Type	制造商 Manufacturer	编号 No.	证书号 Cer. No.

检定依据文件 Ver. References	JJG 991—2004			
温度 Temp.		相对湿度 R. H		气压

检定结论 Conclusion：

检定人：核验人：签发人：

Verified by   Checked by   Issued by

实验室检定专用章：

证书仅对样品有效   Lab. Stamp

证书未经本站批准，不准部分复印。

The certificates must not be partially duplicated without permission from the laboratory at which the Verification has been conducted

---

本站地址：   Address：No.

传真：邮编：   Fax：   Zip：

联系电话：   Tel：

证书编号 Cer. No.   第 2 页共 3 页

一、探测音频率（Hz）

标称值	226	678	1000
实测值			

二、探测音声压级（SPL）

标称值	226	678	1000
实测值			

三、听力级（衰减档）

位置	110 ~ 100	100 ~ 90	90 ~ 80	80 ~ 70	70 ~ 60	60 ~ 50	50 ~ 40	40 ~ 30
实测值								

四、刺激声频率（Hz）

标称值	250	500	1000	2000	3000	4000	6000	8000
实测值								

五、同侧刺激声强度

频率（Hz）	250	500	1000	2000	3000	4000	6000	8000
标称值								
实测值								

六、对侧刺激声强度

频率（Hz）	250	500	1000	2000	3000	4000	6000	8000
标称值								
实测值								

七、总谐波失真

频率（Hz）	250	500	1000	2000	3000	4000	6000	8000
失真（%）								

八、压力示值（daPa）

标称值	-800	-600	-400	-200	+200	+400	+600
实测值							

不确定度说明：听力计检定装置（仿真耳、测量放大器或声级计）不确定度为：$U = $ dB（$k = 2$）

（仿真乳突、测量放大器或声级计）不确定度为：$U = $ dB（$k = 2$）

注：下次送检时请带此证书

【综合练习题】

1. 简述声阻抗/导纳的定义。

2. 简述临床听力学常用的听力诊断仪器设备。

3. 简述纯音听力计检定时的注意事项。

4. 画出耳声阻抗/导纳测量仪计量检定的装置框图。

5. 简述测听设备声场校准的项目。

【参考文献】

[1] 杜功焕，等．声学基础（上册）．上海：上海科学技术出版社，1981

[2] 马大猷，等．声学手册．北京：科学出版社，1983

[3] 章句才．工业噪声测量指南．2 版．北京：中国计量出版社，1989

[4] 中华人民共和国国家标准．声学名词术语．GB/T 3947—1996

[5] 姜泗长，等．临床听力学．北京：北京医科大学、中国协和医科大学联合出版社，1999

[6] 梁之安．脑科学丛书——听觉感受和辨别的神经机制．上海：上海科技教育出版社，1999

[7] 中华人民共和国国家标准．GB/T 7341.1—1998《听力计第 1 部分：纯音听力计》

[8] 中华人民共和国国家标准．GB/T 7341.2—1998《听力计第 2 部分：语言测听设备》

[9] 中华人民共和国国家标准．GB/T 7341.3—1998《听力计第 3 部分：用于测听与神经耳科的短持续听觉测试信号》

[10] 中华人民共和国国家标准．GB/T 7341.4—1998《听力计第 4 部分：延伸高频测听的设备》

[11] 中华人民共和国国家标准．GB/T 15953—1995《耳声阻抗/导纳的测量仪器》

[12] 中华人民共和国国家标准．GB/T 4854.1—2004《声学校准测听设备的基准零级第 1 部分：压耳式耳机纯音基准等效阈声压级》

[13] 中华人民共和国国家标准．GB/T 16402—1996《声学插入式耳机纯音基准等效阈声压级》

[14] 中华人民共和国国家标准．GB/T 4854.3—1998《校准测听设备的基准零级第 3 部分：骨振器纯音基准等效阈力级》

[15] 中华人民共和国国家标准．GB/T 4854.4—1999《声学校准测听设备的基准零级第 4 部分：窄带掩蔽噪声的基准级》

[16] 中华人民共和国国家标准．GB/T 4854.7—1999《声学校准测听设备的基准零级第 7 部分：自由场和扩散场测听的基准听阈》

[17] 国际标准．ISO/TR 389 - 5：1998《声学校准测听设备的基准零级第 5 部分：8～16kHz 频率范围纯音基准等效阈声压级》

[18] 国际标准．ISO/FDIS 389 - 8：2004.《声学校准测听设备的基准零级第 8 部分：耳罩式耳机纯音基准等效阈声压级》

[19] 中华人民共和国国家计量检定规程．JJG 388—2012《纯音听力计》

[20] 中华人民共和国国家计量检定规程．JJG ×××—2004《耳声阻抗听力计》

综合练习题答案

1. 答：声阻抗是在波阵面的一定面积上的声压与通过这个面积的体积速度的复数比值。它是媒质对声波能量传递的阻尼和抵抗作用。声阻抗的实数部分叫声阻，虚数部分叫抗，单位为帕［斯卡］秒每立方米，$Pa \cdot s/m^3$。声阻抗的倒数叫声导纳。它也是一个复数，其实数部分为声导，虚数部分为声呐。它们的单位都是立方米每帕［斯卡］秒，$m^3/(Pa \cdot s)$。

2. 答：临床听力学常用的听力诊断仪器设备包括：纯音听力计、言语测听设备、耳声阻抗/导纳测量仪、听觉诱发电位和耳声发射测试仪器等。

3. 答：①校准气导耳机，应使用声压型传声器；声场校准和选择参考点，应使用声场型传声器，二者不可混用。②每种传声器的灵敏度、k 值和极化电压不同，应正确使用。与测量放大器连接时，应根据传声器的灵敏度选择面板刻度盘的型号。与声级计连接时，应根据传声器的灵敏度确定 k 值。

作骨导耳机校准时，因不接传声器，k 值置于 0。每次测试（或校准）之前，应根据测试项目，仔细检查测试仪器各参数设置是否正确。③在连接和拆卸传声器时，必须关闭仪器电源。每次更换传声器，必须进行校准。

4. 答：耳声阻抗/导纳测量仪计量检定的示意框图如下图所示：

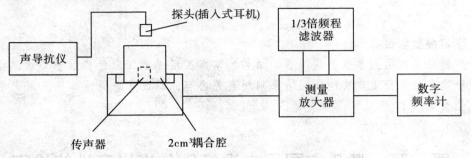

5. 答：①测听信号频率的允差；②衰减档的允差；③谐波失真；④掩蔽噪声级；⑤基准听阈校准。

第七章 医用光学计量

学习提要与目标

理解常见医用光学仪器的原理、结构，掌握医用光学仪器计量性能要求、检定设备、检定条件、检定方法和检定结果判断有关内容，通过实际操作掌握医用光学仪器的计量检定。

第一节 紫外、可见、近红外分光光度计的检定

紫外可见近红外分光光度计都是用来测量有色溶液含量的仪器。它们具有结构简单、使用方便、灵敏度较高、价格低廉等特性。在物理学、化学、医学、食品工业、制药工业、土壤分析、环境保护等各个领域得到了广泛的应用。在医药工作领域，上述仪器可以用来测量血红蛋白、黄疸指数、无机磷、氨基酸、酚、酞键、蛋白质、糖类、乙糖胺、脱氧核糖核酸、类固醇等许多生化指标以及诸多药物的含量，在各级医院得到了广泛的应用。

一、比色分析的基本理论

许多化学物质具有颜色，有些无色的化合物也可以和显色剂作用，生成有色物质。事实证明，当有色溶液的浓度改变时，颜色的深浅也随之改变。浓度越大，颜色越深；浓度越小，颜色越浅。因此，可以通过比较溶液颜色深浅的方法来确定有色溶液的浓度，对溶液中所含的物质进行定量分析。如纳氏管比色法，就是按浓度由高到低，配好一系列标准浓度管，然后，拿待测样品和标准管逐个比较，看和哪一个标准管的颜色深浅最相近，便读取该标准管的浓度值为待测样品的浓度值。这就是目视比色法。这种方法虽然比较简便，但是系列标准管不易保存，误差较大。后来改用光电检测元件代替目视去测量被测溶液中物质的含量，这种方法叫光电比色法。利用这种方法制成的仪器有光电比色计、分光光度计、生化分析仪等。

（一）光的性质

光具有波动和微粒两种性质。通称光的波粒二象性。在一些场合，光的波动性比较明显；在另一些场合，光则主要表现为微粒性。

首先，光是一种电磁波。可以用描述电磁波的术语，如振动频率 v、波长 λ、速度 c、周期 T 来描述它。我们日常所见到的白光，便是波长 $380 \sim 780nm$ 的电磁波。它是由红橙黄绿青蓝紫等色，按照一定比例混合而成的复合光。不同波长的光被人眼所感受到的颜色是不同的。在可见光之外是红外光和紫外光。各种色光及红外、紫外线的近似波长范围如表 7-1 所示。

表 7 - 1　各种色光及红外、紫外线的近似波长范围

颜色	波长范围/nm
远红外	10 001 ~ 1 000 000
中红外	2501 ~ 10 001
近红外	781 ~ 2500
红	621 ~ 780
橙	591 ~ 620
黄	561 ~ 590
绿	501 ~ 560
青	481 ~ 500
蓝	431 ~ 480
紫	381 ~ 430
普通紫外	191 ~ 380
真空紫外	1 ~ 190

除了波动性外，光还具有微粒性。在辐射能量时，光是以单个的、一份一份的能量 E 的形式辐射的。

$$E = h\nu \qquad\qquad (7-1)$$

式中，ν——光的频率；h——普朗克常量。

同样，光被吸收时，其能量也是一份一份被吸收的。因此，可以说光是由具有能量（$h\nu$）的微粒所组成的。这种微粒被称为光子。由上式可知，不同波长的光子具有不同的能量。波长越短，即频率越高，能量越大。反之亦然。光子的存在可以从光电效应中得到充分的证明。

（二）光的互补及有色物质的显色原理

1. 光的互补　若把两种颜色的光，按照一定的比例混合，能够得到白色光的话，则这两种颜色的光就叫做互补色。图 7 - 1 中处于直线关系的两种光为互补色。如绿光和紫光为互补色、黄光和蓝光为互补色等等。

2. 物质对光的选择性吸收　物质的颜色与光的吸收、透过、反射有关。由于物质的性质和形态不同，所以呈现出不同的颜色。透明物质的颜色就是它透过光波的颜色。不透明物质的颜色是其反射光波的颜色。有色溶液对光的吸收是有选择性的。各种溶液之所以会呈现不同的颜色，其原因是因为

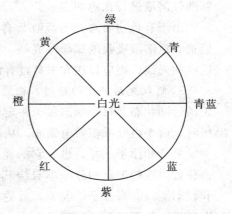

图 7 - 1　互补色光示意图

溶液中的有色质点（分子或离子）选择性地吸收某种颜色的光所致。实践证明：溶液所呈现的颜色是它的主要吸收光的互补色。如一束白光通过高锰酸钾溶液时，绿光大

部分被选择吸收，其他的光透过溶液。从互补色示意图可以看出，透过溶液的光中除紫色外，其他颜色的光两两互补。透过光中只剩下紫色光，所以高锰酸钾呈紫色。

　　通常用吸收曲线来描述溶液对各种波长光的吸收情况。让不同波长的光依次通过一定浓度的有色溶液，分别测出它对各种波长光的吸收程度（用吸光度 A 表示述），以波长为横坐标，吸光度为纵坐标作图，所得到的曲线称为溶液的吸收曲线或吸收光谱图。例如，高锰酸钾的吸收曲线如图7 - 2 所示。图中 C_1、C_2、C_3 分别代表同一溶液的不同的浓度。$C_1 < C_2 < C_3$。

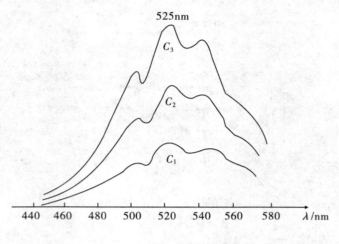

图7 - 2　高锰酸钾溶液的光吸收曲线

　　从图中可以看出，在可见光范围内，高锰酸钾溶液对波长为525nm 左右的绿色光吸收程度最大，而对紫色和红色光很少吸收。

　　对于任何一种有色溶液，都可以测绘出它的光吸收曲线。光吸收最大处所对应的波长叫最大吸收波长。浓度不同的同一种溶液，其吸收光谱的形状和最大吸收波长是一样的。也就是说，不同的物质都具有其特定的吸收光谱。如同根据指纹可以辨认众人一样，在光谱分析中，可以根据吸收光谱的不同来鉴别物质。

　　从图中还可以看出，溶液的浓度越大，对（绿）光的吸收程度越大。因此，可以利用这部分光线通过溶液后被吸收的程度，来确定溶液的浓度。如可用绿色光来对高锰酸钾溶液进行比色测定。

　　由于有色物质对光的吸收具有选择性，因此，在进行比色测定时，只能用光波中能被有色溶液吸收的那部分光线，即应该用单色光进行比色测定。至于不被有色溶液吸收的光线，则应设法在未透过有色溶液之前或之后将其消除掉。

　　3. 吸收光谱产生的原因　物质是在不断运动着的。构成物质的分子及原子处于一定的运动状态，每个状态属于一定的能级。当原子核外电子由某一能级跃迁到另一能级时，就要吸收或辐射电磁波，从而产生特征性的原子光谱（吸收或辐射光谱）。

　　分子和原子一样，也有它的能级。分子内部的运动可以分为电子运动、原子在平衡位置附近的振动和分子本身绕其重心的转动。因此，分子具有电子能级、振动能级和转动能级。当分子吸收了入射的能量后受到激发，就从原来的基态能级跃迁到受激态能级，从而产生吸收谱线。

　　分子对光能的吸收具有量子化的特征，即它只能吸收等于两个能级之差的能量。设 $E1$ 和 $E2$ 分别为分子跃迁前（基态）和跃迁后（受激态）的能量。则：

$$\Delta E = E2 - E1$$

当某一波长的光子能量恰好等于分子的某一跃迁能 ΔE 时，分子才会吸收光能，引起转动、振动或电子能级的跃迁。特定分子的跃迁能量与分子内部的结构有关。不同的分子由于结构上的差异，所需要的跃迁能量不同，于是呈现出不同的特征吸收光谱。经计算可知，电子能级跃迁所产生的吸收光谱（即所需要的光谱）位于紫外和可见光部分，振动和转动能级所产生的吸收光谱，位于红外部分。由于紫外和可见光吸收光谱起源于分子的电子能级的变化，所以有时也被称为电子吸收光谱。电子吸收光谱由于其复杂性，所产生的是一些谱带，而原子吸收光谱所产生的是很窄的谱线。

测量物质分子的吸收光谱的仪器叫分子吸收光谱仪器。分子吸收光谱仪器包括光电比色计、红外、紫外、可见光分光光度计等。

测量物质原子的吸收光谱的仪器叫原子吸收分光光度计。

（三）朗伯－比尔定律

所有的吸收光谱仪器工作原理都遵从朗伯－比尔（Lambert－Beer）定律。

当一束平行单色光照射到均匀、非散射的溶液时，光的一部分被吸收，一部分透过溶液、一部分被比色皿的表面所反射。设入射光的强度为 I_0，吸收光的强度为 I_a，反射光的强度为 I_r，透过光的强度为 I_t。则它们之间有如下关系：

$$I_0 = I_a + I_r + I_t \tag{7-2}$$

在实际比色分析时，所用的比色皿都是同质料、同规格的，所以反射光的强度为一定值，不会引起误差。即反射光的影响可以不加考虑。这正像我们比较两个人的高低一样，无论站在地面上还是站在台子上，两个人的相对高度是不变的。这样，上式可简化为：

$$I_0 = I_a + I_t \tag{7-3}$$

当入射光的强度一定时，被吸收的光的强度越大，透过光的强度就越小。这就是说：光强的减弱仅仅与有色溶液对光的吸收有关。

在比色分析中，常把透过光的强度占入射光的强度的百分比 $(I_t/I_0)\%$ 称为透过率或透射比，用 T（或 τ）表示。即

$$T = (I_t/I_0) \times 100\% \tag{7-4}$$

T 越大，表明有色溶液的透光程度越大。

当一束平行单色光通过稀的有色溶液时，由于溶液吸收了一部分光线，光线的强度就要减弱。溶液的浓度越大、透过的液层越厚、入射的光线越强，对光线的吸收就越多。如果入射光的强度不变，则光的吸收只与液层厚度及溶液的浓度有关。它们之间的关系可以用下式表示：

$$A = KCL \tag{7-5}$$

式中，A——吸光度，也被称为消光度 E，或光密度 D（O.D）；K——吸（消）光系数；C——溶液的浓度；L——液层厚度。

此式说明：在入射光一定时，溶液的吸光度与溶液的浓度及液层厚度成正比。此式就是光的吸收定律的数学表达式，又叫朗伯－比尔定律。这一定律是比色分析和其他吸收光谱分析的理论基础。

由朗伯－比尔定律可知，吸光系数 $K = A/CL$。它表示有色溶液在单位浓度和单位

厚度时的吸光度。在入射光的波长、溶液的种类和温度一定的条件下，K 为定值。K 值越大，说明比色分析时的灵敏度越高。

吸光度 A 与透射比 T 的关系如下：

$$A = -\lg T \qquad (7-6)$$

即吸光度 A 与透射比 T 的负对数成正比。

（四）定量方法

由于普通分光光度计比色分析后得到的只是溶液的透射比（或对数显示的吸光度），而不是溶液的吸光度及浓度。要想用数字显示其吸光度及浓度还需利用一定的定量方法才能得到。

现代分光光度计都加有对数电路，所以可以直接测量溶液的吸光度及浓度。

用分光光度计测定有色溶液的浓度，有计算法和标准曲线法两种。计算法必须严格遵守朗伯－比尔定律的应用条件，方能得到准确的结果。

1. **计算法**　根据被测溶液浓度的大致范围，先配制一已知浓度的标准溶液。用同样的方法处理标准与被测溶液，使其成色后，在同样的实验条件下，用同一台仪器分别测出它们的吸光度。

对于标准溶液：$A_s = K_s C_s L_s$

对于待测溶液：$A_x = K_x C_x L_x$

将两式相除可得：$A_s / A_x = K_s C_s L_s / K_x C_x L_x$

如果测定时选用相同规格的比色皿使 L 相等，并使用同一波长的单色光，再保持温度相同，则 K 也相等。这样上式可简化为：$A_s / A_x = C_s / C_x$

由此可见，在满足上述条件下，溶液的吸光度与其浓度成正比。这一关系式是设计分光光度计的基础，也是比色分析的基本计算公式之一。式中标准溶液的浓度已知，A_s 和 A_x 可以测量出来，这样，待测溶液的浓度便可以由下式求出：

$$C_x = C_s \,(A_x / A_s) \qquad (7-7)$$

由于仪器的性能和工作环境都是在不断变化的，所以在采用计算法时，必须每次都要对标准液和被测液进行测量，然后利用上式进行计算。否则，会带来较大的测量误差。再者，一般的比色分析仪器在使用时都或多或少会偏离朗伯－比尔定律，故欲得到准确的测量结果，常采用标准工作曲线法。

2. **标准工作曲线法**　这种方法分以下几步进行：

（1）先配制 5 种以上标准浓度的溶液。

（2）测出每种溶液的吸光度 A。

（3）做 A、C 标准曲线图。如图 $7-3$ 所示。

有了标准工作曲线图，便可以对被测溶液进行测量。在同样的工作条件下，用仪器测出 A_x 后，查标准曲线，即可求得被测溶液的浓度值 C_x。

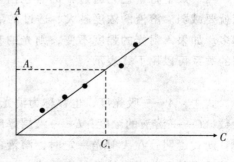

图 $7-3$　标准曲线

为了方便工作，现代分光光度计，大都加有对数运算放大器。使用时只要选用一种合适的标准溶液进行定标，然后，便可以直接读取溶液的浓度值。使工作效率大大提高。

二、紫外、可见、近红外分光光度计的基本结构

一般的紫外可见近红外分光光度计由光源、单色器、样品室、检测器、信号处理和显示与存储系统等组成。

（一）光源

比色分析所用的理想光源应在整个所需要的波长范围内具有均匀的发光强度。也就是说，它的光谱应该包括所用的波长范围内所有波长的光，光的强度应该足够大，并且在整个光谱区中，其强度不应随波长有明显的变化。实际上，这种理想的光源并不存在。所有光源的光强都随波长而变。在可见光范围内常用的光源有钨丝灯和钨卤素灯。在紫外波段常用的光源灯为氘灯（氢灯）。汞灯通常作为波长标准器用。

1. 钨丝灯　钨丝灯是可见光区和近红外区最常用的热辐射源。它所适应的波长范围在 320 ~ 2500nm。如图 7 - 4 所示。

钨丝灯靠电能将钨丝加热至白炽而发光，它的光谱分布与灯丝的工作温度有关。钨丝灯的特点是结构简单、价格便宜、寿命也较长，通常可以工作 1000 小时以上。

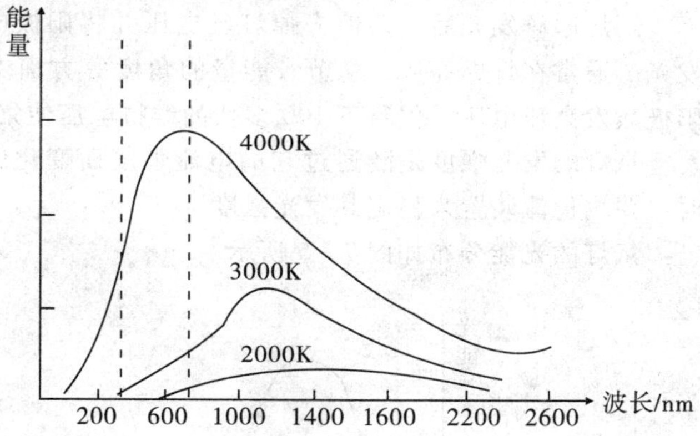

其不足之处是在点燃时，钨

图 7 - 4　钨丝灯的能量曲线

丝会不断向外蒸发出钨分子。灯丝的温度越高，蒸发速度越快。钨丝的蒸发不但会使灯丝变细、寿命缩短，更重要的影响是蒸发出的钨分子到达灯泡的内壁时，会沉积在内壁上。随着工作时间的延长，内壁沉积的钨会越来越厚，使灯泡透出来的光越来越弱。严重时会使灯壁发黑，无法使用。

使用卤钨灯可以解决这一问题。

2. 卤钨灯　卤钨灯是在钨灯中加入适量的卤素或卤化物（如碘钨灯内加入纯碘，溴钨灯中加入溴化氢）而制成的。有时也被称作钨卤素灯或卤素灯。其灯壁多采用石英或高硅氧玻璃。卤钨灯有比普通钨灯高得多的发光效率和长得多的寿命。这主要是因为在卤钨灯中，钨蒸气在靠近灯壁的低温区与卤素相结合，生成了挥发性的卤化钨气体。由于灯泡内的热对流，使卤化钨气体产生流动。当卤化钨碰上高温灯丝时，又分解成卤素和钨。钨沉积在灯丝上，而卤素再继续扩散到温度较低的灯壁区与钨化合。这一过程一般称为卤钨循环或钨的再生循环。这一循环大大减少了钨在灯泡内壁的沉积。它不但延长了灯泡的寿命，还提高了灯泡的性能。卤钨灯的寿命通常可达 2000 小时以上。它的另一优点是体积比同功率的钨丝灯要小得多。

钨灯（包括卤钨灯）的发光稳定度与所加的电压有密切的关系。已知在可见光区，其能量输出的波动约为所加电压波动的四次方倍。为了获得稳定的测量结果，保持光源灯发光的稳定性是非常重要的。这就在要求给光源灯提供稳定的供电电压。目前，绝大部分（卤）钨灯都采用高稳定的直流稳压电源供电。

3. 氢灯及氘灯　钨灯的主要光谱范围在可见光及近红外段。通常情况下，它不能产生 320nm 以下的紫外线。在紫外波段工作的光源灯通常用氢灯及氘灯。氢灯及氘灯都属气体放电灯。二者的区别是灯泡内所充的气体不同，前者灯泡内所充的是氢气，后者充的是氢的同位素氘。前者产生的紫外线较弱，后者比前者的发光强度要强数倍。但二者的结构及工作原理是相同的。

氢灯及氘灯的结构和普通的真空二极管类似。它们都有三根引出线，其中两根是灯丝，一根是阳极。灯的引燃可分为如下几个阶段：首先在灯丝上加几伏的低压大电流预热。在加灯丝电压的同时或数十秒钟之后，在其阳极加上 300 ~ 500V 的直流高压对氘灯进行触发。氘灯受触发后，便发出紫外光线。

氘灯起辉发光后，即使去掉灯丝电压并将阳极电压留下 100 多伏，并不影响灯的发光。通常在灯燃亮后，从节省能量的角度等方面考虑，均将灯丝电压去掉，并切断阳极激发高压电压，仅留下 100 多伏的维持电压使氘灯工作。

氘灯的发光强度是随通过它的电流强度而变化的。为使氘灯发光稳定，在其工作时，要用稳流装置来稳定其发光强度。

氘灯的光能分布如图 7 - 5 所示。

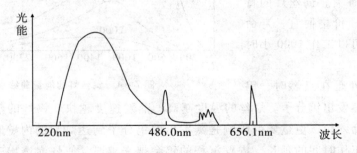

图 7 - 5　氘灯的能量分布图

从图中可以看出，氘灯光能的绝大部分集中在 190 ~ 400nm 的紫外区。但在可见光区也有两个较尖锐的能量峰，一个在 486nm，另一个在 656.1nm。这两个峰可以用来校正紫外分光光计计的波长。

在安装调整氘灯时要戴上洁净的手套，用酒精将灯的透光窗擦拭干净后再安装。否则，灯壁上沾染的污物不易除去，影响灯的发光效率。

4. 汞灯　汞灯也是一种气体放电灯。因其灯泡内充有汞而得名。汞灯产生的光谱与其灯泡内汞蒸气压力的大小有关。按照压力的大小可分为低压汞灯和高压汞灯两种。低压汞灯产生的是一些尖锐的线状光谱。由于是元素发光，各条谱线的位置是十分精确的。其波长准确度可达 0.01nm。由于这一特性，低压汞灯常用来校正各种分光光度计的波长准确度。即分光光度计的波长准确度是以汞灯谱线的波长作为基准来校正的。

低压汞灯的光谱能量分布见图 7-6 所示。

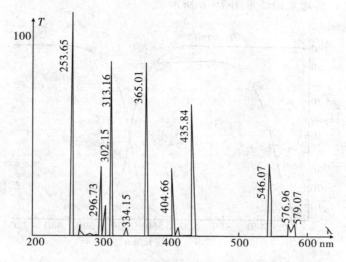

图 7-6　低压汞灯发射光谱示意图

（二）单色器

由朗伯 - 比尔定律我们知道，在比色分析时一定要使用单色光。产生单色光的器件称为单色器。

1. 滤光片　滤光片又叫滤色片。其作用是控制波长或能量的分布。即它只让一定波长范围内的光通过，而将其余不需要的波长的光滤去。它相当于电路中的带通滤波器。滤光片通过的波长范围越窄、透射比越大，说明其质量越好。

滤光片通过单色光的纯度，通常用其光谱特性曲线的半宽度表示。图 7-7 是一块蓝色滤光片的透射比曲线，曲线上与最大透射比 T_M 所对应的波长 480nm，叫峰值波长。与最大透射比的一半（$T_M/2$）相对应的 A、B 两点之间的波长差，叫半宽度。

即：半宽度 $= \lambda_2 - \lambda_1$。

图中的半宽度 $= 530 - 430 = 100$（nm）。

半宽度越小，表示透过的单色光越纯。

常用的滤光片有吸收滤光片、干涉滤

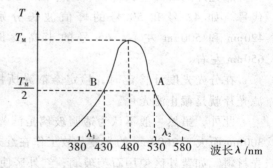

图 7-7　吸收滤光片的透光曲线

光片、截止滤光片和中性滤光片等。

（1）吸收滤光片　吸收滤光片又叫玻璃滤光片。它是在熔化的玻璃中掺以不同的添加剂制成的。这种滤光片所呈现的颜色就是其透过光的颜色。其优点是热稳定性较好、价格便宜、是老式光电比色计最常用的滤光片。根据其性能的不同，吸收滤光片又可分为带通滤光片和截止滤光片两类。带通滤光片的透光特性如图 7-7 所示。这类滤光片的半宽度较宽，通常在 100nm 左右。

（2）截止和复合滤光片　截止滤光片的特性是其透光部分的透射比接近 100%，而其他部分的透射比则迅速下降为零。透光部分不存在两端截止的通频带，因此，它没有半宽度的概念。其透光特性见图 7 - 8 所示。

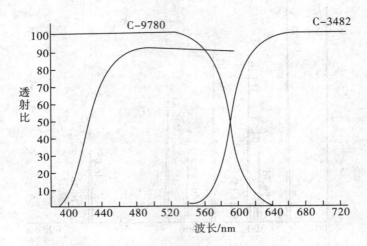

图 7 - 8 截止滤光片的透光特性

截止滤光片的名义值是用半高波长和陡度表示，如图 7 - 9。半高波长是指曲线前沿$T_M/2$处所对应的波长，图中用λ_3表示。透射比下降到 0.5% 时所对应的波长称为截止波长。图中用λ_1表示。陡度定义为：陡度 =（$T_M/2$）/（$\lambda_3 - \lambda_1$）。

滤光片的编号是其峰值（或半高）波长的代号。如 42 号和 50 号的峰值波长分别为 420nm 和 500nm 左右；65 号的半高波长在 650nm 左右。

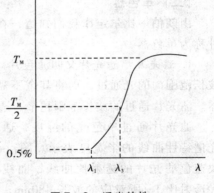

图 7 - 9 透光特性

在分光光度计检定时，检定杂散光所用的滤光片就是截止滤光片。

此外，虽然一般不认为透明玻璃是滤光片，但是普通玻璃确实不能透过波长小于 300nm 而大于 2600nm 的光波。故工作在红外和紫外波段的光学仪器必须使用特殊的透光材料。如紫外区使用石英玻璃，红外区使用岩盐、氟化钙玻璃等。

（3）干涉滤光片 由光的干涉原理可知：来自同一光源的两束光线，在空间经不同的路径而相互叠加时，若光程差为波长的整数倍，则互相加强；若光程差为半个波长的奇数倍，则互相减弱。

干涉滤光片就是利用光的干涉原理来产生单色光的元件。它大多采用多层镀膜等复杂的工艺制成。干涉滤光片的半宽度可以做得很窄，如可达几个纳米，透射比可以做得很大，如 70% 以上。

由于上述特性，再加上干涉滤光片携带方便、峰值单一等特点，可以用它来作为检定可见光分光光度计波长的标准器。在可见分光光度计的检定规程中规定，可见分光光度计中的棱镜式及光栅3类仪器的波长，可以用干涉滤光来进行检定。

干涉滤光片虽然性能优越，但其价格比较贵。

滤光片的透光特性与温度有关。温度升高时，不但它的半宽度会加宽，峰值波长也会起变化。温度变化还从其他途径影响比色分析。因此，在光源灯和滤光片之间常加上一块隔热玻璃，以减少温度的影响。

（4）中性滤光片　中性滤光片又叫灰玻璃。可以用来作吸光度的标准。它实际上是一个衰减器，在所使用的波长范围内，它对所有的波长下的透射比进行大致相同程度的吸收。检定光电比色计和分光光度计透射比所用的滤光片就是这种中性滤光片。

有的分光光度计，为了扩大测量范围，也配有一块中性滤光片。但要说明的是，这种滤光片的透射比或吸光度值，并不是在任何波长下都和其标称值相符，有的可能与实际值有较大的偏差。使用前应先进行标定，以实际使用波长下的测定值为准。

2. 棱镜单色器和光栅单色器　棱镜单色器和光栅单色器都是由入光狭缝、出光狭缝、色散元件、准直镜以及附属机械装置所组成。

入光狭缝起着限制复合光进入单色器的作用。色散元件起着把复合光分解为单色光的作用。准直镜的作用之一是把来自入光狭缝的光转变为平行光，投射到色散元件上；其作用之二是把来自色散元件的平行光束聚焦于出光狭缝上，形成光谱像。出光狭缝是单色光的出口，它只让光谱带中额定波长的光从狭缝中透出，而将其他波长的光挡住，不让其通过。

色散元件（棱镜或光栅）通过机械装置连接到波长盘（轮）上。转动波长选择钮（机构），可以改变棱镜或光栅的角度，从而改变单色器出射光束的波长，从波长盘或波长计数（显示）器上读取出射光的波长值。

单色器通常是以设计者的名字命名的。常用的光栅单色器有图7-10所示的三种形式。

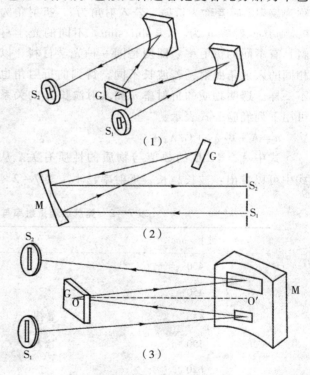

图7-10　光栅单色器光路图

（1）色散元件　色散元件又叫分光元件。前面已经叙述过，它是将复合光分解为单色光的装置。分光光度计中常用的色散元件是棱镜和光栅。

①棱镜：棱镜的色散原理是根据透明物质（如玻璃、石英）的折射率和光的波长有关这一性质而工作的。棱镜的形状如图7-11所示。

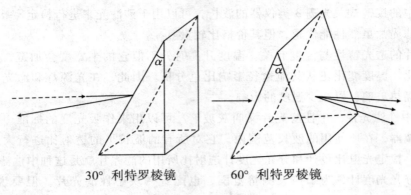

30° 利特罗棱镜　　　　60° 利特罗棱镜

图 7 - 11　棱镜的形状

由几何光学可知：光从一种介质射到另一种介质时，一部分光从界面反射回去，另一部分则改变前进方向进入第二种介质。如图 7 - 12 所示。前者称为反射，后者称为折射。若入射角为 i、折射角为 θ，则其折射率 n 为：$n = \sin i / \sin \theta$。不同的光学材料具有不同的折射率。即便是同一种光学材料，以相同的入射角照射，若波长不同，得到的折射角也不一样。透明物质的折射率 n 和入射波长 λ 的关系可用下列经验公式表示：

$$n = A + B/\lambda_2 + C/\lambda_4 + \cdots$$

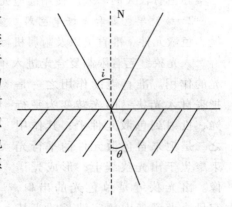

图 7 - 12　光的反射和折射

式中 A、B、C 的数值与物质的性质有关。从式中可以看出：波长越长，折射率越小。表 7 - 2 实际测得的数据说明了这一点。

表 7 - 2　冕牌玻璃折射率与波长的关系

波长/nm	颜色	折射率
400	紫	1.532
450	蓝	1.528
550	黄绿	1.519
590	橙黄	1.517
620	红	1.514
750	深红	1.513

这样，当含有不同波长的复合光通过棱镜时，由于各种波长的光在棱镜内的折射率不同，因而被分解成不同的角度而散开，这种现象称为棱镜的色散作用。

色散过程如图 7 - 13 所示。图中 λ_1、λ_2、λ_3 分别表示不同波长的光，且 $\lambda_1 < \lambda_2 < \lambda_3$。$\delta_1$、$\delta_2$、$\delta_3$ 表示光束从空气进入棱镜，又从棱镜进入空气，两次折射的总偏向角。

· 318 ·

α为棱镜的顶角。由于不同波长的光具有不同的偏向角，波长越短，偏向角越大，所以 $\delta_1 > \delta_2 > \delta_3$。这样，不同波长的光便以不同的方向射出棱镜，成为按照波长顺序排列起来的光谱。若让一束白光通过棱镜，并将图 7 – 14 中的受光屏右转 90°，则可以看到如图 7 – 14 所示的光谱图案。

从图中我们可以看出：棱镜的色散是非线性的。棱镜的非线性色散在这里有两层含意：一是指在不同的波长区色散不一样。在紫色端色散好，即分得比较开，在红色端色散差。二是指各种单色光之间的分界线不是直线而是弧形。这两点给棱镜的设计和制造带来了许多麻烦。

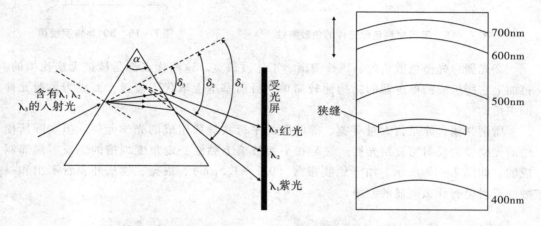

图 7 – 13 玻璃棱镜的色散　　　　图7 – 14 玻璃棱镜的非线性色散示意图

为了克服棱镜单色器的这两点不足，在实践中采用了许多相应的措施来进行补偿。如，为了克服第一点不足，采用了渐进凸轮（又叫阿基米德凸轮）或鼓形轮来进行波长调节。为了克服第二点不足，将狭缝做成弧形来近似吻合光谱的弯曲。尽管采用了以上这些复杂精密的机械结构，但也只能作近似的补偿，而不能完全消除其影响。

不同材料的棱镜，其色散特性相差很大。图 7 – 15 为不同材料色散元件的色散特性。

前面是以顶角为 60° 的等腰棱镜为例叙述的。但分光光度计中最常用的是另一种顶角为 30° 的直角棱镜，又叫利特罗棱镜，截面图如图 7 – 16 所示。该镜的长直角这一侧面镀有铝反射膜。光线进入棱镜后，由棱镜的铝反射面反射回来，再度进入空气。由于经过棱镜两次，其效果相当于一个顶角对折起来的 60° 等腰棱镜。它的优点一是节省材料，二是对石英棱镜来说，由于光线以相反方向通过同一棱镜，可以自动消除石英双折射的影响。国产 721、751、XG – 125 型等仪器采用的都是 30° 直角棱镜。

棱镜能够分辨两条相邻谱线的能力叫棱镜的分辨率。仪器的分辨率越高，表明它可以分辨的波长间隔越小。在数值上，分辨率 R 等于两条谱线的平均波长 λ 与这两条刚能分辨开的谱线之间的波长差 $\Delta\lambda$ 之比。

$$R = \lambda/\Delta\lambda \qquad (7-8)$$

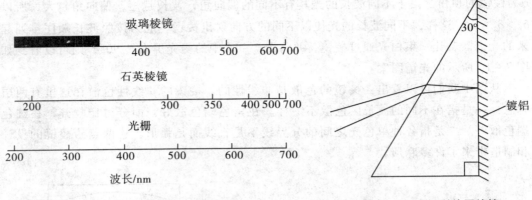

图 7 - 15　不同材料色散元件的色散特性

图 7 - 16　30°利特罗棱镜

②光栅：光栅色散均匀、谱线清晰、工作波段宽。这些优点都是棱镜无法比拟的。再加上它所组成的单色器的结构比较简单，目前基本上取代了棱镜，而成为色散元件的主角。

所谓光栅，原是指大量等宽、等间距的平行狭缝所组成的光学元件。但实际所使用的光栅多为反射型复制光栅。它是在平面玻璃上黏结一定角度刻槽的铝反射膜而制成的。如图 7 - 17 所示。由于铝膜很薄（0.1 ~ 1.5μm）、很亮，故从外表看不出和一般的反射镜有什么明显的差异。

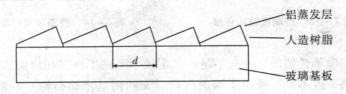

图 7 - 17　光栅横截面

光栅是根据光的衍射和干涉原理工作的。图 7 - 18 是光栅的色散原理图。图中 G 代表光栅、L 代表会聚透镜、S 是放在透镜焦平面上的受光屏、b 为狭缝宽度、d 为光栅常数（一条狭缝与一条不透光部分的宽度之和）、θ 为衍射角。当入射光垂直照射在光栅上时，可推导出光栅方程如下：

$$n\lambda = d\sin\theta \quad (n = 1, 2, 3, \cdots)$$
$$(7 - 9)$$

由光栅方程可以看出：

$$\lambda = d/n\sin\theta \quad (d/n \text{ 为常数})$$
$$(7 - 10)$$

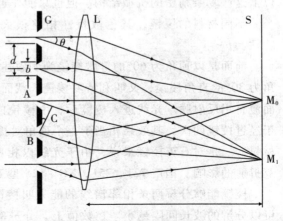

图 7 - 18　光栅衍射示意图

不同波长的光具有不同的衍射角，二者成比例关系。波长长者衍射角大，波长短者衍射角小。因此，利用光栅可以把不同波长的光分开。这就是光栅的色散原理。

光栅方程中的 n 称为干涉级数。当 $n=0$ 时，衍射角 $\theta=0°$，光波不发生衍射。此时，入射光在 M_0 处形成一条明亮的亮纹，这条亮纹称为 0 级极大或称为 0 级像。$n=1$ 时，称为 1 级像；$n=2$ 时，称为 2 级像；……但随着级数的增加，光的能量也越来越弱。1 级像能量最大，在实际中被最常使用。

利用光栅分光时，有一个级次干扰的问题。由光栅方程可以看出：1 级光在 400nm、600nm 等处和 2 级光在 200nm、300nm 等处是互相重叠的。也就是说高级次光对低级次光产生了干扰。为了克服高级次光的干扰，在光色散前或色散后，要用滤光片将高级次光滤去。一般的紫外分光光度计有三块滤光片即可满足要求。

实际应用的光栅基本上是反射式光栅。从光栅的形状看，可把它分为平面反射光栅和凹面反射光栅两类。其中，平面反射光栅比较常用。它一般在每毫米内刻有 600 或 1200 条三角线槽。凹面反射光栅的线槽刻在凹球面镜上，它本身起着色散元件和准直镜两个作用。由凹面反射光栅构成的单色器，其机械结构更为简单。

从光栅的刻制方法看，它可分为机刻光栅和全息光栅两类。机刻光栅是用金钢刀挤压镀于玻璃片上的铝膜而成。由于制造机刻光栅对环境条件的要求十分苛刻，且生产周期长、成本高，一般只能制成少量的原刻光栅，又称母光栅。而实际应用的是质量稍逊于原刻光栅的复制光栅。它是利用原刻光栅当坯模复制而成的。

全息光栅是采用双激光束干涉和照相技术制成的光栅。全息光栅杂散光小、分辨率高。用这种技术容易制成大密度（如 6500 线/毫米）和大面积光栅，生产成本也比较低。是一种新型的优质光栅。

需要指出的是：光栅表面的铝膜质地很松软，极易擦伤。所以在维护时，严禁用任何擦拭物擦拭，更不能用手去触摸。否则，会造成永久性损坏。万一光栅上落上了灰尘，只能用吹气球吹去。

（2）准直镜　准直镜是一块凹面反射镜。在几何光学里我们知道：凹面镜有会聚光线的作用。一束平行于主轴的近轴光线，射到凹面镜上时，它的反射光线将会聚于主轴焦平面上。焦点 F 位于凹面镜曲率半径的 1/2 处。利用光的可逆性可知，如果将光源放在焦点 F 的位置，则光线经凹面镜反射后，就变成一束平行于主轴的平行光。如图 7-19 左图所示。若是一束不平行于主轴的近轴光线投射到凹面镜上时，它的反射光线将会聚于凹面镜的焦平面上，如 7-19 图的右图所示。根据这一性质制成的凹面镜叫准直镜。

准直镜大都采用球面反射镜，也有的采用旋转抛物面镜。

通常入光狭缝和出光狭缝均处于准直镜的焦平面上。这样，从入光狭缝来的光经准直镜反射，变为平行光投照到色散元件。从色散元件来的光经准直镜后又可会聚在出光狭缝。准直镜可以用一块，也可以用两块担当。

准直镜的反射镜面通常也镀有铝膜。在可见光区，铝膜外面常常再镀上一层二氧化硅保护层，但在紫外区，为了保证较高的反射效率，常常不镀这一保护膜。对于这种无保护膜的准直镜，要采用和光栅相同的保护方法维护。

采用凹面光栅的单色器，不需要准直镜装置。

（3）狭缝 一般的单色器都有两个狭缝。一个叫入光（或入射）狭缝；一个叫出光（或出射）狭缝。入光狭缝是复合光进入单色器的入口，它起着限制光能的作用。出光狭缝是单色光的出口。起着控制单色光纯度的作用。当色散元件受波长机构调节而慢慢偏转时，色散后的光谱便垂直于狭缝作扫描运动。只有波长范围很窄的单色光从狭缝中透出，其余的光被挡在狭缝之外。

狭缝通常是由两块加工为锐边缘的金属片组成。其边缘保持彼此平行，并处于同一平面上。如图 7－20 所示。

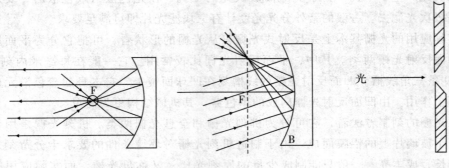

图 7－19　准直镜示意图　　　　　　　　图 7－20　狭缝

狭缝可分为连续可调式、分档可调式和固定式三种类型。连续可调式狭缝的机械结构比较复杂，加工精度要求高，多用于棱镜作分光元件的中、高档仪器。

固定式狭缝结构简单、加工方便。但是，对于棱镜单色器来说，固定式狭缝在长波段和短波段透出来的光谱带宽是不同的。这种结构多用于普通仪器。如 721 型。

对于光栅单色器，由于它的色散是线性的，故不需要改变狭缝宽度来适应某一固定的输出带宽。这使得结构简单、成本低廉的分档可调式狭缝，在以光栅作分光元件的分光光度计中得到了广泛的应用。如 WFZ 800－D2 型紫外分光光度计使用了三档可调式狭缝。也有使用十几个狭缝的仪器。分档可调式通常是将缝宽不同的各档狭缝安装在滑动架或转动轮上，可以根据需要，自动或手动调节。

狭缝通常有两种表示方法。一是用其实际宽度来表示，另一种是用狭缝所能通过的光波的半宽度来表示。狭缝的宽窄会直接影响仪器的分辨率。狭缝越窄，分辨率越高。通常在检定双光束分光光度计分辨率时，狭缝的宽度应小于 0.2nm。

3. 波长调节机构　前面已经提及，为了使单色光依次通过出光狭缝，在分光光度计中需要用波长调节机构来使色散元件慢慢偏转。在采用棱镜作色散元件的单色器中，由于棱镜的色散是非线性的，所以，在这种系统中，常采用凸轮、鼓形轮等驱动机构来使波长读数趋于线性，图 7－21 为一凸轮装置示意图。转动凸轮，即可带动棱镜偏转。

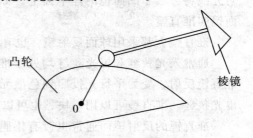

图 7－21　凸轮装置示意图

由光栅方程可知，光栅的色散是线性的。即在光栅转动过程中，输出波长 λ 与光栅的偏转角 θ 的正弦成正比。即

$$\lambda = (d/n)\sin\theta \qquad (7-11)$$

所以，光栅的波长调节机构应为一正弦机构。正弦机构的工作原理如图 7-22 所示。图中 A 为杠杆的长度。光栅固定在杠杆的左端点。X 为推杆的移动距离。在手动或马达的转动下，丝杆推动杠杆绕其左端点转动。杠杆的转动带动了光栅的偏转，使不同波长的光依次从出射狭缝透出来。在光栅偏转的同时，波长计数器将出射的波长显示出来。

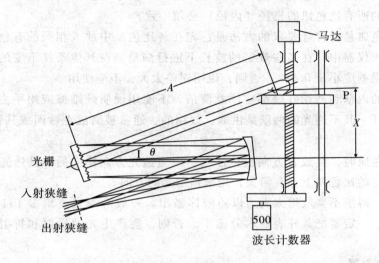

图 7-22　正弦调节机构

由图中可以得出：

$$\sin\theta = X/A \qquad (7-12)$$

将上两式合并，可得：

$$\lambda = (d/n)AX = KX \qquad (7-13)$$

式中，$K = (d/n)A$，为一常数。

该式说明：采用正弦机构后，出射波长 λ 与推杆移动的距离 X 成正比。

在实际应用中，通常都采用灵敏度和精度都非常高的丝杠作为推动杆。

单色器一般都单独装在一个暗盒中，并将暗盒密封起来，以防止潮湿、灰尘以及有害气体进入单色器，对单色器造成不良的影响。非特殊情况，不要轻易打开单色器。

（三）样品室

比色皿又叫比色杯、比色池、比色槽、吸收池等。它主要用来盛装比色分析时的样品液。在可见光范围内，比色皿常用无色光学玻璃或塑料制成；在紫外区，常用石英玻璃来制作。

比色皿的形状一般为方形的，其他形状的比较少。此外，还有流动比色皿、微量比色皿、可拆卸比色皿等。

除了盛放液体的比色皿之外，还有用来盛装气体的比色皿。气体比色皿必须加有

盖子。在检定双光束紫外分光光度计的分辨率时所用的比色皿就必须使用带盖的比色皿。

由于经常用来盛装各种化学溶液，比色皿除了具有良好的透光特性之外，还应有较强的耐腐蚀性。

尽管可以做成各种形状和尺寸，但国际上规定，液层厚度（即内径）为 10mm 的比色皿为标准比色皿。

在使用中应该注意的是，每台仪器所配的比色皿都是成套的，所以一台仪器与另一台仪器之间所配的比色皿不能混着乱用。否则，会带来较大的测量误差。在同一测定中所使用的所有比色皿的光径（内径）必须一致。

检验比色皿是否符合要求的方法是：先在各比色皿中放入相同的有色溶液，然后将比色皿放入仪器中，在某些规定的波长下进行测量。在其他条件不变的情况下，读出的透射比误差应小于 0.5%。否则，说明误差太大，不应使用。

比色皿的内壁和透光外壁都应注意清洁，不能用硬质纤维擦或用手去摸，以免擦伤或粘上手汗。其不透光的两壁是供取、放用的，通常被磨成毛沙面或其他不透光面，以示区别。

使用比色皿时，其放置方向也应注意。因为透光方向换向后，其透光本领可能会发生改变。有的比色皿上标有箭头，用来指示光的方向。

使用时，溶液不要放得太满，以防液体溢出。一般溶液只要稍多于 1/2 即可。若有液体溢出，一定要把其外表的水分擦干。否则，会产生光的反射和折射，严重影响测量结果。

（四）检测器

前面已经述及，光电检测器是用来将光能转换成电能的器件。在光谱仪器中常用的光电检测器有光电池、光电管、光电倍增管以及半导体光电二极管、光敏电阻等。

1. 光电池　某些半导体材料受光照射时，受光面和背光面之间会产生电位差。如果在两面之间连接上检流计，会看到有电流通过。这种光电转换器件称为光电池。如硒光电池、硅光电池等。一种硒光电池的结构如图 7 - 23 所示。

在作为电极之一的金属板（如厚 1~2mm 的铁、铜、铝板）上，涂上一层厚约 0.1mm 的 P 型半导体

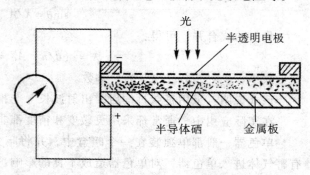

图 7 - 23　硒光电池结构示意图

硒。然后，再在硒上溅镀一层半透明的金属薄膜（如银或氧化镉等），作为另一极。经过热处理后，在硒半导体和金属薄膜的分界面上形成一层阻挡层——PN 结。其附加电场的方向由金属膜指向硒。这一阻挡层既能够阻止硒半导体中的空穴向金属膜中扩散，也能够阻止金属膜中的电子向硒半导体中扩散。当光通过金属膜照射到半导体上时，半导体中处于束缚状态的电子吸收了光子的能量后，成为自由电子，这时可以顺利地通

过阻挡层到金属膜上。因此，在金属薄膜电极上便积累了较多的电子。另一极上，即硒层由于失去了电子，积累了较多的空穴。这样，就产生了"光生电动势"。这种现象由于是在物体内部产生的，有时也把它叫做"内光电效应"。如果有外电路将两电极接通，便有（光）电流流经外回路。光电池所产生的光电流与入射光强成正比。从其工作原理我们可以看出，光电池不用外接电源，只要受光照射，便能产生电流。应用起来很方便。

不同材料的光电池，其光谱灵敏范围即工作波长范围不一样。硒光电池的光谱灵敏范围在 380 ~ 750nm，包含了整个可见光范围。在普通室内照明的条件下，硒光电池产生的光电流有几十至几百微安。用三用表就可以测量出来。方法是先将表置于 100μA 或 50μA 档。用正表棒接硒光电池的正极——背面铝片，负表棒接负极——正面集电环。在一般的室内照明条件下，测得的电流为几十微安以上。当光电流非常微弱或没有时，说明该光电池已经失效。

光电池也容易受潮而使其产生的电流大小不稳定。平时保存要防潮、防光。最好用深色纸包起来放入干燥器皿中。

光电池的优点是结实、便宜、使用方便。

常用的光电池除了硒光电池外，还有硅光电池。与硒光电池相比，硅光电池最大的优点是使用寿命长——可用 10 年以上。它几乎无疲劳现象，是很受欢迎的一种新型光电池。

不同型号的硅光电池，其光谱灵敏范围不一样。如有的工作在 300 ~ 1100nm，有的工作在 500 ~ 1000nm，还有的工作在 380 ~ 750nm。所以，使用硅光电池时，一定要事先弄清楚其工作波长即光谱灵敏范围。

除了光谱灵敏范围之外，光电检测元件的另一个重要指标是积分灵敏度。简称灵敏度。灵敏度是指在单位光通量照射下，光电转换元件所产生的光电流的大小。一般光电池的灵敏度为每流明几百微安。

2. 光电管和光电倍增管　一些金属和非金属物质，受到适当波长的光照射时，其内部电子会因动能增加而逸出物体表面，产生电子发射。这种现象称为外光电效应。光电管和光电倍增管都是利用外光电效应而制成的光电转换元件。外光电效应有下列特性：

当入射光谱的分布不变时，所产生的光电流与入射光强成正比。

对光的响应速度快，一般小于 10^{-8}s，可以测量脉冲光束。

其光谱灵敏范围与阴极上的光敏材料有关。更换不同型号的光电管时，一定要注意这一指标。

（1）光电管　光电管有中央阴极式、中央阳极式和平行板式三种。无论哪种结构，其工作原理是一样的。现以中央阳极式加以说明。如图 7 - 24 所示：玻璃泡内的一半内壁上涂以金属膜作阴极。阳极为圆环形，位于玻璃泡的中央。使用时，在阳极和阴极之间加十几至上百伏的电压。

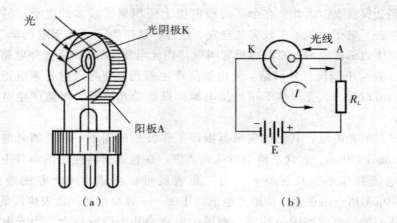

图 7-24 光电管及其电路

在没有光照射时，光电管内无电流通过。当有光照射阴极 K 时，阴极便发射电子。在所加电压产生的电场作用下，电子奔向阳极，经外回路后，又返回阴极。这样，便在电路中出现了电流。

用来检测光信号强度的光电管内通常是被抽成真空的。它所发射的电子数正比于照到阴极上的光强。即入射的光越强，所产生的光电流越大。

光电流流经负载电阻 R（R 通常为几兆欧到几十兆欧）时，便在该电阻上产生电压。光电管的灵敏度比光电池高，即使光电流小于 $10\mu A$，它也能检测出来。

由于光电管的负载电阻很大，所以其极间及连接导线之间的绝缘、屏蔽显得十分重要。在制造时，其管脚周围都进行过特殊的绝缘处理来提高输入阻抗。修理过程中，在拆装光电管暗盒、更换和调节其内部元件时，切忌污染高阻及光电管的管脚部分。以免降低其绝缘性能。

光电管的光谱灵敏度范围与阴极所用的材料有关。更换光电管时，一定要注意其光谱灵敏度范围（即工作波长范围）。

光电管加上工作电压后，即使无光照射它，它也存在一个微小的电流。这一电流称为暗电流。暗电流由两部分组成：一部分是阴极的热电子发射，另一部分是漏电流。对于一般光电管，其漏电流为 $10^{-11} \sim 10^{-9}A$。暗电流常随温度、湿度等条件变化。当光照特别弱时，所产生的光电流可能和暗电流的数量级相等。暗电流的存在，限制了光电管能够检测的最小光通量的变化。并且在工作中要经常校对零点，以消除暗电流的影响。对暗电流的要求是越小越好。

（2）光电倍增管 光电倍增管是检测微弱光信号最常用的光电转换元件。它的灵敏度比光电管高 200 多倍。光电倍增管由阴极和多个倍增极组成（习惯上把最后一个倍增极叫阳极），每个倍增极上的电压是依次递增的。

光照射到阴极时，会产生一次电子发射。当这些发射的光电子在真空管中被电场加速而射到第一个倍增极（亦称打拿极）上时，每个光子将引起 4～5 个二次电子的发射。这些电子又被加速到下一个倍增极，在该极又引起更多的电子发射，如此继续下去。最后，这些电子全被阳极收集。图 7 – 25 是圆罩形光电倍增管的横截面和电路示意图。

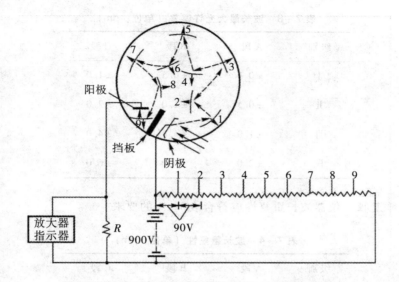

图 7 – 25　光电倍增管及其电路示意图

　　光电倍增管的放大倍数主要取决于其电极间的电压。电压越高，放大倍数越大。为了获得稳定的放大倍数，它所用的直流高压，也要求很稳定。通常，光电倍增管每相邻两极间的电压为 75 ~ 100V，阴极和阳极之间总的电压高达 1000V 左右。为了和使用低电压的放大器耦合，光电管通常是阳极接地。这样，它使用的电压便为负高压。

　　光电倍增管的灵敏度同光电管一样，受到暗电流的限制。

　　光电倍增管不能用来测量强光。否则，不但光电流与光强不呈线性关系，而且光阴极和二次发射极容易疲劳，信号呈现漂移，灵敏度下降。另一方面，阳极电流过大时，管子容易损坏。和光电管一样，在使用时，它被安装在暗盒内，以便对光和电磁波进行屏蔽。当光电倍增管暴露于外界光线下时，应严禁施加阳压。否则，会造成永久性损坏。即使不加阳压，光电倍增管暴露于外界较强光线下，也会增加其噪声水平。这一点在保管和检修光电倍增管时，不应忽视。

　　光电倍增管虽然性能优良，但是其结构复杂、价格昂贵，并且还需要使用高压电源，故多用于中、高档仪器。

三、紫外、可见、近红外分光光度计的检定

　　紫外、可见、近红分光光度计的计量检定依据《JJG 178—2007 紫外、可见、近红外分光光度计》进行。

（一）计量性能要求

　　为便于描述计量性能要求，将仪器的工作波长划分为三段，分别是 A 段（190 ~ 340nm）、B 段（340 ~ 900nm）、C 段（900 ~ 2600nm）。按照计量性能的高低将仪器划

分为Ⅰ、Ⅱ、Ⅲ、Ⅳ共四个级别。

1. 波长最大允许误差　仪器波长最大允许误差应符合表7-3的要求。

表7-3　波长最大允许误差（单位：nm）

级别	A 段	B 段	C 段
Ⅰ	±0.3	±0.5	±1.0
Ⅱ	±0.5	±1.0	±2.0
Ⅲ	±1.0	±4.0	±4.0
Ⅳ	±2.0	±6.0	±6.0

2. 波长重复性　仪器波长重复性应符合表7-4的要求。

表7-4　波长重复性（单位：nm）

级别	A 段	B 段	C 段
Ⅰ	≤0.1	≤0.2	≤0.5
Ⅱ	≤0.2	≤0.5	≤1.0
Ⅲ	≤0.5	≤2.0	≤2.0
Ⅳ	≤1.0	≤3.0	≤3.0

3. 噪声与漂移　仪器噪声与漂移应符合表7-5的要求。

表7-5　噪声与漂移

级别	透射比为0%噪声	透射比为100%噪声	漂移
Ⅰ	≤0.05%	≤0.1%	≤0.1%
Ⅱ	≤0.1%	≤0.2%	≤0.2%
Ⅲ	≤0.2%	≤0.5%	≤0.5%
Ⅳ	≤0.5%	≤1.0%	≤1.0%

注：非扫描仪器不作漂移指标

4. 最小光谱带宽　仪器的最小光谱带宽误差不应超过标称光谱带宽的±20%。

5. 透射比最大允许误差　仪器透射比最大允许误差应满足表7-6要求。

表7-6 透射比最大允许误差

级别	A 段	B 段
Ⅰ	± 0.3%	± 0.3%
Ⅱ	± 0.5%	± 0.5%
Ⅲ	± 1.0%	± 1.0%
Ⅳ	± 2.0%	± 2.0%

6. 透射比重复性　仪器透射比重复性应满足表7-7要求。

表7-7 透射比重复性

级别	A 段	B 段
Ⅰ	≤0.1%	≤0.1%
Ⅱ	≤0.2%	≤0.2%
Ⅲ	≤0.5%	≤0.5%
Ⅳ	≤1.0%	≤1.0%

7. 基线平直度　仪器基线平直度以吸光度表示，应符合表7-8要求。

表7-8 基线平直度

级别	A 段	B 段	C 段
Ⅰ	± 0.001	± 0.001	± 0.002
Ⅱ	± 0.002	± 0.002	± 0.005
Ⅲ	± 0.005	± 0.005	± 0.010
Ⅳ	± 0.010	± 0.010	± 0.020

8. 电源电压的适应性　电源电压波动为（220 ± 22）V 时，仪器的透射比示值变化应满足表7-9要求。

表7-9 电源电压的适应性

级别	透射比示值变化
Ⅰ	± 0.2%
Ⅱ	± 0.5%
Ⅲ	± 1.0%
Ⅳ	± 2.0%

9. 杂散光　仪器的杂散光应符合表7-10要求。

表 7 - 10　杂散光

级别	A 段	B 段		C 段
	220nm	360nm	420nm	1420nm
Ⅰ	≤0.1%	≤0.1%	≤0.2%	≤0.2%
Ⅱ	≤0.2%	≤0.2%	≤0.5%	≤0.5%
Ⅲ	≤0.5%	≤0.5%	≤1.0%	≤1.0%
Ⅳ	≤1.0%	≤1.0%	≤2.0%	≤2.0%

10. 吸收池的配套性　吸收池配套性应符合表 7 - 11 要求。

表 7 - 11　吸收池配套性要求

吸收池类别	波长	配套设备
石英	220nm	0.5%
玻璃	440nm	0.5%

（二）　通用技术要求

1. 安全性能　仪器的绝缘电阻应不低于 20MΩ。

2. 标志　仪器应有下列标志：名称、型号、编号、制造厂名、出厂日期、工作电源电压、频率。国产仪器应有制造生产许可证标志及编号。

3. 外观　仪器各紧固件均应紧固良好，各调节旋钮、按键和开关均能正常工作。电缆线的接插件均能紧密配合且接地良好。

仪器应能平稳地置于工作台上，样品架定位正确。

指示器刻线粗细均匀、清晰，数字显示清晰完整，可调节部件不应有卡滞、突跳及显著的空回。

4. 吸收池　吸收池不得有裂纹，透光面应清洁，无划痕和斑点。

（三）　检定用标准物质

1. 波长标准物质

（1）汞灯。

（2）附有 1nm、2nm、5nm 三个光谱带宽下波长标准值的氧化钬、镨钕、镨铒滤光片。

（3）氧化钬溶液，质量浓度为 40g/L。

（4）1，2，4 - 三氯苯（分析纯）。

（5）干涉滤光片：峰值波长标准不确定度 ≤1nm，光谱带宽 <15nm。

2. 透射比标准物质

（1）质量分数为 0.060 00/1000 重铬酸钾的 0.001mol/L 高氯酸标准溶液；

（2）紫外光区透射比滤光片；

（3）光谱中性滤光片，其透射比标称值为 10%，20%，30%。

3. 杂散光标准物质

（1）截止滤光片，使用波长分别为 220nm，360nm，420nm，半高波长分别为

260nm，400nm，470nm，截止波长分别不小于 225nm，365nm，430nm，截止区吸光度不小于 3，透光区平均透射比不低于 80%。

（2）碘化钠标准溶液，浓度为 10.0g/L。

（3）亚硝酸钠标准溶液，浓度为 50.0g/L。

4. 标准石英吸收池 规格为 10.0mm，其透射比配套误差不大于 0.2%。

（四）检定用设备

1. 调压变压器 输出功率不小于 500W，输出电压 0 ~ 250V。

2. 兆欧表 试验电压 500V，10 级。

3. 万用表 不低于 2.5 级。

4. 秒表 分度表不大于 0.1s。

（五）环境条件

1. 温度 （10 ~ 35）℃。

2. 相对湿度 不大于 85%。

3. 电源 电压为 （220 ± 22）V；频率为 （50 ± 1）Hz。

4. 仪器不应受强光直射，周围无强磁场、电场干扰，无强气流及腐蚀性气体。

（六）检定项目

仪器的首次检定、后续检定和使用中检验项目见表 7 – 12。

表 7 – 12 检定项目一览表

序号	检定项目	首次检定	后续检定	使用中检验
1	通用技术要求	+	+	+
2	波长示值误差与重复性	+	+	+
3	噪声与漂移	+	+	+
4	光谱带宽	+	–	–
5	透射比误差与重复性	+	+	+
6	基线平直度	+	+	–
7	电源电压的适应性	+	–	–
8	杂散光	+	+	+
9	吸收池的配套性	+	+	+

注：" + " 为应检项目，" – " 为可不检项目

（七）检定方法

1. 通用技术要求的检定

（1）安全性能 用 500V 兆欧表，测量仪器电源进线端与机壳（或接地端子）间的绝缘电阻。测试时电源插头不接入电网，电源开关置于接通位置，用导线将电源插头的相线与零线短路，用兆欧表读取电源插头的相线与仪器接地端子之间的绝缘电阻。

（2）外观、标志及吸收池 目视、手动检查。

2. 波长最大允许误差及波长重复性

（1）标准物质的选择　根据仪器选择标准物质，参见表 7 - 13。可供选择的标准物质是：①低压石英汞灯；②氧化钬滤光片；③氧化钬溶液；④标准干涉滤光片；⑤镨钕滤光片；⑥镨铒滤光片；⑦1，2，4 - 三氯苯（分析纯）；⑧仪器的氘灯；⑨高压汞灯。

表 7 - 13　波长标准器

级别	A 段	B 段	C 段
I	①、②、③	①、②、③、⑤、⑥、⑧	⑨、⑦
II	①、②、③	①、②、③、⑤、⑥、⑧	⑨、⑦
III	①、②、③	①、②、③、④、⑤、⑥、⑧	⑨、⑦
IV	①、②、③	①、②、③、④、⑤、⑥、⑧	⑨、⑦

根据仪器的工作波长范围正确选择测量波长，A 段、B 段每间隔 100nm 至少选择一个波长检定点，C 段根据仪器的波长范围参照《JJG 178—2007 紫外、可见、近红外分光光度计》附录表 A.1、A.4 至少均匀选择五个波长检定点。

（2）检定步骤

1）非自动扫描仪器：使用溶液或滤光片标准物质时，选取仪器的透射比或吸光度测量方式，在测量的波长点用空气作空白调整仪器透射比为 100%（0A），插入挡光板调整透射比为 0%，然后将标准物质垂直置于样品光路中，读取标准物质的光度测量值，重复上述步骤在波长检定点附近单向逐点测出标准物质的透射比或吸光度，求出相应的透射比谷值或吸光度峰值波长 λ_i，连续测量 3 次。

选择汞灯时，将汞灯置于光源室使汞灯的光入射到单色器入射狭缝，选取仪器的能量测量方式，设定合适的增益，调整汞灯的位置使能量值达到最大，然后，再峰值波长附近单向逐点测出能量最大值对应的峰值波长，记录 λ_i，连续测量 3 次。

2）自动扫描仪器：根据选择的检定波长设定仪器的波长扫描范围（如果波长扫描范围较宽允许分段扫描）、常用光谱带宽、慢速扫描、小于仪器波长重复性指标的采样间隔（如果不能设定波长采样间隔，应选取较慢的扫描速度）。使用溶液或滤光片标准物质时，采用透射比或吸光度测量方式，根据设定的扫描参数用空气作空白进行仪器的基线校正，用挡光板进行暗电流校正，然后将标准物质垂直置于样品光路中，设置合适的记录范围，连续扫描 3 次，分别检出（或测量）透射比谷值或吸光度峰值波长 λ_i。

使用低压石英汞灯时，连续扫描 3 次，分别检出（或测量）能量的峰值波长 λ_i。

3）结果计算：将每个测量波长按照式 7 - 14 计算波长示值误差：

$$\Delta\lambda = \bar{\lambda} - \lambda_s \qquad (7 - 14)$$

式中：$\bar{\lambda}$——3 次测量的平均值；λ_s——波长标准值。

按照式 7 - 15 计算波长重复性：

$$\delta_\lambda = \lambda_{max} - \lambda_{min} \qquad (7-15)$$

式中：λ_{max}、λ_{min}——分别为 3 次测量波长的最大值与最小值。

3. 噪声与漂移　根据仪器的工作波长范围选取 A 段 250nm，B 段 500nm，C 段 1500nm 作为噪声的测量波长，500nm 为漂移的测量波长。

设置仪器的扫描参数为：时间扫描方式（或定波长扫描），光谱带宽 2nm（固定光谱带宽的仪器不设），时间采样间隔（或积分时间）1s，光度测量方式为透射比，记录范围 99% ~ 101%（非扫描仪器不设），在每个测量波长处置参比光束和样品光束皆为空气空白，调整仪器的透射比为 100%，扫描 2min，测量图谱上最大值与最小值之差（非扫描仪器，记录 2min 内的最大值与最小值），即为仪器透射比 100% 噪声。在样品光路中插入挡光板调整仪器透射比为 0%，扫描 2min，测量图谱上最大值与最小值之差（非扫描仪器，记录 2min 内的最大值与最小值），即为仪器透射比 0% 噪声。

波长切换时，允许见光稳定 5min。

自动扫描仪器，按上述要求测试透射比 0% 和 100% 噪声后，波长至于 500nm 处，扫描 30min，读出扫描图谱包络线的最大值和最小值之差即为仪器的透射比 100% 线漂移。

4. 最小光谱带宽　具有氘灯的仪器选择氘灯的 656.1nm 特征谱线，没有氘灯的仪器选择汞灯 546.1nm（或 253.7nm）的特征谱线，选择最小光谱带宽，按照检定波长最大允许误差的方法记录氘灯或汞灯的特征谱线图谱，测量半峰宽即为最小光谱带宽。

5. 透射比最大允许误差和重复性

（1）检定步骤　①用高氯酸标准溶液及标准吸收池，分别在 235nm，257nm，313nm，350nm 处测量透射比 3 次，也可用紫外光区透射比滤光片测量。②用透射比标称值为 10%，20%，30% 的光谱中性滤光片，分别在 440nm，546nm，635nm 处，以空气为参比，测量透射比 3 次。

（2）结果计算　按式（7-16）计算透射比示值误差：

$$\Delta T = \overline{T} - T_s \qquad (7-16)$$

式中：$\overline{T}$——3 次测量的平均值；T_s——透射比标准值。

按照式（7-17）计算波长重复性：

$$\delta_T = T_{max} - T_{min} \qquad (7-17)$$

式中：T_{max}、T_{min}——分别为 3 次测量透射比的最大值与最小值。

6. 基线平直度　按仪器要求进行基线校正后，设置仪器光谱带宽 2nm（无光谱带宽调整挡的仪器不设），扫描速度中速，取样间隔 1nm，参照仪器说明书设定合适的吸光度量程，在波长下限加 10nm，波长上限减 50nm 进行扫描，测量图谱中起始点的吸光度与偏离起始点的吸光度（取最大偏离点）之差即为基线平直度（在更换光源或接收器时允许有瞬间跳动）。

7. 电源电压的适应性　用调压器输入 220V 电压，在选择波长 250nm，500nm，1500nm 处，调整透射比示值为 100%，改变输入电压，分别记录仪器在 198V 和 242V 时的透射比示值，并计算与 100% 的差值即为电源电压的适应性。

8. 杂散光　选择杂散光测量标准物质，在相应波长处测量标准物质的透射比，其透射比值即为仪器在该波长处的杂散光。

（1）A 段用碘化钠标准溶液（或截止滤光片）于 220nm，亚硝酸钠标准溶液（或截止滤光片）于 360nm（钨灯），10nm 标准石英吸收池，蒸馏水作参比，光谱带宽2nm（无光谱带宽调整挡的仪器不设）测量其透射比示值。

（2）B 段棱镜式仪器，用截止滤光片，在波长 420nm 处，以空气为参比，测量其透射比值。

（3）C 段用 H_2O 于 1420nm 波长处，测量其透射比示值，以空气为参比。

（4）对于需要测量仪器的低杂散光值时，使用衰减片，先测出衰减片的透射比值，再以衰减片为参比，测量上述标准物质透射比值，两者透射比值的乘积即为杂散光。

9. 吸收池的配套性　仪器所附的同一光径吸收池中，装蒸馏水于 220nm（石英吸收池）、440nm（玻璃吸收池）处，将一个吸收池的透射比调至 100%，测量其他各池的透射比值，其差值即为吸收池的配套性。

对透射比范围只有 0～100% 挡的仪器，可用 95% 代替 100%。

10. 对于测量方法没有完全包括在本规程范围内的其他类型分光光度计，其主要技术指标可参照上述检定方法进行检定，技术要求可参照仪器出厂技术指标要求。

（八）检定结果的处理

1. 新制造的仪器应全面按首次检定项目进行检定。后续检定、使用中检验，原则上按后续检定和使用中检验的内容进行，必要时按首次检定要求进行。

2. 按本规程检定合格的仪器，发给检定证书，并以检定结果中最低级别注明仪器合格级别；若应检项目中（不包括吸收池配套性），有一项指标不符合要求，即判为不合格，发给检定结果通知书，并注明不合格项目。

（九）检定周期

检定周期一般不超过 1 年，在此期间内，仪器经修理或对测量结果有怀疑时，应及时进行检定。

第二节　验光机的检定

一、视光学基础知识

我们知道，光是一种电磁波。它具有直线传播的特点。平时所见到的光线有发散、平行和聚合三种。

发散光线又叫散开光线。一般的发光体如灯泡和蜡烛发出的光线都是发散光线。在眼科光学中，发散光线通常是指 5m 以内的光源发出的光线。而把 5m 以外的光线认为是平行光线。这种定法虽不够严密，但在分析和计算问题时，所造成的误差已小于千分之一，是可以忽略的。平行光线经一凹面镜的反射或通过一凸球面透镜后，改变了方向会聚起来而形成的光线叫会聚光线。又叫聚合光线。

（一）光的反射和折射

1. 光的反射　当光从一种媒质射入另一种媒质，如从空气射入玻璃或水面时，在两种媒质的分界面上，光将改变传播方向，一部分光被反射回原来的媒质中。这种现象叫做光的反射。

反射定律如下：反射光线跟入射光线和法线在同一平面上，反射光线和入射光线分居在法线的两侧。反射角等于入射角。

2. 光的折射　光线通过媒质时，会遇到一定的阻力，这种阻力称为光密度。不同的透明物质具有不同的光密度。媒质的光密度越低，光在其中传播的速度越快；媒质的光密度越高，光在其中传播的速度越慢。传光快的媒质叫做光疏媒质，传光慢的媒质叫做光密媒质。

光线从光疏媒质射入光密媒质时，向法线靠近；相反，光线从光密媒质射入光疏媒质时，远离法线。

光从一种媒质射入另一种媒质时，传播方向发生改变的现象，叫做光的折射。

折射定律如下：折射光线在入射光线和法线所在的平面上，折射光线和入射光线分居在法线的两侧。入射角的正弦跟折射角的正弦之比为一常数。即 $\sin i/\sin r = n$。如图 7 – 26。

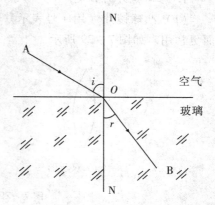

图 7 – 26　光从空气进入玻璃时产生折射

（二）三棱镜

三棱镜由两面相交成角的透明媒质（玻璃或塑料）所构成。表面成斜坡状。最薄部分称为"尖端"或"顶"。最厚部分称为基底。如图 7 – 27 所示。

1. 三棱镜对光的折射　当一束单色光从空气射向玻璃棱镜的一个侧面，从另一个侧面射出来时，光线向棱镜的底面偏折（图 7 – 28）。这是因为光线在棱镜的两个侧面上发生折射时，两次向底面偏折造成的。

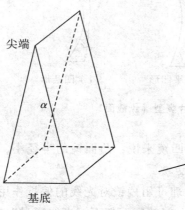

图 7 – 27　三棱镜

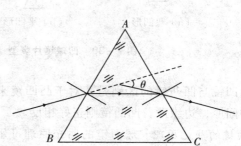

图 7 – 28　光线通过棱镜后向底面偏折

2. 三棱镜屈光率的定度法　三棱镜有三种定度法：

（1）顶角计度法　它是指三棱镜顶角角度的大小。如顶角为 3°，即为 3° 的三棱镜。

（2）以尖端朝下的倒三角▽为符号的向心度计数法　一个三棱镜可使放在 1m 远处的物像引起 1cm 弧度的移位，即为 $1^{\triangledown}$ 的三棱镜度。

（3）以 △ 为符号的三棱镜屈光度计数法　一个三棱镜放在距其 1m 远处的目标，在主觉上引起 1cm 的移位，即为 $1^{\triangle}$ 的三棱镜。通常第三种方法使用较普遍。

（三）球面镜片

球面镜片是凸球面镜片和凹球面镜片的总称。之所以称为球面镜，是因为镜片的一个或两个表面为圆球表面的一部分。因为凸球面镜片用来校正远视眼和老花眼，通常叫做远视镜片或老花镜片。凹球面镜片是用来校正近视眼的，叫做近视镜片。

1. 球面镜片的种类

（1）凸球镜片（用 + 号表示）有平凸、双凸、凸凹形三种。其中凸凹形因性能好而更常用。如图 7 - 29 所示。

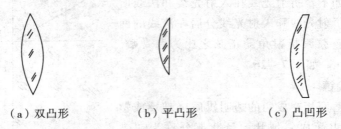

（a）双凸形　　　（b）平凸形　　　（c）凸凹形

图 7 - 29　凸球镜片类型（纵截面）

（2）凹球镜片（用 - 号表示）有平凹、双凹、凹凸形三种。其中凹凸形因性能好而更常用。如图 7 - 30 所示。

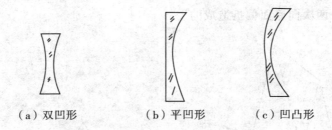

（a）双凹形　　　（b）平凹形　　　（c）凹凸形

图 7 - 30　凹球镜片类型（纵截面）

上述凸凹镜与凹凸镜的区别是：对于凸凹镜来说，凸面镜的半径小，凹面镜的半径大。其中间厚，边缘薄。凹凸镜则正好相反。

2. 球面镜的屈光原理　球面镜的屈光原理可用棱镜对光线的偏折作用来说明。球面镜可以看作是由许多棱镜组成的。凸球镜上部的底面朝下，光线通过时向下部偏折。下部的底面朝上，光线通过时向上部偏折。因此，凸球镜使光线会聚。

与此相反，凹球镜上部的底面朝上，光线通过时向上部偏折。下部的底面朝下，光线通过时向下部偏折。因此，凹球镜使光线发散。

3. 几个有关的术语

（1）主轴　球面镜的两个镜面都有自己的球心。如图 7 - 31 的 C_1、C_2 所示。我们把通过两球心的直线叫做球面镜的主轴即主光轴，也称光轴。它是一条与镜面垂直并通过镜片中心的直线。

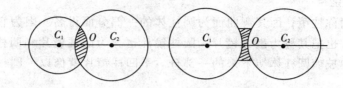

图 7 - 31　透镜的主轴

（2）光心　光学中心又叫光心。主轴跟透镜的两面各有一个交点，两交点的中点叫做光学中心。但对于薄透镜来说，这两个交点几乎是重合在一起的。光心通常用 O 表示。不管从任何方向通过光心的光线，传播方向都不改变。这是光心的重要性质。

（3）主焦点　平行于主轴的光线通过球镜片被曲折后会聚所成之点，叫主焦点，简称焦点，如图 7 - 32a 中的 F′点。这个点叫做凸透镜的焦点。平行于主轴的光线通过凹透镜后会变得发散，如图 7 - 32b 所示。这些发散光线看起来好像是从它们的反向延长线上的交点 F′ 发出来的。这个点叫做凹透镜的焦点。凸透镜的焦点是实焦点，凹透镜的焦点是虚焦点。

（4）焦距　从焦点到光学中心的距离叫做焦距。

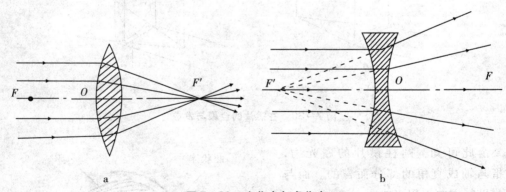

图 7 - 32　实焦点与虚焦点

4. 球镜片屈光度定度法　球镜片会聚与发散光线的屈光能力称之为球镜片的屈光力。凸球镜片越凸，即其表面弯曲度越大，会聚光线的能力越强。也就是正度数越深。凹球镜片越凹，即其凹面弯曲度越大，发散光线的能力越强。也就是负度数越深。

通常用焦度 D 表示球镜片的屈光能力的大小。焦度的单位为屈光度。其数值为以米为单位时焦距的倒数。即

$$D = 1/f \tag{7-18}$$

式中，D——焦度；f——焦距。

从式中可以看出，焦度的大小是由其焦距来决定的。

焦度 D = 1 米/焦距（米）= 1000 毫米/焦距（毫米）

根据此式可知，若镜片的焦距为 1 米，其焦度就是 1 个屈光度，俗称 100 度。若镜片的焦距为 20cm，其焦度就是 5 个屈光度。俗称 500 度。

（四）圆柱镜片

圆柱镜片简称柱镜，因其弯曲面为圆柱体的一部分而得名。因为它是用来校正散光的镜片，通常也把其称为散光镜片。圆柱镜片也分为凸柱镜片和凹柱镜片两种。平凸柱镜片就像由玻璃圆柱体切下来的一部分。平凹柱镜片就像以一圆柱体为外膜的一部分。

圆柱镜片的屈光原理可以理解为由一组三棱镜片并列而成。柱镜片的轴与圆柱体的轴相平行，在轴的方向上没有屈光，而与轴相垂直的光线则受到最大的屈折而形成焦线。

对于凸柱镜片（如图 7-33a 所示）来说，当平行光线通过它时，被折射后会聚成一条焦线 FF'。此焦线和镜片和轴 AA' 相平行。

对于凹柱镜片（如图 7-33b 所示）来说，当平行光线通过它时，被折射后呈散开之势，就像从镜片后的一直（焦）线 FF' 发散而成。此焦线和镜片和轴 AA' 相平行。

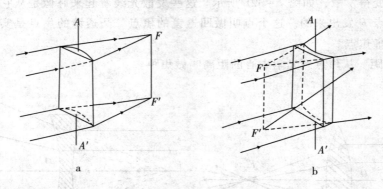

图 7-33　柱镜片的会聚与发散

由此可知，圆柱镜片的屈光力，是指与轴成直角的部分而言的。而与轴相平行方向无屈光能力。

（五）眼睛

我们知道，眼睛是人体极为重要的感觉器官。它之所以能看见物体，从物理方面来说，是因其结构和凸透镜成像的道理相同。

1. 眼睛的结构　眼睛的主要结构如图 7-34 所示。

眼睛的最外层是一层无色透明部

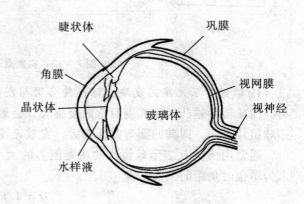

图 7-34　眼睛的构造简图

分，叫角膜。中间的透明囊状物叫做晶状体。晶状体与角膜之间充满着水样液，叫做房水。晶状体和后面的视网膜之间充满着无色透明的胶状物质叫玻璃体。角膜、房水、晶状体和玻璃体都对光线产生折射。它们的共同作用相当于一个凸透镜。这个凸透镜的前焦点约在角膜前 1.5cm，后焦点约在角膜后 2.0cm 处。用眼睛观察的物体，距离都大于二倍焦距，所以，物体射入眼睛内的光线经过这个凸镜折射后，在视网膜上形成倒立的实像，刺激分布在视网膜上的感光细胞，通过视神经传给大脑，产生视觉。于是我们就看到了物体。

2. 眼睛的调节　由眼睛的结构可知，眼睛要看见物体，必须使物体成像在视网膜上。视网膜的位置是固定不变的，而物体到眼睛的距离却远近不同，眼睛怎样使远近不同的物体都成像在视网膜上的呢？原来晶体是有弹性的，它的弯曲程度可以靠周围的肌肉——睫状体来调节。在观看远处的物体时，由于周围肌肉的作用，晶状体的弯曲程度变小，晶状体变得扁平，眼睛的焦距变大。在观看近处的物体时，由于周围肌肉的作用，晶状体的弯曲程度变大，晶状体变凸，眼睛的焦距变小。这样，无论是远处还是近处的物体，都能在视网膜上形成清晰的图像。由此可见，人的眼睛相当于一部精巧的变焦相机，它靠改变晶状体的弯曲程度来改变焦距。眼睛的这种作用叫做眼睛的调节。

眼睛的调节是有限度的。晶状体变得最扁时能够看到的最远点，叫做眼睛的远点。正常眼睛的远点在无穷远处。即，无穷远处的物体射入眼睛的平行光线，它的像恰好能成像在视网膜上。晶状体变得最凸时能够看到的最近点，叫做眼睛的近点。正常眼睛的近点在眼睛前面 10cm 的地方。在合适照明的情况下，正常眼看眼前 25cm 的物体不易疲劳，因此，把距眼睛 25cm 的距离叫做明视距离。

3. 近视、远视、散光及眼镜的校正原理

（1）近视及近视眼镜的校正原理　从前面的叙述可知，由于人眼的调节作用，外来光线正好成像在正常眼睛的视网膜上。若视网膜到晶体的距离过远，或者晶体比正常的眼睛凸一些，无穷远处的物体射入眼睛的平行光线，不能会聚在视网膜上。而是会聚在视网膜前，这样的眼睛叫做近视眼。如图 7-35a 所示。近视眼的远点不在无穷远处，所以看不清远处的物体，而只能看清一定距离内的物体。近视眼的近点也比正常人的近。

为了矫正近视眼，使它能像正常眼那样把无限远处射来的平行光线会聚在视网膜上，可选用合适的凹面眼镜片，使入射的平行光线先经过凹面镜变得发散些，再进入眼睛，会聚点就后移到视网膜上。如图 7-35b 所示。

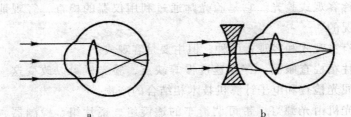

图 7-35　近视眼及其校正方法

（2）远视及远视眼镜的校正原理 相反，远视眼的视网膜到晶体的距离过近，或者晶体比正常的眼睛扁一些，平行射入眼睛的光线，会聚到了视网膜的后面，如图7-36a 所示，这样的眼睛叫做远视眼。远视眼的近点也比正常人的远，所以视力范围比正常眼小。

用眼镜来矫正远视的方法是选用合适的凸透镜面的眼镜片，使入射的平行光线先经过凸透镜变得会聚些，再进入眼睛，使会聚点前移到视网膜上。如图7-36b 所示。

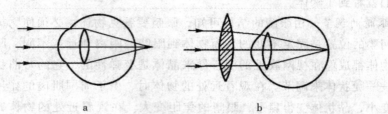

a   b

图7-36 远视眼及其校正方法

人进入老年后，由于眼球中的晶状体慢慢变硬老化，弹性逐渐降低，再加上睫状肌的收缩能力下降，看近物时，晶状体不能相应地变凸，其成像点落在了视网膜后，这种现象叫老花眼，在眼科光学中叫老视。尽管造成老视和远视的生理原因不同，但用镜片对它们矫正的方法是相同的。

（3）散光及散光眼镜的校正原理 进入眼睛的平行光线不能在视网膜上形成焦点，而在互相垂直的轴向上形成两条焦线，即两个互相垂直的轴向上的屈光力不等，称为散光。造成散光的原因主要是角膜各方面的弯曲度不一致，即弯曲后不是理想的球面造成的。

用眼镜来矫正散光的方法是选用合适的柱镜面的眼镜片，使入射的平行光线先经过柱镜后，散光一侧变得会聚些，再进入眼睛，使会聚到视网膜上成一点。

二、验光机原理与结构

检查眼睛的近视、远视、散光等屈光状态叫验光。验光镜片箱和验光仪都是用来验光的设备。

一般的验光分主觉和他觉两种。主觉法又叫主观法，它是验光师用已知的镜片让患者戴上，对被检眼进行试镜检查。根据检查者与被检者互相一问一答的方式，不断地试戴，直到患者认为视力最佳为止。此时所用的试镜片的性质和度数，就是用来矫正患者屈光不正的处方的依据。

他觉式又称客观式验光。它是验光师通过利用仪器的检查，客观地获知被检者的眼睛屈光的情况的。

验光机也有主观式和客观式两种，但主要是客观式。

用验光镜片箱检查眼睛，存在速度慢等缺点，验光机可以改变这一现状。而电脑验光仪则是眼屈光检查和电子计算机技术相结合的产物。

一般的验光机由光源灯、带可调滑车的透镜组、镜片组、检测器、信号放大、信号处理、显示及打印等部分组成。如图7-37所示。

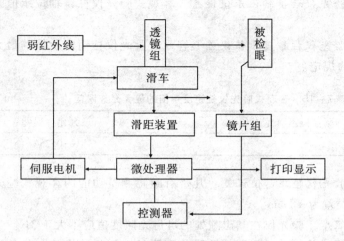

图 7 - 37 验光机结构框图

验光机内有一组透镜组，透镜组安装在一个小滑车上，滑车由一个伺服电机带动，可以前后移动。光源灯发出的红外光通过透镜组后进入被检眼内，到达眼底视网膜。由于光的可逆性，自视网膜反射回来的光线通过三棱镜、反射镜、镜片组，到达检测器。如果反射光的焦点与正常值不相符，检测器就自动输出信号，该信号经放大后，去驱动伺服电机带动透镜组滑车前后移动。调节反射光的焦点的位置，直到光信号与正常值符合为止。信号处理部分根据滑车移动的距离，算出被检眼当时眼位的屈光度，并且将其显示、打印出来。为了防止可见光对被检眼睛产生刺激，验光机通常都使用弱红外线来进行验光。所以验光仪使用的光源是一个弱红外线灯。

三、验光机的检定

验光仪的检定依据《JJG 892—2011 验光仪》检定规程进行。

（一）计量性能要求

1. 零位示值误差　主观式验光仪和客观式验光仪零位示值的最大允许误差为 $\pm 0.25 \mathrm{m}^{-1}$。

2. 球镜度示值误差　主观式验光仪和客观式验光仪球镜度示值的最大允许误差不得超过表 7 - 14 的规定。

表 7 - 14 验光仪球镜度示值的最大允许误差　　　　　　　　　m^{-1}

测量范围	最大允许误差
-10 ~ +10	±0.25
< -10 或 > +10	±0.50

3. 客观式验光仪球镜度测量重复性　客观式验光仪一次安装调整下，球镜度测量重复性应不大于 $0.13 \mathrm{m}^{-1}$。

4. 客观式验光仪柱镜轴位示值误差　客观式验光仪柱镜轴位示值的最大允许误差为 ±5°。

5. 客观式验光仪柱镜度示值误差　客观式验光仪柱镜度示值的最大允许误差不得超过表 7 - 15 的规定。

表 7 - 15　客观式验光仪柱镜度示值的最大允许误差　　　　m^{-1}

测量范围（绝对值）	最大允许误差
0 ~ 6	±0.25

6. 客观式验光仪瞳距示值误差　凡带有瞳距测量功能的客观式验光仪，其瞳距示值的最大允许误差为 ±1mm。

7. 出瞳光照度　验光仪在其出瞳处的可见光照度值应不大于 3lx。

8. 角膜曲率示值误差　凡带有角膜曲率测量功能的验光仪，其角膜曲率示值误差应满足 JJG 1011—2006《角膜曲率计》中对计量性能的要求。

（二）通用技术要求

1. 仪器整体安装应牢固，无明显松动现象，下颌托架应能平稳升降。摇动机身操作柄，机身应能灵活地进行前后左右的移动和定位。

2. 定位瞄准的光学系统和显示屏幕，均应清晰成像。

3. 所有光学部件的表面应清洁、无损伤、无影响透光或成像的缺陷。

4. 连续显示式验光仪刻线应平直、均匀、字迹明显、无断线；数字显示式验光仪数字显示完整、稳定、无闪烁；打印结果字迹清晰可辨。测量结果至少应包括左、右眼标识、球镜度、柱镜度和柱镜轴位等。

5. 验光仪有生产厂家、规格、型号、出厂编号、计量器具制造许可证标志等标识。

6. 验光仪球镜度的测量范围至少应为 - 15 ~ + 15m⁻¹，柱镜度（绝对值）的测量范围至少应为 0 ~ 6m⁻¹，柱镜轴位的测量范围应为 0° ~ 180°，且验光仪的实际测量范围应与说明书明示的测量范围一致。

7. 连续显示式验光仪的顶焦度刻度间隔应不大于 0.25m⁻¹，柱镜轴位的刻度间隔应不大于 5°。数字显示式验光仪的顶焦度数显分度值应不大于 0.25m⁻¹，柱镜轴位数显分度值应为 1°。

8. 如适用，连续显示式验光仪操作者目镜屈光度的调整范围至少为 - 4 ~ + 4m⁻¹。

（三）检定设备

1. 验光仪顶焦度标准器　验光仪顶焦度标准器应符合 JJG 922—2008《验光仪顶焦度标准器》的要求。

2. 光照度计　光照度计探头光敏面的尺寸应小于被检验光仪出瞳光斑的直径，数显分辨力至少为 0.1lx。光照度计应在 0.11 ~ 10lx 范围内，经计量检定合格。

3. 角膜曲率计用计量标准器　角膜曲率计用计量标准器应符合 JJG 1011—2006《角膜曲率计》的要求。

（四）检定环境要求

验光仪的检定环境条件应与正常使用环境条件相同。

相对湿度：<85%。

（五）检定方法

1. 检定前的参数设置　检定前，应按厂家说明将仪器调整至正常使用状态，并对验光仪的各项参数进行正确设置，其中包括：

将顶焦度示值、轴位示值设置在最小分辨力挡；将镜片后顶点与人眼角膜顶点距离（VD）设为12mm；将柱镜表示方式设在混合挡（MIX）。

同时注意调整客观式验光仪的显示屏，使标准器反射光斑的亮度与对比度处于最佳状态。

2. 通用技术要求　目视观察和手动相结合对通用技术要求各项内容进行检查，并在原始记录中填写检查结果。

3. 零位示值误差的检定

（1）客观式验光仪零位示值误差的检定　将模拟眼支架与验光仪下额托架连接。将 $0m^{-1}$ 的客观模拟眼装入支架中。

摇动机身操纵柄，使验光仪前后左右移动调焦，同时调整模拟眼支架的位置，使模拟眼的反射光斑按照仪器说明书的要求对焦成像在验光仪显示屏的中心。试读数一次，若发现有较大柱镜度出现，应再调整模拟眼的位置，使柱镜度示值为最小，以减少由于模拟眼光轴与验光仪光轴不一致所引入的柱镜误差。

至少测量3次，取其平均值作为该点的测量结果。测量结果与 $0m^{-1}$ 模拟眼的标准值之间的偏差即为零位示值误差，其值应符合规定要求。

（2）主观式验光仪零位示值误差的检定　首先将视度筒的视度调到指零处。为了消除检定中的主观误差，操作人员还应调节视度筒目镜，直到看清视场内的分划板为止。检定过程中应注意保持视度筒的视度始终位于指零处，且目镜的位置不在发生变化。

换上主观式标准器的接口，将验光仪的示值调到零位附近，并把视度筒的物方端紧靠在验光仪的出瞳处，使视度筒的光轴与验光仪的光轴尽量重合。

通过目镜观察验光仪内的目标，同时对验光仪进行前后调焦，直到看清验光仪内的目标为止。记录此时验光仪的读数。至少测量3次，取其平均值作为该点的测量结果，即为零位示值误差，其值应符合规定要求。

4. 球镜度示值误差的检定

（1）客观式验光仪球镜度示值误差的检定　将不同示值的客观式模拟眼依次装入支架中，并按检定客观式验光仪零位示值误差的方法进行调整，每个模拟眼至少测量3次，分别取其平均值 d_m 作为该模拟眼的实测值。

实测值 d_m 与模拟眼标准值 d_n 之间的偏差即为验光仪在该点的球镜度示值误差：$d = d_m - d_n$，应符合规定的要求。

（2）主观式验光仪球镜度示值误差的检定　完成零位示值误差检定后，在零视度和目镜位置均不变的情况下，将不同示值的主观式标准镜片依次分别装到接口上，并重复检定主观式验光仪零位示值误差的调节过程。根据主观式标准器的测量原理，被检验光仪的示值应与主观式标准镜片的标准值数值相等、符号相反。可参照装入接口内的主观式标准镜片的标准值，将验光仪快速调整到与其符号相反的示值附近，然后再进行细致调焦，直到看清验光仪内的目标为止。此时记录下验光仪的读数。

至少测量 3 次，取其平均值 d_m，若该点对应的主观式标准镜片的顶焦度标准值为 d_b，则该点的示值误差即为：$d = d_m - (-d_b) = d_m + d_b$，其值应符合规定的要求。

5. 客观式验光仪球镜度测量重复性的检定　分别使用 $\pm 20m^{-1}$ 的客观式模拟眼。如果被检验光仪的明示测量范围小于 $\pm 20m^{-1}$，应选用与其最大测量范围接近的客观式模拟眼。

将模拟眼装入支架中。按检定客观式验光仪零位示值误差的方法调整好后，在模拟眼和仪器机头位置均不动的情况下连续测量并读数 5 次，5 次测量值之间的最大值与最小值之差即为测量重复性，其值应符合规定的要求。

6. 客观式验光仪柱镜轴位示值误差的检定　将柱镜标准器安放在专用支架上，并将支架调整水平。

调整柱镜标准器，并摇动验光仪的操作柄，上下左右调整视窗使之与柱镜模拟眼对准后，再前后调焦，使模拟眼的反射光斑清晰地成像在验光仪显示屏的中心。

客观式验光仪柱镜轴位示值的检定应在 0°（180°）和 90°两个轴位方向进行。每个方向至少测量 3 次，取其平均值作为实测结果。实测值与轴位标准值之间的偏差，即为验光仪柱镜轴位的示值误差，其值应符合规定的要求。

7. 客观式验光仪柱镜度示值误差的检定　按检定客观式验光仪柱镜轴位示值误差的规定调整验光仪和柱镜标准器后，先试读数，若发现有较大的球镜顶度出现，应再调整标准器的位置，使球镜度示值为零或最小，以减少由于柱镜模拟眼光轴与验光仪光轴不重合所引入的球镜度误差。

客观式验光仪柱镜度示值误差的检定应在 0°（180°）和 90°两个轴位方向进行。至少测量 3 次，取其平均值作为实测值。实测值与柱镜模拟眼标准值之间的偏差即为柱镜度示值误差，其值应符合规定的要求。

8. 客观式验光仪瞳距示值误差的检定　将瞳距标准器安放在专用支架上，调整瞳距标准器使两个瞳距测量专用 $0m^{-1}$ 模拟眼的反射光斑均可清晰成像在验光仪显示屏的中心。

对瞳距标准器所提供的 55mm、65mm 和 75mm 三个标准瞳距分别进行测量。每个瞳距至少测量 3 次，取其平均值作为实测结果，实测值与瞳距标准值之间的偏差，即为验光仪的瞳距示值误差，其值应符合规定的要求。

9. 出瞳光照度的检定　将光照度计的探头紧扣在验光仪的出瞳处，以避免杂光干扰，验光仪的出瞳光斑应均匀充满照度计的探头光敏面。出瞳光照度应符合规定的要求。

10. 角膜曲率示值的检定　按照 JJG 1011—2006《角膜曲率计》规定的方法和步骤进行检定。

11. 检定结果的处理　首次检定的验光仪应满足通用技术要求和计量性能的所有要求。后续检定和使用中检验的验光仪，在其计量性能全部符合要求的情况下，允许其存在不影响正常使用的轻微缺陷。

检定合格的验光仪发给检定证书；检定不合格的验光仪发给检定结果通知书，并注明不合格项。

12. 检定周期 验光仪的检定周期一般不超过 1 年。

第三节 验光镜片箱的检定

一、验光镜片箱的构成

验光镜片箱是医院眼科、眼镜商店的验光室用来检查人眼的屈光状态和斜视及眼的其他功能的一种眼科计量工具。在验光镜片箱内，主要装有试镜架、正、负球镜片、正、负柱镜片、棱镜片和其他辅助镜片。这些镜片可多达二百片以上。

1. 验光架 验光架又称试镜架，是让患者试戴时用的架子。上面可以装插多片试镜片，供组合选择。架子本身还设有不同的调节装置，以满足不同的患者的需求。

2. 球镜片 球镜片分置箱（盘）的两侧，凸凹球镜片分别标以不同颜色的框圈以示区别。通常凹球镜片放置在左边，为红框圈，上面标有"－"号。凸球镜片放置在右边，为蓝或黑框圈，上面标有"＋"号。

（1）镜度范围 ±0.12 ～ ±20D。

（2）级距 ±1.00 以下每级 0.12D；±1.00 ～ ±4.00D 每级 0.25D；±4.00 ～ ±6.00D 每级 0.25D；±6.00 ～ ±12.00D 每级 1.00D；±12.00D 每级 2.00D。

球镜片通常可以用来校正单纯近视、远视及老视。

3. 柱镜片 圆柱镜片放置在中央部的两侧。左侧为凹柱镜，右侧为凸柱镜。其颜色及符号都与球镜片相同。镜片及其框架上的刻线是柱镜片的光轴。

（1）镜度范围 ±0.12 ～ ±6.00D。

（2）级距 与球镜片相同。

圆柱镜片用来校正散光眼。

4. 三棱镜片 三棱镜片放置在柱镜片上方。该组镜片的框圈上刻有三棱镜度"Δ"符号；在两端还刻有指示三棱镜基底与尖端的轴线。三棱镜镜度为 0.5Δ，1Δ，2Δ，3Δ，4Δ，5Δ，6Δ，8Δ，10Δ。

三棱镜片用来测试眼肌力量和某些复视的检查及矫正。

5. 辅助镜片

（1）交叉柱镜片 共有两片，一片为 0.25D 另一片为 0.5D。镜片或其框图的刻线方向是 ±柱镜的轴向。它们用来确定有无散光、散光度数、精校散光轴等。

（2）黑盖片 黑盖片用来遮盖不被检查之眼。

（3）磨沙毛玻璃片 半透明，用于幼儿或室外做视力检查时取代黑盖片。借以取得被检查者的合作。

（4）裂隙片 该镜片中有一条长 25mm 宽为 1mm 的细缝。用以通过光线。裂隙片用来检查散光。

（5）针孔片 该片中央有一直径为 1mm 的小孔。其作用是既可克服部分散光又可增加眼睛观察外界物体的景深。如果患者眼前增加此镜片后，视力有所增进，说明其视力的下降是由于屈光不正引起的。可以进一步矫正。

（6）马氏杆片（Maddox rod）　马氏杆片又称柳条片。该片是由数根玻璃柱平行排列构成的。每个玻璃柱都是一个极高度的凸柱镜。点状光束通过此镜后，屈折成长条状光束，其方向与玻璃杆垂直。马氏杆片配合三棱镜可用来检查隐性斜视。

（7）双三棱镜片　该片是由两个度数相等、基底相对放置的三棱镜构成。它用来测定患者有无旋转性斜视及伪盲。

（8）十字平光镜片　共有两片。用来测定两眼的瞳孔距离。

（9）无色平光片　用以鉴别伪装屈光不正的被检者。还可用以排除试镜过程中患者的心理作用。

（10）有色平光片　有红、绿、蓝、黄、茶等颜色。用来检查色盲等。

二、验光镜片箱的检定

验光镜片箱的检定主要依据《JJG 579—2010 验光镜片箱》检定规程进行。

（一）计量性能要求

1. 错片　以下情况视为错片，如果验光镜片箱中出现一片及一片以上错片，则视为整箱不合格。

（1）球镜验光镜片、柱镜验光镜片、棱镜验光镜片三者之间互相装配错误。

（2）球镜验光镜片、柱镜验光镜片中正、负镜片之间装配错误。

（3）各类验光镜片断挡、缺片。

（4）球镜验光镜片球镜度、柱镜验光镜片柱镜度、棱镜验光镜片棱镜度的计量性能指标超过各自相应允差的 2 倍。

2. 顶焦度允差

（1）球镜验光镜片的顶焦度允差应符合表 7－16 的规定。

表 7－16　球镜验光镜片的顶焦度允差　　　　　m^{-1}

顶焦度标称值（绝对值）	允差（MPE）	
	球镜度	柱镜度
0.12	±0.03	±0.03
(0.12, 6.00]	±0.06	±0.03
(6.00, 12.00]	±0.09	±0.03
(12.00, ∞)	±0.12	±0.05

（2）柱镜验光镜片的柱镜顶焦度允差应符合表 7－17 的规定，其球镜度允差一律不得超过 ±0.06m^{-1}，其固有棱镜度不得大于 0.12cm/m。

表 7 - 17　柱镜验光镜片的柱镜顶焦度允差　　　　m⁻¹

柱镜度标称值（绝对值）	允差（MPE）
0.12	±0.03
(0.12, 1.00]	±0.06
(1.00, 4.00]	±0.09
(4.00, 6.00]	±0.12
(6.00, ∞)	±0.18

（3）棱镜验光镜片的棱镜度允差应符合表 7 - 18 的规定。

表 7 - 18　棱镜验光镜片的棱镜度允差

棱镜度标称值 / (cm/m)	允差（MPE）		
	棱镜度/（cm/m）	球镜度/m⁻¹	柱镜度/m⁻¹
(0, 3]	±0.10	±0.05	±0.05
(3, 6]	±0.12	±0.05	±0.05
(6, ∞)	±0.25	±0.05	±0.05

3. 光学中心位移允差　球镜验光镜片、柱镜验光镜片的光学中心位移由镜圈几何中心处的棱镜度表示，其光学中，心位移允差应符合表 7 - 19 的规定。

表 7 - 19　光学中心位移允差

顶焦度标称值/m⁻¹（绝对值）	棱镜度允差（MPE）/（cm/m）
[0.12, 1.00]	±0.12
(1.00, 4.00]	±0.25
(4.00, 7.00]	±0.35
(7.00, 10.00]	±0.50
(10.00, 12.00]	±0.60
(12.00, ∞)	±0.80

4. 柱镜验光镜片轴位允差　柱镜验光镜片轴位线规定为 0°~180° 方向，其与镜片直径两端的轴位标记之间的偏差用角度值表示，其值应符合表 7 - 20 的规定。

表 7 - 20　柱镜验光镜片轴位允差

顶焦度标称值/m⁻¹（绝对值）	轴位允差（MPE）
[0.12, 0.50]	±3°
(0.50, ∞)	±2°

5. 棱镜验光镜片基线允差　棱镜验光镜片基底的轴向定位由棱镜基线表示，其与

镜片两端的基线标记之间的偏差应符合表 7 - 21 的规定。

表 7 - 21　棱镜验光镜片基线允差

棱镜度标称值/（cm/m）	基线允差（MPE）
(0, 0.50]	±5°
(0.5, 1.0]	±4°
(1.0, 2.0]	±3°
(2.0, 10.0]	±2°
(10.0, ∞)	±1°

（二）通用技术要求

1. 整箱配置要求　验光镜片箱整箱出厂时，其基本配置应满足如下要求。

（1）球镜验光镜片　相同规格的球镜验光镜片应有左右两片。①必须包括 $+0.12m^{-1}$ 和 $-0.12m^{-1}$ 的镜片，测量范围至少到 $-12.00 \sim +12.00m^{-1}$。②在 $-0.25 \sim -4.00m^{-1}$ 和 $+0.25 \sim +4.00m^{-1}$ 范围内的镜片量值间隔不得大于 $0.25m^{-1}$。③在 $< -4.00 \sim -8.00m^{-1}$ 和 $> +4.00 \sim +8.00m^{-1}$ 范围内的镜片量值间隔不得大于 $0.50m^{-1}$。④在 $< -8.00 \sim -12.00m^{-1}$ 和 $> +8.00 \sim +12.00m^{-1}$ 范围内的镜片量值间隔不得大于 $1.00m^{-1}$。

（2）柱镜验光镜片　相同规格的柱镜验光镜片应有左右两片。①必须包括 $+0.12m^{-1}$ 和 $-0.12m^{-1}$ 的镜片，测量范围至少到 $-4.00 \sim +4.00m^{-1}$。②在 $-0.25 \sim -3.00m^{-1}$ 和 $+0.25 \sim +3.00m^{-1}$ 范围内的镜片量值间隔不得大于 $0.25m^{-1}$。③在 $< -3.00 \sim -4.00m^{-1}$ 和 $> +3.00 \sim +4.00m^{-1}$ 范围内的镜片量值间隔不得大于 $0.50m^{-1}$。

（3）棱镜验光镜片　①棱镜验光镜片测量范围至少到 8.0cm/m，其中 0.5, 1.0, 2.0cm/m 应各有两片。②在 3.0 ~ 8.0cm/m 范围内的镜片量值间隔不得大于 1.0cm/m。

上述要求只适用于普通验光镜片箱，对于配合其他眼科检查仪器如视野计等使用的验光镜片箱可另行配置。

2. 外观

（1）验光镜片箱内球镜验光镜片、柱镜验光镜片、棱镜验光镜片、辅助验光镜片等主要部件应齐全。

（2）验光镜片箱外箱和内箱应有永久性的标识，外箱上应注明生产厂家、地址、品牌、型号，内盘上应标明生产厂家、地址、品牌、型号、编号、出厂日期等。应当配有验光镜片箱使用说明书。

（3）验光镜片在有效通光孔径内不得有气泡、疵点、杂质、划痕、螺旋形及任何肉眼可观察出的不规则的缺陷；验光镜片应透光良好，不得有霉斑。

（4）验光镜片的镜圈表面应光滑，不得带有任何能对患者或验光师造成伤害的尖边、尖角或粗糙面，且无裂缝及明显的变形。验光镜片与镜圈的固定应牢固，无松动，镶嵌整齐。

3. 验光镜片标志

（1）各类验光镜片的顶焦度或棱镜度标称值均应标注在与眼睛相反那一侧的镜框上，如果标称值标注在镜框的双面上，应保证镜片双面的各类技术指标均满足允差要求。

（2）柱镜验光镜片和棱镜验光镜片应分别在镜框或镜片上标注轴位或基线。如果没有防止镜片在框内转动的措施，则应直接在镜片上标注柱镜轴位或棱镜基线。

（3）标志颜色与特定的镜框有助于识别镜片的型式与类别；而球镜度、柱镜度和棱镜度则可直接从示值标记上读出。

（4）棱镜验光镜片的安装基面应与棱镜验光镜片与眼睛相邻一侧的表面平行。标在镜框上的名义值通常是指入射光线垂直于棱镜验光镜片的安装基面时的棱镜度。

（5）各类镜片均应按照表7-22的规定以不同颜色、不同形状的镜框，或不同颜色、不同形状的标记加以区分。

表 7-22　镜片识别标记

镜片类别	字母或符号	镜框颜色或识别标记
球、柱验光镜片	顶焦度标称值	
正片	+	黑
负片	−	红
棱镜验光镜片	△	白/灰
马氏杆片	MR	
裂隙片	I 或 SS	
针孔片	◎ 或 PH	白/黑/灰
黑片	● 或 BL	
磨砂片	FL	
十字片	⊕ 或 CL	
红色滤光片	RF	
绿色滤光片	GF	

注：交叉柱镜片负柱镜的轴位应用红色标记

（三）检定设备

1. 一级标准焦度计　其技术指标应符合 JJG 580—2005《焦度计检定规程》中对一级标准焦度计的要求。一级标准焦度计在检定室内恒温时间至少 2h 以上。

2. 放大镜　放大倍数为 4~10 倍。

（四）检定条件

1. 温度　$(20±5)℃$；

2. 相对湿度　$<85\%$。

（五）检定方法

对验光镜片箱进行检定时，应首先将一级标准焦度计分度选择设置在 $0.01m^{-1}$ 分度，阿贝数在 58 附近，标准波长选择 e 谱线，同时对测量底座进行检查，去除灰尘后方可进行检定。

对于验光镜片的所有技术指标进行的测量均应将被测镜片标识面朝上放在焦度计的镜片支撑座上，如果镜片双面刻字，则需分别对两个标识面都进行检验。

1. 通用技术要求

（1）外观　在 200lx 明视场照明下，目测或借助于放大镜对外观所规定的内容进行检查，如出现不符合上述要求之一时，不予检定。

（2）验光镜片箱标志　目测进行。

2. 计量性能要求

（1）球镜验光镜片　①顶焦度：将被测镜片刻字面朝上放在焦度计的镜片支座上，移动被检镜片，使被检镜片的成像中心与分划板的十字线重合，并使棱镜度示值最小或为零，此时的读数即为被检镜片的顶焦度，其偏差应符合表 7 - 16 的规定。②光学中心位移：重复检定顶焦度的步骤，使镜片的几何中心位于镜片支座的几何中心处。为减少测量误差，应细微转动镜片，使垂直方向的棱镜度为零。此时，在水平方向得到的棱镜度示值，即为被检镜片的光学中心位移，其值应符合表 7 - 19 的规定。

（2）柱镜验光镜片　①顶焦度：将被测镜片刻字面朝上放在焦度计的镜片支座上，移动并同时转动被检镜片，使其轴落位在 0° ~ 180° 方向，成像中心与分划板中心重合。此时，即可读出被检镜片的球镜度、柱镜度和固有携带的棱镜度，其值应符合表 7 - 17 的规定。②轴位：继①的步骤后，再精细转动被检镜片，使其镜圈两端的轴位标记与焦度计打印机构的三点连线重合。此时，即可读出被检镜片的轴位偏差，其值应符合表 7 - 20 的规定。③光学中心位移：将被测镜片刻字面朝上放在焦度计的镜片支座上，使镜片的几何中心位于镜片支座的几何中心处，在 0° ~ 180° 方向得到的棱镜度示值，即为柱镜验光镜片的光学中心位移，其值应符合表 7 - 19 的规定。

（3）棱镜验光镜片　①棱镜度：将被测镜片刻字面朝上放在焦度计的镜片支座上，移到被检镜片，使其成像的水平轴与分划板十字线的水平轴相重合。此时得到的被检镜片的棱镜度、球镜度、和柱镜度读数，其值应符合表 7 - 18 的规定。②棱镜验光镜片基线：继①的步骤后，再精细转动被检镜片，使镜圈一端的基线标记与焦度计打印机构的三点连线重合。此时得到被检镜片的基线偏差读数，其值应符合表 7 - 21 的规定。

（六）检定结果的处理

1. 首次检定、后续检定和使用中检验的验光镜片箱，要求其箱中球镜验光镜片、柱镜验光镜片、棱镜验光镜片的单项合格率均不得低于 90%；整箱合格率不得低于 90%；如出现一片及一片以上的错片，则判定整箱不合格。

2. 经检定合格的验光镜片箱发给检定证书，不合格的发给检定结果通知书。建议在证书中列出不合格镜片。

（七）检定周期

验光镜片箱的检定周期一般不超过 2 年。

第四节　旋光仪及旋光糖量计的检定

旋光仪是用来测定物质旋光度的仪器。通过旋光度的测量，可以分析物质的浓度、纯度等。在医药领域，它主要用来作抗菌素、维生素、葡萄糖等药物的分析以及中草药药理的研究等。

旋光糖量计与旋光仪的工作原理及仪器结构完全相同。二者唯一的区别是旋光糖量计是以国际糖度来刻度的。为了叙述简便，后面提到的旋光仪，均是指这两种叫法的仪器。

一、偏振光与旋光度

众所周知，光是一种电磁波。根据光的传播原理，它的振动方向和传播方向是相互垂直的。普通自然光的振动方向在与传播方向垂直的任一方向上都有。换言之，普通的光波是由无数振动方向的波所合成的。

自然光通过某种特殊的光学器件后，若只剩下某一振动方向的光波，而将其余振动方向的光波完全消除或大大地削弱，这种现象叫做偏振。这种单一振动方向的光叫做偏振光。偏振光所在的平面叫做偏振面。能起偏振作用的光学元件叫做偏振器（镜）。每一个偏振镜只允许与它的偏振面相一致的光波通过。振动方向与偏振面相差越大的光波被削弱的越多。对于相差90°的光波，几乎完全被消除。

当偏振光通过某些物质时，其振动方向会偏转一个角度，这种物质叫做旋光物质。其中，通过物质后顺时针偏转的叫右旋物质，反时针偏转的叫左旋物质。所转过的角度叫旋光度。旋光度的大小与下述因素有关：一是平面偏振光的波长；二是旋光物质的温度；三是溶液的浓度；四是光程即液柱长度；五是旋光物质的种类。

在一定波长和一定的温度下，溶液的旋光度为

$$\alpha = [\alpha]_\lambda^t CL \tag{7-19}$$

式中，α——旋光度，（°）；C——旋光物质溶液的浓度，g/ml；L——装满旋光性物质溶液的液柱长度，dm；$[\alpha]_\lambda^t$——比旋光度，是一个无量纲的量。它表示某种物质的旋光能力。比旋光度表示长度和浓度都为1时，某种旋光物质在温度为 t 时，对波长为 λ 的平面偏振光的旋光度。通常它是个已知量。

在测量时，通常都是使用 $L=1$dm 的旋光管。这样，通过对旋光度的测定，便可以计算出被测物质的浓度。

二、旋光仪的主要结构

旋光仪有目视旋光仪和自动旋光仪两种类型，这里主要介绍自动旋光仪。自动旋光仪主要由光源灯、滤光片、起偏器、调制器、测试管、检偏器、光电倍增管及电路几部分组成。

图7-38是其结构方框图。光源灯产生的光通过光阑及聚光镜后，到达起偏器。起偏器从普通光中过滤出偏振光。偏振光通过法拉第线圈时，法拉第线圈将其调制为

有一定频率的脉冲光。测试管用来盛装样品液。滤光片将 589.4nm 之外的其他杂散光过滤掉。检偏镜位于光电倍增管之前。其偏振面与起偏镜垂直。

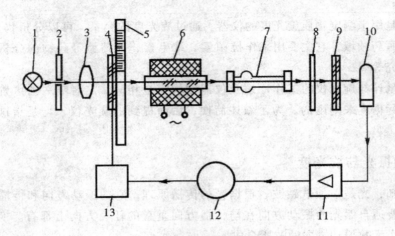

图 7 − 38　度盘指示式旋光仪

1. 白炽灯；2. 光阑；3. 聚光镜；4. 起偏器；5. 刻度盘；6. 法拉第调制器；
7. 测试管；8. 滤光片；9. 检偏器；10. 光电倍增管；11. 放大器；12. 伺服电
机；13. 蜗轮蜗杆

当测试管中不放旋光物质时，光电倍增管接收到的是在其平衡位置振动的，二倍于电源频率的调零信号。

当溶有旋光物质的样品放入光路中后，偏振光就偏离零位一定角度。浓度越大，偏离的角度越大，光电倍增管接收到的信号就越强。但此时光电倍增管接收到的信号是与电源频率相等的交流脉冲信号。这一信号通过电路放大，推动伺服电机让起偏镜转回平衡位置。在检偏镜转动时，读数装置和其一起转动。将偏转的角度显示出来。

（一）　光源灯和滤光片

旋光仪通常用钠光灯作光源。钠光灯是一种气体放电灯。可发出 590.44nm 橙色的光波及 330nm 左右的紫外线。在旋光分析中，主要是使用其 589.44nm 的橙光来进行分析。其他的光由滤光片滤除掉。滤光片也可以放在起偏器之前。滤光片的工作原理在本章分光光度计一节中已详细地介绍过。这里不再重复。图 7 − 39 是钠光灯结构示意图。

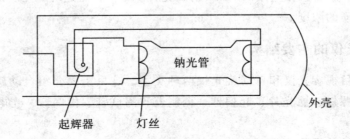

图 7 − 39　钠光结构示意图

光源灯的外玻璃壳内套有一个较细的内玻管和一个起辉器即氖泡。内玻管中充有金属钠、少量惰性气体和灯丝。使用时，在外部还有一个扼流圈和钠光灯相串联。其工作原理和普通的日光灯基本相同。起辉器串联在两灯丝之间，在接通电源的瞬间，由于起辉器中的氖气被电离导电，其内的双金属片受热导通。使钠灯的两组灯丝燃亮。灯丝燃亮后，首先，使内玻管中的惰性气体电离；其次，金属钠慢慢蒸发为气体后导电发橙光。随着钠管中的气体电离量的增加，通过氖管的电流便逐渐变小，其内的双金属片由接触变为断开。在断开的瞬间，扼流圈产生的自感电动势与电源电压一起加到了钠光灯管两端，使钠光灯起辉。

随着钠管中的钠继续蒸发电离，钠管内的电阻急剧减小，通过管中的电流也随之越来越大。同日光灯需要扼流圈限流一样，钠光灯也使用扼流圈来限流。对常用的国产钠光灯来说，一般是将其电流限制在 1.3A。钠光灯可以使用 220V 的交流电压来起辉。从点燃到稳定发光，需 8～10min。与日光灯不同的是，钠光灯起辉后，其两端的电压降到了 20V 左右。此时不宜再用 220V 电压供电，通常是在起辉后将其改接到普通的低压 20V 直流电源上使其正常工作。这样，一来节约电能，二来可使灯的发光稳定。

（二）起偏器、检偏器和调零

早期的起偏器和检偏器都是用天然晶体经特殊切割处理而制成的镜片。所以也叫起偏镜和检偏镜。目前使用的大都是在塑料膜上涂上聚乙烯醇等化学物质的人造偏振片。如一种常用的偏振片就是用在碘溶液中浸泡过的聚乙烯醇薄膜拉伸而制成的。其厚度相当于普通的照相底片。

起偏镜和检偏镜是同样的偏振器件。只是二者在仪器中所处的位置不同，所担当的任务不同才命名为不同的名字。起偏镜位于试样室前，其作用是从入射的自然光中滤选出偏振光。检偏镜位于试样室后，若入射光的偏振面与其相差 90°，入射的光几乎完全不能通过它。这样，在其之后所接收到的光基本上为零。此时，若向左或向右转动起偏镜，亮度会逐渐加强。当二者的偏振面平行时，亮度最大。

起偏镜和检偏镜的偏振面相互垂直时的位置称为平衡位置，又叫零位。将二者调节垂直的过程叫调零。

（三）法拉第线圈

从理论上讲，有了起偏镜和检偏镜，便可以对旋光物质进行测量。但是，由于直接测量的精度不够高，还不能满足实际应用。为了提高测量精度，在实际应用中采用了诸如半影板、法拉第线圈及石英片调制方法等。前一种方法主要应用在目视旋光仪。后一种方法多用于国外进口的自动旋光仪上。国产自动旋光仪主要使用法拉第线圈对偏振光进行调制。这里主要介绍法拉第线圈调制法。

法拉第线圈是利用法拉第磁光效应而工作的。法拉第磁光效应是指平面偏振光通过放在磁场中的普通玻璃或其他透明媒质时，偏振光的振动方向会发生旋转的现象。所谓法拉第线圈是这样一个装置：线圈两端接交流振荡电压，线圈中间放有一个玻璃棒。当偏振光通过玻璃棒时，在线圈两端交变磁场的作用下，通过玻璃棒的偏振光的偏振面也随着转动。若所接的是 50Hz 的交流电，则偏振光的偏振面也在其平衡位置摆动 50 次。摆动的最大位置为 0.5°。

如图 7-40a 所示，在平衡位置每摆动一次，即从 $A_0A'_0$ 摆动到 $A_1A'_1$，再摆到 A_2 A'_2，最后回到 $A_0A'_0$。从检偏镜后看到的光，在亮度上的变化是在 $A_0A'_0$ 时最暗，在 A_1 A'_1 和 $A_2A'_2$ 时最亮。即偏振光在平衡位置每摆动一次，发生暗亮暗亮两次变化。对于每秒 50 次摆动，其明暗就变化为 100 次。这 100Hz 是平衡信号。

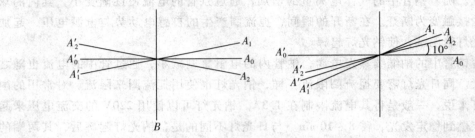

(a) 偏振面在垂直时的位置变化　　　　(b) 偏振面在改变后的位置变化

图 7-40　偏振光在垂直时及改变后的位置示意图

当有样品放入后，若试样使偏振光振动了 10°，即从 $A_0A'_0$ 摆动到 AA'。如图 7-48b 所示。此时，法拉第线圈的调制面就从 AA' 先摆动到 $A_1A'_1$，再摆到 $A_2A'_2$，最后回到 AA'。从检偏镜后看到的光是在 $A_1A'_1$ 时最亮，在 $A_2A'_2$ 时最暗。即在放入样品后，每秒钟的亮暗变化为 50Hz。50Hz 是电机的动作信号。电机得到此信号后就带动起偏镜旋转，直到重新回到 $A_0A'_0$ 位置。电机转动时，带动读数盘将偏转的度数显示出来。由此可知，使用了法位第线圈后，可使亮度变化分为 100Hz 的平衡信号和 50Hz 的动作信号。利用选频电路，很容易将这两种信号分开，从而能大大提高了测量精度。

（四）测试管

旋光仪常用的测试即样品管均为可拆卸式玻璃管，用于盛装被测液体。其液路的长度通常为 100mm。另外，也有 50mm 及 200mm 规格的测试管。

（五）光电倍增管

旋光仪通常都使用光电倍增管来作光电转换器件。其作用是将光信号的强弱转变为电信号的大小。即投照在它上面的光信号越强，其转换出的电信号越大。它和普通真空光电管的不同之处是对微弱的光也能进行放大。其特点是结构比较复杂，价格比较高且要使用上千伏的高压进行工作。关于光电倍增管，在本章第一节里有较详细的叙述。

（六）电路系统

旋光仪最基本的的电路系统包括普通稳压电路，光电倍增管所用的高压稳压电路、钠灯稳流电路、前置放大电路、选频放大电路、功率放大电路及显示电路等。其中选频电路是用来分辨所加来的是 50Hz 的调零信号还是 100Hz 的偏转信号。上述各电路共同完成对信号的放大及测试结果的显示等功能。

三、自动旋光仪的检定

自动旋光仪的检定分仪器本身的检定和测试管的检定两部分，其中以仪器检定为主。检定时应依据 JJG 536—1998《旋光仪及旋光糖量计检定规程》进行。

（一）旋光仪及测试管需要检定的技术指标

自动旋光仪分为 0.01、0.02 和 0.05 三级。

1. **自动旋光仪需要检定的技术指标**　自动旋光仪本身需要检定的技术指标除了常规的外观及初步检查外，主要有示值误差和重复性这两个指标。还有一个指标是稳定性。稳定性这一指标主要是对长期连续工作的仪器才需要。对在医药单位使用的旋光仪来说，这一指标并不重要。表 7–23 是对自动旋光仪技术指标的具体要求：

表 7–23　自动旋光仪的技术指标要求

仪器级别	0.01	0.02	0.05
最小分度值	≤0.002°	≤0.005°	≤0.01°
测量范围	≥（−45°~+45°）	≥（−45°~+45°）	≥（−45°~+45°）
示值误差及稳定性	≤0.01°	≤0.02°	≤0.05°
重复性	≤0.003°	≤0.07°	≤0.017°

旋光仪的检定周期为一年。

2. **测试管需要检定的技术指标**　对测试管长度的要求如下：在 20℃ 测试条件下，对准确度等级为 0.01% 级的测试管来说，其实际长度与标称值之间的允差应 ≤ ±0.01%。对准确度等级为 0.2% 级的测试管来说，其实际长度与标称值之间的允差应 ≤ ±0.2%。就 100mm 的测试管而言，前者的允差应 ≤ ±10μm，后者的允差应 ≤ ±0.2mm。

（二）所用的检定标准装置及温度校正公式

检定旋光仪所作用的检定标准装置主要有两种，一是需要六只不同旋光度的标准旋光管，另一种是示值误差不超过 ±0.2℃ 的温度计。除此之外，还应有测量样品管（即测试管）长度的量具或量仪。

1. **对标准旋光管的要求**　在 590.44nm 波长时，六只旋光管的旋光度分别为 ±5.194°，±17.313°，±34.626°。其扩展不确定度 ≤0.004°（k=2）。方向误差：不超过 0.003°（±0.01°Z）。

2. **对测温设备的要求**　最好选用专门设计的热敏电阻式数字显示温度计。探头应为可贴敷式，15℃ ≤测量范围≤40℃，示值误差≤0.2℃。

3. **对长度量具或量仪的要求**　50mm ≤测量范围≤200mm，示值误差 ≤不超过样品管允差的 1/3。

4. **温度校正公式**　标准旋光管又叫标准石英管。其透光部分所用的材料通常是石英片。由旋光度的定义可知，任何物质的旋光度都是随温度变化的。即在不同的温度下，旋光度值是不同的。在一般情况下，检定部门只给出 20℃ 下标准石英管的旋光度值。为了满足不同温度下的检定需要，就要知道在不同温度下的标准旋光度值。好在在一定的温度范围内，石英的旋光度随温度的变化有良好的线性度。这样，利用下述温度校正公式，便可求出在不同温度下石英片的标准值。

$$\alpha_{t\,℃} = \alpha_{20\,℃}\left[1 + 0.000\,144\,(t-20)\right] \qquad (7-20)$$

式中，$\alpha_{t\,℃}$——在测量温度下，标准旋光管的旋光度；$\alpha_{20\,℃}$——20℃时，标准旋光管的旋光度。

（三）检定方法

这里仅介绍主要指标的检定。次要指标的检定方法和其他仪器类似，这里不加叙述。

1. 示值误差和重复性的检定它是利用标准旋光管来进行检定的。为保证仪器在所使用的范围内均符合要求，要用六支标准管分别在六个点进行检定。具体检定方法如下：

在仪器预热后，先调节好仪器的零点。然后将数字式温度计的探头用白胶布贴在某一标准旋光管靠近石英片一端。将标准旋光管放入测试箱内的测试架上，盖好样品室盖，等 7~10min 后，记录下旋光度和温度两个示值。

打开测量室的盖子，移开标准旋光管到试架旁，盖上盖子，记录下仪器的零点值，再同上一次一样，第二次测量旋光度和温度两个示值。如此这般，测量6次。

接下来换用其余5支标准管进行相同步骤的检定。

2. 示值误差及重复性的计算首先，利用公式（7-20）分别计算出标准旋光管在六次测量温度下的标准旋光度值。然后，从每次示值中先减去测量时的零点值，再减去在每次测量的温度下，标准旋光管的值。将所得到的六个差值进行平均。该平均值即是旋光仪的示值误差。

之所以用这种方法来计算其示值误差，是因为标准旋光管在不同的温度下的标准旋光度值是不同的。每次测量时的温度也不会完全相同，标准值也应分别用修正值加以修正。

重复性的计算：旋光仪的重复性用实验标准偏差来表示。即用贝塞尔公式进行计算。

对于旋光仪的重复性来说，其含意为：先将（与标准值相减后的）六个差值分别平方，再相加求和，除以5后再开方。所得的值即是旋光仪的重复性。

3. 测试管的检定检定旋光测试管的长度用长度量具进行测量。温度应在20℃温度下，在两端面圆周上等分四点测量。算出其平均值后与标称长度相减，取其差值即为测试管的长度误差。

测试管长度的检定周期为4年。

【综合练习题】

1. 简述朗伯-比尔定律的内容及应用条件。
2. 紫外可见近红外分光光度计由哪几部分组成？
3. 紫外可见近红外分光光度计主要计量性能要求有哪些？
4. 紫外可见近红外分光光度计检定用波长标准物质有哪些？
5. 自动扫描型紫外可见近红外分光光度计的波长最大允许误差及波长重复性如何检定？

6. 简述验光机的主要计量性能。

7. 客观式验光机球镜顶焦度示值如何检定？

8. 如何检定球镜验光镜片？

9. 自动旋光仪需要检定的技术指标有哪些？

【参考文献】

[1] 杨进炯. 验光配镜基础. 北京：中国劳动社会保障出版社，1998

[2] 李祖江. 医用检验仪器原理使用与维修. 北京：人民卫生出版社，1997

[3] 贾建革. 医学计量实用检测技术. 北京：中国计量出版社，2005

[4] JJG 178—2007. 紫外、可见、近红外分光光度计检定规程

[5] JJG 579—1998. 验光镜片箱检定规程

[6] JJG 892—2005. 验光机检定规程

[7] JJG 537—1998. 旋光仪及旋光糖量计检定规程

综合练习题答案

1. 答：内容：在入射光一定时，溶液的吸光度与溶液的浓度及液层厚度成正比。

应用条件：①入射光为单色光；②溶液为稀溶液。

2. 答：紫外可见近红外分光光度计由光源、单色器、样品室、检测器、信号处理和显示与存储系统等组成。

3. 答：波长示值误差与重复性、噪声与漂移、光谱带宽、透射比误差与重复性、基线平直度、电源电压的适应性、杂散光、吸收池的配套性。

4. 答：①汞灯。②附有 1nm、2nm、5nm 三个光谱带宽下波长标准值的氧化钬、镨钕、镨铒滤光片。③氧化钬溶液，质量浓度为 40g/L。④ 1，2，4 - 三氯苯（分析纯）。⑤干涉滤光片：峰值波长标准不确定度 ≤1nm，光谱带宽 <15nm。

5. 答：根据选择的检定波长设定仪器的波长扫描范围（如果波长扫描范围较宽允许分段扫描）、常用光谱带宽、慢速扫描、小于仪器波长重复性指标的采样间隔（如果不能设定波长采样间隔，应选取较慢的扫描速度）。使用溶液或滤光片标准物质时，采用透射比或吸光度测量方式，根据设定的扫描参数用空气作空白进行仪器的基线校正，用挡光板进行暗电流校正，然后将标准物质垂直置于样品光路中，设置合适的记录范围，连续扫描 3 次，分别检出（或测量）透射比谷值或吸光度峰值波长 λ_i。

将每个测量波长按照下式计算波长示值误差：

$$\Delta \lambda = \bar{\lambda} - \lambda_s$$

式中：$\bar{\lambda}$——3 次测量的平均值；λ_s——波长标准值。

按照下式计算波长重复性：

$$\delta_\lambda = \lambda_{max} - \lambda_{min}$$

式中：λ_{max}、λ_{min}——分别为 3 次测量波长的最大值与最小值。

6. 答：零位示值球镜、顶焦度示值、客观式验光机球镜顶焦度测量重复性、客观式验光机柱镜轴位示值、客观式验光机柱镜顶焦度示值、客观式验光机瞳距示值、出瞳光照度、角膜曲率示值。

7. 答：从支架上取下 0 m⁻¹ 标准器，依次换上其他规格的标准器，按 4.2.1 中的方法进行操作，同时记录测量结果。将测量结果与标准值进行比较，其差值即为验光机球镜顶焦度值误差 d 不得超过

规定的要求。

8. 答：①顶焦度检定：将被测镜片刻字面朝上放在焦度计的镜片支座上，移动被检镜片，使被检镜片的成像中心与分划板的十字线重合，并使棱镜度示值最小或为零，此时的读数即为被检镜片的顶焦度，其偏差应符合表 7 – 1 的规定。②光学中心位移：重复①的步骤，使镜片的几何中心位于镜片支座的几何中心处。为减少测量误差，应细微转动镜片，使垂直方向的棱镜度为零。此时，在水平方向得到的棱镜度示值，即为被检镜片的光学中心位移，其值应符合表 7 – 4 的规定。

9. 答：最小分度值、测量范围、示值误差及稳定性和重复性。

第八章　医用激光计量

学习提要与目标

了解激光基本原理与特性、激光医学基础与常用激光源、激光计量基础与医用激光源检定技术，掌握医用激光源检定的基本流程和数据处理方法。

第一节　激光基础知识

激光是一种单色性佳、相干性强、方向性好、亮度高的相干光。"激光"的英文名称是"Laser"，即"Light Amplification by Stimulated Emission of Radiation"（辐射的受激发射引起的光放大）第一个字母的缩写。可见，激光的物理基础是"受激辐射"，这一理论是由爱因斯坦于 1916 年提出的。但直到 1960 年，才由梅曼制成了世界上第一台激光器——红宝石激光器。在该激光器问世的第二年，就开始用于视网膜凝固治疗。以后随着激光技术的发展和各种新型激光器的出现，激光医学应用范围迅速拓宽。

一、激光基本原理

（一）物质能级与受激辐射的概念

按照近代物质结构理论，所有物质都是由大量的原子、分子或离子等微观粒子组成的。原子是组成物质的基本单位。根据量子理论，处于束缚态的微观粒子的内部结构只能处于一系列分立的稳定状态中。处于不同状态的粒子具有不同的、不能连续变化的特定能量，这些特定的能量值称为能级。粒子的最低能级称为基态，除此以外的高能级称为激发态。

处于不同能级的粒子不断地在能级之间跃迁，同时吸收或辐射能量。爱因斯坦将跃迁过程分为两类：受激跃迁与自发跃迁。其中受激跃迁包括受激辐射和受激吸收，而自发跃迁只有自发辐射。为了简化问题，我们从粒子系统的大量能级中取出两个能级 E_2 和 E_1（$E_2 > E_1$）。上述三种跃迁过程可以描述如下（图 8-1）。

1. 自发辐射　处于激发态的粒子是不稳定的，它们在激发态停留的时间一般都非常短，大约在 10^{-8}s 的数量级。处于较高能级 E_2 的粒子会自发地跃迁到较低能级 E_1，这一过程称为自发跃迁。跃迁过程中释放出的能量为两能级的能量差（$E_2 - E_1$），如果这部分能量以电磁波（光子）的形式释放出来，则该过程称为自发辐射〔图 8-1(a)〕，辐射光子频率为（$E_2 - E_1$）/h，式中 h 是普朗克常数。如果能量以热或其他非辐射的形式释放出来，则称为无辐射跃迁。

2. 受激辐射　仍考察处于高能级 E_2 的原子。当有一频率为 $v = （E_2 - E_1）/h$ 的电磁波（光子）从外部射向原子时，由于入射的频率与原子的跃迁频率相同，该入射波将驱使原子以一定的几率产生 $E_2 \to E_1$ 的跃迁。同时能量差（$E_2 - E_1$）将以电磁波的形式释放出来，这一过程称为受激辐射〔图 8-1（c）〕。

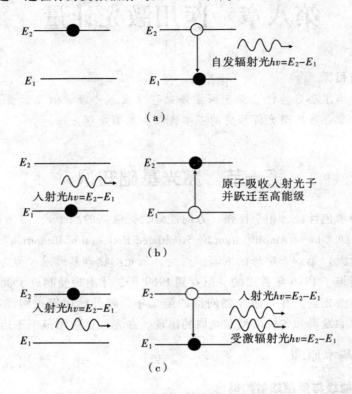

（a）自发辐射 （b）受激吸收 （c）受激辐射

图 8-1 原子的自发辐射、受激辐射和受激吸收示意图

3. 受激吸收 假定原子最初处于低能级 E_1。如果这个能级是基态，则只要原子不受到某种外来的激励，它将长期处在这个能级上。如果有频率 $v = (E_2 - E_1)/h$ 的外部电磁场作用于原子，则原子将按一定几率吸收外部电磁场的能量，而上升到 E_2 能级，这一过程称为受激吸收〔图 8-1（b）〕。显然，受激吸收与外界电磁场有关，它是不可能"自发"进行的。没有外界电磁场的激励并提供能量，处于低能级的原子不可能自发地跃迁到高能级。受激吸收也就是我们通常所说的吸收。

应该指出，对于一个粒子系统，当自发辐射一产生，则上述三个过程总是不可分割地同时存在；对其中某一个粒子而言，当外来光子逼近它时，其在某两个能级间发生受激吸收（当处于低能级）和受激辐射（当处于高能级）的几率是相同的。因此，要使受激辐射大于受激吸收，必须使高能级的粒子数 N_2 多于低能级的粒子数 N_1，即要求粒子数反转。

（二）激光发生原理

能够产生激光辐射的器件称为激光器。激光器的基本结构通常包括三部分：激光工作物质、泵浦源和谐振腔。泵浦源把外界能量（电能、光能、化学能等）提供给激光工作物质，使物质粒子（分子、原子或离子）由基态跃迁到激发态，形成粒子数反转，如果满足振荡阈值条件（增益大于损耗），则自发辐射光在通过工作物质时就会因受激辐射而得到放大，进而通过谐振腔的选模作用获得激光输出。

1. 激光工作物质　根据能量最小原理，处于基态的原子（粒子）最稳定；处于激发态的原子，因其能量较高而不稳定，它只能在激发态停留约 10^{-8} s（能级寿命）的时间。但有一些物质的能级中有些特殊的激发态，原子在其上停留时间可长达 10^{-3} s 以上，这种特殊的激发态称为亚稳态。具备亚稳态能级结构的物质，就能用作激光器的工作物质。

激光工作物质的种类很多，分类方法也很多。根据其物理状态，可以分为气体（如 Ne、CO_2、N_2、Ar^+ 等）、固体（如红宝石、Nd^{3+}：YAG 等）、液体（如有机染料）、半导体（如 GaAs、GaAlAs 等）、自由电子等等，相应的激光器也分别称为气体激光器、固体激光器、液体（染料）激光器、半导体激光器和自由电子激光器；根据物质能级结构，可以分为三能级系统（如红宝石）、四能级系统（如 Ne、Nd^{3+}：YAG 等）。

2. 泵浦源　泵浦就是借助适当的方法把某种形式的能量提供给粒子系统，使处于基态的粒子获得能量后跃迁到较高能级的激发态，并在粒子系统的两个或几个能级之间形成粒子数反转的过程。泵浦方式主要包括光泵浦、放电泵浦、热泵浦、化学泵浦、电流注入泵浦等。其中最主要的是光泵浦和放电泵浦。

光泵浦是采用外部光源辐照激光工作物质，通过选择性吸收，在工作物质的某些特定能级间形成粒子数反转分布。脉冲激光器常用的泵浦光源是脉冲氙灯；连续激光器常用的泵浦光源有连续氪灯、氙灯、钾–钠灯、汞灯等。激光也可以作为泵浦光源，称之为激光泵浦。光泵浦最常用于固体激光器和染料激光器，某些气体和半导体激光器也采用光泵浦。

放电泵浦主要用于气体激光器，所以也称为气体放电泵浦。即：在充有一定气压的工作气体的激光管的两个电极之间加上高压，形成强电场，阴极发射的电子被电场加速而获得足够的动能后，与工作气体粒子发生碰撞并使之激发到高能态并最终形成粒子数反转。

热泵浦是利用热能造成粒子数反转，如气动二氧化碳激光器。化学泵浦是利用化学反应释放出的化学能激发工作物质，造成粒子数反转，如氟化氢（HF）激光器。电流注入泵浦是用于半导体激光器的泵浦方法，即在半导体 p–n 结正向偏置电压所注入的电流的作用下，有源层内形成价带和导带间的粒子数反转分布。

3. 谐振腔　要实现激光振荡输出，除了能够提供光放大的激光工作物质外，还必须具备正反馈、谐振和输出系统，这些功能由谐振腔来完成。在激活物质的两端恰当地放置两个反射镜片，就构成一个最简单的谐振腔。谐振腔提供正反馈就是使光波反复通过工作物质，这等于延长了工作物质的作用长度。谐振的过程有选模作用，即谐振腔只允许单模或少数几个轴向模式振荡。

激光发展史上最早提出的谐振腔是平行平面腔，即法布里–珀罗腔，由两块平行平面反射镜组成。随后广泛采用的是由两块共轴球面镜构成的谐振腔，称为共轴球面腔。反射镜中有一个（或两个都）为平面的谐振腔是共轴球面腔的特例。理论分析这类谐振腔时，可以认为其侧面没有光学边界，因而也称之为开放式谐振腔，简称开腔。气体激光器是采用开腔的典型例子。

固体激光器则与上述不同。由于固体激光工作物质的折射率较高（如红宝石的折射率为1.76），在侧壁磨光的情况下，那些与轴线夹角不太大的光线将在侧壁上发生全反射。如果谐振腔的反射镜紧贴着激光棒的两端，则称为闭腔；如果固体激光器的反射镜和激光棒互相分开且分离得比较远，且棒的直径远大于激光波长，则这种谐振腔的特性基本上与开腔类似。

另一种谐振腔叫做气体波导腔，其典型结构是在一段空心介质波导管两端适当位置处放置两块适当曲率的反射镜片。这种谐振腔与开腔的差别是：波导管的孔径较小（虽然仍远大于波长），因而不能忽略侧面边界的影响。

以上几种谐振腔的典型结构如图8-2所示，其共同特点是只有两个反射镜，结构比较简单。由两个以上的反射镜构成的谐振腔也比较常见，如折叠腔和环形腔。在开腔内插入透镜一类的光学元件，就可以构成复合腔。所有上述谐振腔都是端面反馈式的。近年来新发展了分布反馈式谐振腔，主要在半导体激光器和集成光学中使用。

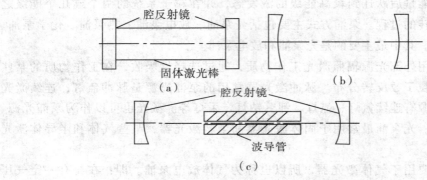

（a）闭腔　（b）开腔　（c）气体波导腔

图8-2　几种谐振腔的典型结构

4. 激光产生条件　处于粒子数反转状态的物质称为激活物质。光通过这种物质时，由于受激辐射大于受激吸收，因而可以获得增益，引起光放大。激活物质对光的放大作用通常用增益系数G来描述，其定义为光通过单位长度激活物质后光强增长的百分数。激活物质中的光信号非常弱时，G近似为一常数，记为G_0，称为小信号增益系数；但随着光强的增加，激活粒子数量迅速减少，G也将随之减小，这称为增益饱和效应。由于增益饱和效应，光信号不会无限放大下去。

在光放大的同时，总是存在着光的损耗。谐振腔内的损耗主要有：输出损耗，即一部分激光从腔镜输出引起的损耗，这种损耗属于有用损耗；镜面材料的吸收和散射损耗，即反射镜介质膜材料的吸收和散射作用引起的光损耗；几何偏折损耗，即光在谐振腔内往返传播时从腔的侧面偏折出去引起的损耗；衍射损耗，即谐振腔内有限孔径（如镜面孔径、腔内光阑、工作物质截面等）衍射效应使一部分光能量逸出腔外或受到阻挡而引起的损耗；激光工作物质的吸收和散射损耗；谐振腔插入损耗，即谐振腔内插入的布儒斯特窗片、调Q元件、非线性光学晶体等光学元件所引起的吸收、反射和散射损耗。为了描述谐振腔内的上述损耗，通常引入损耗系数 α，其定义为光通过单位距离后光强衰减的百分数。

激光工作物质达到粒子数反转分布时，可能产生激光，但由于上述各种损耗的存在，并不一定会形成激光振荡。在小信号增益的情况下，只有当增益大于，至少等于损耗时（$G_0 \geqslant \alpha$），才会形成激光振荡，这就是激光器的振荡条件。当 $G_0 = \alpha$ 时称为阈值振荡，这种情况下，谐振腔内的光强始终维持在初始光强 I_0 的极其微弱的水平上。

5. 稳定模的形成　在谐振腔内，光波在两端的反射镜之间来回反射传播，入射光波和反射光波之间会发生干涉。为了能在腔内形成稳定振荡，要求光波能因干涉而得到加强。这就要求光波从腔内某一点出发往返一周再回到原来位置时，应与初始光波具有相同的位相（位相差为 2π 的整数倍），即腔长应为半波长的整数倍。光沿谐振腔中心轴向干涉加强形成的稳定振荡模式称为纵模；在略微偏离中心轴方向上也可形成稳定的振荡模式，称为横模。纵模只与腔长有关，横模则不仅与腔长有关，还与腔镜的形状、曲率半径、孔径等参数有关。不同纵模在光束截面上的强度花样不可区分，但不同的横模在光束截面上会形成不同的强度花样。不同的横模通常用 TEM_{mn} 来区分，TEM 代表"横电磁波"，m、n 为横模指数，TEM_{00} 模称为基横模，其余称为高阶横模。方形镜共焦腔和圆形镜共焦腔横模的强度花样特征如图 8 - 3 所示。显然，基横模呈现中心强边缘弱的高斯分布特征。

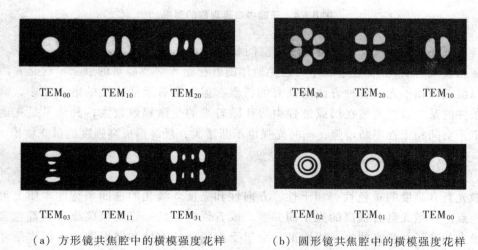

（a）方形镜共焦腔中的横模强度花样　　　　（b）圆形镜共焦腔中的横模强度花样

图 8 - 3　横模强度花样

以最简单的开腔基横模为例，其高斯型场分布或强度花样的形成过程如下：两块半径为 a，间距为 L 的反射镜片（平面、曲面均可，在此假定为圆形平面反射镜）沉浸在均匀、无限、各向同性的介质中，如图 8 - 4（a）所示。由于光波经过圆形平面反射镜时产生的衍射花样与穿过同样孔径圆孔时的花样相同，因此光在镜面之间的往返传播等效于光波沿一系列直径为 $2a$，间距为 L 的同轴圆孔单向传播〔图 8 - 4（b）〕。设有一均匀平面波通过圆孔，由于圆孔的衍射作用，光波通过第一个圆孔后，边缘强度略有减弱，产生若干个衍射旁瓣〔图 8 - 4（c）〕；通过第二个圆孔后，中心部分改变不大，但边缘部分的光进一步减弱。如此继续传播，每经过一次小孔，光波的场分布都发生改变。随着光波经过圆孔数目的增多，场分布受圆孔衍射的影响越来越小，最终光场趋向于某一稳定分布，其振幅呈现出从镜面中部逐渐向边缘衰减的特征。这种稳定分布就是谐振腔中可能存在的模，又称为"自再现模"。

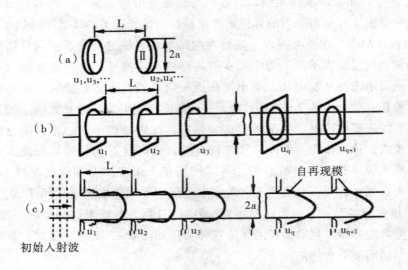

图 8 - 4   开腔中自再现模的形成

自再现模的形成过程同时也是场的空间相干性增强的过程。对于无源谐振腔（即不存在光放大物质），上述过程不可避免地伴随着初始入射波能量的衰减。这是在激光出现以前获得相干光的各种方法所共有的特点。但在含有激活物质的谐振腔中，满足振荡条件的某一自再现模在形成过程中将伴随着光的受激辐射放大，其结果是光谱不断变窄，空间相干性不断增强，同时光强也不断增大，最终形成高强度的激光输出。

二、激光基本特性

激光具有高度的单色性、相干性、方向性和亮度。激光的这四条特性本质上可归结为一点，即激光具有很高的光子简并度，或者说，在任一稳定振荡模式内都包含有数目极大的光子。激光的这一特性正是由于受激辐射的本性和谐振腔的选模作用才得以实现的。

1. 单色性   光源的单色性是指光源发出的光强按频率（或波长）分布曲线的狭窄程度，通常用上文提到的谱线宽度描述。线宽越小，光源的单色性越好。我们知道，光源中的发光物质包含着大量能级。对于普通光源，这些能级之间的光学允许跃迁会导致各种频率的光谱发射，甚至呈连续分布。即使对其中某一条谱线而言，由于谱线加宽，线宽也相当大。普通光源中，单色性最好的是氪灯（Kr^{86}）的 605.7nm 谱线，其线宽约 400MHz。He - Ne 激光器中 Ne 原子 632.8nm 自发辐射谱线的线宽约 2000MHz。

激光的单色性较普通光源要好得多。激光高度单色性的原因有两个：一是在大量能级的发光跃迁中，只有一对特定能级的跃迁能够得到放大；二是在这一跃迁谱线的宽度内，只有满足谐振频率的光波才能在谐振腔中存在。大多数情况下，这些频率的数目有数十个甚至上百个。但通过选模技术使激光器单模运转时，激光的线宽就可以达到相当窄的程度。例如，单模稳频 He - Ne 激光器 632.8nm 谱线的线宽一般可窄到 0.01MHz 以下，其单色性较相应的自发辐射提高 4 个量级以上。

2. 相干性　光的相干性分为时间相干性和空间相干性。时间相干性是空间同一点上不同时刻光场的相干程度，它与光源的单色性密切联系在一起。与普通光源相比，激光器任何一个稳定振荡模式的线宽都很窄，即有很高的单色性，因而其时间相干性也非常高。不过应当注意的是，多模激光器的不同振荡模式之间是不相干的。

空间相干性则是指同一时刻光波场上不同点光场的相干程度。对于普通光源，它与光源的线度有关，为了提高空间相干性，必须在光源前加上光阑以限制其有效线度。激光与普通光完全不同，由于它的受激辐射本质，同一模式的激光在位相、频率、偏振和传播方向上都保持相同。在单模激光器前边直接放置一双缝，不论光斑面积多大，在双缝前的屏上都能形成非常清晰的干涉条纹。单模激光波前上任意两点都是相干的，因此是完全空间相干光。

3. 方向性　激光器发射的光束局限于很小的立体角 Ω 范围内。与普通光源向 4π 立体角发射相比较，方向性提高了 $4\pi/\Omega$ 倍。如果通过横模选择技术使激光只有基横模输出，激光的方向性还可以得到进一步改善。但即使在后一种情况下，由于衍射，光束仍有一定的发散。光束的方向性可以用发散角描述，对于腔长为 40cm 的共焦腔 He - Ne 激光器，其基横模的远场发散角约为 1mrad。

4. 亮度　亮度是表征面光源在一定方向范围内辐射强弱的物理量。激光由于辐射功率集中在很小的立体角范围内，因而在传播方向上亮度非常高。例如，输出功率为 1mW 的 He - Ne 激光器，在各类激光器中属于功率较低的器件，但其亮度仍然高达 10^9 $W \cdot sr^{-1} \cdot m^{-2}$（设腰斑半径为 1mm，发散角为 1mrad）。作为比较，输出功率 100W 的高压汞灯，亮度仅为 $10^6 W \cdot sr^{-1} \cdot m^{-2}$。就是说，1mW 激光器的亮度可以达到 100W 普通光源的 1000 倍。

第二节　激光医学与医用激光源

激光医学的发展是以激光技术的发展为基础的。1960 年问世于世界上第一台激光器是红宝石激光器，次年红宝石激光器已开始视网膜凝固治疗。在以后短短数年中，钕玻璃激光、CO_2 激光、氩激光相继出现，并很快应用于临床。20 世纪 70 年代，Nd^{3+}：YAG 激光、氮（N_2）激光、He - Ne 激光、可调谐染料激光等已在医学临床中崭露头角。进入 20 世纪 80 年代，除上述激光外，CO_2 激光、金蒸气激光、钛激光、铒激光、准分子激光等新型激光器的临床应用也逐渐增多，几乎每一种新波长激光的出现，都引起人们对其医用价值的研究热潮，以及相伴而来的激光医疗领域的扩大。

20 世纪 90 年代，新型激光器，如准分子激光、铒激光、钛激光等取得了很大的发展。半导体激光器及其泵浦的固体激光器的发展更为迅速，甚至有取代其他激光器的可能。传统激光器的发展则主要集中在辅助设备的配套，如腹腔镜胆囊切除的商品化激光系统、治疗鲜红斑痣的计算机扫描装置、用于内窥镜的激光和图像监视设备、有温度控制的外科激光系统、CO_2激光光导纤维、接触式光刀等等。

我国的激光医学研究起步略迟于西方国家。基础理论研究始于 1963 年，临床应用则于 20 世纪 70 年代才开始。20 世纪 60 年代，我国已有了自己的 He-Ne 激光器、钕玻璃激光器、砷化镓半导体激光器、CO_2激光器、氩激光器、氦激光器和 Nd^{3+}：YAG 激光器等。20 世纪 70 年代又分别研制出氮分子激光器、可调谐染料激光器、准分子激光器等。这些激光器有些很快被医学界应用。20 世纪 80 年代以后，随着对外交往的增加和先进技术的引进，医用激光器和激光治疗系统更加丰富多样，极大促进了我国激光医学事业的发展。

一、激光治疗技术

（一）强激光治疗

可造成生物组织不可逆损伤的激光称为强激光。利用强激光照射组织引起的热效应（如凝固、汽化、碳化、熔融）、光化学效应（如光蚀除）、等离子体效应（等离子体蚀除）等作用来清除病变组织的治疗称为强激光治疗。强激光治疗所用连续激光输出功率一般在 1W 以上，脉冲激光峰值功率则达兆瓦以上。在聚焦条件下，1W 以下输出功率也可以达到强激光治疗所需的功率密度。临床上常用的有凝固治疗、汽化/切割治疗、光蚀除治疗、等离子体蚀除治疗等。

1. 凝固治疗　凝固是指组织温度升高造成蛋白质变性的现象，温度通常要达到 60℃。激光凝固治疗就是利用光能使病变组织产生热凝固，组织凝固后形成疤痕，从而使破裂的组织相互粘连而得以修复，如视网膜焊接、小血管焊接（止血）、激光诱导间质热疗法（LITT）等。借助内窥镜技术将激光束导入体内，还可以对人体内部病变进行照射（凝固）治疗。激光凝固治疗的常用激光器有 Ar^+ 激光器、倍频 Nd^{3+}：YAG 激光器、Nd^{3+}：YAG 激光器、Er^{3+}：YAG 激光器、Ho^{3+}：YAG 激光器、CO_2激光器等。

2. 汽化/切割治疗　汽化指组织温度升高至水的沸点而由液态变为气态的现象，温度通常要升高到 100°C 以上。高功率激光照射病变组织可以使之汽化，急剧汽化的气体可起到分离组织、清除病灶的目的。汽化过程中往往伴随着组织的凝固，这有助于创口的愈合。这种治疗方法主要用于去除机体良性赘生物或癌变组织赘生物。激光汽化的另一种主要用途就是代替手术刀进行外科手术（切割），称为"激光手术刀"，简称"光刀"。激光切割软组织时表面会发生碳化，切割骨骼等硬组织时会发生熔融现象。最常用的是连续的聚焦 CO_2激光束，也可以采用高重复频率的脉冲激光（如超脉冲 CO_2激光）。激光手术刀的优点是失血少、非接触（可以减少肿瘤细胞扩散的机会）、不易感染（光能产生的高温可以杀灭细菌）；缺点是组织因汽化而会造成缺损，切口边缘会伴随有少量的组织凝固和碳化，因而切口的愈合时间较长。

3. 光蚀除治疗　光蚀除是指组织在高能光子（通常仅限于紫外光）高强度照射下发生直接分解的现象。利用光蚀除效应可以对组织进行非常干净、非常精确的切除，且一般不会产生凝固、汽化等热损伤。最典型的临床应用是准分子激光角膜成形术。

4. 等离子体蚀除治疗 等离子体蚀除是指高强度激光的强电场直接将分子、原子电离成等离子体而造成组织分解的现象。等离子体蚀除效应要求 $10\mu s$ 以下的短脉冲和 $10^{11}W/cm^2$ 以上的超高功率密度，通常发生在调 Q 或锁模激光脉冲聚焦焦点处。发生等离子体蚀除时可以听见清脆的爆炸声并可看见蓝色的等离子体火花。等离子体蚀除时会伴有热损伤，但热损伤效应随着脉冲宽度的缩短会迅速降低。在激光参数选择合适的情况下，可以获得光滑且轮廓清晰的组织切除效果，而几乎看不到热损伤或机械损伤迹象。临床应用包括龋齿治疗、角膜或晶状体囊切开术等。

（二）弱激光治疗

弱激光是指激光束作用于生物组织时，不造成生物组织不可逆损伤，但可以刺激机体产生一系列生理生化反应，对组织或机体起到增强或抑制的调节功能，从而达到治病目的。弱激光引起的上述效应，尽管有学者认为其本质属于光化学效应，但由于确切机制尚不明了，一般被统称为"生物刺激作用"。弱激光照射功率密度通常不超过 $100mW/cm^2$，引起的组织温升通常不超过 $0.5℃$。根据治疗理论和治疗方法的不同可分为两类，即激光理疗和激光针灸治疗。

1. 激光理疗 激光理疗是用弱激光对病灶区、神经反射区、外周循环血等进行局部照射，起到消炎、止痛、免疫调节、扩张血管、促进组织再生等作用，在慢性炎症、难愈性溃疡、软组织损伤等方面应用较多。常用激光包括 He－Ne 激光（632.8nm）、半导体激光（600～1000nm）、准分子激光（308nm）等。

2. 激光针灸 激光针灸是以中医学中的经络理论为指导，用激光束照射穴位代替传统的针刺治疗。凡针灸适应证大多可用激光针灸治疗。常用激光包括 He－Ne 激光（632.8nm）和半导体激光（600～1000nm）。

（三）光动力治疗

光动力治疗（PDT）主要是用光敏剂（如 HpD）和可见光谱区的激光辐射进行疾病治疗。光敏剂经相应波长的激光照射后发生敏化反应而激活产生氧自由基，通过控制激光照射光斑可以选择性地破坏特定区域的良性或恶变细胞。临床上主要用于皮肤鲜红斑痣、尖锐湿疣、眼底脉络膜新生血管以及多种恶性肿瘤的治疗。主要光敏剂包括血卟啉衍生物（HpD）、癌光啉（PsD－007）、血卟啉单甲醚（HMME）、维替泊芬（verteporfin）、5－氨基酮戊酸（ALA）等。照射激光通常要根据光敏剂吸收峰和组织穿透深度要求选择相应的波长，常用激光包括氩离子激光（514.5nm）、铜蒸气激光（510.6nm、578.2nm）、金蒸气激光（627.8nm）、半导体激光（600～700nm）、倍频 Nd：YAG 激光（532nm）等。基于近红外激光双光子吸收原理的新型光敏剂和光动力治疗仪也在研发中。

二、激光诊断/检测技术

1. 荧光法诊断肿瘤 用荧光法对肿瘤进行诊断，其原理是利用光敏有机荧光染料（光敏剂）的两个性质：其一是光敏剂在肿瘤细胞的潴留时间大于在正常细胞的潴留时间，这样光敏剂在肿瘤细胞中就可以积累到相对较高的浓度；其二是光敏剂受到激光激发后，所发射的荧光辐射强度与光敏剂浓度成正比。这样，根据荧光强度就可以推知光敏剂浓度，进而区别正常和肿瘤部位。

另一种更强有力的诊断技术是时间分辨荧光光谱。其原理是光敏剂（如 HpD）在荧光衰变期间，衰变时间与光敏剂浓度成一定关系（衰变时间随光敏剂浓度升高而减小）。这样，通过荧光时间选通就可以识别肿瘤。

2. 激光多普勒技术　该技术利用的是光学多普勒原理，即光与物质作用后，光子频率的改变与物质粒子的运动速度有关。这样，根据激光照射某一流动粒子（如血细胞）前后的频率改变，就可以推算出粒子的运动速度。医学上最常用的就是进行血流速度的测量。

3. 激光流式细胞术　这是一种对单细胞或亚细胞颗粒做快速定量分析和分类的技术。其原理是根据激光照射被测细胞时所产生荧光、光散射、光吸收以及库尔特电阻，定量测定细胞 DNA、RNA 和蛋白质的含量，以及细胞体积等参数，进而可以对细胞进行分类和分离。该技术目前已成为细胞分析的主要手段之一。

4. 激光内窥技术　在合适的光纤出现以后，光纤与各种内窥镜组合在一起，就构成激光内窥系统。该系统不仅可以直接用于病变治疗，而且可以与荧光诊断技术结合起来，对人体内部器官进行肿瘤荧光诊断。这对于内部病变的诊断和治疗都具有重要意义。

5. 其他诊断/检测技术　除上述技术外，还有激光全息术（特别是 X 线激光全息术，该技术可以对单细胞实现三维全息再现，是当前研究的一个热点）、激光喇曼光谱技术（用于生物大分子的结构成分分析）等。

三、常用医用激光源

医用激光源（激光治疗机）通常由激光器、导光系统、激光功率/能量指示仪及其他辅助设备组成。医用激光源可以是一台独立设备，也可以是大型医疗设备的组成部分。激光器是医用激光源的核心部分，医用激光器种类很多，治疗目的不同，所选的激光器类型往往也不同。导光系统是医用激光源的重要组成部分，主要分导光关节臂和光导纤维两种。光导纤维包括石英光纤、卤化银光纤、空心金属波导等（图 8 - 5）。其优点是柔韧性好，操作灵活，且可与内窥镜配合使用，因而备受医生青睐，是导光系统的首选；缺点是抗强脉冲激光损伤能力较差，且不适合于传输波长大于 $2.5\mu m$ 的红外激光。导光关节臂实际上是利用多个反光镜进行激光传输，反光镜（关节）的数量通常为 5~7 个（图 8 - 6）。其优点是抗损伤能力强，可用于传输短脉冲激光或高功率远红外激光；缺点是灵活性较差，不能与内窥镜配合使用。激光功率/能量指示仪用于实时显示导光系统末端输出激光的功率或能量，可供医生正确地调节和控制激光剂量，达到理想的治疗

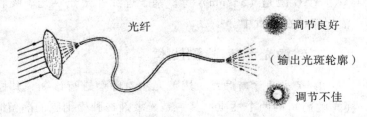

图 8 - 5　光导纤维及其输出光斑

效果，是医用激光源不可或缺的组成部分。

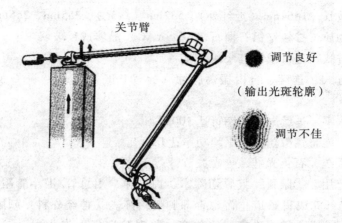

图 8 - 6　导光关节臂及其输出光斑

激光医学应用已经渗透到眼科、皮肤科、普外科、泌尿科、妇科、心血管科、胃肠科、肿瘤科、神经外科等各个学科。常用的医用激光源有十余种（表 8 - 1）。其中连续激光源约占总数的 60%，脉冲激光源约占 40%。

表 8 - 1　常用的医用激光源

激光器	波长（nm）	典型的脉冲宽度
ArF 准分子	193.3	10 ~ 20ns
XeCl 准分子	308	10 ~ 100ns
He - Cd	325/441 - 6	连续
Ar^+	488/514.5	连续
Kr^+	476.2/520.8/568.2/647.1	连续
铜蒸气	510.6/578.2	准连续
金蒸气	627.8	准连续
He - Ne	632.8	连续
红宝石	694.3	1 ~ 250μs
染料	450 ~ 900	连续或脉冲
半导体（二极管）	600 ~ 1450	连续或脉冲
紫翠玉宝石	720 ~ 800	200 ~ 1000ns
钕玻璃	1060	连续或长脉冲
Nd^{3+}：YAG	1064/532（倍频）	连续或脉冲
Ho^{3+}：YAG	2120	100ns ~ 10ms
Er^{3+}：YAG	2940	100ns ~ 10ms
CO_2	10 600	连续

（一）固体激光源

1. 钕激光

（1）输出波长 1064nm（近红外）、532nm（绿光）、355nm、266nm（紫外）。

（2）工作物质 掺钕钇铝石榴石（Nd：YAG）晶体或钕玻璃。

（3）泵浦方式 氙灯或氪灯泵浦。

（4）工作方式 连续、自由振荡脉冲（脉宽0.1～10ms）、调Q脉冲（脉宽3～30ns）。

（5）输出水平 连续——功率可达100W。

（6）脉冲 能量达数焦耳，平均功率达几百瓦。

（7）导光系统 石英光纤，导光关节臂。

（8）典型应用 ①眼科：虹膜切除术、白内障、泪总管/泪小管阻塞。②普外科：通过内窥镜和光纤完成胃肠道止血和胃部肿瘤治疗。③神经外科：颅脑手术、脑瘤的激光间质热疗。④泌尿科：治疗尿道狭窄、前列腺选择性汽化术。⑤口腔科：龋洞、牙龈增生、牙骨髓炎、牙龈炎、牙周炎等。⑥妇产科：子宫内膜/肌瘤切除、卵巢囊肿切除、宫颈糜烂治疗。⑦皮肤科：除痣、除色斑、血管瘤、文身。

2. 二极管泵浦固体激光（DPSL）

（1）输出波长 1064nm（近红外）、532nm（绿光）。

（2）工作物质 掺钕钇铝石榴石（Nd：YAG）晶体。

（3）泵浦方式 激光二极管。

（4）工作方式 连续。

（5）输出水平 数十毫瓦至150W。

（6）导光系统 石英光纤。

（7）典型应用 同上。

3. 钬激光

（1）输出波长 2120nm（中红外）。

（2）工作物质 掺钬钇铝石榴石（Ho：YAG）晶体。

（3）泵浦方式 氙灯泵浦。

（4）输出方式 重复脉冲，脉冲宽度数百微秒到数毫秒。

（5）输出水平 单脉冲能量几百毫焦耳，平均功率数十瓦。

（6）导光系统 石英光纤。

（7）典型应用 ①神经外科：激光切割、汽化肿瘤。②泌尿外科：激光碎石术、前列腺切除术。

4. 铒激光

（1）输出波长 2940nm（中红外）。

（2）工作物质 掺铒钇铝石榴石（Er：YAG）晶体。

（3）泵浦方式 氙灯泵浦。

（4）输出方式 重复脉冲，脉冲宽度数百微秒到数毫秒。

（5）输出水平 单脉冲能量数百毫焦到数焦，平均功率数十瓦。

（6）导光系统　导光关节臂（不可以使用石英光纤）。

（7）典型应用　①牙科：治疗龋齿，口腔备洞。②耳鼻喉科：耳外科手术。③皮肤科：祛皱、去除良性赘生物或肿瘤

5. 紫翠玉（绿宝石）激光

（1）输出波长　720~800nm（红光、近红外）。

（2）工作物质　掺杂晶体 $Cr：BeAl_2O_4$。

（3）泵浦方式　氙灯泵浦。

（4）输出方式　连续或脉冲，每秒几十个脉冲，脉冲宽度为 200~1000ns。

（5）输出能量　单脉冲几十毫焦耳。

（6）导光系统　石英光纤。

（7）典型应用　皮肤科：脱毛、去皱，治疗太田痣和纹身。

6. 红宝石激光

（1）输出波长　694.3nm（红光）。

（2）工作物质　红宝石晶体。

（3）泵浦方式　氙灯泵浦。

（4）输出方式　脉冲（自由振荡、调Q）。

（5）输出能量　数百毫焦耳。

（6）导光系统　导光关节臂、石英光纤。

（7）典型应用　①皮肤科：祛色斑、色素痣、文身等。②眼科：治疗视网膜脱离、封闭孔洞、虹膜切除术。

（二）气体激光源

1. 准分子激光

（1）输出波长　193.3nm、248.4nm、308nm、351.1nm 等（紫外）。

（2）工作物质　ArF＊、KrF＊、XeCl＊、XeF＊等准分子气体。

（3）泵浦方式　快速放电泵浦。

（4）输出方式　短脉冲，脉冲宽度 10~100ns。

（5）输出水平　单脉冲能量数十微焦至数百毫焦，平均功率几十瓦。

（6）导光系统　导光关节臂、石英光纤。

（7）典型应用　①眼科：激光屈光性角膜切除术（PRK）、激光原位角膜磨镶术（LASIK）。②皮肤科：白癜风、银屑病。③外科：血管成形术、椎间盘切除术。

2. 氩离子激光

（1）输出波长　488nm（蓝光）、514.5nm（绿光）。

（2）工作物质　氩气。

（3）泵浦方式　气体放电泵浦。

（4）导光系统　石英光纤，顶端可带内窥镜。

（5）输出方式　连续或调制脉冲输出，脉冲宽度数十到数百毫秒。

（6）功率水平　数百毫瓦到数十瓦。

（7）典型应用　①眼科：眼底视网膜焊接、青光眼（虹膜切开术）。②外科：血管

瘤光凝、皮肤或内脏病变切除、胃肠止血。③皮肤科：光动力治疗鲜红斑痣。④诊断：可用于光敏诊断癌瘤新技术。

3. 二氧化碳激光

（1）输出波长　10.6μm（远红外）。

（2）工作物质　CO_2 气体。

（3）泵浦方式　气体放电泵浦。

（4）输出方式　连续。

（5）输出功率　几瓦至100W甚至更高。

（6）导光系统　导光关节臂，在低功率水平上可用卤化银光纤。

（7）典型应用　①外科：激光手术刀，血管瘤，脂肪瘤，直肠癌等。②皮肤科：色素痣、毛发移植。③口腔科：牙龈瘤，口腔血管瘤。④耳鼻喉：耳郭赘瘤，鼻窦肿瘤，喉血管瘤、声带息肉、喉癌。⑤泌尿科：尿道口尖锐湿疣、包皮过长、尿道肉阜、阴茎息肉。⑥妇科：子宫瘤、宫颈糜烂、宫颈息肉、阴道尖锐湿疣等。

4. 氦氖激光

（1）输出波长　632.8nm（红光）。

（2）工作物质　He气和Ne气的混合物。

（3）泵浦方式　气体放电泵浦。

（4）输出方式　连续。

（5）输出功率　数毫瓦至数十毫瓦。

（6）导光系统　石英光纤。

（7）典型应用　激光理疗、光动力治疗肿瘤和尖锐湿疣。

5. 氮分子激光

（1）输出波长　337.1nm（长波紫外）。

（2）工作物质　氮分子气体。

（3）泵浦方式　气体放电泵浦。

（4）输出方式　脉冲输出。

（5）输出能量　0.1～2.0mJ。

（6）导光系统　石英光纤。

（7）典型应用　①皮肤科：可用于治疗较表浅的化脓性炎症、穴位照射。②胸外科：治疗气管炎、支气管哮喘。③神经科：神经衰弱。④诊断：作为荧光检查的光源，诊断早期肿瘤。

6. 氦镉激光

（1）输出波长　441.6nm（紫光）、325nm（长波紫外）。

（2）工作物质　镉（Cd）蒸气和氦气的混合气体。

（3）泵浦方式　气体放电泵浦。

（4）输出方式　连续。

（5）输出功率　3～100mW。

（6）导光系统　石英光纤。

（7）典型应用 ①诊断：诱发荧光进行癌症早期诊断、活检定位。②理疗科：穴位照射可治疗高血压、痛经、急性喉炎/声带炎等。③皮肤科：治疗皮炎。

7. 铜蒸气激光

（1）输出波长 510.6nm（绿光）、578.2nm（黄光）。

（2）工作物质 铜蒸气。

（3）泵浦方式 气体放电泵浦。

（4）输出方式 准连续。

（5）输出功率 几瓦到几十瓦。

（6）导光系统 石英光纤。

（7）典型应用 光动力治疗鲜红斑痣、激光理疗。

8. 金蒸气激光

（1）输出波长 627.8nm（红光）。

（2）工作物质 金蒸气。

（3）泵浦方式 气体放电泵浦。

（4）输出方式 准连续。

（5）输出功率 几百毫瓦到几瓦。

（6）导光系统 石英光纤。

（7）典型应用 光动力治疗肿瘤。

（三）半导体激光源

1. 近红外半导体激光

（1）输出波长 800～1500nm（近红外）。

（2）工作物质 GaAlAs半导体阵列。

（3）泵浦方式 电流注入泵浦。

（4）输出方式 连续、重复脉冲。

（5）输出功率 几百毫瓦到几十瓦。

（6）导光系统 石英光纤。

（7）典型应用 ①理疗科：激光理疗、激光针灸。②皮肤科：光子嫩肤、脱毛。③外科：激光手术。

2. 可见光半导体激光

（1）输出波长 600～750nm。

（2）工作物质 InGaP，AlGaInP半导体。

（3）泵浦方式 电流注入泵浦。

（4）输出方式 连续。

（5）输出功率 几毫瓦到几百毫瓦。

（6）导光系统 石英光纤。

（7）典型应用 光动力治疗尖锐湿疣和肿瘤、激光理疗、激光针灸。

（四）染料激光源

1. 输出波长 450～900nm。

2. 工作物质　染料（如若丹明）。

3. 泵浦方式　闪光灯或脉冲激光泵浦。

4. 工作方式　连续或脉冲。

5. 输出功率　几瓦。

6. 导光系统　石英光纤。

7. 典型应用　①皮肤科：光子嫩肤、祛皱、光动力治疗鲜红斑痣。②泌尿科：激光碎石。③眼科：眼底视网膜焊接、青光眼（虹膜切开术）。

四、医用激光源输出特点

1. 激光波长范围宽　从波长 193.3nm 的 ArF 激光（远紫外）直到波长 10.6μm 的二氧化碳激光（远红外）都已用于临床。波长更短的真空紫外和 X 射线激光的临床应用价值正在探索之中。有些激光源输出波长单一，有些则可以输出多种波长。

2. 激光输出方式多样　包括连续输出、重复脉冲输出、单脉冲输出等。其中脉冲输出又包括长脉冲、巨脉冲（调 Q）、超短脉冲（锁模）等。

3. 激光输出功率/能量跨度大　理疗用低强度激光的输出功率只有几个毫瓦，心肌打孔用的激光输出则达数百瓦，一般手术用激光的输出功率在数百毫瓦到上百瓦之间。脉冲激光输出能量小的在微焦耳级，大的可达数十焦耳。

4. 输出光斑形状多样　医用激光源的输出激光经导光系统传输到治疗部位，在输出终端一般都要根据治疗的需要进行光束整形或变换，如聚焦、扩束、散射等。

第三节　激光辐射参数与测量仪器

一、激光辐射参数

1. 光束直径，光束宽度（beam diameter, beam width）　只有圆形激光束才能用光束直径这个量来描述。某些激光，如准分子激光的光束截面是矩形而不是圆的，这种激光束在水平和垂直方向都有一个光束宽度。

定义光束直径用两种概念。在光通信应用中光束直径定义为沿垂轴方向辐照度下降到峰值（轴上点）$1/e$ 倍时的离轴距离。这种定义不适用于激光束全功率都重要的场合及光束截面不是高斯型的情况。根据该定义，光束中有相当多的能量在被定义所规定的直径以外的空间内传播。对于注重全部激光功率的场合，下述定义更为合适，也更通用。空间某点的光束直径是在垂直光束传播方向上含有规定的 $x\%$ 激光功率的最小圆直径。$x\%$ 用到 95% 和 86.5% 两种。对高斯光束而言，86.5% 值等效于光束直径处辐照度下降到中心值的 $1/e^2$。

2. 光束发散度（beam divergence）　激光远场光束直径随离开激光器距离的增加而增大，远场的起始距离 a_f 可用下式粗略估计：

$$a_f = \frac{d^2}{\lambda} \tag{8-1}$$

式中 d 是输出镜直径，λ 是激光波长。

光束的发散度的定义为：远场两点处的光束直径之差与两点间的距离之比（图 8 - 7）。

$$\theta = \frac{d_2 - d_1}{a} \qquad (8-2)$$

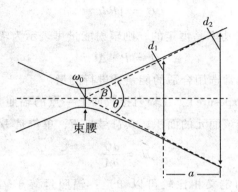

图 8 - 7　激光束远场发散度

光束发散度的典型值是 1mrad 数量级。对于高斯光束，光束发散度由下式给出：

$$\theta = \frac{\lambda}{\pi \omega_0} \qquad (8-3)$$

式中，ω_0 是束腰的直径。

光束发散度可以用两种方法测量：

一种是采用长焦距（f）透镜，设光束经透镜聚焦后的光斑直径为 D，则：

$$\theta = D/f \qquad (8-4)$$

另一种是用照相法测出远场两点处的光束直径，代入公式（8 - 2）直接计算。

3. **脉冲宽度**（pulse width）　简称脉宽，是指激光脉冲前沿和后沿半峰值功率点之间的时间间隔。

脉冲宽度的测量方法：对于毫秒到纳秒级的激光脉宽，可采用光电探测器和示波器（要求带宽足够大）直接进行测量；对于皮秒、飞秒脉冲，有双光子荧光法、二次谐波法、高速条纹相机法等。

4. **脉冲重复频率**（pulse repetition frequency）　单位时间（s）内激光输出的脉冲个数（N），即 N/s。

5. **辐射功率**（radiant power）　辐射功率是以辐射的形式发射、传播和接收的功率。其符号是 P，单位是 W（瓦）。辐射功率又称为辐射通量（radiant flux），符号 Φ。

实际应用时，连续激光一般关心其平均功率，表示功率在一段时间内的平均值；脉冲激光一般关心其峰值功率，表示一个脉冲的功率最大值；准连续激光既要关心其平均功率，又要关心其单脉冲峰值功率。

连续或准连续激光的辐射功率通常选用合适的功率计进行测量。

6. **辐照度**（irradiance）　在辐射接收面上一点的辐照度等于照射在包括该点的面元

上的辐射功率除以该面元的面积。其符号是 E，单位是 W/m^2（瓦每平方米）。

$$E = \frac{dP}{dA} \qquad (8-5)$$

7. 辐射能量（radiant energy）　辐射能量是以辐射的形式发射、传播或接收的能量。其大小为辐射功率对持续时间 Δt 的积分，其符号是 Q，单位是焦耳（$1J = 1W \cdot s$）。

$$Q = \int_{\Delta t} P dt \qquad (8-6)$$

如果在时间 Δt 内辐射功率是恒定的，则辐射能量可表示为辐射功率和时间的乘积。

$$Q = P \cdot \Delta t \qquad (8-7)$$

脉冲激光辐射能量通常选用合适的能量计进行测量。

8. 辐照量（radiant exposure）　在辐射接收面上一点的辐照量等于照射在包括该点的面元上的辐射能量除以该面元的面积。其符号是 H，单位是 J/m^2（焦耳每平方米）。

$$H = \frac{dQ}{dA} \qquad (8-8)$$

将该定义与辐照度的定义相比较可以知道：辐照量等于辐照度对持续时间 Δt 的积分。

$$H = \int_{\Delta t} E dt \qquad (8-9)$$

如果在持续时间 Δt 内辐照度是恒定的，则辐照量等于辐照度与持续时间的乘积。

$$H = E \cdot \Delta t \qquad (8-10)$$

9. 辐射强度（radiant intensity）　辐射强度是描述点辐射源发出的辐射功率在空间不同方向上的分布特征的物理量，其定义为点辐射源在某一给定方向上单位立体角内发射的辐射功率。其符号是 I，单位是 W/sr（瓦每球面度）。

$$I = \frac{dP}{d\Omega} \qquad (8-11)$$

一般情况下，I 与方向有关，所以某一点辐射源向四周发射的总辐射功率 P 等于 I 对 4π 立体角的积分。

$$P = \int_{4\pi} I d\Omega \qquad (8-12)$$

10. 辐射亮度（radiance）　辐射亮度是描述扩展辐射源（面辐射源）发出的辐射功率在空间不同方向上的分布特征的物理量，其定义为辐射表面某一点处的面元在给定方向上的辐射强度，除以该面元在垂直于给定方向的平面上的投影面积。其符号是 L，单位是 $W/(m^2 \cdot sr)$（瓦每平方米球面度）。

$$L = \frac{dI}{dA\cos\theta} = \frac{d^2 P}{d\Omega dA\cos\theta} \qquad (8-13)$$

二、激光测量仪器基本原理

要实现激光辐射量的测量，就要把光信号转变为可观测信号。凡是能把光辐射量转换成另一种便于测量的物理量的器件，就叫做光探测器。从近代测量来看，电信号的测量不仅是最方便的，而且是最精确的。所以，大多数光探测器都是把光辐射量直接或间接转换成电量来探测。光探测器输出的电信号还要转换成可以观察或记录的信号，这就是显示器。显示器显示方式有光标式、指针式、数字式等。早期应用较多的是光标式（如检流计）和指针式（如伏特表或安培表），这两种方式输出的都是模拟信号；现在常用的是数字式。激光辐射量的测量中，输出功率（对于连续或准连续激光器）或能量（脉冲激光器）的测量是最基本和最重要的，相应的测量仪器称为激光功率计或能量计。

根据工作原理的不同，光探测器通常分为热探测器和光电探测器两大类。热探测器是探测热辐射的敏感器件。当光辐射入射到热探测器上面时，引起敏感材料的温升，从而使某些与温度有关的物理量发生变化，测量这些物理量的变化，就可以测定入射到探测器上辐射功率的大小。热探测器包括热电偶及热电堆、热释电探测器、热敏电阻、气动探测器等。热探测器的优点是对各种不同波长的辐射有较平坦的响应，属于无选择性探测器；缺点是响应时间较长。

光电探测器是探测光辐射的敏感器件。当辐射能入射到光电元件上面时，由于入射光子与材料的束缚态电子相互作用，产生一定的光电效应，从而使探测器输出信号。这种器件也叫光子探测器或量子探测器。光电测器分为两大类：一类是外光电效应探测器，即光电发射探测器，如光电管和光电倍增管；另一类是内光电效应探测器，包括光电导探测器（即光敏电阻）、光伏探测器〔又称结型光电探测器，如光电二极管、光电三极管、光电池、电荷耦合器件（CCD）等〕、光磁探测器等。光电探测器的突出优点是响应时间短，灵敏度高；缺点是对各种不同波长的辐射响应不相同，属于波长选择性探测器，有些要求在低温条件下工作。

上述探测器中，用于激光功率或能量测量的探测器主要有热电堆探测器、热释电探测器和结型光电探测器。下面分别介绍。

（一）热电偶与热电堆

热电偶又称为温差电偶，如图 8－8 所示，两种不同的金属或半导体材料 A 和 B 连接成一个闭合回路，当辐射照射到一个结处，使其温度上升到 T，而另一个结的温度 T_0 保持不变，此时在闭合回路中会有电流流过，

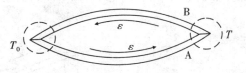

图 8－8　温差电现象

这种现象叫做温差电现象。回路中的电流叫温差电流，产生温差电流的电动势 ε 叫温差电动势。由于温差电动势与热电偶结点温度的上升成正比，对温差电动势的测量就相当于对辐射强度的测量。热电偶就是利用这一原理制成的探测器。热电偶一般用铋－银或铋－锑、铋－铋锡、铜－铜镍等合金制成，接收辐射的结点一般要经过黑化处理。这种探测器的特点是既能产生交流信号，又能产生直流信号。大多数热电偶的电阻值很低（$1\sim10\,\Omega$），一般用变压器耦合。热电偶的响应时间从毫秒到几秒，故调制频率通常限制在几十赫兹以下。

应用更广泛的热电堆是热电偶的另一种形式。它将很多个热电偶串联起来，装在外壳中，排列成图 8－9 所示的形式。工作结点和参考结点装在同一外壳内，并处于同一温度下，但参考结点是隐蔽的，不接收辐射。热电堆由于采用了多个结点串联，因

而灵敏度高于热电偶，但响应时间较长。目前用铋－银或铋－锑材料可以做到每平方毫米排列20个以上热电偶的热电堆，光敏面呈长方形，阻抗为2～50Ω，响应时间为0.1～2s。

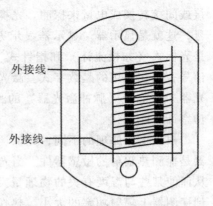

热电偶（热电堆）是应用最早的一种热探测器，在许多种激光功率计和能量计中用作光电转换器件。我国的激光小功率、中功率标准装置、激光能量标准装置所采用的都是热电堆探测器。

（二）热释电探测器

图8-9　热电堆结构示意图

有些压电晶体，如钽酸锂（LiTaO$_3$），具有自发极化现象，而且自发极化强度随温度的升高而下降，当温度升高到材料的居里温度以上时，自发极化强度下降到零。如果在居里温度以下通过极化使晶体的自发极化沿着相同方向取向，此时晶体成为单畴晶体。在稳定情况下，单畴晶体表面的束缚电荷被体内与空间的自由电荷所屏蔽，当这种晶体受辐照时，由于温度升高，自发极化强度减小，晶体表面上的电荷被释放出来，这种现象称为热释电效应。如果外接回路，就会形成热释电电流，电流的大小与晶体受到照射后的温度变化速率成正比。热释电探测器就是根据这一原理制成的。

热释电探测器的结构如图8-10所示。在垂直于晶体极化强度 P_s 的两个端面用真空镀膜法镀上电极，并将受光照射表面黑化，然后焊上引出线即成。热释电探测器的电极有两种基本形式：一种是边电极，如图8-10（a）所示；另一种是面电极，如图8-10（b）所示。对于高介电常数和介质损耗大的热释电材料，或用于高频的热释电探测器，采用边电极；而一般低介电常数和低介质损耗的材料则常用面电极。热释电探测器的联接和等效电路如图8-11所示，其在电路中的作用相当于一个电容器。

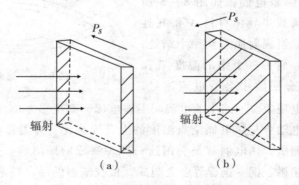

（a）　　　　　　　（b）

图8-10　边电极和面电极

热释电材料有硫酸三甘钛（TGS）、铌酸锶钡（SNB）、钽酸锂（LT）、钛酸铅陶瓷（PT）、钛酸锆酸铅陶瓷（PZT）等，其中TGS探测器性能最为优越。但由于TGS的居里温度较低（322K），只适合于制作低能探测器。要制作高能探测器，PZT（居里温度638K）更为适用。

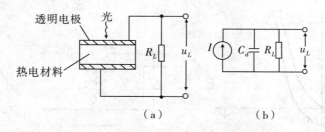

图 8 - 11 热释电探测器的联接 （a） 和等效电路 （b）

与热敏电阻和热电偶相比，热释电探测器具有响应率高，响应速度快等优点。虽然它对某些波长的响应率还赶不上光电导与光伏探测器，但是它的光谱响应宽，不需致冷，不需偏压。此外，热释电探测器可以比较容易地制成各种尺寸和形状，受温度影响也较小。热释电探测器只对温度的瞬时变化有响应，因而只能用于调制或脉冲辐射测量，目前广泛应用在各种辐射计、光谱仪、激光能量测量和热成像等方面。热释电探测器也可用于连续激光功率测量，但要求激光到达探测器之前被 "调制" 或 "斩波" 成脉冲信号。

（三） 结型光电探测器

当光照射在某些材料的 p - n 结上时，光生电子 - 空穴对就会被内部电场分开而形成光生电动势，因光生电动势与 p - n 结势垒方向相反，从而降低了原来势垒高度，如果接上外电路，就会产生光电流，这种现象叫光生伏特效应。利用该效应制成的探测器，称为光伏探测器，如图 8 - 12 所示。

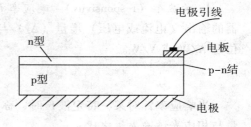

图 8 - 12 光伏探测器

光伏探测器的伏安特性曲线如图 8 - 13 所示，当探测器未受到入射光照射时，伏安特性曲线为曲线 I ，入射光的照射使曲线下移到 II 的位置。由图可见，这种探测器可以工作在曲线的不同位置，通常有两种工作状态，即零偏置工作态和反相偏置工作态。当探测器直接与直流低电阻的输入变压器初级并联耦合 （图 8 - 14a），则探测器工作在直流短路或零偏压状态，也就是伏安特性曲线的 O' 点。通常光伏探测器工作在零偏置时，具有最高的灵敏度。零偏置工作态比较适合于连续或慢变辐射信号的测量。如果对探测器加上反向电压，则当探测器受到光的照射后，反向电流会增加，称为反相偏置工作态 （图 8 - 14b）。该工作态的优点是响应快，适合于短脉冲辐射信号的测量。

最典型的结型光电探测器是硅光电二极管。由于其材质坚实、操作简便、价格低廉、线性度高，所以在辐射、光度、激光等测量领域获得了广泛应用。其响应光谱范围为 200 ~ 1100nm ，峰值波长约为 850nm 。另一种常用的结型光电探测器是锗光电二极管，其响应光谱范围为 600 ~ 1850nm ，峰值波长约为 1.4μm 。

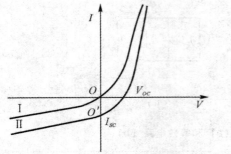

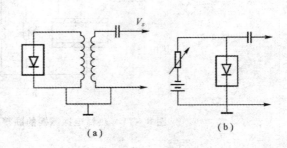

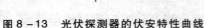

图 8-13　光伏探测器的伏安特性曲线　　　　图 8-14　光伏探测器的偏置电路

二、激光测量仪器性能描述

光辐射量测量仪器和其他仪器一样，有一套根据实际需要而制定的特性参数。依据这一套参数，就可以评价探测器性能的优劣，比较不同探测器之间的差异，从而可以根据需要合理选择和正确使用测量仪器。

（一）描述仪器性能的基本参数

1. 响应率（responsivity）　响应率 R 是用来描述探测器灵敏度的一个参数，是探测器的输出（电流或电压）增量（Δy）与相对应的光辐射输入功率增量（Δx）之比，单位是 A/W 或 V/W。

$$R = \frac{\Delta y}{\Delta x} \tag{8-14}$$

当响应率针对某一特定波长时，称为用光谱响应率（R_λ），它是与波长有关的输出量与相应光谱输入量之比。

2. 光谱范围（spectral range）　光谱范围是测量仪器所探测的辐射量的光谱区域。它与辐射探测时所用的物理效应的类型相关。有些探测器的工作光谱范围可以不受限制，但是探测器表面的防护窗口仍然限制了探测器的光谱范围。

3. 时间常数（time constant）　时间常数表示一个时间间隔，这个时间间隔是从探测器有一个光辐射输入开始到探测器输出端产生相对应的输出达到它的终值的（1-1/e）时间间隔。时间常数有响应时间常数和降落时间常数，前者对应于光辐射从低值到高值变化的响应，后者对应于光辐射从高值到低值变化的响应。时间常数的倒数大约等于探测器输出所能跟得上的光辐射变化的最高调制频率。

4. 等效噪声功率（noise equivalent power，NEP）　等效噪声功率表示在探测器产生与噪声等同输出所需的输入辐射功率。它反映了探测器所能探测的最小辐射功率。单位 W（瓦）。

5. 探测率（detectivity）　探测率（D）是等效噪声功率的倒数，单位是 W^{-1}。D 值越大探测器性能越好。对于许多探测器，等效噪声功率与探测器端面面积 A 和探测器频带宽度 Δf 的乘积的开方成正比，为了便于比较探测器的性能，采用归一化探测率（$D*$）。

$$D^* = D \cdot \sqrt{A \cdot \Delta f} \tag{8-15}$$

D * 表示探测器端面面积为 $1cm^2$，频带宽度为 $1Hz$ 时的探测率。

6. 线性（linearity） 线性是指探测器输出与输入光辐射量呈现线性关系。此时响应率为常数。当光辐射量较小时探测器容易工作在线性区，而若光辐射量较大，则常常使探测器进入非线性区。具有非线性特性的探测器仍可使用，但其特性必须经过适当的校准。

7. 损伤阈值（damage threshold） 若入射到探测器的辐照度或辐照量不超过损伤阈值，则探测器的响应率就不会出现不可逆变化。如果超过这个值，响应率将出现不可逆变化，探测器将可能损坏。损伤阈值不单纯相对辐照度和辐照量而言，也可以是相对于辐射功率和辐射能的一种特性量。

（二）仪器测量结果的不确定度来源

1. 仪器使用期限中的不稳定 在仪器使用期限中，或者在规定的仪器定标期限内，仪器的灵敏度（响应率）要求保持稳定。但由于探测器器件的老化造成灵敏度缓慢下降。特别是当光辐射量过大造成探测器过载，老化加剧时，灵敏度下降更为严重。按照 IEC 国际标准，探测器响应率在使用期限中变化所引入的不确定度必须小于 5%。

2. 探测器端面各部分特性的不均匀性 由于生产工艺中的问题，探测器端面各部分特性可能出现不均匀性。在这种情况下，光束直径很小的辐射落在探测器端面不同位置时会造成响应率的变化。如果光束直径较大且辐射能够均匀充满整个端面，则响应率受不均匀性影响就比较小。按照 IEC 标准，端面不均匀所引入的不确定度不能大于 5%。

3. 光辐照期间响应率的衰减 光辐照期间响应率的衰减是一种存在的可逆变化。有时称这种现象为"疲劳"，通常是由于高输入引起的。它不同于"1"中所述的那种不可逆转的变化。当光辐射消失后，响应率的衰减可以恢复。按照 IEC 标准，这种衰减变化所引入的不确定度不应超过 2%。

4. 环境温度对响应率的影响 环境温度变化会造成探测器响应率的变化。可以把探测器置于人造气候箱中实验这种变化。当改变温度时注意热平衡所需时间。IEC 标准要求温度从 0℃ 到 40℃ 变化，不确定度不能超过 5%。

5. 测量仪器的非线性 非线性即响应率随辐射功率（或能量）的变化。非线性对测量准确度的影响可以由仪器设计者通过校准克服，但是残余部分校准是很困难的。IEC 标准要求非线性所引入的不确定度不能超过 5%。

6. 激光波长对响应率的影响 许多光辐射探测器，特别是光电探测器，光辐射波长对响应率影响很大。而热电探测器受辐射波长的影响十分微弱。当使用的激光器可以发射几个波长的激光，例如氪离子激光器工作于可见光和紫外波段，有必要使用后一种探测器。但是如果仪器设计者向用户提供了波长对响应率影响的校准曲线，那么使用同一个探测器对不同波长的激光进行探测也是完全可以的。总之，用户必须了解所购置的测量仪的适用波长范围。用户自己不可能具有校准波长影响的能力。IEC 标准要求由此引入的不确定度不应超过 5%。

7. 零点漂移的影响 光辐射测量仪器示值的零点常常会出现不稳定漂移。例如探测器所处环境温度变化或空气流动时，示值将会漂移。当测量的光辐射量较弱时，零点漂移会造成很大的相对误差。所以许多辐射功率和能量测量仪器，常常采用大的时间常数，以减少这种不稳定漂移对示值的影响。当然这样做是以牺牲仪器的脉冲响应速度为代价的。如果这种漂移是恒定值，那么在开始测量之前可以通过"调零"进行补偿。IEC 标准规定：在环境温度变化梯度为 5k℃/h、空气流动速度为 1m/s 条件下，零点漂移所引入的不确定度不应超过 5%。

8. 光辐射偏振性对响应率的影响　有些探测器的响应率受入射辐射偏振特性的影响。当入射辐射为偏振光，入射角偏离 0° 时，响应率随之发生变化。IEC 标准要求在规定入射方向 5° 圆锥内，偏振所引入的不确定度不超过 2%。

9. 光束入射角对响应率的影响　探测器的响应率受接收面法线与入射光束夹角的影响，一般夹角增大时响应率降低。IEC 标准要求入射光束在偏离规定方向不超过 5° 的变化范围内，不确定度不超过 2%。

10. 校准的不确定度　对测量仪器进行检定（校准）时引入的不确定度，要求最高不超过 10%。通常校准结果的不确定度包含测量仪器显示器分辨力不足引入的不确定度。

11. 激光辐射的相干性对测量的影响　激光辐射的相干性可能会在探测器端面产生干涉现象。例如由探测器端面的正面和反面的反射光产生干涉，或者由端面附近物体的漫反射产生散斑现象。这些干涉现象可能在探测器端面形成亮暗光斑。因此端面上各点辐照度的测量将受到影响，严重时甚至会造成端面上局部点、线的光辐射量超过损伤阈值。这个问题虽然在 IEC 标准中没有列出，但可能对不确定度会造成相当大的影响。

以上列出了在光辐射量测量中产生误差影响精确度的各种因素，同时根据 IEC 标准列出了各种因素所引入的不确定度要求。光辐射测量仪器最低性能，要求合成不确定度要求最大不超过 16%，扩展不确定度最大不超过 40%（$k = 2.5$）。

三、光辐射测量仪器的选用

（一）测量仪器的选择

以上介绍的各种探测器，并不是任何一种探测器都可以对所有的激光波长、任何量程范围的激光输出进行测量，不同探测器的结构、灵敏度、响应速度也各不相同，因而要根据实际需求合理选择。

在激光探测的应用中，选择激光探测器件的主要依据是：光谱响应是否适合所探测的激光波长；量程范围是否合适；器件的灵敏度是否满足应用的需要；带宽或响应速度是否达到系统的性能要求或实际测量的需要；结构是否符合测量要求。

1. 光谱响应　任何光辐射探测器都由一个可测波长范围，即存在一定的光谱响应。热探测器虽然对各种不同波长的辐射有较平坦的响应，但也不可能覆盖整个光谱范围，其光谱响应取决于表面吸收体的光谱吸收率。一般热电偶探测器的探测波长下限在 0.25μm 左右，最短可达到 0.19μm，上限可达 20μm 左右。但是也有一些光热型探测器存在光谱选择性，如某些能量探测器为提高损伤阈值，在探测器前增加了漫透射衰减器或在接收面涂层采用高反射金属镀层，这样会导致出现一定的光谱选择性。热探测器的典型光谱响应如图8－15所示。

热释电探测器通常采用宽波段黑涂层，从而具有良好的光谱响应平坦性。其光谱响应下限一般小于$0.2\mu m$，最低可达$0.1\mu m$；上限一般为十几到几十微米，最高可达$400\mu m$。其典型的光谱响应如图8－16所示。

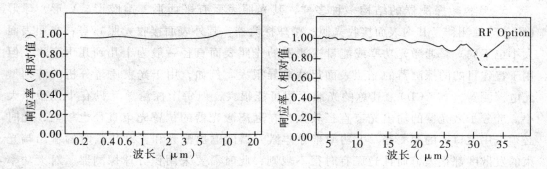

图8－15　热电偶探测器的典型的光谱响应曲线　　图8－16　热释电探测器的典型的光谱响应曲线

光电探测器为波长选择性探测器，其光谱响应范围一般比较窄。外光电效应探测器的探测波长一般限制在$1.1\mu m$以下；内光电效应探测器的种类和材料都比较多，从紫外到远红外的各个光谱段都可以找到合适的探测器，不过中、远红外波段的探测器一般都要求在低温条件下工作，器件结构复杂，并不常用于激光功率和能量的绝对测量。常用的硅光电探测器的光谱响应范围为$360\sim1100nm$，紫外增强型硅光电探测器波长下限可达$200nm$（图8－17）。

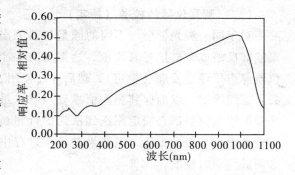

图8－17　典型光电探测器材料的光谱响应曲线

2. 量程范围　由于各种噪声的干扰，任何探测器都不可能对任意微弱的光信号进行精确探测，即每一台探测器都有一个等效噪声功率（或能量）。任何探测器也都不可能承受无限高的激光功率和无限大的激光能量，即存在一个损伤阈值。探测器的等效噪声和损伤阈值决定了它的量程范围。一般来说，探测器的等效噪声越低，其最大探测量也就越小。光电探测器的等效噪声最低，可以达到10^{-14}J（脉冲激光）或10^{-14}W（连续激光）量级；最大探测量也比较小，一般为微焦耳或毫瓦级，最高可达瓦级。热电偶探测器的等效噪声最高，一般为毫焦耳或毫瓦量级；但最大探测量很高，一般可达几十焦或几十到几百瓦，最高可达几千瓦。热释电探测器介于上述两者之间，其等效噪声一般为10^{-7}J或10^{-7}W量级，最大探测量一般为几焦或几十瓦。

3. 灵敏度（响应率）　探测器的灵敏度用响应率衡量。不同探测器的响应率各不相同；同一探测器对不同波长的响应率也不相同。探测器的响应率越高，越容易探测到激光功率或能量的微小变化。

4. 响应速度 不同类型的探测器，其响应速度（或时间常数）大不相同。总的来说，热探测器的响应速度远远低于光电探测器。热电偶探测器的响应速度最低，响应时间一般为数秒到数十秒。热释电探测器的响应速度较高，响应时间一般为几十微秒。光电探测器的响应速度最高，响应时间可短至纳秒量级。

5. 结构 探测器的结构多种多样，其光照表面有平面形、锥腔形、V 形、球形（积分球探测器，其内表面接收光照；微球探测器，其外表面接收光照）等；光照表面大小也不同。普通激光功率或能量探测器的光照表面直径一般为十几到几十毫米。但用于特殊目的的探测器的光照表面尺寸差异很大。例如，用于光束质量分析的阵列型光电探测器（如 CCD），其总的光照面积可能很大，但每个探测单元只有十几微米大小。准分子激光器的输出光束直径较大，在远离激光器的位置光束直径也较大，此时必须采用大口径的探测器。大功率半导体激光器的输出激光和光纤传输时的输出端光束的发散度都很大，而且光斑有时很不规则，此时需要采用积分球探测器。对大功率或高能量激光进行测量时，为了降低光照表面的辐照度或辐照量（以防止其超过探测器的损伤阈值），通常也要采用积分球探测器。而要探测空间某点的辐射能流率，就必须使用微球探测器。

（二）测量仪器的校准（检定）

对于同一激光辐射，不同的测量仪器测出的结果可能有很大差异，究竟哪一个结果能够反映或者最接近真实值，这需要有一个标准来衡量。换句话说，任何一台测量仪器都需要经过校准（检定），然后才能使用。校准对测量仪器非常重要，使用过程中必须定期检定，以确保其测量值准确可靠。虽然有的仪器配有自校准装置，但是所有光辐射测量仪器都必须定期送到法定的计量机构进行校准。激光功率、能量测量仪器的校准周期一般为 1 年，但如果在使用过程中出现可能影响测量结果的意外事故，则必须进行临时校准。

激光计量器具的校准一般是通过光定标或电定标，与上一级标准计量器具进行比对，根据计量器具的不同，分两种情况：

1. 非直读式功率计或能量计 这种测量仪器的显示值为热电势，校准时通常给出灵敏度（S）。校准之后，用被校功率计或能量计进行激光测量时，其结果除以 S，就得到被测激光功率或能量的真实值。

2. 直读式功率计或能量计 这种测量仪器显示值为激光功率或能量，校准时通常给出修正系数（C）。检定之后，用被校功率计或能量计进行激光测量时，其结果乘以 C，就得到被测激光功率或能量的真实值。

在这里要特别指出的是，对于量热式计量器具（热探测器），由于其光谱响应比较均匀，因而可以选择其可测波长范围内的任何一种激光波长进行校准，该检定结果适用于其可测波长范围内的其他波长。对于光电式计量器具，由于其光谱选择性比较强，因而要根据实际测量（激光器的输出波长）的需要，对所需要的每一波长都进行校准。

（三）其他注意事项

进行激光测量时，除了根据需要选择合适的探测器并按规定对探测器进行定期检定外，在仪器使用过程中还要注意以下几点：

1. **探测器** ①探测器的光照表面要保持清洁，金黑层或光敏层要均匀，没有变色或脱落；②探测器的玻璃窗口和所附带的滤光片及衰减片要保持光洁，不得有气泡、划痕、斑点等；③量热型探测器的加热丝或热电堆不能有短路或断路现象；光电型探测器的接收面要配有漫射器；⑤测量时，激光光斑要小于探测面，光斑中心要尽量靠近探测面中心，光束方向要尽可能与探测面垂直。

2. **显示器** ①光标式或指针式显示器要保持标尺清晰，不能有卡针现象，分档开关要转动灵活，分档指示正确；②数字式显示器要保持采样正常，数字显示清晰、正确；③探测器与显示器之间的电插件要接触良好。

第四节 医用激光源的检定

一、医用激光源技术要求

（一）通用技术要求

1. 医用激光源应有下列产品标识：医用激光源名称、型号规格、制造厂名称、出厂日期、编号以及明显的分类标识和警告标志，需接地保护的医用激光源还应有明显的接地标记。

2. 医用激光源应能正常启动，各调节旋钮、按键、开关等均能正常工作，各插接件应配合紧密，接触良好。

3. 医用激光源应具备激光功率或能量指示器，该指示器应能正常工作。

4. 医用激光源输出激光时，应能发出激光发射警告（声或光）信号。

5. 医用激光源按激光产品分类属于3B类或4类的应具备应急开关。关闭此开关后激光源立即停止工作。

6. 用于手术的医用激光源应配备清晰可见的指示光或光斑定位装置。指示光光斑或光斑定位装置所确定的光斑位置应与治疗激光光斑重合。

7. 医用激光源的导光系统应转动灵活，操作方便，三维空间内无死点。末端输出激光和指示光均应为单光斑且无死点。

（二）计量特性要求

1. **指示光功率** 眼科医用激光源指示光功率一般应不超过1mW，其他医用激光源指示光功率一般应不超过5mW。当有特殊要求且安全措施足够可靠时，指示光功率可不受此限制。

2. **激光功率稳定度** 医用连续激光源激光功率稳定度：应优于±10%。

3. **激光能量重复性** 医用脉冲激光源激光能量重复性：应优于±10%。

4. **激光功率复现性** 医用连续激光源激光功率复现性：应优于±10%。

5. **激光能量复现性** 医用脉冲激光源激光能量复现性：应优于±10%。

6. **激光功率示值误差**

（1）医用连续激光源激光功率示值误差：应不超过±20%。

（2）对于工作满 1 年且激光功率示值误差超过 ±20% 的医用连续激光源，如果仍满足使用要求，则应进行示值修正。修正后的激光功率示值误差应不超过 ±20%。

7. 激光能量示值误差

（1）医用脉冲激光源激光能量示值误差：应不超过 ±20%。

（2）对于工作满 1 年且激光能量示值误差超过 ±20% 的医用脉冲激光源，如果仍满足使用要求，则应进行示值修正。修正后的激光能量示值误差应不超过 ±20%。

二、医用激光源检定条件

（一）环境条件

1. 环境温/湿度应符合检定设备的使用要求，一般要求环境温度 20℃ ±5℃，相对湿度 ≤80%。

2. 检定应在无明显振动、冲击、烟尘、空气流动、光和电磁干扰的环境中进行。

（二）测量仪器

1. 激光功率计　可测激光波长和功率范围应覆盖被检医用连续激光源的输出波长和功率调节范围；探测器有效接收面直径应不小于光斑直径的 1.5 倍；示值短期稳定度（10 分钟内）优于 ±5%；最大允许误差不超过 ±10%。

2. 激光能量计　可测激光波长、脉冲宽度和能量范围应覆盖被检医用脉冲激光源的输出波长、脉冲宽度和能量调节范围；探测器有效接收面直径应不小于光斑直径的 1.5 倍；示值短期稳定度（10 分钟内），即连续测量的重复性优于 ±5%；最大允许误差不超过 ±10%。

（三）辅助设备

1. 用于固定导光系统末端输出激光束方向以及激光功率或能量探测器的支架和固定装置。

2. 用于观察激光和指示光光斑的热敏纸、石棉板、木板或其他靶板。

3. 用于阻断或终止激光束的挡板。

三、医用激光源检定方法

（一）通用技术要求检查

1. 医用激光源启动前，目视检查医用激光源的产品标识、分类标识、警告标志和接地标记是否正确，接地连接是否可靠，是否具备激光功率或能量指示器，对于 3B 类或 4 类医用激光源还要检查是否具备应急开关。

2. 医用激光源启动过程中，手动及目视检查医用激光源能否正常启动，各调节旋钮、按键、开关等能否正常工作，各插接件是否配合紧密接触良好，手术用医用激光源还要检查是否配备指示光或光斑定位装置。

3. 当激光输出时，手动及目视检查是否有激光发射警告（声或光）信号，激光功率或能量指示器能否正常显示，导光系统是否转动灵活，有无死点，借助热敏纸、石棉板、木板或其他靶板判断导光系统末端输出的激光和指示光是否始终保持单光斑，激光与指示光或光斑定位装置是否始终保持重合。对于 3B 类或 4 类医用激光源还要检查应急开关是否工作正常。

（二）计量特性检定

1. 指示光功率测量

（1）适当调节导光系统与激光功率计的相对位置，使指示光垂直入射到激光功率计探测器接收面中央。用挡板遮断光束，待激光功率计回零后移开挡板进行测量。

（2）任意改变导光系统的空间位置，重复测量 5 次以上。取最大测量值为指示光功率。

2. 激光功率稳定度测量

（1）固定医用连续激光源于某一工作条件，令其终端输出激光垂直入射到激光功率计探测器接收面中央并保持固定，用挡板挡住激光待激光功率计回零，任意改变导光系统的空间位置，移开挡板待激光功率计读数稳定后记录其示值。

（2）在 10min 持续工作时间或医用连续激光源允许的持续工作时间 T 内，等时间间隔重复测量 n 次（$n \geqslant 5$）。

（3）按公式（8-16）计算医用连续激光源终端输出激光功率稳定度：

$$S_t = \pm \frac{P_{max} - P_{min}}{\frac{2}{n}\sum_{i=1}^{n} P_i} \times 100\% \qquad (8-16)$$

式中：S_t——激光功率稳定度；P_{max}——n 次测量中激光能量功率计最大示值，W；P_{min}——n 次测量中激光能量功率计最小示值，W；n——重复测量次数；P_i——第 i 次测量时激光功率计示值，W。

3. 激光能量重复性测量

（1）固定医用脉冲激光源于某一工作条件，令其终端输出激光垂直入射到激光能量计探测器接收面中央并保持固定，任意改变导光系统的空间位置，触动触发开关后记录激光能量计示值。

（2）在 10 分钟工作时间内等时间间隔重复测量 n 次（$n \geqslant 5$），或按厂家规定的脉冲输出频率，顺序测量 n 个（$n \geqslant 5$）激光脉冲。

（3）按公式（8-17）计算医用脉冲激光源终端输出激光能量重复性：

$$S_r = \pm \frac{Q_{max} - Q_{min}}{\frac{2}{n}\sum_{i=1}^{n} Q_i} \times 100\% \qquad (8-17)$$

式中：S_r——激光能量重复性；Q_{max}——n 次测量中激光能量计最大示值，J；Q_{min}——n 次测量中激光能量计最小示值，J；n——重复测量次数；Q_i——第 i 次测量时激光能量计示值，J。

4. 激光功率复现性测量

（1）固定医用连续激光源于某一工作条件，令其终端输出激光垂直入射到激光功率计探测器接收面中央并保持固定。关闭-重启医用连续激光源并恢复到原工作条件，任意改变导光系统的空间位置，确认激光功率计回零后开启激光，待读数稳定后记录激光功率计示值；或者，用挡板挡住激光待测量仪器回零，任意改变医用连续激光源的工作条件后恢复至原工作条件,任意改变导光系统的空间位置,移开挡板进行测量,待读数稳定后记录激光功率计示值。

(2) 选择上述任一种方法重复测量 m 次($m \geqslant 5$)。

(3) 按公式（8-18）计算医用连续激光源终端输出激光功率复现性：

$$S_R = \pm \frac{P_{max} - P_{min}}{\frac{2}{m} \sum_{i=1}^{n} P_i} \times 100\% \tag{8-18}$$

式中：S_R——激光功率复现性；P_{max}——m 次测量中激光功率计最大示值，W；P_{min}——m 次测量中激光功率计最小示值，W；m——重复测量次数；P_i——第 i 次测量时激光功率计示值，W。

5. 激光能量复现性测量

(1) 固定医用脉冲激光源于某一工作条件,令其终端输出激光垂直入射到激光能量计探测器接收面中央并保持固定。关闭-重启医用脉冲激光源并恢复到原工作条件,任意改变导光系统的空间位置,触动触发开关后记录激光能量计示值；或者,任意改变医用脉冲激光源的工作条件后恢复至原工作条件,任意改变导光系统的空间位置,触动触发开关后记录激光能量计示值。

(2) 选择上述任一种方法重复测量 m 次($m \geqslant 5$)。

(3) 按公式（8-19）计算医用脉冲激光源终端输出能量复现性：

$$S_R = \pm \frac{Q_{max} - Q_{min}}{\frac{2}{m} \sum_{i=1}^{m} Q_i} \times 100\% \tag{8-19}$$

式中：S_R——激光能量复现性；Q_{max}——m 次测量中激光能量计最大示值，J；Q_{min}——m 次测量中激光能量计最小示值，J；m——重复测量次数；Q_i——第 i 次测量时激光能量计示值，J。

6. 激光功率示值误差测量

(1) 在医用连续激光源常用工作条件下,选择至少高、中、低三个输出功率点测量。如果医用连续激光源的输出功率范围较大,则应适当增加测量点的数量。如果医用连续激光源输出功率的设定值不能连续调节,则应对每一设定值都进行测量。测量时同时记录医用连续激光源激光功率指示器示值和激光功率计测量值。

(2) 按公式（8-20）计算医用连续激光源终端输出的激光功率示值误差：

$$\delta = \frac{P_s - P_m}{P_m} \times 100\% \tag{8-20}$$

式中：δ——激光功率示值误差；P_s——激光功率指示器示值，W；P_m——激光功率计测量值，W。

取所有激光功率测量点中示值误差绝对值最大者作为最终结果。

(3) 对于工作满 1 年且激光功率示值误差超过 $\pm 20\%$ 的医用连续激光源应进行示值修正,修正方法是：分别计算各测量点的修正系数,取其算术平均值作为医用连续激光源示值修正系数。

$$C = \frac{1}{k}\sum_{i=1}^{k}\frac{P_{mi}}{P_{si}} \qquad (8-21)$$

式中：C——示值修正系数；k——示值误差测量点数；P_{mi}——第 i 个测量点激光功率计测量值，W；P_{si}——第 i 个测量点激光功率指示器示值，W。

（4）示值修正后的医用连续激光源，其激光功率示值误差δ'计算公式为：

$$\delta' = \frac{P_s \cdot C - P_m}{P_m}\times 100\% \qquad (8-22)$$

（5）如果医用连续激光源激光功率指示器示值为功率密度 E_s（又称辐照度或剂量率），终端输出光斑面积 A 已知（可从说明书或用户手册中查找），则公式（8-20）~（8-22）中 $P_s = E_sA$。

7. 激光能量示值误差测量

（1）在医用脉冲激光源常用工作条件下，选择至少高、中、低三个输出能量点测量。如果医用脉冲激光源的输出能量范围较大，则应适当增加测量点的数量。如果医用脉冲激光源输出能量的设定值不能连续调节，则应对每一设定值都进行测量。测量时同时记录医用脉冲激光源激光能量指示器示值和激光能量计测量值。

（2）按公式（8-23）计算医用脉冲激光源终端输出的激光能量示值误差：

$$\delta = \frac{Q_s - Q_m}{Q_m}\times 100\% \qquad (8-23)$$

式中：δ——激光能量示值误差；Q_s——激光能量指示器示值，J；Q_m——激光能量计测量值，J。

取所有激光能量测量点中示值误差绝对值最大者作为最终结果。

（3）对于工作满 1 年且激光功率示值误差超过 ±20% 的医用脉冲激光源应进行示值修正，修正方法是：分别计算各测量点的修正系数，取其算术平均值作为医用脉冲激光源示值修正系数：

$$C = \frac{1}{k}\sum_{i=1}^{k}\frac{Q_{mi}}{Q_{si}} \qquad (8-24)$$

式中：C——示值修正系数；k——示值误差测量点数；Q_{mi}——第 i 个测量点激光能量计测量值，J；Q_{si}——第 i 个测量点激光能量指示器示值，J。

（4）示值修正后的医用脉冲激光源，其激光能量示值误差δ'计算公式为：

$$\delta' = \frac{Q_s \cdot C - Q_m}{Q_m}\times 100\% \qquad (8-25)$$

（5）如果医用脉冲激光源激光能量指示器示值为能量密度 H_s（又称辐照量或剂量），终端输出光斑面积 A 已知（可从说明书或用户手册中查找），则公式（8-23）~（8-25）中 $Q_s = H_sA$。

（三）注意事项

1. 医用激光源检定过程中应有委托单位人员在场。

2. 对于多波长医用激光源，应对每一波长分别予以检定。

3. 如果医用激光源本身为连续输出，但又可通过外部控制开关获得"脉冲"输出，则可只按连续激光源进行检定。

4. 对医用激光源进行激光功率或能量测量之前，应按仪器说明书的要求进行开机预热。

5. 对于激光功率稳定度测量，如果医用激光源的设计不允许长时间持续照射，或在允许时间 T 内无法完成测量次数，则可以不执行该检定项目。

6. 检定过程中一旦发现不合格项，即可终止检定工作，不再执行后续检定项目。

7. 对聚焦输出的医用激光源进行功率或能量测量时，激光功率或能量探测器的光接收面要避开激光束焦点及其附近位置，以免损坏探测器。

8. 检定人员要特别注意人身安全，避免激光照射到人体（特别是眼睛）造成意外损伤，必要时须佩戴与医用激光源输出波长相匹配的激光防护镜。

四、检定结果的处理及检定周期

（一）检定结果的处理

1. 检定过程中的所有检查结果、测量数据以及计算结果均应填入检定原始记录表，其参考格式见表 8-2。

2. 对照本节第一部分"医用激光源技术要求"进行合格判定，全部符合要求者判定为合格，否则判定为不合格。

3. 对于多波长医用激光源，应对每一波长分别进行合格判定，各波长都符合要求者判定为合格，部分波长符合要求者判定为部分合格，各波长都不符合要求者判定为不合格。

4. 检定合格的医用激光源发检定证书，贴"合格证"标识；部分合格者发检定证书，注明限用范围，贴"限用证"标识；不合格者发检定结果通知书，注明不合格项，贴"停用证"标识。

（二）检定证书

1. 检定证书应包括以下内容 ①标题，如"检定证书"；②检定证书的唯一性标识（检定证书编号）、页号和总页数标识；③计量技术机构的名称和地址；④委托方的名称和地址；⑤检定对象的名称、型号和编号；⑥检定日期、检定地点、检定环境（温、湿度等）；⑦检定所依据的技术文件；⑧检定设备名称、规格型号、溯源性、最大允许误差及有效性说明；⑨检定结果及其测量不确定度的说明；⑩检定证书检定人、审核人、签发人的签名，并加盖检定单位印章；⑪检定结果只对检定对象有效的声明；⑫终结线。

2. 检定证书和检定结果通知书内页参考格式见表 8-3 和表 8-4。

（三）检定周期

医用激光源检定周期不应超过 1 年，修理后的医用激光源在使用前应重新检定。

表 8 - 2　医用激光源检定原始记录表

检定证书号：　　　　　　　　　　　　　　　　　　　　　　　　　　第　页　共　页

委托单位	单位名称		单位地址	
	联系人		联系电话	
被检仪器	仪器名称		规格型号	
	生产厂家		出厂编号	
	输出波长		输出方式	□连续　　□脉冲

检定设备	设备名称	设备型号	出厂编号	不确定度或最大允许误差	证书号

环境条件	环境温度	℃	相对湿度	%
检 定 人			核 验 人	
检定地点			检定日期	

检 定 原 始 数 据

1. 通用技术要求

检查项目	检查结果		
产品标识	□符合要求	□不符合要求	
调节旋钮、按键、开关及插接件	□符合要求	□不符合要求	
激光功率或能量指示器	□符合要求	□不符合要求	
激光发射警告（声或光）信号	□符合要求	□不符合要求	
应急开关（3A 类以上的激光产品）	□符合要求	□不符合要求	□不适用
指示光或光斑定位装置	□符合要求	□不符合要求	□不适用
导光系统	□符合要求	□不符合要求	

2. 指示光功率

i	1	2	3	4	5	6	7

表 8 - 2（续）

P_i							
指示光功率							

3. 激光功率稳定度（或激光能量重复性）

i	1	2	3	4	5	6	7
P_i（或 Q_i）							
S_t（或 S_r）							

4. 激光功率（或能量）复现性

i	1	2	3	4	5	6	7
P_i（或 Q_i）							
S_R							

5. 激光功率（或能量）示值误差、示值修正系数及修正后的示值误差

i	1	2	3	4	5	6	7
P_{si}（或 Q_{si}）							
P_{mi}（或 Q_{mi}）							
δ_i							
δ							
C_i							
C							
δ'_i							
δ'							

表8－3 医用激光源检定证书（内页）格式

检定所依据的技术文件：				
检定地点及环境条件：				
检定地点：				
环境温度： ℃			相对湿度： %	
检定用主要测量标准器具：				
名称	型号	不确定度	证书编号	证书有效期至

表 8-3（续）

检定结果

通用技术要求：

指示光功率：

激光功率稳定度（或激光能量复性）：

激光功率（或能量）复现性：

激光功率（或能量）示值误差：

显示值							
测量值							

示值修正系数：

修正后的示值误差：

测量不确定度说明：

声明：

1. 本检定证书仅对被检定仪器有效；

2. 未经本实验室授权不得部分复制复制该检定证书（全部复制除外）；

3. 本检定证书未加盖本实验室检定专用章无效。

表 8 −4 医用激光源检定结果通知书（内页）格式

检定所依据的技术文件：				

检定地点及环境条件：

检定地点：

环境温度：　　　　　　　　℃　　　　　相对湿度：　　　　　　　　　　　%

检定用主要测量标准器具：

名称	型号	不确定度	证书编号	证书有效期至

表 8－4（续）

检定结果

不合格项目及内容：

声明：

1. 本检定结果通知书仅对被检定仪器有效

2. 未经本实验室授权不得部分复制复制该检定结果通知书（全部复制除外）

3. 本检定结果通知书未加盖本实验室检定专用章无效

综合练习题

1. 简述激光器基本结构。

2. 简述激光基本特性。

3. 简述医用激光源的组成。

4. 简述热探测器和光电探测器的优缺点。

5. 计算：对某一医用 CO_2 激光源进行计量检定。在激光源功率显示值（$P_{示}$）为 12.0W 的情况下，用标准功率计测得一组功率值（$P_{标}$）：11.8W，11.6W，11.8W，11.2W，11.7W，11.5W。已知标准功率计的修正系数 C 为 0.95，请计算该激光源输出功率的平均值 $\overline{P}_{真}$、稳定度 S_t 和示值误差 δ。

【参考文献】

[1] 周炳昆，高以智，陈家骅，等．激光原理．北京：国防工业出版社，1995

[2] 陈英礼．激光导论．北京：电子工业出版社，1986

[3] 刘敬海，徐荣浦．激光器件与技术．北京：北京理工大学出版社，1995

[4] 金国藩，李景镇．激光测量学．北京：科学出版社，1998

[5] 潘君骅．计量测试技术手册第10卷光学．北京：中国计量出版社，1997

[6] 张在宣，冯海琪．光学量、光子量和单位在激光生物学中的应用．激光生物学报．1998，7（3）：226-229

[7] 中华医学会．临床技术操作规范-激光医学分册．北京：人民军医出版社，2010

[8] 杨在富．医用激光计量．见：郭勇．医学计量（下册）．北京：中国计量出版社，2002.01，1-70

[9] 杨在富，杨景庚，陈虹霞，等．激光辐射测量仪器的选择与应用．激光杂志，2002，23（1）：8-10

[10] 杨在富，杨景庚，王嘉睿，等．激光计量与医用激光源的质量控制．中国激光医学杂志，2005，14（6）：398-401

[11] 孙之旭，马冲．医用激光源检定中探测器的合理选择与使用．中国计量，2009，5：107-109

[12] 杨在富．医用激光仪器．见：贾建革．医学计量实用检测技术．北京：中国计量出版社，2005，11，280-287

[13] JJG 581—1999 医用激光源检定规程．北京：中国计量出版社，2000

[14] 王嘉睿，杨在富，杨景庚，等．医用激光源检定方法制定．医疗卫生装备，2007，28（4）：173-174，176

[15] 杨在富，马冲，王嘉睿，等．便携式医用激光源检定装置的研制及测量不确定度评定．医疗卫生装备，2010，31（7）：1-3，11

[16] JB 9706.20—2000 医用电器设备第二部分：诊断和治疗激光设备安全专用要求．北京：中国标准出版社，2001

[17] GB 7247.1—2012 激光产品的安全第1部分：设备分类、要求．北京：中国标准出版社，2013

综合练习题答案

1. 答：激光器的基本结构通常包括三部分：激光工作物质、泵浦源和谐振腔。

2. 答：激光具有高度的单色性、相干性、方向性和亮度。

3. 答：医用激光源通常由激光器、导光系统、激光功率/能量指示仪及其他辅助设备组成。

4. 答：热探测器的优点是对各种不同波长的辐射有较平坦的响应，属于无选择性探测器；缺点是响应时间较长。光电探测器的突出优点是响应时间短，灵敏度高；缺点是对各种不同波长的辐射响应不相同，属于选择性探测器，有些要求在低温条件下工作。

5. 答：

（1）计算激光源输出功率的平均值

$$\overline{P_{真}} = \overline{P_{标} \cdot C} = \overline{P_{标}} \cdot C = \left(\frac{1}{n}\sum_{i=1}^{n} P_{标}\,i\right) \cdot C = 11.6 \times 0.95 = 11.02(W)$$

（2）计算功率稳定度 S_t

$$S_t = \pm\frac{P_{max} - P_{min}}{2\overline{P}} \times 100\% = \pm\frac{11.8 - 11.2}{2 \times 11.6} \times 100\% = \pm 2.6\%$$

（3）计算示值误差δ：

$$\delta = \frac{P_{示} - \overline{P_{真}}}{\overline{P_{真}}} \times 100\% = \frac{12.0 - 11.02}{11.02} \times 100\% = 8.9\%$$

第九章　医用生化计量

学习提要与目标

理解常见医用生物化学仪器的原理、结构，掌握医用生物化学仪器计量性能要求、检定设备、检定条件、检定方法和检定结果判断有关内容，通过实际操作掌握医用生物化学仪器的计量检定。

医用生物化学仪器是各级医疗机构常用的一类仪器设备，目前各级计量技术机构开展检定的主要有半自动生化分析仪、酸度计、酶标分析仪，此外质检总局还颁布了尿液分析仪校准规范，用于此类设备的校准，本章主要介绍医用生化类仪器的计量检定。

第一节　半自动生化分析仪的检定

生化分析仪（Biochemical analyzer）自 20 世纪 50 年代末面世以来，发展十分迅速。它可用于药品、水质、食品和临床分析等领域。在临床分析方面，生化分析仪主要用来对人的血液和其他体液中的各种生化指标如血红蛋白、胆固醇、转氨酶、葡萄糖、淀粉酶、尿素氮、白蛋白、总蛋白、无机磷、尿酸、钙等进行分析。由于生化分析可以给医生提供受检者的综合性信息，近些年来，生化分析仪已成为临床分析最常用的检验仪器之一。

一、生化分析仪工作原理

生化分析仪的种类较多，可从不同的角度来分类。如按照结构形式来分，可分为连续式、离心式和分立式三种。按自动化程度来分，生化分析仪可以分为全自动和半自动两种。按仪器同时测定的项目分，可分为单通道和多通道两种。单通道型的生化分析仪，每次进样只能测定一个项目，多通道一次进样可以同时测量多个项目。按仪器复杂程度来分，可以分为大型、中型和小型三种。大型生化分析仪均为多通道、全自动型的，可以同时测定 10 个以上的项目，且分析项目可以自由选择。但其结构很复杂，价格也十分昂贵。主要应用于大型医院。中型生化分析仪也为多通道，通常能同时测量 10 个以内的项目，但有的仪器项目不能自由选择，自动化程度稍低些。小型生化分析仪均为单通道型，它也分自动型和半自动型两类。若需要手动操作加样器和稀释器，进样也要手动控制，属半自动型。但其结构简单，价格低廉，十分适合中小医院使用。

目前，绝大多数生化分析仪都是基于光电比色法进行工作的。尽管所有的生化分析仪最基本的工作部件是一台比色计或分光光度计，但生化分析仪并不仅仅是一台普通的光电比色计或分光光度计，而是集加样、稀释、混合、进样、反应、比色、计算、记录、打印全部或部分功能于一身的自动化仪器。此外，它还需要和试剂、方法学紧密结合起来进行工作。

各种类型的生化分析仪工作原理也有所区别。下面介绍几种有代表性的生化分析仪。

1. 连续式生化分析仪　连续式生化分析仪问世最早，其工作过程如下：首先通过比例泵，将标本和试剂按比例地吸到连续的管道系统中，并在一定的条件下，在管道系统内完成混合、分离干扰物、保温反应、显色、比色等步骤，然后将所测得的信号进行放大、运算等处理，最后，将测试结果显示并打印输出。因为这种检测分析是一个标本跟着一个标本在连续流动的状态下进行测定的，故称之为连续流动式生化分析仪。

这种仪器测试速度快，每小时可测 150 个样本，每个样本可测 20 个指标。但因其结构复杂、价格过高、不能使用动力法测定等原因，使用数量较少。

2. 离心式生化分析仪　离心式生化分析仪是 20 世纪 70 年代末期才发展起来的。它的特点是将样品和试剂放在特制的圆盘上，圆盘放在离心机上作为转头。图 9－1 是离心式生化分析仪转盘的截面结构图。

圆盘上有呈放射状的三个一组的组孔，可多达 30 组。里边的一个孔中加试剂，中间的孔加样品。最外边孔的上下表面用透明塑料制成，孔壁的靠上部分有孔和中间孔相通，它是作比色用的。当加过样品和试剂，转盘被转动后，在离心力的作用下，最内孔中的试剂和中间孔中的样品首先混合，最后被一起甩向最外边的比色孔。光线以垂直方向通过比色孔进行比色测定，测出后的信号处理方法和连续式相同。

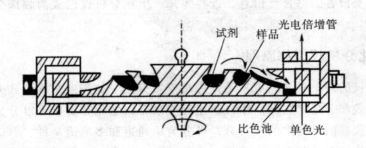

图 9－1　转盘结构截面图

这种仪器的特点是试剂及样品用量少。比色盘有的为一次性使用，也有的设计为可自动冲洗多次使用。它除了一次能做 30 个样品外，还可以同时测定 6 个测试项目。是较受欢迎的一种机型。

3. 分离式生化分析仪　分离式生化分析仪的特点是模仿手工操作。它是用加样泵和稀释泵在一个个分开的试管里自动地定量加入样品和试剂，经混合后，在一定的条件下反应。反应之后将其抽入流动比色皿中进行比色测定，或直接将特制的反应试管作为比色皿进行比色测定。为了使比色测定连续进行，也有的仪器将反应后的试管放入一个专用的进样架上，每只进样架最少可放置 10 个试管，由传送装置带动进样架一步步前进，使试管依次进入光路，去进行比色测定。

这种机型可用动力学等多种方法测试，是生化分析仪中数量最大的一种机型。

4. 干片式生化分析仪　干片式生化分析仪是基于多层膜法。它是将液体检品（血清、血浆、全血、尿液等）直接加在特定载体的干燥试剂上，并以检品中的水为溶剂，使样品中的欲测成分与试剂进行化学反应。从而进行分析测定的方法。其测定方法本身主要有反射光度法和基于离子选择性电极的差示电位法。

（1）反射光度法　在一张透明的聚酯片基上，有上、中、下三个涂层。上层叫分布层。其作用是阻留细胞、结晶和其他小颗粒。它也可以让蛋白质之类的大分子滞留。事实上，透过分布层的是一种无蛋白滤液。中间一层的功能是把标本中的待测组分转变成可定量物质，同时去除干扰。最下面一层叫指示剂层。其作用是给出一种可以定量且与待测物的含量成正比的产物。

测量时，入射光由指示剂层的下部射入，通过指示剂层和中间层后，在中间层的上界面被反射。此时的指示剂层相当于"吸收池"。待测成分的含量越高，生成的颜色越深，对光的吸收也就越多。反射回去的光，用反射光度法测定。由于光不必通过留有滤除物的分布层，从而避免了干扰。

（2）差示电位法　多层膜法对于无机离子的测定，采用基于离子选择性电极原理的差示电位法。此多层膜片包括两个完全相同的离子选择性电极。即两者均由离子选择敏感膜、参比层、氯化银层和银层组成。二者用一纸盐桥相连。如图 9-2 所示。左边为样品电极，右边为参比电极。测定时，用双嘴移液管取 $10\mu l$ 血清和 $10\mu l$ 参比液滴入两个加样孔内，即可测定二者的差示电位。

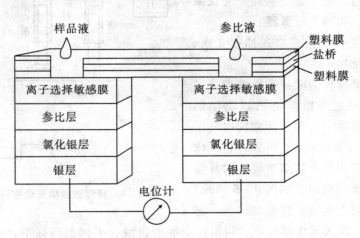

图 9-2 差式电位法工作原理

通常每测一个项目需要一个干片。每个干片上带有条形识别码，仪器会自动识别所进行的是何种测定项目。目前用干片式方法已可以测定 40 多个项目。干片法由于其独特的优点，是生化分析仪一个新的发展方向。

二、生化分析仪的基本结构

小型生化分析仪通常由一台带数据处理装置和打印机的光电比色计或分光光度计，外加稀释器、进样器组成。如图 9-3 所示。有的小型生化分析仪将以上所有的部件装为一体，成为一台整体化的仪器。有的仪器其各部件互相独立，靠连线和管道将各部件连接起来，或靠人工来转移，如美国贝克曼公司的 700 型和上海医用分析仪器厂的 SF-1 型。

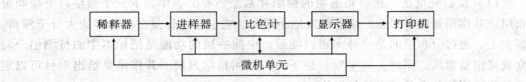

图 9-3　小型生化分析仪原理框图

1. **稀释器**　稀释器的结构如图 9-4 所示。它通常由电机通过机械部件带动一个类似于注射器的装置组成。习惯上把此注射器装置叫做泵体。一般有两个这样的泵体，一个叫采样或加样泵，用来采集和添加样品；另一个加液泵，用以添加试剂。这两个泵可以分开单独使用。但大多数仪器把二者组合在一起，共同来完成采样和稀释功能，称其为稀释器。

稀释器在工作之前，应先抽吸几次，将管中的气体排出。

稀释器的动作分为吸液和排液两个过程。吸液时，控制电路给电机以驱动信号，在电机的带动下，两个活塞同时向下抽。此时，阀门如图 9-4 所示连接。样品被吸入采样管头部，试剂被吸入采样泵体内。然后，阀门倒向，如图 9-5 所示，两个活塞同时向上运动，样品和试剂一起

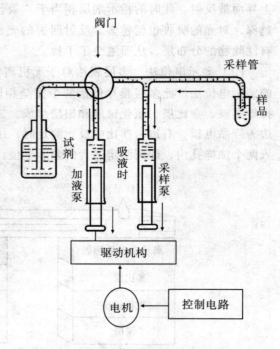

图 9-4　稀释器结构及吸液原理示意图

被排出采样管，注入反应试管中。利用这个冲力也混合了试剂与标本，同时，试剂将取样管的内壁也冲洗了一次。

稀释器上装有调节装置，样品和试剂的吸入量均可根据需要作相应调节。

2. **进样盘装置**　进样盘装置的作用是和稀释器互相配合，共同完成取样、混合、反应等功能。它通常由电机带动的圆盘和机械臂等部件组成。如图 9-6 所示。

进样圆盘一般由聚四氟乙烯或聚丙烯酸的衍生物塑料材料制成。它可以是整体的，也可以是组合的。有的进样盘可以重复使用，也有的是一次性使用的。其外圈的圆孔

内放有待测样品的杯子，作反应和混合用；内圈的杯子用来放空白、标准和样品。转盘的上方有两个金属机械臂，一个用来操纵稀释液的出口——采样针，另一个用来操纵吸液针，将稀释、反应后的样品吸入流动比色皿。工作时，在驱动系统的带动下，转盘每隔一定的时间自动地转动一个杯子的位置。在圆盘的间歇时间，稀释器的采样针在机械臂的带动下，伸入样品杯中吸取定量的样品。随即抬起，然后，在机械臂的带动下，将样品和试剂一起冲入反应试管中。接下来转盘转动一个杯子的位置，重复上述动作。

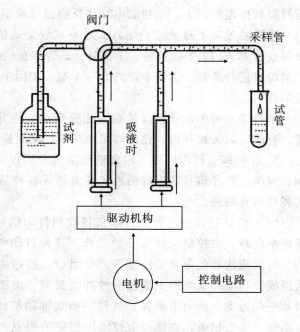

图9-5 稀释器结构及排液原理示意图

冲入反应试管中的被稀释好的样品，还要经过均匀混合，并经过一定的反应时间，才能被吸液针一个个地抽吸到流动比色皿中，去进行比色测量。

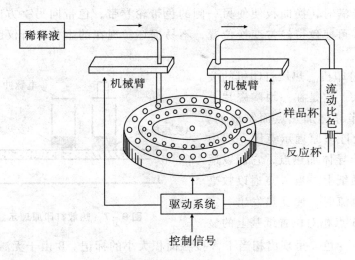

图9-6 进样装置示意图

混合的方式有搅拌混合式、气泡混合式、敲击混合式等。

样品盘上设有样品识别装置。该装置通过计算机和打印机相连，每比色完一个样品，打印机便将测量结果打印在该样品的编号下。

承托样品盘的架子一般都是金属作的，其内部设有加热元件和温度检测元件。加热元件用来对整个圆盘进行加热。温度检测装置用来感测温度的高低。感测出的温度信号加到控温电路上，由控温电路将反应温度控制在所需要的范围之内。

进样装置除了圆盘式的之外，还有试管架式的。试管架是一个长条形的架子，上面可放置11或12个比色杯。工作时，试管架在机械装置的驱动下，一次移动一个比色杯的位置进行测量，上海生产的 SF-1 型、美国生产的 GEMSTAR 生化分析仪都属于试管架式的。

半自动小型生化分析仪是在上述全自动生化分析仪的基础上，减去了自动进样装置，有的还减去稀释器，使仪器更加简单，测量样品需人工操作。

3. 打印机　打印机除了用来输出生化分析仪分析的结果外，还可以同时打印出日期、时间、样品编号、患者的姓名或编号等各种信息。生化分析仪常用的打印机有针式和热敏式两种。

（1）针式打印机　针式打印机接收到打印信号后，先把其转换成打印码，同时生成控制信号，去控制机械部分的动作。这种打印机主要由打印头、打印头托架传动机构、输纸机构和色带驱动机械等部分组成。打印头由电磁铁、衔铁、打印针和恢复弹簧组成。当电磁铁线圈上流过一脉冲电流时，电磁铁就被激励吸引衔铁。于是，衔铁以其一端为支点转向电磁铁。这样，衔铁推动与针管另一端相连的打印针，向压辊方向运动，通过色带，在纸面上打印出相应的墨点，由墨点拼成字符。所以针式打印机又叫点阵式打印机。其打印头可以由七根、九根或更多的针组成。针越多，打出的字越清晰。打印头固定在托架上，托架由伺服电机带动，可以在导轨上左右移动。纸传动机构一般采用步进电机驱动，每次走一行。色带驱动机构由一个直流电机驱动。当一侧的色带轮卷满时，换向板便使另一侧的色带轮卷带，色带向另一方向运动。这个过程循环进行，可使色带经常变换位置，不易损坏。现在的生化分析仪已很少使用针式打印机。

（2）热敏打印机　热敏打印机的关键部件是打印头。它是在一块陶瓷片上烧结上若干个半导体加热点而制成的。图9-7为热敏打印原理示意图。图中 A 和 B 为两个半导体加热点，它们以适当压力靠在热敏纸上。当 A 点通以数毫秒宽度的脉冲电流时，便受热发出一定的热量。位于 A 点相对位置纸基上的显

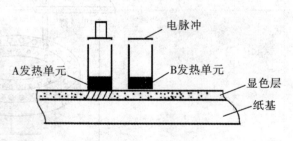

图9-7　热敏打印原理示意图

色层，因受热而变色。呈现出相当于 A 接触面积大小的标记。B 由于无激励电流通过，不发热，B 处所对应的热敏纸基上的显色层不变色。

打印机输出的脉冲电流信号加在不同的半导体加热点上，在纸的走动、打印片的摆动和不同的加热点的配合下，最后在受热后变色的热敏打印纸上烫印出字符或图像来。热敏纸的变色温度在（150~300）℃。

三、生化分析仪的检定

国家质监总局1996年颁布了《JJG 464—1996 生化分析仪检定规程》，用于生化分

析仪的计量检定，随着大型全自动生化分析仪和干式生化分析仪的出现，该检定规程已经不再适用。2011年质监总局对原规程进行了修改，颁布了新的检定规程，专门用于半自动生化分析仪的检定，本节主要讲解半自动生化分析仪的检定。

（一）计量性能要求

按照分光原理的不同将生化分析仪分为两类。第一类为分光式（棱镜或光栅），第二类为滤光式（干涉滤光片或吸收滤光片）。每一类分光原理的分析仪根据技术水平的不同分为A，B，C三级。分析仪的计量性能要求如表9-1和表9-2所示。

表9-1　分析仪计量性能要求（波长）

类	级	波长范围/nm	波长示值误差/nm	重复性/nm	中心波长误差/nm	带宽/nm
一	A	340~700	±1	0.5		
	B		±3	1.5		
	C		±5	2.5		
二	A	340~700			±2	≤10
	B				±4	≤12
	C				±6	≤15

表9-2　分析仪计量性能要求

类	分光原理	级	零点漂移值	级	吸光度标称值	吸光度示值误差	吸光度重复性	吸光度范围	线性示值误差	杂散光	综合交叉污染率
一	棱镜式或光栅式	5	0.002	A	0.5	±0.01	≤0.005	0.1~0.3	±5%	吸光度≥2或透射比≤1%	≤2%
				B		±0.02					
		B	0.004	C	1.0	±0.03		0.3~0.6	±4%		
				A		±0.02					
		C	0.006	B		±0.04		0.6~0.9	±5%		
				C		±0.07					
二	干涉滤光片或吸收滤光片	A	0.002	A	0.5	±0.02		0.1~0.3	±8%		
				B		±0.03					
		B	0.004	C		±0.04		0.3~0.6	±5%		
				A	1.0	±0.04					
		C	0.006	B		±0.06		0.6~0.9	±6%		
				C		±0.08					

（二）通用技术要求

1. 外观与初步检查

（1）分析仪应有下列标志：名称、型号、编号、制造厂名、出厂日期，并附有使用说明书。

（2）分析仪应能平稳置于水平无震动的工作台上。各调节旋钮、按键和开关均能正常工作。电缆线的接插件应接触良好。数字显示清晰、完整。

2. 绝缘电阻　分析仪在不接地的状态下，试验电压500V时，测掇仪器电源进线端与机壳（或接地端子）间的绝缘电阻，其值应不小于20MΩ。

（三）检定条件

1. 环境条件　检定分析仪时的环境条件要求见表9-3。

表9-3　检定分析仪时的环境条件要求

温度	15℃~35℃	湿度	15%RH~80%RH
电压	（220±22）V	频率	（50±1）Hz
光线	无强光直射	振动	无振动干扰
电场	无电场干扰	磁场	无磁场干扰

2. 检定设备　兆欧表，500V，10级。

3. 标准物质

（1）分析仪检定用重铬酸钾吸光度溶液标准物质（不确定度≤3%，$k=2$）。

注：标准物质应使用经国家计量行政主管部门批准颁布的标准物质。

（2）亚硝酸钠标准溶液。

（3）氯化钴标准溶液。

（4）低压汞灯或氧化钬溶液标准物质、氧化钬滤光片、标准干涉滤光片。

（四）检定方法

1. 外观与初步检查通过目视和使用操作进行，绝缘电阻使用兆欧表测量。

2. 零点漂移　分析仪开机并预热30分钟后，用蒸馏水将分析仪吸光度调至0.000处，10分钟内吸光度的最大变化值为零点漂移 r，r 值按公式（9-1）计算：

$$r = A_{最大} - A_{初始} \tag{9-1}$$

式中：$A_{初始}$——仪器吸光度初始值；$A_{最大}$——仪器在10分钟内吸光度最大值。

3. 杂散光　用蒸馏水作参比液，在340nm波长处测量亚硝酸钠标准溶液的吸光度（或透射比）。

4. 吸光度示值误差　用蒸馏水作参比液，校正分析仪吸光度的零点或100%透射比后，使用吸光度标称值0.5和1.0的半自动生化分析仪检定用重铬酸钾吸光度溶液标准物质，在波长340nm、吸收池温度37℃、吸液量不少于500μl的条件下，选用终点法测量吸光度值，连续测量3次，记录仪器吸光度示值 A_i，并计算算术平均值 $\overline{A}$，平均值与标准值 A_s 之差为吸光度示值误差 ΔA，ΔA 按公式（9-2）计算：

$$\Delta A = \frac{1}{3} \sum_{i=1}^{3} A_i - A_s \tag{9-2}$$

式中：A_i——第 i 次测量的吸光度值；A_s——吸光度标准值。

5. 吸光度重复性　用吸光度标称值 0.5 的半自动生化分析仪检定用重铬酸钾吸光度溶液标准物质，连续测量 5 次，其最大与最小值之差为吸光度重复性 R_A，R_A 按公式 (9-3) 计算：

$$R_A = A_{mak} - A_{min} \tag{9-3}$$

式中：A_{min}——分析仪吸光度最小值；A_{mak}——分析仪吸光度最大值。

6. 线性示值误差　以蒸馏水为参比液，依次用质量浓度分别为 2.0，4.0，6.0，8.0，10.0g/L 的氯化钴标准溶液，在 510nm（500～520nm）波长处分别测量各浓度溶液的吸光度值，各浓度溶液连续测量 3 次，然后将所得数据按公式 (9-4) 和公式 (9-5) 计算线性误差：

$$\overline{K} = \frac{1}{n} \sum_{i=1}^{n} \frac{A_i}{c_i} \tag{9-4}$$

式中：$\overline{K}$——特定波长下标准溶液的平均单位吸光度值；n——同一标准溶液不同浓度的个数；A_i——同一标准溶液不同浓度 3 次实测的吸光度平均值；c_i——同一标准溶液的不同浓度值。

$$\Delta_i = \frac{K_i - \overline{K}}{\overline{K}} \times 100\% \tag{9-5}$$

式中：Δ_i 线性示值误差；K_i——某一浓度标准溶液的单位吸光度值。

7. 综合交叉污染率　采用质量浓度分别为 2.0g/L 和 10.0g/L 的氯化钴标准溶液，在 510nm（500～520nm）波长处，按照各台分析仪规定的最小样品量，先用 2.0g/L 的氯化钴标准溶液对吸收池冲洗 3 次，然后连续测量 4 次，接着对 10.0g/L 的氯化钴标准溶液连续测量 4 次。按照上述方法依次循环对 2.0g/L 和 10.0g/L 的氯化钴标准溶液重复测量，测得 4 组低浓度值与 3 组高浓度值，然后按照公式 (9-6) 和公式 (9-7) 将每相邻两组数值进行计算，得到 3 个低浓度到高浓度的综合交叉污染率计算值和 3 个从高浓度到低浓度的综合交叉污染率计算值，以各自的最大计算值报告结果。

$$Co_{LH} = \frac{(H_2 + H_3 + H_4)/3 - H_1}{(H_2 + H_3 + H_4)/3 - (L_2 + L_3 + L_4)/3} \times 100\% \tag{9-6}$$

$$Co_{HL} = \frac{L_1 - (L_2 + L_3 + L_4)/3}{(H_2 + H_3 + H_4)/3 - (L_2 + L_3 + L_4)/3} \times 100\% \tag{9-7}$$

式中：Co_{LH}——从低浓度到高浓度的交叉污染率；Co_{HL}——从高浓度到低浓度的交叉污染率；$L_1 \cdots, L_4$——每组低浓度的测量值；$H_1 \cdots, H_4$——每组高浓度的测量值。

8. 波长示值误差和波长重复性

（1）分光式仪器的波长示值误差和重复性　任选 3 条基本均匀分布的低压汞灯或氧化钬溶液标准物质、氧化钬滤光片、标准干涉滤光片的波长参考数据作为波长标准值。单方向对每个波长分别测量 3 次，它们的算术平均值与波长标准值之差为波长示值误差 $\Delta\lambda$，其中最大值与最小值之差为波长重复性 σ_λ。按公式 (9-8) 计算波长示

值误差 $\Delta\lambda$:

$$\Delta\lambda = \frac{1}{3}\sum_{i=1}^{3}\lambda_i - \lambda_s \qquad (9-8)$$

式中: λ_i——第 i 次波长测量值; λ_s——波长的标准值。

按公式 (9-9) 计算波长重复性 σ_λ:

$$\sigma_\lambda = \lambda_{max} - \lambda_{min} \qquad (9-9)$$

式中: λ_{max}——波长的最大值; λ_{min}——波长的最小值。

（2）滤光式分析仪的中心波长误差和带宽　用波长示值误差不大于 1nm 的分光光度计，对分析仪所附的滤光片进行波长 – 透射比光谱特性曲线（图 9-8）扫描，并按公式 (9-10) 和公式 (9-11) 计算滤光片的中心波长和中心波长误差 $\Delta\lambda$:

$$\lambda_0 = \frac{\lambda_1 + \lambda_2}{2} \qquad (9-10)$$

式中: λ_0——中心波长; λ_1, λ_2——透射比为 $\frac{T_m}{2}$ 时对应的波长, T_m 为滤光片的最大透射率。

$$\Delta\lambda = \lambda_0 - \lambda_s \qquad (9-11)$$

式中: λ_s——滤光片的波长标准值。

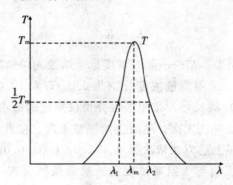

图 9-8　波长 – 透射比光谱特性曲线

按公式 (9-12) 计算滤光片的带宽 $\Delta\lambda_{0.5}$:

$$\Delta\lambda_{0.5} = \lambda_2 - \lambda_1 \qquad (9-12)$$

（五）检定结果的处理

以上检定的各项数据均须记录在检定记录纸上。按本规程检定合格的分析仪发给检定证书；不合格的分析仪发给检定结果通知书，并注明不合格项目的检定结果。

（六）检定周期

检定周期一般不超过 1 年，分析仪经修理后应及时检定。

第二节　酶标分析仪的检定

酶标联免疫吸附测定 ELISA（Enzime linkedimmunosorbent assay）是 20 世纪 70 年代

初发展起来的一种较先进的免疫学试验法。简称酶标法。它具有特异性强、重复性好、敏感性高及快速安全等优点。在生化、医药等领域得到了广泛的应用。在临床检验方面，可用于肝炎、性病、艾滋病等疾病的诊断。利用这种方法工作的仪器叫酶联免疫检测仪。简称酶标分析仪或酶标仪。

一、酶标联免疫吸附实验法

酶标联免疫吸附实验法简称酶标法。它采用酶标记技术，使待测标本与事先包被在塑料凹孔板内的相应抗原或抗体相结合，形成免疫复合物。酶标抗原或抗体与此结合形成酶标记的免疫复合物。当加入酶的相应底物时，由于酶的催化作用，呈现颜色反应。颜色的深浅与相应的抗原或抗体的量成正比。

这样，原来人体中无色的抗原或抗体，与酶联接后仍保持免疫和酶的活性。当加入底物后，能使底物显色。抗原或抗体的含量越高，颜色越深。此后，便可根据所生成的颜色的深浅，利用光电比色法来分析抗原或抗体的含量。

二、酶标分析仪的工作原理及基本结构

因为酶标联免疫吸附实验法最终是利用光电比色法来测试抗原或抗体的含量的，所以酶标分析仪的基本结构和光电比色计类似。实际上，酶标分析仪就是一台特殊用途的光电比色计（或分光光度计）。其基本工作原理与主要结构和光电比色计几乎完全相同。图9－9是一种单通道、自动进样的酶标仪的工作原理图。

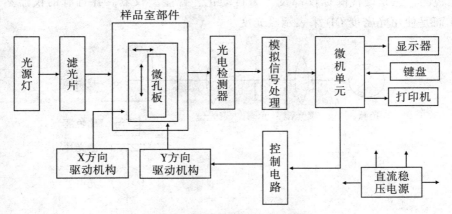

图9－9　酶标检测仪工作原理图

光源灯发出的光线经过干涉滤光片或单色器后，成为一束单色光束。该单色光束经过塑料微孔板中的待测标本，被标本吸收掉一部分后，到达光电检测器。光电检测器将投照到其上面的光信号的强弱转变成电信号的大小。此电信号经前置放大、对数放大、模数转换等模拟信号处理后，送入微处理器进行数据处理和计算。最后由显示器和打印机将测试结果显示、打印出来。

微处理器还通过控制电路控制X方向和Y方向的机械驱动机构的运动。对于非自动型的酶标仪，它是用手工来移动微孔板的，可以省去X、Y方向的机械驱动机构及其

电路。这样的仪器体积更小，结构也更简单。

微孔酶标板简称微孔板，是一种专为酶标仪设计的用来盛装待测样本的透明塑料板。通常为一次性使用板。板上有多排小孔（实际上为小比色皿）。如有 40 孔板，55 孔板和 96 孔板等多种规格。目前常用的多为 96 孔的。每个小孔可以盛装零点几毫升的溶液。微孔酶标板还同时兼作比色皿用。每个小孔相当于一个比色皿。根据仪器的不同，它既可以被一个孔一个孔检测，也可以被一排孔一排孔检测。通常 8 个为一排，共有 12 排。

酶标仪既可以使用和分光光度计相同的单色器，也可以使用干涉滤光片来获得单色光。大多数酶标仪是用干涉滤光片来获得单色光的。和光电比色计类似，无论将滤光片放置在微孔板的上面还是下面，其效果是一样的。

图 9 – 10 是一种单光束酶标仪的光路系统。光源灯发出的光，经过聚光镜、光栏后，到达反射镜，经反射镜作 90°反射后，垂直通过比色溶液，然后再经滤光片到达光电管。

酶标仪的光束通常设计成从上到下（也可以设计成从下到上）即垂直投照微孔（板）的。

由酶标仪的工作原理方框图和光路图可以看出，它和普通光电比色计的不同之处有以下几点：一是盛装比色液的容器不是使用传统意义上的比色皿，而是使用了微孔酶标板。微孔板常用透明的聚乙烯材料制作。之所以采用塑料微孔板来作固相载体，是利用它对抗原或抗体有较强的吸附这一特点。二是酶标仪的光束是垂直通过待测液即微孔板的。三是现代酶标仪都设计为自动化、智能型仪器。并且有的仪器不使用吸光度 A 而是使用光密度 OD 来表示吸光度。

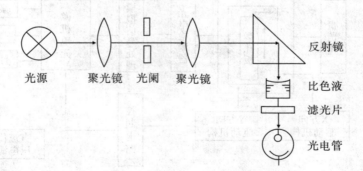

图 9 – 10　一种酶标仪光路系统

酶标分析仪有单通道和多通道两种类型。单通道又分为自动型和手动型两种。其中自动型的仪器设有 X、Y 两个方向的驱动机构。在机械装置的驱动下，微孔板上的小孔一个个依次进到光束下面测试。手动型靠手移动微孔板来进行测量。

在单通道酶标仪的基础上，迅速发展成了八通道全自动型酶标仪。八通道酶标仪一般都是自动型的。

八通道酶标仪设有八条光束、八个光电检测器和 8 路放大器。它通常是通过光束分裂器如光导纤维把光源部分送来的单色光分成能量相等的八束（份）（也有采用 8 个光源的），八束光同时通过八孔一排的酶标板。在酶标板的下方设有八个检测器，在步进电机的带动下，酶标板一排一排向前走，这样，样品被 8 个一排、8 个一排同时检测。八通道酶标仪具有检测速度快、自动化程度高等特点，目前已成为各级医院使用的主流机型。

酶标仪的其他部分的结构，因和光电比色计基本相同，这里不再重复介绍。

三、酶标分析仪的检定

酶标分析仪的计量检定主要依据《JJG 861—2007 酶标分析仪检定规程》进行。

（一）对酶标分析仪的技术要求

1. 酶标分析仪的分类　酶标分析仪分为以下三类：

（1）Ⅰ类　单波长/双波长、多通道。

（2）Ⅱ类　单波长、单通道。

（3）Ⅲ类　波长连续可调式、单通道/多通道。

2. 计量性能要求　酶标分析仪的计量性能要求如表 9 - 4 所示：

表 9 - 4　对酶标分析仪的计量性能要求

仪器类别	示值稳定性	波长示值误差/nm	波长重复性/nm	吸光度示值误差	吸光度重复性/%	灵敏度/（L/mg）	通道差异
Ⅰ	± 0.005	± 3	± 1.5	± 0.03	1.0	≥ 0.01	0.03
Ⅱ	± 0.005	± 3	± 1.5	± 0.03	1.0	≥ 0.01	—
Ⅲ	± 0.005	± 3	± 1.5	± 0.03	1.0	≥ 0.01	0.03

3. 通用技术要求

（1）仪器应有下列标志：名称、型号、编号、制造厂名、出厂日期。

（2）仪器应平稳置于水平无震动的工作台上。各调节旋钮、按键和开关均能正常工作。电缆线的接插件应接触良好。

（3）样品室应密封良好，无漏光现象。

（4）指示器应工作正常，数字显示清晰完整。

（5）运动部分应平稳，不应有卡滞、突跳及显著的空回。

（6）绝缘电阻：仪器在不接地的状态下，试验电压 500V 时，电源进线与壳体之间的绝缘电阻不小于 20MΩ。

（二）计量所需要的仪器设备

1. 交流电压表　4 位半数字万用表。

2. 频率表　45 ~ 65Hz，0.5 级。

3. 兆欧表　试验电压 500V，1.0 级。

4. 微孔酶标板　96 孔。

5. 分光光度计　波长示值误差由于 0.5nm。

（三）检定条件

1. 环境条件　仪器检定时环境条件要求如表 9 – 5 所示。

表 9 – 5　环境条件要求

温度	(15 ~ 35)℃	湿度	15% ~ 85% RH
电压	220 ± 22V	频率	50 ± 1Hz
光线	无强光直射	振动	无振动干扰
噪声	无噪声干扰	磁场	无磁场干扰
电场	无电场干扰		

检定时不得有强气流影响，周围不应有易燃、易爆和腐蚀性气体。

2. 检定设备　仪器检定用设备如表 9 – 6 所示。

表 9 – 6　仪器检定用设备

序号	名称	规格和技术指标
1	交流电压表	万用表（4 位半数字）
2	频率表	45 ~ 65Hz，0.5 级
3	兆欧表	试验电压 500V，1.0 级
4	微孔酶标板	96 孔
5	分光光度计	波长示值误差由于 0.5nm

3. 标准物质

（1）标准干涉滤光片　有证标准物质证书中峰值波长标称值为（405，450，492〔或 490〕，620〔或 630〕±2）nm 的标准干涉滤光片，或在仪器适用波长范围内均匀选取的 4 块标准滤光片。

（2）光谱中性滤光片　吸光度标称值分别为 0.2，0.5，1.0，1.5（不确定度≤0.01）。

酶标分析仪用灵敏度溶液标准物质（不确定度≤5%）。

（四）检定项目

表 9 – 7　酶标分析仪检定项目

检定项目	首次检定	后续检定	使用中检验
外观检查	+	+	–
示值稳定性	+	+	+
波长示值误差	+	–	–
波长重复性	+	–	–
吸光度示值误差	+	+	+
吸光度重复性	+	+	+

检定项目	首次检定	后续检定	使用中检验
灵敏度	+	+	-
通道差异	+	+	+
绝缘电阻	+	-	-

注：1. "+"为需检项目，"-"为不需检项目

2. 经过维修后可能对仪器有较大影响时，其后续检定按首次检定进行

（五）检定方法

1. 外观与初步检查通过目视进行，检定前仪器应预热 20min。

2. 示值稳定性的检定　选用 492nm 波长或仪器特有的专一波长，将吸光度标称值 1.0 的光谱中性滤光片，平放在微孔酶标板的空板架上，以空气为参比，测量并记录仪器的初始示值，5min 后记录仪器示值一次，10min 后再次记录仪器示值。求出后两次吸光度示值的最大值，各类仪器按公式（9-13）计算示值稳定性 r：

$$r = A_{max} - A_{初始} \qquad (9-13)$$

式中：A_{max} 和 $A_{初始}$——仪器吸光度最大值和初始值。

3. 波长示值误差和波长重复性的检定

（1）对Ⅲ类仪器，用峰值波长为 405nm，450nm，492nm，620nm 的 4 片标准干涉滤光片或在仪器使用波长范围内均匀选取得 4 块标准滤光片，分别置于仪器出光孔前或平放在微孔酶标板的某一位置（标准干涉滤光片平面需与入射光束垂直），自短波向长波逐点测出滤光片的波长——吸光度示值（例如：测量峰值波长 405nm 的标准干涉滤光片时，将波长调到低于标准波长 20nm 即 385nm，然后，以 1nm 的改变幅度测量至高于标准波长 20nm 即 425nm），求出相应的峰值波长 λi。重复测量 3 次，取其平均值。测得波长平均值与标准波长之差为波长示值误差，按公式（9-14）计算波长示值误差 Δλ，其最大值与最小值之差为波长重复性 δλ。用同样的方法检定其他 3 点，仪器波长示值误差和波长重复性结果的报告，应以每个波长（405nm，450nm，492nm，620nm）或仪器特有的专一波长下，通过测量、计算得到的波长示值误差和波长重复性给出。

$$\Delta\lambda = \frac{1}{3}\sum_{i=1}^{3}\lambda_i - \lambda_s \qquad (9-14)$$

式中：λ_i——第 i 次波峰测量值；λ_s——波长标准值。

$$\delta_\lambda = \lambda_{max} - \lambda_{min} \qquad (9-15)$$

式中：λ_{max}——测得波长示值的最大值；λ_{min}——测得波长示值的最小值。

（2）对Ⅰ、Ⅱ类仪器使用波长示值误差优于 ±0.5nm 的分光光度计检定仪器所附干涉滤光片在各标称波长下的透射比（干涉滤光片平面需与入射光束垂直），绘制波长——透射比特性曲线。干涉滤光片峰值波长误差计算公式为：

$$\Delta\lambda = \lambda_m - \lambda \qquad (9-16)$$

式中：λ——滤光片峰值波长标称值；λ_m——峰值透射比。

4. 吸光度示值误差的检定

（1）依次选用 405nm、450nm、492nm、620nm 波长或仪器特有的专一波长，将吸光度标称值分别为 0.2、0.5、1.0、1.5 的四块光谱中性滤光片同时平放在微孔酶标板的空板架上，以空气为参比，连续测量 3 次，依次记录仪器示值，并计算平均值。

（2）对于吸收池固定的仪器，先用空吸收池调整仪器零点，再将光谱中性滤光片放入样品室中，连续测量 3 次，记录仪器示值，并计算平均值。

（3）吸光度示值误差 ΔA 按公式（9 - 17）计算：

$$\Delta A = \frac{1}{3} \sum_{i=1}^{3} A_i - A_s \tag{9 - 17}$$

式中：A_i——第 i 次波峰测量值；A_s——吸光度标准值。

仪器吸光度示值误差结果的报告，以每个波长（405nm、450nm、492nm、620nm）或仪器特有的专一波长下，通过测量、计算得到的吸光度示值误差最大值给出。

5. 吸光度重复性的检定   选用 450nm 波长或仪器特有的专一波长，将吸光度标称值为 0.5 或 1.0 的光谱中性滤光片平放在微孔酶标板的空板架上，以空气为参比，于固定的某一孔位重复测量 6 次，记录仪器示值，并计算平均值，按公式（9 - 18）计算 RSD 值，以实验结果的相对标准偏差值（RSD 值）表示仪器的吸光度重复性：

$$RSD = \sqrt{\frac{\sum_{i=1}^{n} (x_i - \bar{x})^2}{(n - 1)}} \times \frac{1}{\bar{x}} \times 100\% \tag{9 - 18}$$

式中：x_i——第 i 次测量的结果；$\bar{x}$——n 次测量结果的吸光度平均值；n——测量次数。

6. 灵敏度的检定   选用 450nm 波长或仪器特有的专一波长，使用量程合适并经检定合格的 A 级加样器，在未包被抗原或抗体的微孔酶标板的某一孔中加入 350μl 浓度值为 5mg/L 的酶标分析仪用灵敏度溶液标准物质，测量吸光度值。

7. 通道差异的检定   对 I、III 类仪器，选用 450nm 波长或仪器特有的专一波长，将吸光度标称值为 1.0 的光谱中性滤光片平放在微孔酶标板的空板架上，先后置于多个通道的相应位置（例如：对于 8 通道仪器可从 A1 ~ H1 或 A2 ~ H2 作为起始位置），以空气为参比，测量并记录每一通道至少 6 次吸光度值（例如 A 通道可测量 A1 ~ A6 或 A2 ~ A7），多个通道的差异结果报告用全部测量数据的极差值表示，按公式（9 - 19）计算通道差异 δ_A：

$$\delta_A = A_{max} - A_{min} \tag{9 - 19}$$

式中：A_{max}——多个通道测量结果的吸光度最大值；A_{min}——多个通道测量结果的吸光度最小值；δ_A——通道差异。

8. 绝缘电阻的检定   用 500V 兆欧表，测量仪器电源进线端与机壳（或接地端子）间的绝缘电阻。

（六）检定结果的处理

1. 以上检定的各县数据均需记录在检定记录纸上，其中有关项目的结果应填写完整或注明在检定证书或检定结果通知书上。

2. 按本规程检定合格的仪器，发给检定证书，不合格的仪器，发给检定结果通知书，并注明不合格项目的数据。

（七）检定周期

检定周期一般不超过 1 年，在此期间仪器经修理或对测量结果有疑问时，应及时检定。

第三节　酸度计的检定

酸度计又称为 pH 计，广泛应用于工业、农业、环保、医学等，在医学上 pH 测量尤为重要。pH 在胃激素水解和消化过程中，在盐酸混合物与蛋白质作用方面都是极重要因素。血液、生理液的 pH 测量在医院更是常规检查，例如尿常规化验中的 pH，血气分析仪中的 pH 测量等等。目前，pH 测量不仅仅限于溶液介质，它对土壤、肉类、皮肤等类物质的测量也已不成问题，因此在美容行业中的应用也十分广泛。总之 pH 测量应用广泛，尤其在科学研究中 pH 计更是一种不可缺少的实验工具。

一、酸度计的原理与结构

酸度计是一种电化学分析仪器，主要用来测量水溶液的 pH 值。该仪器主要由测量电极和电计两部分组成。电计由阻抗转换器、放大器、功能调节器和显示器等部分组成。测量电极包括指示电极和参比电极。常用的指示电极有玻璃电极、氢电极、氢醌电极、锑电极等。参比电极主要指外参比电极，最常使用的外参比电极有银/氯化银电极、甘汞电极等。利用 pH（酸度）计测量溶液的 pH 值时，都采用比较法测量。首先用指示电极、参比电极和 pH 标准缓冲溶液组成电池，其电动势输入电计，对仪器进行"校准"。然后换以被测溶液和同一对电极组成电池，电池电动势也输入到电计中。经比较，电计显示值即为被测溶液的 pH 值。

（一）酸度计测量原理

酸度计又叫 pH 计，是用电测法测定 pH 的一种仪器，设计原理是根据 pH 的"操作定义"。如测量下列电池的电动势：

参比电极｜盐桥溶液‖被测液｜指示电极

pH 测量电池为自发电池或原电池，电势差的来源可由图 9-11 解释，图中左边是玻璃电极，右边是参比电极。

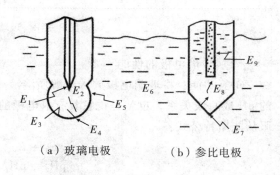

（a）玻璃电极　　　（b）参比电极

图 9-11　电势差的来源

E_1——玻璃电极的内参比电极和内充溶液之间的电势差；E_2——玻璃电极的内参比液和玻璃膜内界之间的电势差；E_3——内充溶液和玻璃膜内界之间的电势差；E_4——玻璃膜内界和外界之间的电势差；E_5——玻璃膜外界和样品之间的电势差；E_6——玻璃电极和参比电极之间的电势差；E_7——参比电极液接面与样品之间的电势差；E_8——参比电极内电极和内充溶液之间

的电势差；E_9——参比电极的内电极的电势差

因此可以看出，影响 pH 测量的电势差有很多种。

（二）酸度计的基本结构

酸度计一般由两部分组成：①检测部分：电极对部分，又称敏感元件部分；②指示部分：电动势测量部分，又称电计部分或电子单元部分。

pH 测量实际上是将指示电极和参比电极的电极电势之差，即两电极与被测溶液组成电池的电动势反映到电计上。

1. 电极部分（电化转换部分）　指示电极的种类有：氢电极、氢锟电极、锑电极、玻璃电极（最常用的电极）、氢离子敏感场效应管以及近几年新发展的光纤维 pH 探针电极（它不是依从电化学原理工作，而是按光电转换原理工作）。

（1）pH 电极的结构　pH 电极的结构如图 9－12 所示：

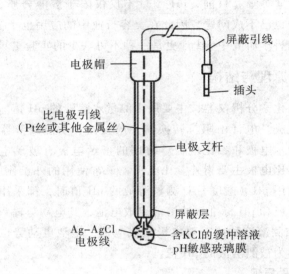

图 9－12　玻璃电极的结构

（2）玻璃电极的性能

①氢功能：将玻璃电极放入电解质溶液中，在一定的 pH 范围内，其电势值与溶液的 pH 成直线关系，也就是说它具有氢电极的功能。理想的玻璃电极，其转换系数 K 应服从能斯特公式：

$$K = \frac{E_2 - E_1}{pH_2 - pH_1} = \frac{2.3026RF}{F} \qquad (9-20)$$

式中，R 为气体常数，K 为法拉第常数。

目前玻璃电极的转换系数 K 可以达到理论值的 98.5% ~ 99.5%，一般而言，实际的电极转换系数 K 值总是低于理论值，K 值随电极的长期使用而下降。它的下降将会造成较大的测量误差。如电极存在严重漏电，K 值会大大降低，所以要特别注意。同时 K 值随温度而改变，大约为 0.2mV/℃，因此在测量中必须保持溶液温度的一致或相近。

②不对称电势：它产生于玻璃电极的敏感膜部分，一般认为是由于内、外表面状态不完全一致所引起的，它与时间、温度、玻璃组成、敏感膜的厚度及加工状况等因素有关。不对称电势可以用已知的标准缓冲溶液来校准 pH 计，消除其影响。

③玻璃电极的内阻：玻璃电极的内阻较高，通常为 $100\sim1000M\Omega$，温度对内阻影响很大。若要消除输入阻抗随温度波动所引起的误差，就要求定标液和待测溶液温度相同。对于 0.1 级的 pH 计，允许的溶液温度差值为 1℃；对于 0.02 级的仪器，则为 0.5℃。

④零电势或等电势：测量 pH 时电池电动势为零的溶液 pH，称为玻璃电极的零电势 pH。零电势 pH 值又叫等电势 pH 点。它取决于内参比液的 pH。

⑤绝缘电阻：由于玻璃电极内阻很高，因此要求电极引出线有较高的绝缘电阻和良好的屏蔽，否则将产生漏电而造成测量误差。一般要求电极引出线与屏蔽线之间的绝缘电阻为电极内阻的 1000 倍以上。

⑥玻璃电极的碱误和酸误：玻璃电极的实际转换系数并不是在整个 pH 测量范围内都是常数，pH > 10 时，K 值降低，所以实际测出的 pH 较应有 pH 低。pH < 2 时，K 值升高，所以实际测出的 pH 值较应有的 pH 高。这种误差称为碱误和酸误。

（3）使用玻璃电极时的注意事项　水分子的存在促使溶液和玻璃电极膜中的氢离子进行交换，当电极膜严重失水后，会造成电极失效。通常玻璃电极使用前需要在蒸馏水或 1×10^{-4} 稀盐酸溶液中浸泡 24h，平时可保存在蒸馏水中，但长期不用时应干放。切忌用洗涤液或其他吸水性试剂浸洗。①使用前要在蒸馏水或 1×10^{-4} 稀盐酸溶液中充分浸泡 24h 以上。②应仔细检查电极球泡部分，应无裂纹、微孔和毛刺。③球泡之中无气泡和浑浊现象。④测量浓度较大的溶液时，尽量缩短测量时间，用后仔细清洗防止被测液黏附在电极上。⑤不能用于强酸强碱或其他腐蚀性溶液中。⑥严禁在脱水性介质如无水乙醇、浓硫酸等中使用。⑦注意在非缓冲溶液中进行酸度测量时，由于玻璃敏感膜的溶解将会使测出的 pH 值偏高。⑧在清洗电极后，不要用滤纸擦拭玻璃膜，而应用滤纸吸干。

（4）参比电极　参比电极有：银－氯化银电极、甘汞电极、拉扎兰电极以及其他各种形式的全固态 Ag－AgCl 参比电极。电极之间的联接可以通过不同的接界面形成（拉扎兰电极及其系列的除外），盐桥中的电解质根据测量对象不同而变化。液接界形式常用钯环带、裂隙、石棉丝、陶瓷芯、玻璃砂芯、磨口玻璃套管、琼脂等。

①银－氯化银电极，它是最常用的参比电极，电极丝是在 Ag 丝上镀上一层 AgCl 制得的，它的结构如图 9-13 所示。

要求：参比电极是测量电位。

②甘汞电极：甘汞电极的常见结构见图 9-14。

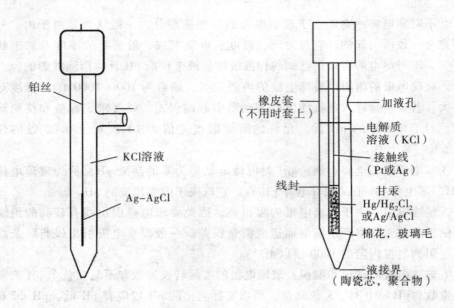

图 9-13　银-氯化银电极结构图　　　　图 9-14　甘汞电极结构图

（5）参比电极的基本的参考点，在测量过程中它提供并保持一个固定的参比电势。pH 敏感电极的电位随被测溶液 pH 值的变化而变化。参比电极的电位则不能随被测溶液的 pH 值变化而改变，它必须保持衡定。因此有如下要求：①有电流通过时极化电势不能太大，电位的稳定性和重现性好。②参比电极内，参比液的离子浓度应恒定，这样电极的电极电位才能恒定。③电极温度滞后及电位的温度系数要尽可能的小，同时适应的温度范围要宽。④由机械扰动产生的电位波动小。⑤自备盐桥，使用方便，价格低廉。

2. 电子单元部分　电子单元又叫电计，或 pH 计。它用来测量电极所输入的电动势。因为测量 pH 时采用了内阻极高的玻璃电极，所以仪器要有极高的输入阻抗，因此 pH 计需要较高的输入阻抗。随着电子技术的发展，线路的集成化程度越来越高，目前已广泛使用由微电脑控制的、采用自动温度补偿的高精度 pH 计。

二、酸度计的检定

酸度计的计量检定主要依据《JJG 119—2005 实验室 pH（酸度计）》进行。

（一）计量性能要求

1. 电计示值误差　由分度和非线性产生的示值误差，在量程范围内任一点上应不超过表 9-8 的规定。

2. 电计输入电流　电计的输入电流应不超过表 9-8 的规定。

3. 电计输入阻抗引起的示值误差　向电计输入相当于 3pH 单位的电位值，在电计输入端串联与未串联电阻 R 的情况下，产生的电计示值变化应不超过表 9-8 的规定。

4. 电计温度补偿器引起的示值误差　在任一补偿温度下，当向电计输入与该补偿温度下相当的 3pH 单位的电位时，电计示值与实际值之差应不超过表 9-8 规定。

5. 电计示值重复性　电计示值重复性（单次测量的标准偏差）应不超过表9-8的规定。

6. 仪器示值总误差　仪器的示值总误差应不超过表9-8的规定。

7. 仪器示值重复性　仪器的示值重复性（单次测量的标准偏差）应不超过表9-8的规定。

表9-8　酸度计计量性能要求

计量性能			仪器级别				
			0.2级	0.1级	0.02级	0.01级	0.001级
分度值或最小显示值（pH）			0.2	0.1	0.02	0.01	0.001
电计的检定	电计示值误差	pH（pH）	±0.1	±0.05	±0.01	±0.01	±0.002
		E/mV	±2% FS	±1% FS	±0.1 010FS	±0.1% FS	±0.03% FS
	输入电流/A		$1×10^{-11}$	$1×10^{-11}$	$1×10^{-12}$	$1×10^{-12}$	$1×10^{-12}$
	输入阻抗引起的示值误差（pH）		±0.06	±0.03	±0.01	±0.01	±0.001
	近似等效输入阻抗/Ω		$3×10^{11}$	$3×10^{11}$	$1×10^{12}$	$1×10^{12}$	$3×10^{12}$
	温度补偿器误差（pH）		±0.1	±0.05	±0.01	±0.01	±0.001
	电计示值重复性（pH）		0.1	0.05	0.01	0.01	0.001
	温度探头测温误差/℃		±1.0	±0.5	±0.5	±0.5	±0.4
配套检定	仪器示值误差（pH）		±0.2	±0.1	±0.02	±0.02	±0.01
	仪器示值重复性（pH）		0.1	0.05	0.01	0.01	0.005

注：数字显示仪器的最大允许误差，为表中给定pH值±最小显示值。

（二）通用技术要求

1. 外观

（1）仪器外表应光洁平整，色泽均匀。仪器各功能键应能正常工作，各紧固件无松动、显示应清晰完整。

（2）仪器铭牌应标明其制造厂名、商标、名称、型号、规格、出厂编号以及出厂日期，铭牌应清晰。

2. 玻璃电极　玻璃电极应无裂纹、爆裂现象。电极插头应清洁、干燥。

3. 参比电极　参比电极内应充满溶液，液接界无吸附杂质，电解质溶液能正常渗漏（可用滤纸拭之或在一定时间内于盐桥口析出晶体）。

（三）检定条件

1. 检定的环境条件应符合表9-9的规定。

表 9-9 酸度计检定环境条件

仪器级别	室温/℃	相对湿度/%	标准溶液和电极系统的温度恒定性/℃	干扰因素
0.001	23 ± 3*	≤85	± 0.2	
0.01	23 ± 10	≤85	± 0.2	
0.02	23 ± 10	≤85	± 0.2	附近无强的机械振动和电磁干扰
0.1	23 ± 15	≤85	± 0.5	
0.2	23 ± 15	≤85	± 1.0	

注：当使用直流电位差计检定 0.001 级仪器时，室温要求为 (20 ± 3)℃。

2. pH 标准溶液，应使用经政府计量行政部门批准的 pH 有证标准物质。标准溶液的配制方法和 pH 值见相应的标准物质证书。0.001 级仪器，应使用一级 pH 标准物质，其他级别的仪器可使用二级标准物质。

3. pH（酸度）计检定仪（以下简称检定仪）或直流电位差计等标准直流电位信号源，其准确度应高于被检电计测量准确度的 3~5 倍。0.001 级的仪器应使用 0.0006 级的检定仪，其他级别的仪器可使用 0.003 级的检定仪。

4. 在检定过程中，应使用高绝缘输出接头、屏蔽导线等。

5. 温度计，温度范围为 (0~60)℃，测温误差应不大于 0.1℃。

6. 检定 0.1 级及 0.1 级以下的仪器，取高阻器 R 阻值为 300MΩ，检定 0.1 级以上的仪器取 R 阻值为 1000MΩ。

（四）检定方法

1. 外观检查　按第 5 章要求，凭目测及手感检查外观。

2. 电计示值误差的检定

（1）pH 示值误差的检定　按图 9-15 接好线路，开关 K 接通，高阻 R 短路。仪器温度补偿器调至 25℃（或温度补偿器某一中间温度点）。根据仪器说明书校准仪器。然后用检定仪向电计输入标准信号 p，分别记下电计示值 $pH_{示值}$。重复测量二次（用输入增加和减少的方式各做一次），取平均值 $\overline{pH_{示值}}$，按公式（9-20）计算电计示值误差。

$$\Delta pH_{示值} = \overline{pH_{示值}} - pH_{输入} \qquad (9-21)$$

对指针式仪器，在 pH（7~8）或 pH（7~6）范围内，应每隔 0.2pH 间隔检定一点，在其他范围内，应每隔 1pH 检定一点。对于数显式仪器，在全量程范围内，每隔 1pH 检定一点。对多量程的仪器，各量程按相应的仪器级别要求进行检定。级别相同时，对同一量值，在不同量程下检定的示值误差的变化应不大于该级别电计的重复性。

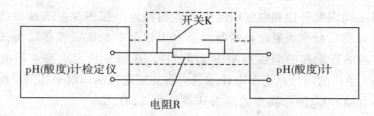

图 9 - 15　检定原理图

（2）mV 示值误差的检定　按图 9 - 15 接好线路，开关 K 接通，高阻 R 短路。将电计 "pH - mV" 选择开关置于 mV 挡。调节检定仪，使其输出毫伏电位信号，输入仪器，测量并记录电计读数。毫伏示值检定点为：±1，±2，±4，±10，±40，±80，±100，±200，±300，±400，±500，±600，±700，±800，±900，…，$\pm mV_{满量程}$（分别按输入增加和输入减少的方法各做一次）。分别计算电计示值（二次读数的平均值作为平均值）与相应输入值 $mV_{输入}$ 之差 ΔmV。

$$\Delta mV = \overline{mV}_{示值} - mV_{输入} \qquad (9-22)$$

其 $\dfrac{|\Delta mV|}{mV_{满量程}} \times 100\%$ 均不超过表 9 - 8 的规定。

3. 电计输入电流的检定　仪器温度补偿器放至 25℃ 位置（或温度补偿器某一中间温度点），调节检定仪，使其输出信号为 pH 7（或电计等电位 pH 值），记录高阻开关 K 接通或断开的情况下，电计示值的变化，重复测定三次，取平均值，按下式计算输入电流。

$$I = \frac{|\Delta pH_{电流}| \cdot k}{R} \times 10^{-3} \qquad (9-23)$$

式中：$|\Delta pH_{电流}|$——三次测量输入电流引起电计示值误差变化的平均值，取绝对值；k——玻璃电极的理论斜率；R——串联电阻的阻值，Ω。

4. 电计输入阻抗引起的示值误差的检定　按图 9 - 15 接好线路，开关 K 接通，高阻 R 短路。仪器温度补偿器放至 25℃ 位置（或温度补偿器某一中间温度点），调节检定仪使其输出相当于 $pH_{等电位值}$ 单位的信号，记下电计示值 pH_1。开关 K 断开高阻 R 接通，调节检定仪，使其输出信号为 pH 7（或电计等电位值），调节仪器使其示值为 pH 7（或电计等电位值）。再调节检定仪使其输出相当于 $pH_{等电位值}$ 单位的信号，并记下电计示值 pH_2。上述操作重复三次，取平均值，计算输入阻抗引起的误差。

$$\Delta pH_{阻抗} = \frac{1}{2}(pH_1 - pH_2) \qquad (9-24)$$

式中：$\Delta pH_{阻抗}$——电计输入阻抗引起的示值误差；pH_1，pH_2——分别为电计示值的平均值。

用同样方法检定输入 $pH_{等电位值}$ - 6pH 单位时，输入阻抗引起的误差 $\Delta pH'_{阻抗}$，取 $\Delta pH_{阻抗}$ 和 $\Delta pH'_{阻抗}$ 中较大者作为此误差。

5. 电计温度补偿器引起的示值误差的检定

（1）电计手动温度补偿器引起的示值误差的检定 按图 9 – 15 接好线路，开关 K 接通，高阻 R 短路。分别将温度补偿器放至 25℃ 以外的刻度（根据需要选择包括温度补偿器两端在内的有标称的刻度点不少于 5 个），在每一检定点输入该温度下相当于 pH$_{等电位值}$ + 6pH 单位的信号，记下电计示值。重复测定二次，取平均值。将平均值与电计标称值之差（$\Delta pH'_{温度}$）换算成每 3pH 单位的 $\Delta pH_{温度}$：

$$\Delta pH_{温度} = \frac{1}{2} \times \Delta pH'_{温度} \qquad (9-25)$$

（2）电计自动温度补偿器引起的示值误差的检定 按图 9 – 15 接好线路，开关 K 接通，高阻 R 短路。将温度探头放至恒温水浴槽中，将恒温水浴调温至 25℃ 以外的温度（根据需要选择包括温度补偿器两端在内的有标称的刻度点不少于 5 个），在每一检定点输入该温度相当于 pH$_{等电位值}$ + 6pH 单位的信号，记下电计示值。重复测定二次，取平均值。将平均值与电计标称值之差（$\Delta pH'_{温度}$）换算成每 3pH 单位的 $\Delta pH_{温度}$：

$$\Delta pH_{温度} = \frac{1}{2} \times \Delta pH'_{温度} \qquad (9-26)$$

不同级别 pH（酸度）计温度探头测温误差应符合表 1 要求。

6. 电计示值重复性的检定 按图 9 – 15 接好线路，开关 K 断开，高阻 R 接通，温度补偿器放至 25℃，调节检定仪，使其向电计输入 pH$_{等电位值}$ + 3pH 单位的信号，记下电计示值 pH$_i$。上述操作重复 6 次，以单次测量的标准偏差表示重复性。

$$s = \sqrt{\frac{\sum^x (pH_i - \overline{pH})^2}{5}} \qquad (9-27)$$

式中：s——单次测量的标准偏差；pH$_i$——第 i 次测量的电计示值；$\overline{pH}$——6 次测量的平均值。

7. 仪器示值误差的检定 当待测溶液的 pH 值在（3~10）范围内，在仪器正常工作条件下，选用附录 A 表 1 中规定的 B3、B4、B6、B7、B9 号溶液中的 3~5 种溶液。仪器用一种标准溶液校准后（具有两点校准或多点校准式仪器，应该选用两种或多种溶液校准，校准溶液与测量溶液的 pH 之差以不超过 3pH 单位为宜），测量另一种标准溶液。重复"校准"和"测量"操作三次，取平均值作为仪器示值 $\overline{pH_{仪器}}$，此示值与该溶液在测定温度下的标准值之差为仪器示值误差 $\Delta pH_{仪器}$。

$$\Delta pH_{仪器} = \overline{pH_{仪器}} - pH_{标准} \qquad (9-28)$$

8. 仪器示值重复性的检定 仪器用标准溶液校准后，测量另一种标准溶液，重复"校准"和"测量"操作 6 次，以单次测量的标准偏差表示重复性。计算公式与式（9 – 27）相同（此项目可结合仪器示值误差的检定进行）。

（五）检定结果的处理

1. 检定合格的仪器，发给检定证书。检定证书上应给出各项检定结果和仪器级别。新生产的仪器必须全面符合表 9 – 9 规定方为合格仪器。

2. 使用中的和修理后的仪器，当电计检定符合本规程规定时，为电计合格；若使用该仪器原带电极进行配套检定超出本规程规定时，检定单位可以选用别的合格的电极重新进行配套检定。更换电极后配套检定合格的仪器仍为合格仪器，发给检定证书，但应将该仪器原带电极配套检定结果通知送检单位。

3. 仪器可以根据用户的要求，选择检定 pH 挡或 mV 挡，也可两挡均检定，并在检定证书中注明。

4. 根据检定结果判为不合格的仪器，允许降级使用。降到下一级时，必须符合该级别仪器的各项要求；不符合要求的仪器，发给检定结果通知书，并注明不合格项目。

（六）检定周期

检定周期一般不超过 1 年。

第四节　尿液分析仪的校准

尿液检查是各级医院对患者进行的常规检查项目。尿液分析仪是用来检查人的尿液中某些化学成分的含量的仪器。这些成分包括葡萄糖、蛋白质、pH 值、潜血、酮体、亚硝酸盐、胆红素、尿胆素原、红血球、白血球等。

尿液分析仪可分为湿式和干式化学系统两大类。湿式系统实际上是机械化的试管法，属于分立式生化分析仪的一种。干式系统则主要着眼于自动评定试纸法的测定结果。按自动化程度来分，尿液分析仪可分为半自动与全自动两种类型。根据检查项目的不同，干式尿液分析仪又可分为尿 4 项、尿 5 项、尿 7 项至尿 12 项等多种，本节以干式尿液分析仪为主介绍。

一、尿液分析仪工作原理

干式尿液分析仪的测试原理大致相同。即尿液中某一成分含量不同，对应试剂条上某一块产生的颜色深浅也不同，它对光的反射也不一样。物质的含量越少，生成的颜色就越浅，反射光就越强。反之，物质的含量越多，生成的颜色就越深，反射光就越弱。即，反射光的强弱与被测成分的含量成比例关系。不同试剂块所反射光的强弱被仪器依次转化为电信号，最后，由仪器放大后，将测量结果显示并打印出来。

测试时，是把浸了尿液的试剂条放入分析仪的试剂条传送槽内，传送系统将试剂条传送到检测器下面进行测试，或试剂条不动，传输系统对静止的试纸条进行扫描测试。这样，一次扫描，可将各个测试项目顺次测量出。

试纸条以滤纸为载体，将各种试剂成分浸渍后干燥作为试剂层，然后在试剂层的表面覆盖一层纤维膜。试纸条浸入尿液后与试剂会发生反应，产生颜色的变化。

多联试纸条是将多种检测项目的试剂块按一定间隔、顺序固定在同一条带上的试纸条。使用多联试纸条，浸入一次尿液即可同时测定多个项目。多联试纸条的基本结构采用了多层膜结构：第一层为尼龙纤维膜，起保护作用，防止大分子物质的反应污染；第二层为绒制层，包括碘酸盐层和试剂层，碘酸盐层的作用是阻断维生素等干扰物质；试剂层是检测层，当它侵入尿液则测定物质会发生化学反应；第三层为底层，选取尿液不能浸润的塑料片作为支持体。

试纸条结构如图 9 – 16 所示。

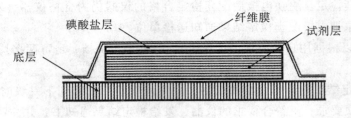

底层　　碘酸盐层　　纤维膜　　试剂层

图 9 – 16　试纸条结构图

不同型号的尿液分析仪都使用其配套的专用试纸条，测试项目试剂块的排列顺序可能会不尽相同。通常情况下，试纸条上的试剂块要比测试项目多一个空白块，有的还多一个参考块又称固定块。使用空白块的目的是为了消除尿液本身的颜色在试剂块上分布不均等所产生的测试误差，以提高测试准确性。使用固定块的目的是在测试过程中，使每次测定试剂块的位置准确，减低由位置而引起的误差。

二、尿液分析仪的分类

尿液分析仪的种类较多，可从不同的角度来分类。

1. 按光源分类　按照尿液分析仪的光源来分，可分为卤灯、发光二极管（LED）和高压氙灯三种。

2. 按检测项目分类　按尿液分析的检测项目可分为：八项尿液分析仪、九项尿液分析仪、十项尿液分析仪、十一项尿液分析仪和十二项尿液分析仪等。

3. 按自动化程度分类　按自动化程度来分，尿液分析仪可以分为全自动和半自动两种。

全自动尿液分析仪，代表仪器有德国的 Surtrom 型、日本的 AX – 4290 型、美国的 CilinitexATLAS，检测项目包括尿 10 项、尿 11 项或尿 12 项，部分还增加了可靠的浊度测定功能，对尿比重采用光折射率计算。全自动尿液分析仪由于从加样到最后的结果输出全部由仪器自动完成，并且实现了校对的标准化，实时质量控制以及随时插放急诊样品等功能，真正实现了尿液的自动化分析。

三、尿液分析仪基本结构

图 9 – 17 所示为采用发光二极管作为光源的尿液分析仪原理框图。如图所示，尿液分析仪由试纸传送电机驱动电路、试纸条到位检测电路、试纸传送电机限位电路、光源控制电路、光信号采集电路、键盘系统、微处理器和显示器等组成。

试纸条传送系统是通过步进电机传送试纸条的机械装置，它的控制电路包括试纸条传送电机驱动电路、试纸条到位检测电路和试纸条传送电机限位电路。试纸条传送电机驱动电路是将微处理器发出的步进电机控制信号转换成电机驱动信号。试纸条到位检测电路是由发光二极管发出光波，再通过接收二极管检测是否有反射光来判断试纸条到位。

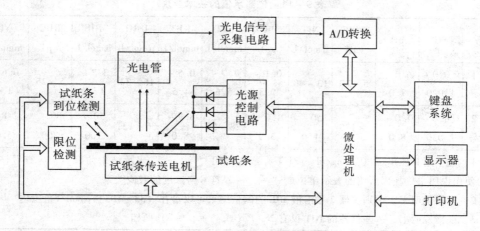

图 9 - 17　尿液分析仪原理框图

试纸条传送电机限位电路使用的是 π 形光耦。光耦没有中间遮挡时，发射管的光波直接传射到接收管，接收管导通，说明试纸传送电机没有到位；反之，光耦有遮挡，发射管的光波不能传射到接收管，接收管截止，指示试纸传送电机已经到达终端位置。

通过微处理器系统程序控制，光源与试纸条传送系统配合，由光源控制电路分时触发发光二极管，使光源在试纸条指定位置发出特定波长光波（某一发光二极管亮），该光波经试纸条上的测试块反射，由光电管接收到相应的反射光信号。

光信号采集电路将光电管接收的反射光信号整形、放大，送至 A/D（模拟/数字）转换电路，经转换后的数字信号送到微处理器，经微处理器处理后，得出的检测结果送至显示器或打印机。

四、尿液分析仪的校准

尿液分析仪的校准应依据《JJF 1129—2005 尿液分析仪校准规范》进行。

（一）计量性能要求

1. 空白　尿液分析仪空白应符合表 9 - 10 要求。

2. 示值　尿液分析仪的测量值应符合表 9 - 11 要求。

表 9 - 10　尿液分析仪空白要求

参数	SG	pH	WBC /μl	NIT μmol/l	PRO g/l	GLU mmol/l	KET mmol/l	URO μmol/l	BIL μmol/l	RBC /μl	VC mmol/l
测量 结果	1.000 ~ 1.010	5.0 ~ 6.0	0 – neg	0 – neg	0 – neg	0 – neg	0 – neg	≤3.4	0 – neg	0 – neg	0 – neg

注：1、仪器的测量结果（SG、pH、URO 三项除外）还有其他两种表示方法，即"－"与"neg"，二者都表示阴性

2、根据说明书，个别仪器 GLU ≤ 0.6mmol/L

表 9 - 11　仪器示值的技术要求

参数	SG	pH	WBC /μl	NIT μmol/L	PRO g/L	GLU mmol/L	KET mmol/L	URO μmol/L	BIL μmol/L	RBC /μl	VC mmol/L
测试结果 1 号	1.010 ~ 1.020	6.0 ~ 7.0	5 ~ 70	13 ~ 40	0.1 ~ 0.3	1.7 ~ 5.6	0.5 ~ 1.5	16 ~ 34	3.3 ~ 17.1	5 ~ 25	0.6 ~ 1.4
测试结果 2 号	1.020 ~ 1.030	7.0 ~ 8.0	≥125	50 ~ 150	1.0 ~ 3.0	28 ~ 56	3.9 ~ 8.0	66 ~ 131	50 ~ 100	80 ~ 200	2.8 ~ 5.6

注：1、对于用其他单位（如 mg/dl、g/l 等）或仅能用 " + 、 - " 表示结果的仪器，应查看该仪器的使用说明书，找出所用的表示单位或 " + 、 - " 符号与浓度的对应关系

2、根据说明书，个别仪器 2 号溶液 BIL 的测量结果可以落在（33 ~ 103）μmol/l 范围内

3、根据说明书，一些仪器的 NIT 仅有 N、P（或 " + 、 - "）两档

（二）通用技术要求

1. 外观

（1）仪器外表应光滑平整，不应有影响工作性能的机械损伤；显示屏表面应平整洁净无划痕，读数清晰；各装置、调节器、开关及按键功能良好。

（2）与仪器配套使用的试纸条应切口整齐，无变色、无分层、基片平直、无掉块现象，在使用保质期内。

（3）仪器应有以下标识：仪器名称、型号、编号、制造厂厂名和出厂日期，国内制造的仪器应有制造计量器具许可证标志。

（4）仪器应附有产品说明书、合格证及配套附件。

2. 单条测量时间　仪器的单条测量时间应符合说明书要求，可根据用户要求选做。

3. 绝缘电阻　仪器的绝缘电阻应≥10MΩ，可根据用户要求选做。

（三）校准条件

1. 环境条件

（1）环境温度：（20 ~ 30）℃，湿度不大于 85% RH。

（2）室内应防潮、避光、防热、无腐蚀性物品，通风良好。

2. 标准溶液及其他设备

（1）空白溶液　见表 9 - 12。

表 9 - 12　空白标准溶液

参数	SG	pH	WBC /μl	NIT μmol/L	PRO g/L	GLU mmol/L	KET mmol/L	URO μmol/L	BIL μmol/L	RBC /μl	VC mmol/L
空白溶液	1.005	5.50	0.0	0.0	0.0	0.0	0.0	0.0	0.0	0.0	0.0
扩展不确定度	0.001	0.02	10%（$k = 3$）								

注：SG 和 pH 为 25℃时的值。

（2）工作标准溶液 见表 9－13。

表 9－13 1 号和 2 号标准溶液的浓度及不确定度

参数	SG	pH	WBC /μl	NIT μmol/L	PRO g/L	GLU mmol/L	KET mmol/L	URO μmol/L	BIL μmol/L	RBC /μl	VC mmol/L
1 号溶液	1.015	6.50	40	30	0.2	2.8	1.0	25	10	15	1.0
2 号溶液	1.025	7.50	200	100	2.0	42	6.0	100	75	150	4.0
扩展不确定度	0.001	0.02	10% （$k=3$）								

注：SG 和 pH 为 25℃时的值。

3. 绝缘电阻表 试验电压 500V，准确度 10 级。

（四）校准方法

1. 接通仪器电源，预热 10min。

2. 空白的校准 取适量的空白液倒入一试管中，将试纸条全部浸入空白液中，2s 后取出沥干多余液体，置于试纸架上进行测试，连续测量 3 次，测量值应符合表 9－12 的要求。

3. 示值的校准 分别取适量的 1 号或 2 号标准校准液，按上述空白的校准方法对 1 号液试纸条和 2 号液试纸条分别测量 5 次，其测量值应符合表 9－13 的要求。

4. 单条测量时间 从按仪器的测量键开始计算，至测量完毕所需要的时间。此时间应符合仪器说明书的要求。

5. 绝缘电阻 仪器在开机不通电的情况下，用 500V 的兆欧表测量电源线插头的相线、中线与机壳（仪器接地线）之间的电阻，仪器的绝缘电阻应 ≥10MΩ。

（五）校准结果的表达

校准结果应在校准证书或校准报告上反应，尿液分析仪的校准结果包含空白溶液和工作标准溶液的测量结果。校准结果应包含测量不确定度。现场校准应注明"现场校准"及环境条件。

【综合练习题】

1. 生化分析仪的计量性能要求有哪些？

2. 生化分析仪吸光度示值误差如何检定？

3. 酶标分析仪的计量性能要求有哪些？

4. 酶标分析仪吸光度示值误差如何检定？

5. 酸度计的计量性能要求有哪些？

6. 尿液分析仪示值如何校准？

【参考文献】

[1] 李祖江. 医用检验仪器原理使用与维修. 北京：人民卫生出版社，1997

[2] 贾建革. 医学计量实用检测技术. 北京：中国计量出版社，2005

[3] JJG 464—2011 半自动生化分析仪检定规程

[4] JJG 861—2007 酶标分析仪检定规程

[5] JJG 119—2005 实验室 pH（酸度计）

[6] JJF 1129—2005 尿液分析仪校准规范

综合练习题答案

1. 答：波长范围、波长示值误差和重复性、中心波长误差、带宽、零点漂移值、吸光度标称值、吸光度示值误差、吸光度重复性、吸光度范围、线性示值误差、杂散光、综合交叉污染率。

2. 答：用蒸馏水作参比液，校正分析仪吸光度的零点或 100% 透射比后，使用吸光度标称值 0.5 和 1.0 的半自动生化分析仪检定用重铬酸钾吸光度溶液标准物质，在波长 340nm、吸收池温度 37℃、吸液量不少于 500μl 的条件下，选用终点法测量吸光度值，连续测量 3 次，记录仪器吸光度示值，并计算算术平均值，平均值与标准值之差为吸光度示值误差，按公式计算：

$$\Delta A = \frac{1}{3} \sum_{i=1}^{3} A_i - A_s$$

式中：A_i——第 i 次测量的吸光度值；A_s——吸光度标准值。

3. 答：示值稳定性、波长示值误差、波长重复性、吸光度示值误差、吸光度重复性、灵敏度、通道差异。

4. 答：（1）依次选用 405、450、492、620 波长或仪器特有的专一波长，将吸光度标称值分别为 0.2、0.5、1.0、1.5 的四块光谱中性滤光片同时平放在微孔酶标板的空板架上，以空气为参比，连续测量 3 次，依次记录仪器示值，并计算平均值。

（2）对于吸收池固定的仪器，先用空吸收池调整仪器零点，再将光谱中性滤光片放入样品室中，连续测量 3 次，记录仪器示值，并计算平均值。

（3）吸光度示值误差 ΔA 按下计算：

$$\Delta A = \frac{1}{3} \sum_{i=1}^{3} A_i - A_s$$

式中：A_i——第 i 次波峰测量值；A_s——吸光度标准值。

仪器吸光度示值误差结果的报告，以每个波长（405nm、450nm、492nm、620nm）或仪器特有的专一波长下，通过测量、计算得到的吸光度示值误差最大值给出。

5. 答：电计示值误差、输入电流、输入阻抗引起的示值误差、近似等效输入阻抗、温度补偿器误差、电计示值重复性、温度探头测温误差、仪器示值误差。

6. 答：分别取适量的 1 号或 2 号标准校准液，按上述空白的校准方法对 1 号液试纸条和 2 号液试纸条分别测量 5 次。

第十章　医用放射计量

学习提要与目标

了解医用放射设备的基础知识及基本组成，掌握医用诊断 X 射线机以及 CT 计量检测技术的基本理论和方法。

第一节　X 射线基础知识

一、X 射线的发现

1895 年德国物理学家伦琴（W. C. Röntgen）在研究阴极射线管中气体放电现象时，用一只嵌有两个金属电极（一个叫做阳极，一个叫做阴极）的密封玻璃管，在电极两端加上几万伏的高压电，用抽气机从玻璃管内抽出空气。为了遮住高压放电时的光线（一种弧光）外泄，在玻璃管外面套上一层黑色纸板。他在暗室中进行这项实验时，偶然发现距离玻璃管两米远的地方，一块用铂氰化钡溶液浸洗过的纸板发出明亮的荧光。再进一步试验，用纸板、木板、衣服及厚约两千页的书，都遮挡不住这种荧光。更令人惊奇的是，当用手去拿这块发荧光的纸板时，竟在纸板上看到了手骨的影像。

当时伦琴认定：这是一种人眼看不见、但能穿透物体的射线。因无法解释它的原理，不明它的性质，故借用了数学中代表未知数的"X"作为代号，称为"X"射线（简称 X 线）。这就是 X 射线的发现与名称的由来，此名称一直延用至今。后人为纪念伦琴的这一伟大发现，又把它命名为伦琴射线。

X 射线的发现在人类历史上具有极其重要的意义，它为自然科学和医学开辟了一条崭新的道路，为此 1901 年伦琴荣获物理学第一个诺贝尔奖金。

科学总是在不断发展的，经伦琴及各国科学家的反复实践和研究，逐渐揭示了 X 射线的本质，证实它是一种波长极短，能量很大的电磁波。它的波长比可见光的波长更短（为 $0.001 \sim 100 \mathrm{nm}$，医学上应用的 X 射线波长为 $0.001 \sim 0.1 \mathrm{nm}$），它的光子能量比可见光的光子能量大几万至几十万倍。因此，X 射线除具有可见光的一般性质外，还具有自身的特性。

二、X 射线的产生

X 射线是在高真空的 X 射线管中产生的。更确切地说，是高速电子与高密度物质阳极靶面相互作用的结果。认识这种作用对了解 X 射线的产生很有必要。

高速电子与靶面物质相互作用是很复杂的，高速电子在失去其全部动能而变成自由电子之前要穿过很多原子间隙，经过多次碰撞和多种作用的物理过程，每一次碰撞后，高速电子损失部分能量并改变运动方向，所以电子在靶面物质中的路径是很曲折的。

从能量转换角度看，高速电子的能量损失分为碰撞损失和辐射损失两种。

（一）碰撞损失

高速电子与靶原子的外层轨道电子相"碰撞"，使稳定状态的原子吸收了高速电子的能量而激发，被激发的原子将高速电子给的能量在恢复稳定状态时全部变为热，使X射线管阳极温度迅速上升，高速电子动能的99%左右都在碰撞损失中转化为热能。

（二）辐射损失

高速电子与靶原子的内层轨道电子或原子核相互作用，以辐射X射线光子的形式而损失能量，这部分能量占高速电子动能的1%左右。

高速电子与X射线管阳极靶的原子相互作用，可发生如下四种物理过程。

1. 电离　原子外层轨道价电子或内层轨道电子在高速电子作用下完全脱离原子轨道，使原子变成离子，称为电离，如图10-1所示。

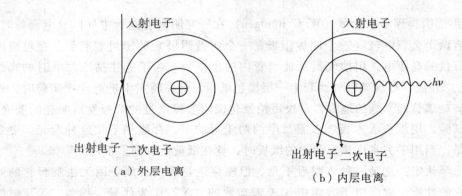

入射电子　　　　　　　　入射电子

hv

出射电子　二次电子　　　　出射电子　二次电子

（a）外层电离　　　　　　　（b）内层电离

图10-1　电离作用示意图

发生电离时，高速电子的动能转化为三部分：一部分能量消耗在内、外层轨道电子的脱出功，这部分能量将伴随发射光学光谱（由外层电子轨道跃迁产生）和标识X射线（由内层电子轨道跃迁产生）释放出来；另一部分转化为二次电子的动能；第三部分转化为出射电子的动能并改变方向射出，然后与其他原子或原子核再发生作用，直到高速电子的能量耗尽为止。

电离过程中向外发射的光谱有两种：一种是由于价电子脱离原子轨道，离子结合自由电子变为处于激发态的原子，在回到基态过程中发射出光学光谱。由于最外层电子轨道的能级差较小，这些光谱一般在紫外线、可见光和红外线的波长范围，不属于X射线；而且这部分光能几乎全部被周围原子所吸收，使热运动加快（固体中分子热运动的主要方式是在平衡位置附近作无规则的振动），伴随着阳极温度上升。另一种发射光谱是由于内层电子脱离轨道，使原子处于激发态，通过内层电子的能级跃迁而辐射标识X射线，这是构成医用X射线的成分之一。

2. 激发　高速电子或二次电子撞击原子轨道外层轨道电子，由于作用较弱，将轨道电子撞入高级的空壳层，使原子处于激发状态，这种作用称为激发。入射电子的动能，一部分转化为方向改变、速度变小的出射电子的动能；另一部分是被原子吸收的激发能。处于激发态的原子将发射光学光谱。这部分光能最终导致固体分子热运动加快、温度上升、全部转化为热能。

3. 弹性散射 高速电子在原子核电场的作用下改变运动方向，但能量不变，称为弹性散射。这种作用没有光谱辐射，也没有能量损失，由于靶的物质密度很高，散射的距离很短，高速电子将很快在已改变的方向上与其他原子核或核外电子相遇，发生新的相互作用。

4. 韧致辐射 高速电子在原子核的电场作用下，速度突然变小时，它的一部分能量转变成电磁波发射出来，称为韧致辐射，如图 10-2 所示。

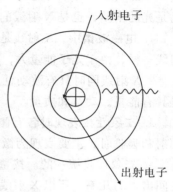

在韧致辐射中，入射高速电子的能量一部分转变成电磁波的能量 $h\nu$，其波长在 X 射线范围内，是医用 X 射线最重要的部分；另一部分转化为出射电子的动能，出射电子的方向发生改变。韧致辐射具有以下两个特点：①韧致辐射是高速电子在核电场作用下的一种能量转换形式，此种转换不能用经典理论做简单的解释；②韧致辐射产生的 X 射线是一束波长不等的连续光谱。

图 10-2 韧致辐射示意图

这是由于以下几个原因造成的：一是作用在 X 射线管两端的高压通常是脉动直流电压，使到达阳极的各个高速电子的动能不一致；二是高速电子进入核电场前，经过电离或激发失去的动能不一致；三是各个高速电子在原子核电场中受阻时距离电子核远近不一致，离核越近，受核电场阻止作用越强，由动能转换为光能的部分能量越强，辐射 X 射线的波长越短，反之，X 射线波长就越长；另外，核电场强度随原子序数不同而异，所以韧致辐射所形成的 X 射线是一束随靶元素不同而异的连续 X 射线谱线。

从上述四种作用的物理过程可知，高速电子与阳极靶原子"相撞"的结果，产生两种类型的光辐射，一种是波长在可见光、红外线、紫外线附近的光学光谱；另一种是 X 射线。X 射线按其产生的物理过程，又有两种成分，一种是高速电子与原子内层轨道电子作用所产生的标明元素特性的标识 X 射线；另一种是高速电子与核电场作用所形成的韧致辐射，这是一束连续 X 射线。

因此，X 射线谱由连续谱和标识谱两部分组成，标识谱重叠在连续谱背景上，连续谱是由于高速电子受靶极阻挡而产生的韧致辐射。标识谱是由一系列线状谱组成，它们因靶元素内层电子的跃迁而产生，每种元素各有一套特定的标识谱，反映了原子壳层结构的特征。X 射线光谱的示意图如图 10-3 所示。

X 射线由于波长短、能量大，穿透作用强，能穿过 X 射线管壁、油层、窗口、滤过

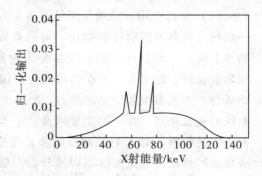

图 10-3 X 射线光谱示意图

板而射向人体，用作治疗或诊断。光学光谱波长长，光子能量小，则全部被周围原子和管壁、油层所吸收，使原子的热运动加快，温度上升。从能量转换角度上看，高速电子总能量的99%将转换为热能，而仅有约百分之零点几的能量转化为有用的X射线。

三、X射线的本质和特性

（一）X射线的本质

X射线是一种不可见光，具有光的一切通性。光是一种电磁波，且有波粒二象性，这是光的本质，也是X射线的本质。具体说来，应掌握以下一些基本观点：

1. 电磁波谱中，X射线是介于紫外线和γ射线之间的电磁波。X射线和紫外线、γ射线一样，由于光子能量大，能使物质电离，都属于电离辐射。

2. X射线同时具有波动性和微粒性。前者的特征是具有波长和频率，后者的特征是具有能量、动量和质量。

3. 二象性在表现时各有侧重：传播时，主要表现为波动性，具有波长和频率；在辐射和吸收时，主要表现为微粒性，具有能量、质量和动量。

4. 二象性是统一的。按量子力学原理，X射线可看作几率性，这种波代表光子在空间出现的几率。所以X射线既具有波动性，又具有微粒性。它们的特性物理量由相对论和量子理论建立了定量的联系：

$$\varepsilon = m_\varphi c^2 = h\nu \tag{10-1}$$

$$P = \frac{h\nu}{c} = \frac{h}{\lambda} \tag{10-2}$$

式中：ε——光子能量；m_φ——光子质量（光子没有静止质量）；c——光速；h——普朗克常数；P——光子的动能。

波长在10nm（124eV）到0.1nm（12.4keV）范围内的X射线经常称为软X射线，因为它们穿透厚层材料的能力不足。诊断X射线的波长在0.01~0.1nm内变化，对应能量12.4keV和124keV。尽管波长更短得多的X射线穿透性非常高，但它们几乎不能提供低对比度信息，因此诊断影像学对它们几乎不感兴趣。

（二）X射线的特性

1. 物理效应

（1）穿透作用　穿透作用是指X射线通过物质时不被吸收的能力。X射线能穿透一般可见光所不能透过的物质。可见光因其波长较长，光子具有的能量很小，当射到物体上时，一部分被反射，大部分为物质所吸收，不能透过物体；而X射线则不然，因其波长短，能量大，照在物质上时，仅一部分被物质所吸收，大部分经由原子间隙而透过，表现出很强的穿透能力。X射线穿透物质的能力与X射线光子的能量有关，X射线的波长越短，光子的能量越大，穿透力越强。X射线的穿透力也与物质密度有关，密度大的物质，对X射线的吸收多，透过少；密度小者，吸收少，透过多。利用差别吸收这种性质可以把密度不同的骨骼、肌肉、脂肪等软组织区分开来。这正是X射线透视和摄影的物理基础。

（2）电离作用　物质受X射线照射时，使核外电子脱离原子轨道，这种作用叫电离作用。在光电效应和散射过程中，出现光电子和反冲电子脱离其原子的过程叫一次电离，这些光电子或反冲电子在行进中又和其他原子碰撞，使被击原子逸出电子叫二次电离。在固体和液体中，电离后的正、负离子将很快复合，不易收集；但在气体中的电离电荷却很容易收集起来。利用电离电荷的多少可测定 X 射线的照射量，X 射线测量仪器正是根据这个原理制成的。由于电离作用，使气体能够导电，某些物质可以发生化学反应，在有机体内可以诱发各种生物效应。电离作用是 X 射线损伤和治疗的基础。

（3）荧光作用　由于 X 射线波长很短，因此是不可见的。但它照射到某些化合物如磷、铂氰化钡、硫化锌镉、钨酸钙等时，由于电离或激发使原子处于激发状态，在原子回到基态的过程中，因价电子的能级跃迁而辐射出可见光或紫外线，这就是荧光。X 射线使物质发生荧光的作用叫荧光作用，荧光强弱与 X 射线量成正比，这种作用是 X 射线应用于透视的基础。在 X 射线诊断工作中利用这种荧光作用可制成荧光屏、增感屏、影像增强器中的输入屏等。荧光屏用作透视时观察 X 射线通过人体组织的影像，增感屏用作摄影时增强胶片的感光量。

（4）热作用　物质所吸收的 X 射线能，大部分被转变成热能，使物体温度升高，这就是热作用。

（5）干涉、衍射、反射、折射作用　这些作用与可见光一样。在 X 射线显微镜、波长测定和物质结构分析中都得到应用。

2. 化学效应

（1）感光作用　同可见光一样，X 射线能使胶片感光。当 X 射线照射到胶片上的溴化银时，能使银粒沉淀而使胶片产生"感光作用"。胶片感光的强弱与 X 射线量成正比。当 X 射线通过人体时，因人体各组织的密度不同，对 X 射线量的吸收不同，致使胶片上所获得的感光度不同，从而获得 X 射线的影像。这就是应用 X 射线作摄片检查的基础。

（2）着色作用　某些物质如铂氰化钡、铅玻璃、水晶等，经 X 射线长期照射后，其结晶体脱水而改变颜色，这就叫做着色作用。

3. 生物效应　当 X 射线照射到生物机体时，生物细胞受到抑制、破坏甚至坏死，致使机体发生不同程度的生理、病理和生化等方面的改变，称为 X 射线的生物效应。不同的生物细胞，对 X 射线有不同的敏感度。X 射线可以治疗人体的某些疾病，如肿瘤等。另一方面，它对正常机体也有伤害，因此要注意对人体的防护。X 射线的生物效应归根结底是由 X 射线的电离作用造成的。由于 X 射线具有如上特性，因而在工业、农业、科学研究等领域，获得了广泛的应用，如工业探伤，晶体分析等。在医学上，X 射线技术已成为对疾病进行诊断和治疗的专门学科，在医疗卫生事业中占有重要地位。

四、X 射线与物质相互作用的主要效应

X 射线是一种光子能量很强的电磁辐射，当它与物质作用时，其强度减弱称为吸收。X 射线与物质相互作用，可能是在一次相互作用中就损失大部或全部能量。X 射线与物质的作用均和物质的原子发生作用，可在物质中引起物理的、化学的和生物的各

种效应，这些效应的产生也是一个很复杂的过程，如图 10 - 4 所示。

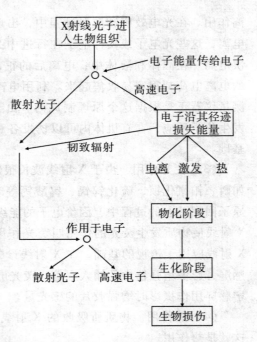

从图 10 - 4 上可见 X 射线光子进入生物组织后，与体内原子核外的某一电子相互作用，形成高速电子和散射光子，高速电子沿途与原子发生作用，使其电离或激发，引起化学变化和生物损伤；有些高速电子可能和原子作用后产生韧致辐射，这些射线与散射线又像原射线一样继续和其他核外电子相作用，重复上述过程。

X 射线在物质中可与原子中的电子、原子核、核电场、电子的电场以及原子核的介子场发生相互作用，作用的结果可能发生光子的吸收、弹性散射和非弹性散射。发生吸收时，光子的能量全部变为其他形式的能量，包括光电效应、电子对效应等。弹性散射只改变了辐射的传播方向，是一种无能量吸收的作用过程，

图 10 - 4   X 射线与物质的相互作用过程

又名相干散射，包括瑞利散射、核的弹性散射和德布利克散射三种。非弹性散射不只改变辐射方向，也部分地吸收光子的能量，包括康普顿效应和核共振散射两种。

在所有可能作用的效应中，比较重要的是光电效应、康普顿效应、电子对效应和相干散射。对于医学 CT，X 射线光子的典型能量范围是在 20 ~ 140keV。在这个能量范围内，X 射线与物质相互作用主要有三种：光电效应，康普顿效应和相干散射。由于电子对效应的重要性，这里一并做一介绍。

（一）光电效应

1. 何谓光电效应   X 射线光子与原子内层轨道电子作用，将其全部能量给了轨道电子，电子获得能量后脱离原子轨道，离开原子束缚成为自由电子，这种作用过程称为光电效应。如图 10 - 5 所示。

图 10 - 5 中，入射光子 $h\nu$ 将 K 层轨道电子击脱，使原子处于激发状态，在原子恢复稳定状态过程中辐射出 K 系特征 X 射线。因光电效应造成对光子能量的吸收叫光电吸收。光电效应中释放出来的自由电子叫光电子。有时，特征 X 射线离开原子之前，又将外层电子击脱，该电子称为"俄歇电子"。所以，特

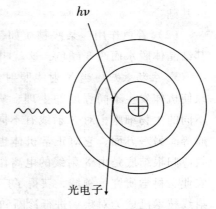

图 10 - 5   光电效应示意图

征 X 射线、光电子和俄歇电子都是光电效应的产物。

2. 光电效应发生的条件   在光电效应中，光子的能量 $h\nu$ 的一部分转换为击脱电子克服核电场作用所需的脱出功 W，另一部分转换为击脱电子的动能 E，即满足：

$$h\nu = E + W$$

（10 - 3）

转换为脱出功 W 的这部分能量暂时存贮在原子内，随着原子由激发状态恢复至稳定状态的过程中，通过辐射特征 X 射线而全部释放出来；转换给光电子动能 E 的这部分能量就是未定值了，带有动能 E 的光电子将在与其他原子发生电离或激发的过程中消耗其多余能量。显然，要发生光电效应，光子能量应在大于或等于脱出功 W，即：$hv \geqslant W$。

这就是发生光电效应的条件。光子能量等于脱出功所对应的波长或频率叫临界波长或临界频率即：

$$hv_0 = \frac{hc}{\lambda_0} = W \qquad (10-4)$$

$$\lambda_0 = \frac{hc}{W} \qquad (10-5)$$

根据每种物质的脱出功，就可以确定这种物质中发生光电效应的临界波长 λ_0。显然，照射光的波长如果大于 λ_0，则无论照射光多强，照射时间多长，也不能发生光电效应。

3. 光电效应发生的几率　光电效应发生几率由以下因素制约：光子能量、原子序数、轨道电子的结合能。具体影响如下：

（1）X 射线光子能量稍大于轨道电子的结合能量，最容易发生光电效应。如碘的 K 层轨道电子结合能为 31.2keV，一个 34keV 的光子比一个 100keV 的光子更容易与碘 K 层轨道电子发生作用。长波 X 射线通过碘时比短波 X 射线更容易发生光电效应，就是因为长波 X 射线更接近于碘的临界波长。

（2）在满足光电效应发生条件下，光电效应的发生几率 C 大约与光子能量 hv 的三次方成反比，即

$$C \propto \frac{1}{(hv)^3} \qquad (10-6)$$

如钡的 K 层轨道电子结合能为 37.4keV，当 X 射线光子能量从 40keV 增至 80keV 时，钡的 K 层轨道电子击脱几率只有原来的 1/8。

（3）原子中结合能越大的电子越容易发生光电效应，由此可知：

原子内层轨道电子比外层轨道电子更容易发生光电效应，若入射光子能量大于 K 层轨道电子结合能，则光电效应发生在 K 层轨道电子的几率占 80%，比 L 层高出 4～5 倍。

高原子序数物质比低原子序数物质更容易发生光电效应。高原子序数物质的轨道电子结合能较大，不仅 K 层而且其他层的轨道电子比较容易发生光电效应；而低原子序数物质只有 K 层电子结合能较大，所以光电效应几乎都发生在 K 层。对低能 X 射线和低原子序数物质，光电效应发生几率与原子序数 Z 的四次方成正比，即：

$$C \propto Z^4 \qquad (10-7)$$

对高能 X 射线和高原子序数物质，光电效应发生几率与原子序数 Z 的五次方成正比，即：

$$C \propto Z^5 \qquad (10-8)$$

4. 光电效应在人体组织中产生的特征 X 射线　光电效应中辐射的特征 X 射线，其

光子能量与物质的原子序数有关，对于类似人体组织的材料，K层电子的结合能非常小（约0.5keV），这样低的能量，相互作用中产生的特征X射线不会传播很远就被衰减。人体内原子序数最高的元素是钙（Z＝20），它的K层辐射光子能量也只有4keV，远小于X线光子能量，因此我们完全可以假定人体各组织内光电效应所产生的特征X射线又全部被组织吸收了。

（二）康普顿效应

1. 何谓康普顿效应　X射线光子与原子外层轨道电子作用时，X射线光子交给轨道电子部分能量后，改变频率和方向散射而去，而获得X射线光子能量的轨道电子脱离原子轨道射出，这种现象叫做康普顿效应。如图10-6所示。

图10-6中入射光子以 hν 能量作用于原子外层轨道电子时，该电子吸收足够能量后脱离原子轨道，与入射方向成 φ 角方向射出，称为康普顿反冲电子，而入射光子损失部分能量后，改变频率与入射方向成 θ 角散射，称为散射光子。因康普顿效应造成X射线进行方向上强度减弱，称为康普顿散射吸收。

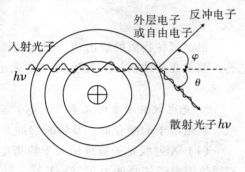

图10-6　康普顿效应

在康普顿效应中，入射光子与结合能较小的外层轨道电子相互作用时，只有光子能量远大于外层轨道电子结合能时（约1万倍），才容易发生康普顿效应，实际处理时，可以忽略轨道电子结合能，把康普顿效应看成是入射光子和自由电子相碰撞的结果。

既然把入射光子和外层轨道电子看成两球的自然碰撞，依据碰撞方向不同，两球的能量分布和进行方向就不同了，当侧面相碰时，散射光子的能量最大，散射角 θ 最小，近似0°，反冲电子得到的能量最小，与碰撞方向近90°射出；当正面碰撞时，散射光子沿反方向折回，散射光子能量最小，散射角为180°，反冲电子得到的能量最大，并沿碰撞方向射出，其他方向碰撞时，则在上述两种极端情况之间。

康普顿效应中，散射光子仍保留了大部分能量，给反冲电子的能量很少。散射角小的光子，几乎仍保留其全部能量。而散射光子在射出人体前还可能经受另外的碰撞。因为只有一小部分光子能量被吸收，患者吸收的能量（或辐射剂量）明显小于光电效应。康普顿相互作用概率取决于材料的电子密度，而不是原子序数Z。因为与原子序数关系不大，所以几乎不能提供不同组织之间对比度信息（不同组织之间电子密度差别相对较小）。结果，几乎所有医用CT设备都试图通过患者后准直或算法校正的办法，以减少康普顿效应的影响。

2. 光电效应与康普顿效应的比较

（1）两者作用对象不一样：光电效应是入射光子与原子内层电子，特别是与K电子作用的结果；而康普顿效应是和原子中外层电子或自由电子的作用结果。

（2）两者作用条件不一样：当光子能量稍大于轨道电子的结合能时，最容易发生光电效应。所以低能X射线以光电效应为主；当光子能量远大于轨道电子的结合能时，最容易发生康普顿效应，这时，康普顿效应可以看作光子与自由电子相碰撞，所以高能 X 射线以康普顿效应为主。

（3）两者对光子能量吸收程度不一样：光电效应是物质对光子能量的完全吸收；而康普顿效应是物质对光子能量的小部分吸收。

（4）两者的能量分配关系不一样：在光电效应中，光子能量的大部分转换为特征 X 射线，小部分转换为光电子的动能；而在康普顿效应中，光子能量的大部分转换为散射线，小部分转换为反冲电子的动能。

（5）两者对照片质量的影响不一样：光电效应有利于提高照片质量，减少照片灰雾，增加天然组织的对比度；而康普顿效应中，由于散射线保留了绝大部分能量，穿过人体达到胶片上，产生灰雾，降低了影像的对比度。

（6）两者对被检者的危害程度不一样：光电效应对被检者来说是对光子能量全部吸收，对被检者的危害最大，而康普顿效应对被检者只是吸收光子能量中的一小部分，康普顿效应对被检者的危害程度很小。

（三）电子对效应

在原子的核电场或电子场中，一个入射光子突然消失而转化为一对正、负电子，这就是电子对效应。如图 10 - 7 所示。

发生电子对效应必须满足一定的条件，在核电场中，要求入射光子的能量 $h\nu \geq 1.02\mathrm{MeV}$（即对应两

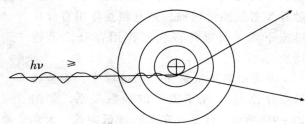

图 10 - 7　在核电场中的电子对效应

个电子静止质量的能量 $2mc^2$），在电子场中，要求入射光子的能量 $h\nu \geq 2.04\mathrm{MeV}$（即对应四个电子静止质量的能量 $4mc^2$）。

电子对效应在核电场中发生的几率远大于电子场中发生的几率。前者发生几率与原子序数 Z 的平方成正比，也近似与光子能量的对数成正比；后者发生几率与原子序数 Z 成正比。

在电子对效应中，入射光子的能量 $h\nu$ 转化为两部分：一部分是正、负电子的静止质量所对应的能量 $2mc^2$，另一部分为正电子动能 ε^+ 和负电子动能 ε^-，即：

$$h\nu = 2mc^2 + \varepsilon^+ - \varepsilon^-　\qquad (10-9)$$

正、负电子的动能并不一定相等，但其质量相等，所带电荷相等，极性相反。正电子和负电子一样，在物质中由于电离或激发逐渐损失。

应该说明，电子对效应只有在光子能量极高的条件下发生，如要产生 1.02MeV 的光子能量，X 射线管的管电压应为 1020kV，所以在诊断 X 射线范围内，电子对效应一般不可能发生。

（四）相干散射

X 射线与物质各种作用中，除上述三种主要相互作用之外，比较重要的就是相干散射，X 射线与物质相互作用能发生干涉的散射过程就称为相干散射。以光的波动性来认识称为相干散射，从光的微粒性来认识为弹性散射。

这种相互作用没有能量转换为动能，且不发生电离。该过程和一个微波站的发射机中所发生的一样。具有振荡电场的电磁波使原子中的电子进入瞬时振动状态，这些振动电子发出同样波长的辐射波。

由于相干散射是对光子能量无吸收，但进行方向改变的一种散射，它对作用物质是一种无电离的过程，对生物组织不存在损伤，它在整个诊断 X 射线范围内都会发生，但它的发生几率只占整个相互作用的 5% 左右。过去对该过程的研究认为对 CT 影响有限。然而，最近研究显示相干散射可用于骨特性表征。

（五）几种相互作用的对比

为了理解不同类型相互作用的相对重要性，图 10 – 8 显示了水中相互作用百分比与光子能量的函数关系（在诊断能量范围内）。尽管该图针对水中的相互作用，但是可以几乎无误差地用于软组织中相互作用。注意，随着 X 射线能量增加，光电相互作用百分比迅速下降，而康普顿相互作用百分比迅速增加。

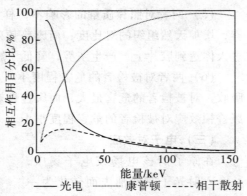

图 10 –8　水中不同类型相互作用的百分比与能量之间的函数关系

更重要的测量是在不同过程中，能量转换百分比与 X 光子能量的函数关系，如图 10 –9 中所示。注意，在 X 射线低能端，大部分能量被光电过程转换。例如，尽管在 30keV 只有 36.3% 的相互作用是光电相互作用，能量转换却超过 93%。该现象可通过如下事实理解，即光电相互作用中的能量转换比康普顿相互作用多。根据图 10 –9，我们可将诊断 X 射线能量范围分成三个区。第一区覆盖能量范围为 50keV 以内，由图 10 –9 中浅色过渡区域表示。

在该区域中，光电相互作用占统治地位。下一区是深色阴影区域 50 ~ 90keV，光电和康普顿相互作用都很重要。第三区是 90 ~ 150keV 的剩余区域，康普顿相互作用明显地占统治地位。

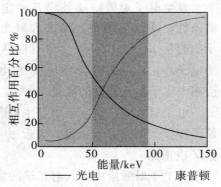

图 10 –9　水中不同相互作用的能量转换百分比

五、X 射线的减弱规律

（一）X 射线强度减弱方式

X 射线强度减弱有距离减弱和穿过物质减弱两种方式。

1. 距离减弱　从 X 射线管焦点发出的 X 射线向空间各个方向辐射，在以焦点为中心而半径不同的各球面上的 X 射线强度与距离（即半径）的平方成反比，这个规律叫 X 射线强度减弱的反平方法则。

反平方法则只有在真空条件下才成立，即不存在 X 射线与物质的相互作用，在空气中，通常应用距离内，空气对 X 射线的吸收与距离所致减弱相比可以忽略，所以反平方法则仍可近似地应用。

2. 物质减弱　这是 X 射线与物质发生各种相互作用而造成对 X 射线能量的吸收，X 射线穿过物质时，决定其减弱程度的有四个因素，一是 X 射线光子能量，其他三个属于吸收物质的性质，即，密度、原子叙述和每克电子数。

（二）物质对 X 射线的吸收规律

X 射线穿过物质时，由于发生各种相互作用，使 X 射线在进行方向上强度减弱，称为物质对 X 射线的吸收。

物质对单能窄束 X 射线的吸收规律，所谓单能是指 X 射线束中的所有光子能量均相同，而窄束是一个物理概念，非几何尺寸，而是指 X 射线束中除了方向一致的原射线外，没有任何散射线，在这种条件下，物质对 X 射线的吸收符合对光的吸收的普遍的指数规律（朗伯定律）。即：

$$I = I_0 e^{\mu \Delta d} \qquad (\text{其中 } \mu \text{ 为衰减系数，} \Delta d \text{ 为距离})$$

物质对连续 X 射线的吸收，不遵守指数吸收规律；连续 X 射线通过吸收体以后，不只是强度减小，而且能谱变窄，其中低能成分减小，高能成分相对增大，平均能量提高，吸收体越厚或原子序数越高，这种变化越显著。

六、X 射线在医学中的应用

1. X 射线诊断　X 射线应用于医学诊断，主要利用了 X 射线的穿透作用、差别吸收、感光作用和荧光作用。由于 X 射线穿过人体时，受到不同程度的吸收，如骨骼吸收的 X 射线量比肌肉吸收的量要多，那么通过人体后的 X 射线量就不一样，这样便携带了人体各部密度分布的信息，在荧光屏上或摄影胶片上引起的荧光作用或感光作用的强弱就有较大差别，因而在荧光屏上或摄影胶片上（经过显影、定影）将显示出不同密度的阴影。根据阴影浓淡的对比，结合临床表现、化验结果和病理诊断，即可判断人体某一部分是否正常。于是，X 射线诊断技术便成了世界上最早应用的非创伤性的内脏检查技术。

2. X 射线治疗　X 射线应用于治疗，主要利用了其生物效应，应用不同能量的 X 射线对人体病灶部分的细胞组织进行照射时，即可使被照射的细胞组织受到破坏或抑制，从而达到对某些疾病，特别是肿瘤的治疗目的。

3. X 射线防护　在利用 X 射线的同时，人们还发现了其导致患者脱发、皮肤烧伤、工作人员视力障碍，白血病等射线伤害的问题，为防止 X 射线对人体的伤害，必须采取相应的防护措施。

以上构成了 X 射线应用于医学方面的三大环节——诊断、治疗和防护。

第二节　医用放射设备分类简介

一、X 射线机组成

虽然医用 X 射线机因诊断或治疗的目的不同，结构差异很大，但其基本结构都是由 X 射线发生装置及 X 射线机辅助装置构成。如图 10－10 所示。

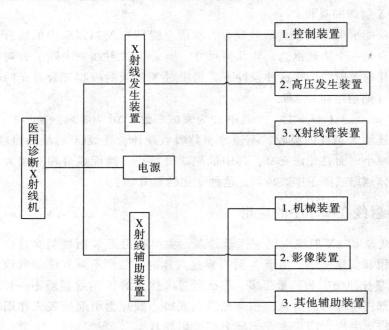

图 10－10　医用 X 射线机组成

（一）X 射线发生装置

X 射线发生装置包括控制装置（控制台），高压发生装置（高压发生器）、X 射线管装置（X 射线管）。X 射线发生装置通过对所有装置进行调控，完成 X 射线的发生。

1. 控制装置是控制 X 射线的"量"和"质"及控制 X 射线发生时间的装置，一般将 X 射线机的低压元件及由低压元件组成的电路合理地集中布置在控制台内，各种按钮或开关，指示仪表等布置在控制台的台面上，以便使用者集中操作和观察。某些大型 X 射线机，除控制台外，还设电气专柜存放各种电器元件。

2. 高压发生装置是为 X 射线管提供灯丝电压及直流高压的装置。医用 X 射线机的大部分高压元件，如：高压变压器、高压整流元件、高压交换闸等均集中放置在高压发生器中，能够确保人身安全。同时因电路结构的需要，灯丝加热变压器也放置在高压发生器中。

3. X 射线管装置主要由产生 X 射线的 X 射线管及 X 射线管管套组成。

（二）X 射线机辅助装置

X 射线机辅助装置是为满足临床诊断的需要而设计的各种与 X 射线机发生装置相

配套的设备。主要有：支持 X 射线管头用的各种机械辅助装置，如天轨、地轨、立柱、悬吊架等；安置患者进行 X 射线检查用的各种检查床，如摄影床、诊视床等；将荧光影像转换为电视影像的影像增强器、摄像机、监视器及心血管检查的各种配套设备等。

不同类型的医用 X 射线机，其辅助设备的数量和功能是不完全相同的。一般讲，功率越大、功能越多的医用诊断 X 射线机，其辅助设备的数量越多，结构越趋复杂；反之，则数量越少，结构也比较简单。

以上这些装置的有机结合，组成了一台完整的医用诊断 X 射线机。

二、X 射线计算机摄影装置（CR）的简介

1982 年出现了第一台 X 射线计算机摄影装置（以下简称为 CR）系统，它可以代替普通 X 射线胶片成像。CR 用存储荧光屏作面探测器。它采用影像板（image plate，以下简称为 IP）作探测器。CR 与常规 X 射线摄影相比，除了信息数字化带来的优点外，还具有对比度分辨力高、辐射剂量小等优点。但其空间分辨力不如胶片的高。

（一）CR 的基本组成及工作原理

CR 的结构主要有信息采集、信息转换、信息处理和信息存储及记录等几个部分，如图 10 – 11 所示：

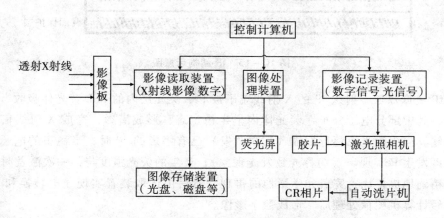

图 10 – 11　CR 装置的基本结构

信息采集由 IP 代替胶片实现，它以潜影的形式记忆 X 射线图像。信息转换由影像读取装置实现，它可将 X 射线图像（潜影）变换为数字图像信号。信息处理由计算机来完成，对数字影像作各种相关的后处理，如大小测量、放大、灰阶处理、空间频率处理、减影处理等。信息记录利用存储媒体如光盘等，通常在存储前进行数据压缩。用于诊断的模拟影像（照片）可通过激光相机打印激光胶片获得；也可采用热敏打印胶片或热敏纸等记录影像。激光打印胶片是常规的记录方式。CR 图像还能直接在计算机显示器上显示。

（二）影像板（IP）简介

CR 影像不是直接记录于胶片上，而是先记录在 IP 上。IP 可以重复使用，但它不能直接显示图像。

1. 结构　IP 的结构如图 10－15 所示，由以下几个部分组成：

（1）表面保护层　此层是为了在使用过程中，防止荧光层受到损伤而设计的。要求它透光率高并且非常薄，常用聚酯树脂类纤维制造这种保护层。

（2）光激励发光（photon stimulation light，PSL）荧光层　它由 PSL 荧光物混于多聚体溶液中，涂在基板上制成。PSL 荧光物是一种特殊的荧光物质，它能把第一次照射的光信号记录下来，当它再次受到光刺激时，就会发出与第一次照射光能量呈正比的荧光信号。多聚体溶液的作用是使荧光物的晶体互相结合。

（3）基板　基板的作用是保护荧光层免受外力的损伤，材料也是聚酯树脂纤维胶膜。

（4）背面保护层　是为了防止在使用过程中各影像板之间的摩擦损伤而设计的，其材料与表面保护层相同。

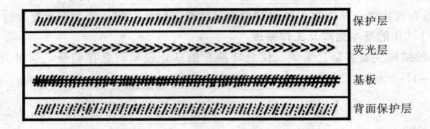

保护层
荧光层
基板
背面保护层

图 10－15　IP 结构示意图

2. IP 成像原理　射入 IP 的 X 射线光子被 PSL 荧光层内的 PSL 荧光体吸收，释放出光电子，其中部分电子分布在荧光体内呈半稳定态，形成潜影，完成 X 射线信息的采集和存储。当用激光束逐行扫描（二次激发）已有潜影的 IP 时，半稳态的电子转换成荧光，即发生 PSL 现象（简称光致发光现象）；产生的荧光强度与第一次激发时 X 射线的能量精确地成正比，完成光学影像的再现，然后由读取装置实现光电转换和 A/D 转换，再经计算机图像处理后，形成数字影像。

3. IP 的特性

（1）发射光谱与激发光谱　PSL 荧光体可发出蓝－紫光，发光强度依激发 IP 光线的波长而变，把 PSL 强度与读取照射光波长的关系曲线称为激发光谱。用波长 600nm 左右的红色氦－氖激光读取时效果最佳。在读取激光激发下，已存储 X 射线图像的 IP 中 PSL 荧光体发射出强度与 X 射线强度成正比的蓝－紫光，在 390～400nm 波长处取得峰值。PSL 强度与其波长的关系曲线称为发射光谱。发射光谱与激发光谱的峰值应有一定间距，而且，还应保证光电倍增管在 400nm 波长处有最高的检测效率，这对提高影像的信噪比很重要。

（2）时间响应　当停止用激光照射荧光体时，发光按其衰减规律逐渐终止。IP 的 PSL 强度衰减速度很快，不会发生采集和读出信息的重叠，即 IP 具有很好的时间响应特征。

（3）动态范围　IP 发射荧光的量依赖于第一次激发的 X 射线量，在 $1:10^4$ 的范围内具有良好的动态范围。IP 的动态范围比屏/片组合宽得多，可以精确地检测每次摄影中各组织间 X 射线吸收的差别。

（4）存储信息的消退 X 射线激发 IP 后模拟影像被存储于荧光体内，在读出前的存储期间，一部分被俘获的光电子将逃逸，从而使第二次激发时荧光体发射的 PSL 强度减少，这种现象称消退。IP 的消退现象很轻微，读出前存储 8 小时的 IP，其发光量只减少25%。但由于 CR 设备对光电倍增管增益有一定的补偿，故按标准条件曝光的 IP 在额定存储时间内几乎不受消退的影响。但若 IP 曝光不足或存储过久，则会由于 X 射线量子不足和天然辐射的影响，致使噪声加大。因此，最好在第一次激发后的 8 小时内读出 IP 的信息。

（5）天然辐射的影响 IP 不仅对 X 射线敏感，对其他形式的电磁波也很敏感，如紫外线、γ 射线等，随着这些射线能量的积蓄，在 IP 上会以影像的形式被检测出来。长期存放的 IP 上会出现小黑斑，使用前应先用强光照射以消除这些影响。

4. 使用注意事项 由于在摄影前可改变摄影范围的大小，在读取部分设置预读程序，并能反复使用 IP，所以用一张较大的 IP 来记录 X 射线影像，可以大大减少胶片尺寸的选择次数。IP 再次使用时，最好重作一次光照射，以消除可能存在的任何潜影。由于 IP 上的荧光体对 X 射线的敏感度高于普通 X 射线胶片，保存要有很好的屏蔽。

（四）读取装置的原理

1. 读取原理 CR 系统的读取装置可分为暗盒型与无暗盒型。其读取原理为：存储在 PSL 荧光体中的影像为潜像，以模拟信号的形式存储，要将其读出并转换成数字信号，需采用激光扫描系统，如图 10 – 16 所示。随着影像板匀速移动，激光束由摆动式反光镜或旋转多面体反光镜进行反射，对 IP 整体进行精确而均匀地扫描。受激光激发产生的 PSL 荧光被高效光导

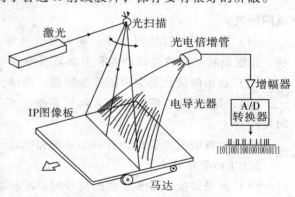

图 10 – 16 IP 读取方式示意图

器采集和导向传输到光电倍增管的光电阴极上，经光电倍增管进行光电转换和放大后，再由 A/D 转换成数字图像信号。这一过程反复进行，扫描完一张影像板后，得到一幅完整的数字影像。

2. 影响图像质量的因素 影响 CR 图像质量的因素大体上分为两大部分，即 PSL 物质的特性和读取系统的电、光学特性。

（1）激光束的直径 读取装置的激光束直径越小，则读取的信息量就越多，得到的图像质量就越好；

（2）光电及传动系统的噪声 CR 系统中 X 射线量子噪声是在 X 射线被 IP 吸收过程中产生的，与 IP 检测到的 X 射线量成反比。在光电倍增管把辉尽性发光强度转换为电信号的过程中会产生光量子噪声，它与光电子数成反比，即与入射 X 射线量、IP 的 X 射线吸收效率、IP 的光激发发光量、导光器的聚光效率以及光电倍增管的光电转换

效率成反比。在读出过程中，外来光与反射光的干扰、光学系统的噪声、电流的稳定程度、机械传导系统的稳定程度都直接影响图像质量。

（3）数字化的影响　在 A/D 转换过程中，对模拟信号进行取样和量化会产生量化噪声和伪影。例如，取样频率低会产生"马赛克"状伪影，量化级数不够会产生等高线状伪影。信号数字化会使图像的空间分辨力降低，应将数字化程度控制在人眼和显示器分辨力的范围内，过高将使数据量增加，从而使图像处理时间过长。CR 图像的空间分辨力与 IP 的特性、激光和取样频率有关。

（五）计算机影像处理

常规 X 射线摄片的影像特性是由摄影条件、增感屏及胶片决定的，不能加以改变。CR 系统则不同，由于采用高精度扫描并使影像信号数字化，通过计算机处理能够按要求在大范围内改变影像特性，最终得到稳定而高质量的影像。

（六）CR 系统的优缺点及特点

1. CR 的优点

（1）IP 替代胶片可重复使用。

（2）可与原有的 X 射线摄影设备匹配工作，放射技师不需要特殊训练即可操作。

（3）具有多种处理技术：谐调处理、空间频率处理、时间减影、能量减影、动态范围控制。

（4）具有多种后处理功能：如测量（大小、面积、密度）、局部放大、对比度转换、比度反转、影像边缘增强和多幅显示等。

（5）显示的信息易为诊断医生阅读、理解，且质量更易满足诊断要求。

（6）可数字化存贮，可并入网络系统，可节省部分胶片，也可节约片库占有的空间及经费。

（7）实现数据库管理，有利于查询和比较，更容易实现资料共享。

2. CR 的影像特点

（1）高灵敏度　采集很弱的信号时也不会被噪声所掩盖而显示出来。

（2）具有较高的空间分辨力　在 CR 系统中，25.4cm × 30.5cm 的 IP 的空间分辨力可达到 3.3lp/mm，所以能够分辨影像中微小的细节。

（3）具有很高的线性度　所谓线性就是指影像系统在整个光谱范围内得到的信号与真实影像的光强度是否呈线性关系，即得到的影像与真实影像是否能够很好地吻合。人眼对光度的感应为对数关系，对细微的细节改变不能觉察，但在临床研究中往往需要做一些定量的测量，良好的线性度至关重要。在 CR 系统中，在 $1:10^4$ 的范围内具有良好的线性，非线性度小于 1%。

（4）大动态范围　大动态范围是指系统能够同时检测到极强和极弱的信号。它的另一显著特点是能把一定强度的影像信号分得更细，使影像显示出更丰富的层次。

（5）高度的识别性　CR 系统因装载了曝光数据识别技术和直方图分析，能更加准确地扫描出影像信息，显示更理想的高质量图像。

（6）宽容度大　常规增感屏 – 胶片组合因曝光宽容度较小，图像质量很大程度上取决于摄影条件。CR 系统可在成像板获取的信息基础上自动调节光激发发光的量和放大增益，可在允许的范围对摄影的物体以任何 X 射线曝光剂量获取稳定的影像光学密度，从而获得高质量的图像。这样就可以最大限度地减少 X 射线照射量，减低病人的辐射损伤。

3. CR 的缺点

（1）时间分辨力较差，不能满足动态器官和结构的显示。

（2）空间分辨力不如常规的 X 射线照片。

三、数字化 X 射线摄影系统（DR）的简介

20 世纪 70 年代末开始了数字 X 射线摄影 DR 的研究，在 I. I - TV（X 射线影像增强器电视）系统的基础上，利用 A/D 转换器使模拟视频信号数字化，实现计算机处理。随着微电子、光电子和计算机技术的发展，数字 X 射线摄影的探测器和其他设备也快速发展，1995 年在 RSNA（北美放射学会）上出现了第一台性能优于 CR 的直接 X 射线数字摄影装置（DDR）样机。

（一）间接 X 射线数字摄影装置（IDR）

1. 基本结构 间接 X 射线数字摄影装置（以下简称为 IDR）装置的基本结构如图 10 - 17 所示。

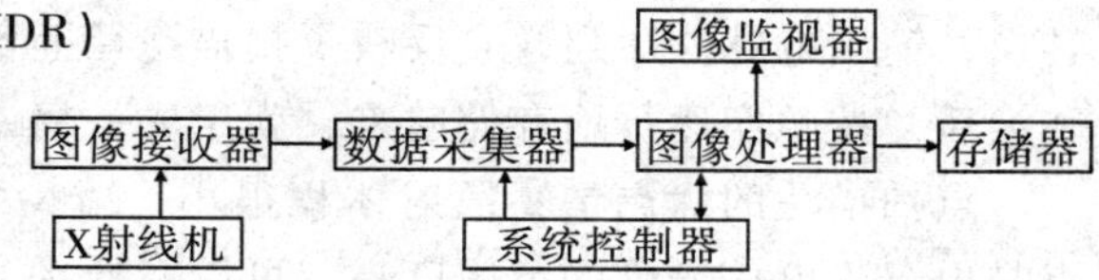

（1）X 射线图像接收器 把 X 射线图像转换为可见光图像（光信号或电信号）或直接转换为数字信号，例如 I. I - TV 成像链、各种探测器。

图 10 - 17 IDR 装置结构图

（2）数据采集器 把模拟信号转换为数字信号，主要由 A/D 转换器组成。

（3）图像处理器 主要包括各种数据查找表，专用运算器等，根据需要进行各种图像处理，如灰阶变换、黑白反转、图像滤波、数字减影等。

（4）存储器 帧存储器用于记忆若干幅数字图像，海量存储器用于存档。

（5）图像监视器 数字图像经 D/A 转换后形成不同亮度的像素，按一定的显示矩阵结构在监视器上显示可见光图像。

（6）系统控制器 由计算机主机和其他控制电路组成，完成整个系统的指挥和协调。

2. 工作原理 IDR 装置的基本工作原理框图如图 10 - 18 所示。IDR 由 I. I 把作为信

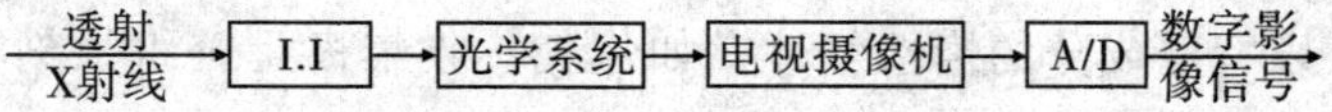

图 10 - 18 IDR 的基本工作原理图

息载体的 X 射线转换为可见光，再由 CCD 或真空摄像管转换成模拟视频信号，再经 A/D 转换后形成数字图像信号。这是最先得到实际使用的 IDR 设备。

近年来 CCD 摄像机在提高空间分辨力、改善信噪比和减少伪影等方面均有长足的进步，有取代真空摄像管的趋势。目前 I. I - TV 成像链系统的采样矩阵可达 4096 × 4096 像素，灰度分辨力达 12bit，采样速度已达 64 帧/秒。

（二）直接 X 射线数字摄影装置（DDR）

直接 X 射线数字摄影装置（以下简称为 DDR）指采用一维或二维 X 射线探测器直

接把 X 射线转换为模拟电信号进行数字化的方法，不同于先获得模拟图像，再对模拟图像进行数字化的方法。20 世纪 70 年代末到 80 年代中期的 DDR 采用 X 射线扫描投影，再经放大合成为二维图像的成像方法。20 世纪 90 年代中期出现了使用平板型探测器（flat panel detector，FPD）的 DDR，FPD 有将 X 射线直接转换成数字信号的非晶态硒，也有先经闪烁发光晶体转换成可见光，再转换为数字信号的非晶态硅。因此，DDR 又可分为扫描投影 DDR 和平板探测器 DDR。

1. 扫描投影 DDR

（1）点扫描法　用很细的 X 射线束逐点对人体进行扫描，在任一时刻人体只有一个很小的点接受 X 射线照射。在具有很高量子效率的闪烁晶体探测器（如碘化钠或锗酸铋）内将 X 射线转换成可见荧光后，被反光材料反射到光电倍增管变换成电信号，此电信号与入射 X 射线强度成正比。可用机械扫描系统实现 X 射线束的扫描，在每一个位置，患者保持不动，X 射线管头和探测器同步平移扫描患者。在逐点扫描一行后，患者在垂直方向移动一小步，再重复平移过程。不同时刻透过患者的 X 射线经探测器转换，输出电脉冲序列，它反映了扫描路径上各点物质结构的信息。电脉冲序列经 A/D 转换后，按顺序逐行地存储起来，就组成一幅二维图像。

点扫描法的优点是一散射体积很小，减少了因散射引起的图像质量下降；另一优点是由于光电倍增管的灵敏度高，可以降低 X 射线的剂量。缺点是运动机构比较复杂，扫描时间较长。

（2）线（扇）形扫描法　X 射线经狭缝准直形成线束（很薄的扇束）或扇束，在任一瞬间只照射人体某一薄层，X 射线通过患者到达探测器后，转换成具有患者某一层信息的电信号，该信号经 A/D 转换后，变为数字 X 射线图像中的"行"。DDR 工作时，使病人相对于 X 射线束和探测器做平移运动，探测器输出按"行"分布的电信号，经 A/D 转换后按顺序存储起来，构成二维数字图像。探测器由多个单元排列成一行，其尺寸应覆盖患者被照射的宽度。线扫描系统比点扫描系统的速度快，对 X 射线源的利用也充分。数字扫描投影法有较高的探测器精度和效率。

2. DDR 使用的 X 射线探测器

（1）气体电离室探测器　由许多单元组成一行的阵列，每个单元构成一个像素，大小为 0.5mm×0.5mm。探测器阵列的高压极板与收集极平面平行，相距 1cm，其间充以特定成分的惰性气体，如氙气。收集极是一组蚀刻在印刷电路板上的金属丝，沿 X 射线入射方向排列分布，线宽 0.4mm，间隔 0.1mm，长度为 10cm，每个收集极金属丝都与一个放大器相连。X 射线入射到电离室内，使室内气体电离，在极间电场的作用下，正离子和电子分别向两电极移动，形成电离电流，此电离电流与入射的 X 射线强度成正比。按顺序读出各单元电离电流的大小，就构成了图像的一条扫描线，机械扫描系统使 X 射线管头和探测器阵列做同步扫描运动，对患者进行逐层扫描，获得图像的各行扫描线，形成了二维的 X 射线投影图像。

（2）非晶态硒型平板探测器　封装在类似胶片夹的暗盒内，主要由集电矩阵、硒层、电介层、顶层电极和保护层等构成。集电矩阵由按阵元方式排列的薄膜晶体管（thin-film transistor，TFT）组成，非晶态硒层涂覆在集电矩阵上，它对 X 射线敏感，并有很高的解像能力。图 10-19 是硒型 FPD 工作原理的示意图。

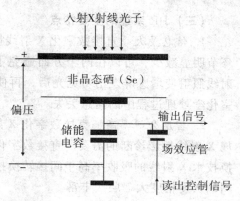

图 10-19 硒型 FPD 原理图

硒型 FPD 的基本工作原理是：入射 X 射线光子在硒层中产生电子 - 空穴对，在顶层电极和集电矩阵间外加高压电场的作用下，电子和空穴向相反方向移动，形成电流，导致 TFT 的极间电容存储电荷，电荷量与入射 X 射线强度成正比，所以每个 TFT 就成为一个采集图像的最小单元，即像素。每个像素区域内还形成一个场效应管，它起开关作用。在读出控制信号的作用下，开关导通，把像素存储的电荷按顺序逐一传送到外电路，经读出放大器放大后被同步地转换成数字信号。像素信息的读取方式如图 10-20 所示。由于放大器和 A/D 转换器都置于探测器暗盒内，从外部看，探测器暗盒是接收 X 射线图像而直接输出数字化图像信息。信号读出后，扫描电路自动清除硒层中的潜影和电容存储的电荷，以保证探测器能反复使用。TFT 像素的尺寸直接决定图像的空间分辨力，如每个像素为 $139\mu m \times 139\mu m$，在 $14in \times 17in$（$1in = 25.4mm$）的范围内有 2560×3072 个像素。

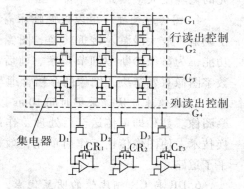

图 10-20 像素矩阵的读出方式

（3）非晶态硅型 FPD 其外形也类似 X 射线胶片的暗盒，是一种半导体探测器。其基本工作原理是：把掺铊的碘化铯闪烁发光晶体层覆盖在光电二极管矩阵上，每个光电管就是一个像素，由薄膜非晶态氢化硅制成。当 X 射线入射到闪烁晶体层时被转换为可见光，再由光电二极管矩阵转换成电信号，在光电二极管自身的电容上形成存储电荷，每个像素的存储电荷量与入射 X 射线强度成正比。像素尺寸是 $143\mu m \times 143\mu m$，在 $43cm \times 43cm$ 的范围内像素有 3120×3120 个。信息的收集方式也与上述直接转换的 FPD 相同，探测器矩阵在行和列方向都与外电路相连并编址，在控制电路作用下，扫描读出各个像素的存储电荷，经 A/D 转换后输出数字信号，传送给计算机进行图像处理，建立图像。尽管 X 射线在探测器中先转换成可见光，又转换成电信号后进行数字化，但从探测器暗盒外部看，也是输入 X 射线后直接输出数字化图像信号。硅型 FPD 的结构图如图 10-21 所示。

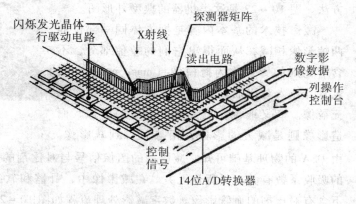

图 10-21 硅型 FPD 的结构图

（三）DR 系统的主要特点

1. 信息量大　直接数字化 X 射线摄影与传统的胶片 – 增感屏系统不同，由于成像环节明显减少，可以在两个方面避免了图像信息丢失。一是在胶片 – 增感屏系统中 X 射线照射使增感屏发出可见光后，再使 X 射线胶片感光的过程中的信息丢失；二是暗室化学处理过程中的信息丢失。

2. 密度分辨率高　直接数字化 X 射线摄影的图像具有较高分辨力，能满足临床常规 X 射线摄影诊断的需要。直接数字化 X 射线摄影对 X 射线敏感性高，硒物质直接转换技术 X 射线的吸收率高于间接转换技术 3 ~ 4 倍。由于采用 14 位的图像数字化转换，图像灰度精度大，层次丰富。

3. X 射线剂量小　由于探测器具有较高的量子检测效率（DQE），可达 74%，且曝光的宽容度大，曝光条件易掌握。

4. 图像后处理　可以根据临床需要进行各种图像后处理，如各种图滤波、窗宽窗位调谐、放大漫游、转折转换、图像拼接、数字减影以测量距离、面积、密度等丰富功能，为影像诊断中细节观察、前后对比、定量诊断及功能诊断提供技术支持。DDR 数字图像有效解决了图像的存档管理与传输。

5. 成像速度快　采集时间 10ms 以下，成像时间仅为 5s，放射技师即刻在屏幕上观察图像。数秒即可传送至后处理工作站。根据需要即可打印激光胶片。DDR 的直接转换技术，使图像传输工作简单化，效率高，为医学影像学实现全数字化和无胶片化铺平了道路。

6. DR 与 CR 相比较的明显优点　①DR 的影像清晰度优于 CR；②DR 的成像环节少，噪声源比 CR 少，因此信噪比高；③DR 的拍片速度快于 CR；④DR 的 X 射线转换效率高，曝光剂量低；⑤DR 探测器寿命长，可用 10 年左右。

四、数字减影血管造影（DSA）X 射线设备简介

数字减影血管造影（DSA）是 20 世纪 80 年代兴起的一种医学影像学新技术，是计算机与常规 X 射线血管造影相结合的一种新的检查方法。图 10 – 22 是这类机器的典型外形图。

减影技术的基本内容是把人体同一部位的两帧影像相减，从而得出它们的差值部分，不含对比剂的影像称为掩模像（mask image）或蒙片，注入对比剂后得到的影像称为造影像或充盈像。广义地说，掩模像是被减的影像，而造影像则是减去的影像，相减后得到减影像。

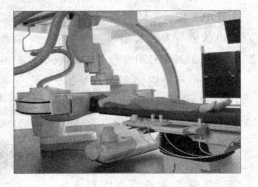

图 10 – 22　DSA 外形图

由 DSA 的物理基础可知：减影后的图像信号与对比剂的厚度成正比，与对比剂和血管的吸收系数有关，与背景无关。在减影像中，骨骼和软组织等背景影像被消除，只留下含有对比剂的血管影像。数字减影处理流程如图 10 – 23 所示。

实施减影处理前，常需对 X 射线影像做对数变换处理。对数变换可利用对数放大

器或置于 A/D 转换器后的数字查找表来实现，使数字图像的灰度与人体组织对 X 射线的衰减系数成比例。由于血管像的对比度较低，必须对减影像进行对比度增强处理，但影像信号和噪声同时增大，所以要求原始影像有高的信噪比，才能使减影像清晰。

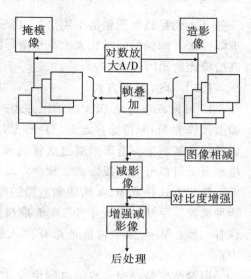

图 10 - 23　DSA 处理流程图

（一）基本结构

图 10 - 24 是 DSA 系统中数字图像部分的硬件结构框图。图中查找表是一种实时的数字变换功能模块，输入查找表可用于作输入图像的对数变换等，输出查找表用于实时的图像增强变换、图像的显示变换等。帧存储器用于存放掩模像、系列造影像和减影像，它和计算机之间的数据交换决定图像后处理的速度。ALU 是实时算术逻辑运算器，它是实时减影的关键部件，运算速度快，减少与计算机的互访，使处理速度与视频信号刷新速度同步。

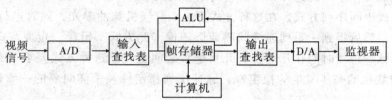

图 10 - 24　数字减影血管造影数字图像部分结构框图

（二）DSA 常用图像处理方法

DSA 图像得到后并不一定非常清楚，有时还要进行一些处理，具体的处理方法主要有以下几种：

1. 对数变换处理　X 射线强度在人体内是以指数关系衰减的，直接减影的同一血管在有骨组织重叠与无骨组织重叠所得的对比度是不一样的，在减影之前进行对数变换就可以得到一致的血管图像。

2. 时间滤波处理　对随时间变化的序列图像作加权处理称为时间滤波。时间滤波有两种情况：其一，加权系数均为正数时，对应着低通滤波，对时间起着平滑作用，为了提高信噪比，得到满意的图像，常常使用多幅叠加的方法，其目的在于降低噪声；其二，加权系数如果有正有负时，对应着高通滤波，强调图像中随时间变化的部分。就数字减影本身而言，是两幅图像相减，因此严格地说，DSA 也算是时间滤波。由于其系数中有正有负，属高通滤波。

3. 对比度增强　在减影过程中，对比度较大的组织已消除，只剩下对比度较小的组织，为了便于诊断，必须使用对比度增强的方法对 DSA 图像进行处理。

应当指出的是，从概率论的角度来理解，DSA 图像的噪声比造影图像的噪声要大一些（大约是造影图像的 1.4 倍），由于高对比度的部分在减影中消去，信号则大幅度下降，DSA 图像的信噪比大大高于造影图像的信噪比，这正是在 DSA 设备中特别强调高信噪比的原因。

（三） DSA 减影方式

1. 时间减影　是 DSA 的常用方式，在注入的造影剂进入兴趣区之前，将一帧或多帧图像作为 Mask 像储存起来，并与含有造影剂的造影像一一相减。这样两帧间相同的影像部分被消除，造影剂通过血管造成的高密度部分被突出地显示出来。时间减影严格地分又可以分为常规方式、脉冲方式、超脉冲方式等。

常规方式是取 Mask 图像和造影图像各一帧，在确立这两帧图像时，有手动和自动两种选择。手动时由操作者在曝光期根据监视器上显示的造影情况，选择 Mask 和造影像各一帧。Mask 像尽可能地选择注入造影剂之前的最后一刻，而造影像则应选血管中造

影剂浓度最高时。自动时则由操作者根据病人检查部位，预测到达该部位所需时间，设定从开始注入造影剂到摄取 Mask 像的时间以及从摄取 Mask 像到摄取造影像的时间，Mask 像与造影像就可以根据预先设定的时间进行采集。Mask 像与造影像也可以根据诊断的需要作不同的选择，以期达到最佳的效果。

脉冲方式也叫序列方式，在这种方式下，X 射线机脉冲曝光，同时进行脉冲摄影、采样、减影，最后得到一系列连续间隔减影图像，此方式下摄影一定要与 X 射线曝光脉冲同步，脉冲持续时间在几毫秒到几百毫秒之间变化。这种方式要求 X 射线剂量恒定，对 X 射线机的高压发生的稳定性、脉冲序列稳定性及采样间隔的一致性提出了较高的要求。

超脉冲方式是在短时间内进行每秒 6～30 帧的 X 射线脉冲摄像，继而逐帧高速重复减影，具有频率高、脉宽窄的特点，对 X 射线机的性能有更高的要求。

2. 能量减影　也称为双能量减影、K－缘减影。进行某兴趣区血管造影时，几乎同时用两个不同的管电压取得两帧图像对其减影，由于两帧图像是由两种不同的能量摄制的，故称之为能量减影。能量减影是利用碘在 33keV 附近对 X 射线衰减系数有明显的差异这一特点而进行的，故称之为 K－缘减影。软组织、骨骼则是连续的，没有碘这一特点。

3. 混合减影　是时间与能量两种减影相结合的减影方法。其基本原理是，在注入造影剂前后各使用二次能量减影，获得注入造影剂前后能量减影像各一帧，对这两帧能量减影图像再减影一次，即得到混合减影图像。值得注意的是，经过两次减影，信号有所减少，噪声有所增大（大约是没有减影前的两倍），导致信噪比大幅度地降低（约是原来的 1/3）。补救办法有，加大曝光量和使用滤过（包括匹配滤过和时间滤过）。

（四） 影响 DSA 影像质量的因素

1. 成像方式　脉冲影像方式采用间歇 X 射线脉冲来形成掩模像和造影像，每秒摄取数帧影像，脉冲持续时间一般大于视频信号一帧的时间。在对比剂未流入感兴趣血管时摄取掩模像，在对比剂逐渐扩散的过程中对 X 射线影像进行采集和减影，得到一

系列连续而有间隔的减影像系列，每帧减影像之间的间隔较大（例如 0.15s）。由于曝光 X 射线脉冲的脉宽较大（例如 100ms 左右），剂量较高，所得影像的信噪比较高。它主要用于脑血管、颈动脉、肝动脉、四肢动脉等活动较缓慢的部位。超脉冲方式以每秒 6～30 帧的速率进行 X 射线脉冲摄像，然后逐帧高速反复减影，具有频率高、脉宽窄的特点，能以实时视频的速度连续观察 X 射线数字影像或减影像，具有较高的动态清晰度。这种方式能适应肺动脉、冠状动脉、心脏等快速活动的脏器，影像的运动模糊小。连续影像方式所用 X 射线可以是连续的，也可以是脉冲的，得到与摄像机同步的、频率为每秒 25 帧或 30 帧的连续影像。因采像频率高，能显示快速运动的部位，如心脏、大血管，时间分辨力高。

2. 投照 X 射线的稳定性　由于普遍采用脉冲影像方式，在技术上必须保证前后各帧影像所接受的 X 射线剂量恒定，这就要求 X 射线机的高压稳定、脉冲时序稳定以及采样时间的合理和准确。

3. 曝光与图像采集的匹配同步　X 射线曝光脉冲应与摄像机场同步保持一致，曝光信号的有效时间要在场消隐期内。但隔行扫描制式造成奇偶场有时间差，需保证二场图像采集时光强度的一致性。由于摄像器件的迟滞特性，需要等待信号幅值稳定时才能采样，不能在曝光脉冲一开始就采样，从而造成剂量的浪费。

4. 噪声　噪声会使图像不清晰，对比度增加时噪声更明显。噪声包括 X 射线噪声、视频系统噪声（主要来自摄像机）、量子化噪声（主要来自 A/D 转换过程）、散射线引起的噪声、存储器或磁盘存取时出现的存储噪声、多幅照相机和荧光屏的固有噪声等。增大曝光剂量可以减少噪声；积分技术可在剂量不明显增大的情况下减少噪声。

5. 设备性伪影　主要包括条纹伪影、旋涡伪影和软件伪影。

（1）条纹伪影和旋涡伪影　它们由投影系统不稳定引起。

（2）软件伪影　丢失的高频信息以低频形式重现，形成条纹伪影；当空间频率过高时容易产生过冲伪影；X 射线束的密度不均匀、探测器几何尺寸的偏差等产生 X 射线束的几何伪影；X 射线束硬化产生的伪影。

（五）DSA 处理的新技术

DSA 不仅为诊断服务，而且为疾病治疗提供了先进手段。现将几种新的处理技术介绍如下：

1. 路径技术　为复杂部位插管的方便及介入治疗的需求而创建。路径图技术是以透视的自然像作为辅助掩模，再用造影像代替辅助掩模而成为实际掩模，与后面不含造影剂的透视像相减，获得只含造影剂的血管像，以此作为插管的路径图，可以清晰地观察血管内导管的动态运动。

2. 数字电影减影　以数字式快速短脉冲进行影像采集。实时成像每秒 25～50 帧，可以把影像记录在电影胶片上。这种采集方式用于心脏、冠状动脉等运动部位，使减影后运动伪影几乎为零。

3. 旋转血管造影　DSA 开始采集影像的同时，C 形臂支架围绕患者做旋转运动，对某血管及其分支做 180° 的参数采集，从而获得三维影像。这项技术明显增加了观察的角度，获得更多的诊断信息，对脑血管、心腔和冠状动脉血管造影尤其适用。

4. 步进式血管造影　采用快速脉冲曝光采集影像，曝光时 X 射线管和增强器保持静止，导管床携人体自动均匀地向前移动，从而获得血管全程减影像。

5. 遥控造影剂跟踪技术　注射造影剂后，在采像期间手控或程控创面移动速度，追踪造影剂采像，这项技术特别适用于需要多个视野，多次注射才能完成的周围动脉及胸腹主动脉造影。

五、数字化乳腺机

乳腺摄影 X 射线机，亦称为钼靶 X 射线机。主要用于对妇女乳腺、血管瘤等软组织以及非金属异物作 X 射线摄影检查。乳腺 X 射线机的特点是：使用钼靶 X 射线管，其管电压调节范围一般在 20～50kV；使用软 X 射线管，以产生软射线；焦点小，一般在 0.3～0.6mm；配用乳腺摄影专用支架。乳腺摄影 X 射线机设有较长的遮线筒，有利于患者的防护。摄影时患者取立位，专用支架能沿立柱上下移动，以适应不同高度的患者。支架可由垂直方向转换成水平方向，并可固定于其间的任意角度，用于乳腺各方向的摄影。支架上设有乳腺夹持板，起压薄乳腺和固定位置的作用。图 10-25 是这类机器的典型外形图。

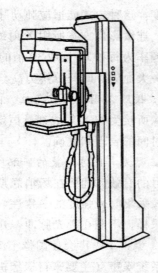

图 10-25　乳腺摄影 X 射线机外形图

乳腺 X 射线机的分类如下：

1. 按结构分类，可分为固定式和移动式乳腺 X 射线机两类　固定式和移动式乳腺 X 射线机，其结构和组成基本相同。主机系统包括：X 射线球管、高压发生器、机架/机柱、压迫板、图像处理装置（或暗盒）；附件包括：穿刺活检系统、图像后处理系统（CAD）、数字工作站等。其主要差别是固定式乳腺 X 射线机功能完备，配置齐全；移动式乳腺 X 射线机具有简捷，移动方便的特点，最大特点是其灵活性。

2. 按接收方式分类，可分为增感屏-胶片式乳腺成像、全数字化平板乳腺成像两种方式　增感屏-胶片式乳腺成像是传统的成像模式，传统的 X 射线成像是用胶片成像，需要有装片、曝光、取片、显影、定影等过程。接收 X 射线的是传统的暗盒，拍摄完毕后将胶片进行处理，无论是采用洗片装置或采用计算系统模式（CR）都可获得满意的胶片图像。

全数字化平板乳腺成像系统采用数字式暗盒，将 X 射线实时转换为数字化图像，保证了图像的稳定性；自动化软件功能，自动定位，活检穿刺过程因定位快速，免去了普通暗盒的洗片过程等，大大降低了患者的痛苦，确保了定位的准确性（患者乳腺压迫时间过长容易引起移位，会造成定位不准确）；可连接激光相机；含有 DICOM 接口，提供医院医学网络广阔前景；临床应用多功能性的操作平台，可数字化处理后达到最佳图像效果，并可将图像通过数字工作站将图像存入 CD-R 光盘中。计算机可对数字图像进行各种处理，如：增强、放大、反转、灰度变换等，并可进行数字图像的存储、计算机化管理、远程网络传输，在需要时可将图像通过打印机打印出来。

六、数字化胃肠机

数字胃肠 X 射线机是供医生做消化道 X 射线透视检查过程中，适时拍摄、记录有诊断价值的被检部位或病变影像的摄影装置，故也称为胃肠摄影、适时摄影或点片摄影装置。该装置可进行单片摄影和单片分割摄影。有些消化道摄影装置由于采用了无暗盒机构，还可进行快速连续摄影。

由于消化道与胆、肝脏及胰腺等器官均由软组织组成，缺乏自然对比度，因而用普通摄影方法取得的 X 射线照片很难将其区分出来。为此临床上利用造影剂进行造影检查，其方法有钡餐常规造影和双重造影。

（一）数字胃肠 X 射线机的特点

目前市场上具有的数字化胃肠 X 射线机都具有输出电压恒定、低波纹、高精度、图像重复好的功能，完成透视、摄影和数字成像等基本应用。

数字胃肠 X 射线机具有满足多功能的高频发生器，使高压的产生和稳定性具有很高的可靠性；具有高性能的影像增强器与 CCD 摄像一体化或数字化平板探测器，达到最佳匹配；具有高动态，适合低对比度；具有完备的图像处理和存储系统。

（二）数字胃肠 X 射线机主机控制系统

数字胃肠 X 射线机的主机系统是围绕产生 X 射线的主电路及其部件组成的系统，分为系统主电路和计算机图像处理部分，其组成如图 10 - 26 所示，主电路主要提供满足诊断要求的管电压、管电流，以控制 X 射线的质和量，主电路所包括的控制电路能准确地控制 X 射线的产生和断开时间；图像处理部分则完成

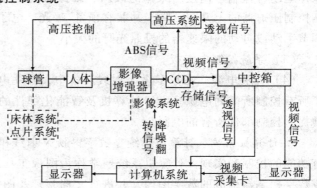

图 10 - 26　数字胃肠 X 射线机主机控制系统

在 X 射线产生时采集的所需信号的处理及存储，以满足医生诊断要求。

1. 床体系统　床体系统是胃肠 X 射线机的重要组成部分，它是完成系统功能的主要载体，能通过二维的操作方式，即影像系统、床体的倾斜及床板的运动，实现胃肠 X 射线机的所有功能。遥控床分为床上 X 射线管式和床下 X 射线管式两种。

2. 影像系统　影像系统通常包括高分辨率的影像系统（包括影像增强器和摄影系统或数字放射成像检测器）和影像辅助系统。

（1）影像增强器　影像增强器是将入射的 X 射线模式转换成为对应的可见光学图像的设备，这个可见的光学图像通过胶片或摄像机记录下来。在一个设计良好的采用荧光检测技术或荧光照相技术的图像链中，作为前端检测器的 X 射线影像增强器是一个最重要的部分，是最终成像质量的一个决定性因素。

（2）数字成像检测器　在放射学领域内，随着数字化信息技术的发展，医学也进

入了网络化和数字化的新纪元。在 20 世纪 60 年代后期，随着半导体集成电路技术的发展，特别是 MOS 集成电路工艺的成熟，各种固体成像器件得到迅速发展，70 年代后期已有一系列的成熟产品，固体成像器件本身就能完成图像转换、信息存储和按顺序输出（称自扫描）视频信号的全过程。

3. X 射线发生装置　X 射线球管和高压系统共同组成了 X 射线发生装置。

（1）X 射线管　X 射线管是 X 射线机的主要组成部分，其基本作用是将电能转换成为 X 射线。

（2）高压系统　X 射线机所配高压发生器属于中、高频逆变系统，具有使球管出线稳定、散射线少、工作效率高、无噪声、体积小等优点。

4. 控制台控制系统　操作控制台完全控制检查室内影像获取的全过程。该系统控制探测器和曝光设备子系统，操作控制台可连接 RIS，以接受患者信息和检查数据，也可以连接 PACS 以传送患者信息、检查和影像数据。

（1）操作台面板开关及键盘　目前数字胃肠 X 射线机的操作通常采用和计算机系统一体的模式，其操作开关采用软件操作和硬件共同完成。

（2）控制手柄　包括床体运动控制手柄、压迫器和曝光手柄、限速器控制手柄。床体运动可控制手柄控制床体的倾斜、影像系统的运动及床板的横向运动；压迫器手柄控制压迫器的上升与下降，并兼有预备/曝光、电子点片功能；限速器控制手柄用于调节手动或自动的限速器的投照光野的大小。

（3）系统控制电路板。

（4）开关电源　在数字化 X 射线设备中，开关电源是重要的组成部分，电源提供了所有控制所需的电源。由于计算机及智能化部件的采用，开关电源被广泛采用，通常提供控制部件所有的电源。

5. 计算机系统　计算机系统是数字胃肠 X 射线机的重要部分，完成了整个设备所有功能的控制和实现。计算机系统通常称为图像工作站，图像工作站读取 CCD 摄像机或数字探测器生成的数字图像，并进行文档管理及图像后处理，包括图像增强、翻转、测量、局部放大、降噪等操作。用户能够根据诊断要求进行图像多幅显示，并通过 DI-COM 打印机功能直接输出到激光打印机，也可将图像发送到 PACS 系统以便实现无胶片化管理。

七、牙科 X 射线机

牙科 X 射线机是用于拍摄牙片的专用 X 射线机。因为这种机器输出功率小，所以都采用组合机头方式。因照射野范围很小，故采用指向性强的遮线筒，直接对准受检部位。机头由可伸缩和升降的平衡曲臂支持，可在一定范围内的任意高度和位置停留并固定。在患者体位固定后，仅移动机头就可对任一颗牙齿摄影。其外形如图 10-27 所示。支持机头的平衡曲臂由两节或三节组成，整个曲臂安装

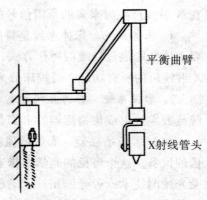

平衡曲臂

X射线管头

图 10-27　牙科 X 射线机外形图

在专用立柱上，也可固定在墙壁上，有的直接安装在牙科治疗台上，在病人进行口腔检查时，随时摄片。牙科 X 射线机的容量小，控制台也很简单，管电压调节范围在 50～70kV，管电流在 10～15mA。由于用途单一，所用曝光条件仅以门齿、犬齿和臼齿而区别。有的机器直接以这三种用途设置按钮，选用与所照牙齿相符合的按钮，摄影条件也就预置好了。也有的机器管电压和管电流都是固定的，只有时间可调，以适应不同的摄影需要。

八、口腔全景摄影 X 射线机

口腔全景 X 射线摄影是把呈曲面分布的颌部展开排列在一张 X 射线片上的摄影方法，也是一种体层摄影。

（一）原理

口腔全景摄影 X 射线机的原理如图 10－28 所示，两个等圆 O_1、O_2 以同步相向等角速度转动。X 射线以贯穿 O_1、O_2 方向辐射，则 O_1 圆上的 A 点在 O_2 圆上有投影点 B，虽然 X 射线呈锥形辐射，两点在一定范围内仍能保持同步运动。这样，在该范围内 A 点在 O_2 圆上有固定的投影点。而与 A 在同一直径上的其他点随着转动，其投影与 A 点不能保持同步，在 O_2 圆上也就没有固定的投影点。推广之，在两个圆同步转动中 O_1 圆上的每一个点，在一定范围都会在 O_2 圆上有固定的投影点，即只有当该点移动到 A 点附近时，才会在 O_2 圆上形成清晰的投影点。

人体颌部基本呈半圆形，摆位于 O_1 圆位置，把胶片弯曲成半圆形，置于 O_2 位置，如图 10－29 所示，X 射线管固定不动，按箭头方向同步转动患者和胶片，就能在照片上得到颌部的展开像。为获得窄束 X 射线，在胶片与颌部之间设置铅板狭缝，使胶片只在转过狭缝期间曝光，与胶片同步转过狭缝的部位被投影，狭缝一般宽 6～10mm。

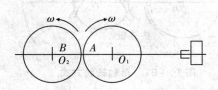

图 10－28　口腔全景摄影原理图

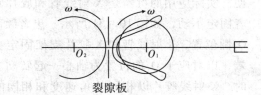

裂隙板

图 10－29　口腔全景摄影示意图

（二）机架结构

它由立柱、升降滑架、转动横臂及其驱动装置组成。有的机架还配有头颅测量组件。图 10－30 是机架结构的外形图。

1. 立柱　用于支持滑架和转动系统上下移动，以适应不同身高的患者。柱内有平衡砣，对上述组件进行平衡。也有电动升降式，活动范围较小。立柱多靠墙安装，附着于墙壁上，以使地面整洁。也有的采用落地式，安装简单，但地面有底座伸延。

2. 滑架　其上装有转动系统和患者定位系统。上端伸出的支架，用以支持转动横臂及其驱动装置，滑架正面设颏托和咬颌面定位器，可前后移动。设有头颅固定器，正中线和水平线均有光束指示。

3. **转动臂** 转动臂及其驱动装置都由滑架支持。转动部分的结构决定了横臂转动时的轴位方式。口腔全景摄影装置的改进也主要在横臂转动部分的结构方面。转动臂的一端支持 X 射线管，多采用组合机头式，窗口处设缝隙遮线器。转动臂的另一端设片盒支架，片盒呈弧形，在片盒的前方有形成曝光狭缝的挡板。横臂转动过程中，挡板狭缝始终与 X 射线输出窗的缝隙遮线器形成的扇形 X 射线束相对应。片盒除在转动臂带动下公转外，还有自转动作，其角速

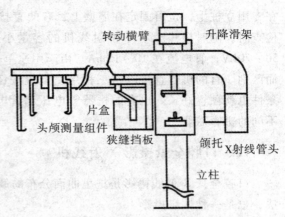

图 10 - 30　口腔全景摄影 X 射线
机机架外形图

度与转动臂的角速度相等。有的暗盒是甲板形的，它在曝光过程中，按一定线速度从曝光缝隙后方经过，其速度应等于 X 射线束扫过体层面的速度。

4. **头颅测量组件** 为了对头颅、咬颌部进行 X 射线测量，多数口腔全景摄影 X 射线机的机架都配有摄影测量组件。它由横臂和装于其远端的头颅固定装置、X 射线片托等组成，近端固定在支架的升降滑架上，片托中心在中心线水平。焦片距在 150cm 以上，可方便进行头颅正、侧位水平摄影。

（三）类型

全景摄影 X 射线机分为单轴转动式、三轴转动式和连续可变轴式三种。

1. **单轴转动式** 图 10 - 28 所示的口腔全景摄影 X 射线机，摄影时需要患者转动，很不方便。实际应用的机器是 X 射线管和胶片转动，患者固定不动，如图 10 - 31 所示。患者颌部定位在 O_1 圆位置，X 射线管和 X 胶片支架固定在横臂两端，以对应于 O_1 的位置为轴心一起转动。与此同时，X 射线胶片以相同的角速度和相同的时针方

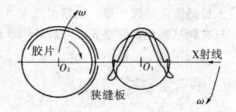

图 10 - 31　单轴转动方式

向自转。这样构成了胶片、颌部各部位的局部相对静止关系。

2. **三轴转动式** 下颌骨的曲度与正圆相差甚远，用上述机器照的照片，颌骨各部位放大率不一致，有的部位还能偏离体层清晰带范围。另外，投影方向不能处处与穿过部分平面垂直，颌骨有些部位可能变形较大。为此又出现了三轴转动式。三轴转动式的体层清晰带形状接近颌骨形状，投影变形失真小。

3. **连续可变轴式**

三轴转动式可以部分解决颌骨形状与圆不符的问题，但仍不能模仿颌骨的实际形状，现在又出现了连续可变轴转动方式。连续可变轴式的体层清晰带做得与人体颌部牙列的弧线一致，可以减小影像变形。这种装置中 X 射线不同角度时的投射方向的解析图如图 10 - 32 所示。

九、床边 X 射线机

床边 X 射线机可方便地移到患者对患者进行床边 X 射线摄影。其特点是：①移动性强；②对电源要求不高。为适应移动性强的要求，此类 X 射线机全部安装在可移动车架上。车架上装有控制台和高压发生器。设有立柱和横臂，以支持 X 射线管头。工作时，在患者体位固定的情况下，X 射线管头能适应各种部位和方向的投照使用要求。由

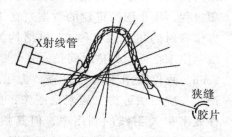

图 10 - 32　连续可变轴方式

于设备较笨重，车架多设有电机驱动装置，由电瓶供电。如图 10 - 33 所示。

床边 X 射线机对胸部、腹部、头颅和四肢各部位进行摄影，要求 X 射线发生装置应具有相应的输出功率。由于各医疗单位的供电状况不同，也不可能在病房普遍设置大容量电源，因此床边 X 射线机要自身解决或降低对电源的要求。其方法是：①电瓶蓄电逆变方式，适用于无电源的情况，如野外；②电容充放电方式，适用于有电源的情况；③普通床边 X 射线机采用低管电流、小功率、长时间的摄影方式，这样也可降低对电源的要求。

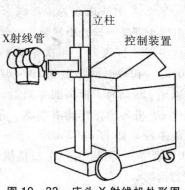

图 10 - 33　床头 X 射线机外形图

十、X 射线计算机断层扫描装置（CT）

（一）CT 的发展

X 射线计算机断层扫描装置（CT）是英国 EMI 公司实验研究中心的 Hounsfield 博士于 1971 年研制成功的，1972 年 Hounsfield 和 Ambrose 在英国放射学会学术会上发表正式论文，宣告 EMI 头部 CT 扫描机的诞生，于同年的 10 月的北美放射学会（RSNA）年会上向全世界宣布。尽管有许多人提出了 CT 的思想概念，但由于 Hounsfield 首先把这个思想发展为 CT 扫描机，他的这项发明被认为是"自伦琴 1895 年发现 X 射线以来，在放射、医学、医学物理和相关科学领域里最伟大的发明创造。"因此，他和 Cormack 于 1979 年获诺贝尔医学生物学奖。1974 年美国的 George Town 医学中心的工程师 Ledley 设计了第一台全身 CT 扫描机，后来越来越多的厂家和研究机构都开始致力于 CT 的研制工作，加上计算机技术的迅猛发展，使 CT 技术得到飞快的发展。短短二十几年的时间，已先后发展了从头颅 CT 到螺旋 CT 和超高速 CT 等五代 CT，下面简单介绍一下这五代 CT。

（二）各代 CT 扫描机

1. 第一代 CT 扫描机　这一类扫描机多属头部专用机，由一个 X 射线管和二或三个晶体探测器组成，由于 X 射线束被准直器准直成像铅笔芯粗细的线束，故又称笔形束扫描装置。X 射线管与探测器连成一体，X 射线管产生的射线束和相对的探测器环绕人体的中心做同步直线平移扫描运动，转 1°反向做直线扫描运动，再转 1°，直到 180°

以内得到 180 个平行投影值，即完成数据的采集过程，用于图像重建的数据是在 180°内每一方位照射的集合。这种 CT 机结构的缺点是射线利用率很低，扫描时间长，一个断面需时 3 ~ 5min，故仅能用于头颅检查。为了提高效率，产生一次扫描可得二层断层图像，虽能提高工作效率和 X 射线的利用率，但其扫描速度慢，采集的数据少，因而重建的图像较差，已被淘汰。第一代 CT 机扫描方式如图 10 - 34 所示。

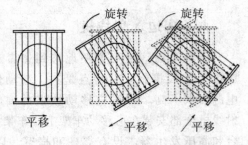

图 10 - 34 第一代 CT 机扫描方式

2. 第二代 CT 扫描机 它与第一代 CT 机没有质的差别，是在第一代的基础上，由单一笔形 X 射线束改为扇形线束，由一个 X 射线管和 3 ~ 30 个晶体探测器组成。由于 X 射线束是 5° ~ 20°小扇形束，所以又称为小扇束 CT 扫描机，由扇形排列的多个探测器代替单一探测器，每次平移扫描后的旋转角由 1°提高到扇面夹角度数，这样旋转 180°时，扫描时间缩短到 20 ~ 90s，快速第二代 CT 机具有 30 个以上的探测器，扫描时间减至 18s。为了提高图像质量，有的采用 240° ~ 360°直线加旋转扫描，这种机器比第一代 CT 机各项指标均有提高，不但可作头颅扫描检查，而且实际上已具备了全身扫描机的条件，如 Pfizer0200FS、δ - 50 型、EMI 5005 型、CT - HF 型、TCT - 35A、SCT - 100N 型等，都属该类 CT 扫描机，它们的主要弱点是扫描过程中病人的生理运动所引起的伪影。

第一代和第二代 CT 机对患者的生理运动引起的伪影特别敏感，因为在旋转间隙期间没有采集数据，在这些间隙期间，当患者运动时，就会引起透射读数的差异，而导致重建图像的条纹伪影，虽然快速第二代 CT 机有扫描时间较短的优点，但 X 射线源和探测器之间的每束 X 射线没有分别被准直，结果使透过患者的部分射线照射在探测器的间隔中而没有得到利用。第二代 CT 机扫描方式如图 10 - 35 所示。

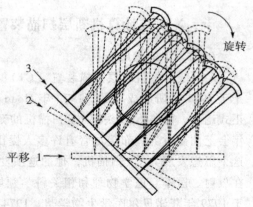

图 10 - 35 第二代 CT 机扫描方式

3. 第三代 CT 扫描机 这一代 CT 机有较宽的扇形角 30° ~ 45°，所以又称为广角扇束扫描机，可包括整个扫描体截面，探测器增加到 300 ~ 800 个，一个挨着一个无空隙排列，采样系统不需再做直线平移运动，而只要 X 射线管和探测器系统共同围绕人体进行连续旋转扫描运动。在旋转扫描过程中，可辐射出极短时间的 X 射线脉冲，因此全身扫描时间可缩短 2 ~ 9s 甚至更短，但管电流（mA）要大，应采用大功率旋转阳极 X 射线管才能胜任。一般全身型 CT 机都采用此种扫描方式，也是目前流行的一种 CT 机型。该机优点是构造简单，使用操作方便，使人为影响减少到最小的程度，可获得较理想的 CT 图像。其缺点是要对相邻的探测器灵敏度的差异进行校正。这是因为一个角度的投影内，相邻测量常由不同的探测器进行，在扫描期间绝大多数探测器未接收过未经衰减的射线，这样在旋转轴周围会出现一个同心环形伪影。现在，第三代 CT 机的环形伪影已被解决，故其已成为当代 CT 机的主流。滑环式 CT 机的出现和临床应用是第三代 CT 机型的重大突破。第三代 CT 机扫描方式如图 10-36 所示。

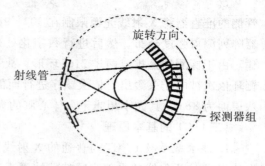

图 10-36　第三代 CT 机扫描方式

4. 第四代 CT 扫描机　这一代扫描机具有更多的探测器，为 600~1500 个，全部探测器分布在 360°的圆周上，扫描时，只有 X 射线管做围绕人体一周的旋转运动，探测器固定不动，扇形线束角度也较大，扫描速度可达 1~5s。其工作原理和第三代 CT 机没有本质的差别，仅是第三代 CT 机的一个变型。它的产生是为解决第三代 CT 机从几何学结构上在扫描过程中每一探测器只接收被体扫描平面内某一环形部组织的衰减信息，当探测器性能不稳定时容易引起环形伪影而设计的。当在第三代 CT 机上采用稳定可靠的高效率探测器，并在软件配置上解决了环形伪影的产生条件及校正措施后，已经基本解决了环形伪影的问题。因此，第四代 CT 机由于探测器数量多且扫描过程中不能充分利用，相对第三代 CT 机它已无明显的优越性了，目前只有少量厂家生产。第四代 CT 机扫描方式如图 10-37 所示。

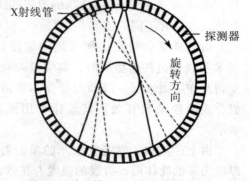

图 10-37　第四代 CT 机扫描方式

5. 第五代 CT 扫描机　第五代 CT 机扫描方式如图 10-38 所示。这种扫描机由一个大型特制扫描电子束 X 射线管、一组由 864 个固定探测器阵列和一个采样、整理、数据显示的计算机系统构成的。864 个探测器安装在两上固定环内，每个环 432 个，每个元件又由一个 X 射线-可见光转换晶体、一个光-电转换硅二极管和一个前置放大器构成。三者必须做到最佳匹配，以满足有限量子探测，以及稳定度和精度方面的严格要求。

该机的工作过程中，电子束沿着 X 射线管轴向加速，电磁线圈将电子聚焦，并使其沿着靶面环扫 210°。由于有四个靶环，依次扫描，一次可以扫四层，X 射线

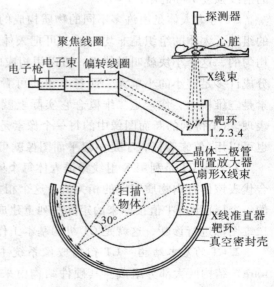

图 10-38　第五代 CT 扫描方式

管侧的准直器将 X 射线光源限制在 30°、2cm 厚的扇形束内，通过人体后，由曲面探测器阵列测得强度分布。然后进行数字化处理，输送到大容量存贮器中，再进行图像重建。由于探测器是排成两排 216° 环形，故一次扫描能得到相邻两层图像。还由于四个靶环依次被电子束轰出，依次顺序进行而能获得多层图像。八个层，每层面厚度 1cm，八层面为 8cm，其大小相当于人体心脏的大小。

（三）CT 的基本原理

1. 线衰减系数 μ　CT 与普通的 X 射线照相技术之间有很大的区别。在 CT 检查中，人体组织对 X 射线的局部衰减特性被用于离散成像，而在普通 X 射线检查中，这种衰减信息则重叠在 X 射线底片上。

人体组织对 X 射线的这种局部衰减特性是 X 射线与物质之间的若干相互作用过程的产物，例如光电吸收和康普顿散射过程。这些过程中的每一种都有其自己的发生几率。几率也是辐射能量的函数，因为从 X 射线管产生的 X 射线由全能谱所组成。很显然，被称为"线衰减系数 μ"的组织的这种衰减性质是一个复杂的函数，随辐射情况的变化它可以有不同的值。

由物理学的吸收定律（朗伯定律）可知，当 X 射线穿过任何物质时，其能量与物质的原子相互作用而减弱，减弱的程度与物质的组成成分或吸收系数有关，其规律可用图 10 – 39 表示。

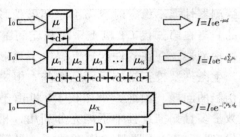

图 10 – 39　线衰减系数 μ 的定义

由上述可知，当能量为 E 的单能射线穿过厚度为 d 的物体后，射线的强度 I_0 衰减为 I。对于任一能量射线衰减系数为 $\mu(E)$，则衰减后的射线强度 I 可记作：$I = I_0 e^{\mu(E)d}$

CT 考虑人体是由许多不同的物质构成的，不同组织的 μ 不同，故可用 μ 来表征人体的组织。人体的组织是非均匀的，可把人体分成许多足够小的小块，而每小块可看成均匀的，这个小块就叫做体素，可以用相应的 μ 值来表征。同理，一个平面图像也可以分成许多足够小的小单元，而每个单元可看成是均匀的，这个小单元就叫做像素。体素是三维概念，像素是二维概念它实际上就是忽略了厚度的体素，是体素在显示时的表现。CT 得到的断面图像中的每一个像素是其对应的体素在显示时的表现，因此像素也可以用 μ 值来表征，于是一幅平面图像就可以用一个 μ 值矩阵来表征。

X 射线 CT 是利用 X 射线穿透人体每个体素衰减后被探测器接收后，得到一个能综合代表该体素内物质密度的相关值，这个相关值称为 CT 值，然后通过计算机将所采集的一个层面的 CT 值按原来的矩阵序列重建成一幅与该组织密度和结构形状密切相关的二维图像进行诊断，这就是 CT 机的基本工作原理。

2. CT 的基本结构　CT 扫描成像系统主要由硬件（hardware）结构和软件（software）结构两大部分组成。其硬件结构由采样系统和图像处理系统两部分组成，其中采样系统由扫描机架、X 射线管、X 射线发生器、准直器、探测器、对数放大器、模数转换器（A/D）、接口电路等组成；图像处理系统由电子计算机、磁盘机（包括硬盘机、软盘机)、磁带机、数模转换器 (D/A)、图像显示器、多幅照相机、接口电路等组成。整个系统由中央系统控制操纵,加上检查床便构成一台完整的 CT 机。

第三节　医用诊断 X 射线机的检测

在 X 射线发现后的一个世纪,尽管 CT、MR、DSA 等新的成像技术出现,但是常规 X 射线摄影检查的人数几乎仍占总检查人数的 70%。X 射线诊断设备的种类繁多,功能各异,因此其计量检测也会因种类的不同和功能的不同来分别进行。本章将通过分别的描述,对 X 射线诊断设备计量检测中常见的项目、技术指标及其检测原理进行说明。

一、管电压的检测

管电压是加在 X 射线管阳极和阴极之间的电位差。通常,X 射线管电压用千伏 (kV) 峰值表示 (peak kilovoltage,简称为 kVp)。管电压是 X 射线诊断设备的一项非常重要的参数,它的微小变化都将影响摄影和透视影像的质量。一般要求在医用诊断 X 射线机工作的范围内,其加载因素的任意组合,其管电压误差均应控制在一定范围内。管电压的检测一般分为介入式与非介入式测量两种。这里分别介绍其原理与测试方法。

(一) 介入式测量管电压的原理

介入式测量管电压一般采用分压器测量,将测量仪器的分压器部分接于高压次级电路,并与 X 射线管并联,利用分压的方法,在负载条件下通过示波器观察高压波形及其幅度,可以直接确定管电压。该方法测量准确度和精密度分别可达 1% 和 0.5kV。但该方法也存在其弊端,首先由于采用该方法进行测量时,分压器必须连接到电子线路中,费时、不安全,若操作不当,可能引起错误的测量结果,甚至导致设备的损坏。其次,临床上关心的是射线穿过 X 射线管固有滤过和附加滤过后的能量,当滤过改变时,X 射线能谱要发生改变,而分压器方法测量对此没有加以考虑;同时,当分压器连接在 X 射线管的高压电缆上时,阴极的跨接电缆会对 X 射线管的灯丝电路产生约 0.3Ω/m 的附加电阻,使灯丝电流减少 1% ~ 2%,虽然灯丝电流减小的幅度较小,但却较大程度地降低了 X 射线管的管电流 10% ~ 30%,所以该方法不宜在常规质量控制中应用。分压器测量管电压的接线图如图 10-40 所示。分压器外形如图 10-41 所示。

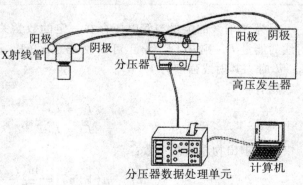

图 10-40　分压器测量管电压的接线图

（二）非介入式管电压测量原理

非介入式管电压测量方法是利用多个半导体探测器穿过不同厚度材料，检测出不同的 X 射线辐射量，通过吸收辐射量之比计算出管电压。测量的示意图及原理图分别如图 10 - 42、10 - 43 所示。半导体探测器由于体积小，重量轻，响应速度快，灵敏度高，易于与其他半导体器件集成，是射线理想的探测器。半导体探测器可以分为硅探测器、锗探测器、碲锌镉探测器等。其测量原理如下：

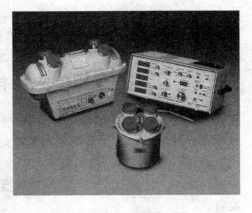

图 10 - 41　分压器外形图

X 射线管在高压下产生 X 射线，X 射线在物质中的传输遵循以下衰减规律：

$$I = I_0 e^{-\mu(E, m)d} \tag{10-10}$$

式中，I_0 为初始强度；I 为衰减后的强度；m 为物质材料系数；E 为射线能量；d 为物质厚度；$\mu(E, m)$ 为衰减系数。

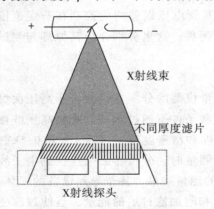

图 10 - 42　X 射线束照射和探头示意图

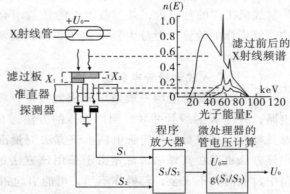

图 10 - 43　非介入式测量管电压原理图

因为 X 射线的能量与管电压存在一定的数学关系，因而可以用管电压 V 来表示 X 射线的能量 E，则 $\mu(E, m)$ 可以改变为 $\mu(V, m)$。当 X 射线穿过材料厚度分别为 d_1、d_2 时，其射线强度为 I_1、I_2。

则有：

$$I_1 = I_0 e^{-\mu(V, m)d_1} \tag{10-11}$$

$$I_2 = I_0 e^{-\mu(V, m)d_2} \tag{10-12}$$

可以求出物质衰减系数：

$$\mu(V, m) = \frac{\ln(I_1/I_2)}{d_2 - d_1} \tag{10-13}$$

由函数求逆运算可得到电压：

$$V = \mu^{-1}\left(\frac{\ln(I_1/I_2)}{d_2 - d_1}, m\right) \tag{10-14}$$

具体测量时，我们可以假定滤片厚度 d_1、d_2 恒定，材料均匀，则管电压只与射线强度 I_1、I_2 的比值有关。采用标准电压进行刻度的方法，可列出电压与 I_1、I_2 的数值关系，把它制作成为测量数据表，通过数据表可以计算出管电压值。

这种通过测量射线强度来计算管电压的方法，回避了直接测量高压，避免了高压作业的危险，实现了非介入测量。

（三）测量方法

由于分压器必须连接到电子线路中，不安全又带有破坏性；非介入式测量方法已经成为管电压检测中的首选方法。实际测量中需要利用非介入式管电压测量仪或非介入式 X 射线综合测量仪等测量设备，具体测量步骤和方法应参考测量设备使用说明书。

一般情况下，检测步骤如下：

1. 将非介入式测量设备放在诊视床上，调节焦片距为 100cm，并固定 X 射线管，调节束光器的指示光野，使照射野略大于仪器顶面上所标示的探头区。

2. 设置某一管电压，选择合适的电流时间积进行曝光，记录测量结果。

3. 改变管电压的设置值重复上述测量，分别记录设置值和测量结果。

（四）检测结果的评价

1. 由设定的管电压值和测量的管电压值可以计算出管电压设定值的偏差：

$$偏差 = \frac{测定管电压值 - 设定管电压值}{测定管电压值} \times 100\% \qquad (10-15)$$

2. 对相同设定值的管电压进行多次重复测量，可以计算出该管电压的标准试验偏差，即可以得到管电压的重复性：

$$重复性 = \frac{s}{\bar{x}} \times 100\% \qquad (10-16)$$

式中，s 为相同设定值多次测量的标准试验偏差；$\bar{x}$ 为相同设定值多次测量的平均值。

3. 和基准值比较，偏差和重复性均不能超过基准值的 10%。

二、管电流的检测

管电流是 X 射线管阴极发射的电子在高压电场作用下流向阳极形成的电流，通常用 mA 表示。管电流的大小关系着 X 射线的量和 X 射线发生器的输出，与曝光时间一起决定了照片的密度和受检者的受照剂量。管电流与曝光时间的乘积称为电流时间积，也可称为毫安秒，通常用 mAs 表示。管电流的测量方法也分为介入式与非介入式两种。

1. 介入式毫安表和毫安秒表测量管电流　毫安表适用于长时间曝光时检测管电流，毫安秒表主要用于曝光时间较短的情况下检测曝光时管电流与曝光时间的乘积，即毫安秒值。毫安表或毫安秒表应串接于被测 X 射线发生器管电流测量电路中，或接于被检设备的技术资料中所指定的检测点。

2. 非介入式毫安表和毫安秒表测量管电流　非介入式毫安表和毫安秒表一般为钳形电流表，钳形电流表如图 10-44 所示。钳形电流表是集电流互感器与电流表于一身的仪表，其工作原理与电流互感器测电流是一样的。电流互感器的铁心在捏紧扳手时可以张开；被测电流所通过的导线可以不必切断就可穿过铁心张开的缺口，当放开扳手后铁心闭合。穿过铁心的被测电路导线就成为电流互感器的一次线圈，其中通过的电流便在二次线圈中感应出电流，从而使二次线圈相连接的电流表有指示，即可测出被测线路的电流。具体测量方法为：

（1）将非介入式测量设备探头通过电缆与测量计连接，将探头夹在高压电缆的阳极上，为避免旋转阳极的影响，探头应距离 X 射线管在 30cm 以上，并注意使探头上标示的电流方向与实际管电流方向一致。

（2）选择某一管电流设定值，并用合适的管电压和曝光时间曝光，记下读数。

（3）改变管电流设定值，重复上述测量，记录测量结果。

（4）一般应至少选取 3 个不同的测量点，每个点至少重复测量 3 次，取其平均值，用相对偏差表示管电流测量的准确度。

3. 检测结果的评价

（1）由管电流的设定值和测定值可以计算出管电流设定值的相对偏差。

$$E = \frac{I_i - I_0}{I_0} \times 100\% \qquad (10-17)$$

式中：I_i——X 射线管电流的测量值，mA；I_0——X 射线管电流的设定值，mA；

（2）管电流的允许偏差一般为 ±20%，当测定管电流比设定值偏低（小于 20%）时，只要管电流的线性好，一般不需要调整；但如果偏高（大于 20%），则十分危险，容易造成 X 射线管的损坏，甚至伤害患者，因此需要立刻进行调整。

非介入式测量方式的优点是方便、安全，但是其测量准确度不及介入式测量。介入式测量的量程下限较低，可以测量透视的管电流，

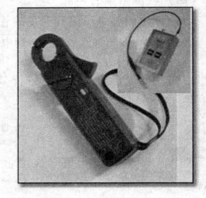

图 10-44　非介入式钳形电流表测量探头

但需要与 X 射线机的电子线路相连接，既有可能对设备造成损坏，又不安全。在常规检测中，一般用非介入式测量的方式较多。

三、曝光时间的检测

曝光时间是指曝光控制系统的作用时间，一般可以分为空载曝光时间和负载曝光时间。空载曝光时间是指在保证不产生 X 射线的条件下，X 射线机曝光系统的控制时间。负载曝光时间是指在 X 射线发生的条件下，高压电路中 X 射线管电压上升至其峰值的 65% ~85% 及下降至上述值的时间间隔。通常我们关注的是负载曝光时间。曝光时间与管电流的乘积，决定了胶片的密度和受检者的剂量，故曝光时间也是 X 射线机很重要的参数。由于 X 射线机的类别不同，其曝光控制系统的结构也有很大差异，因此，应根据被测 X 射线机的类别和所具备的测量条件，选用恰当的方法进行测量。主要测量方法有以下 2 种。

1. 数字式计时器测量原理　数字式计时器是一种广泛用于测量各种时间的电子仪器，其测量范围较广，测量曝光时间时，适用于由主接触器控制曝光时间的 X 射线机的空载测量，连接电路如图 10－45 所示。

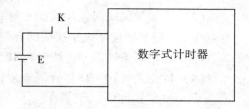

图 10－45　数字式计时器连接图

将数字式计时器的空触点接点接到主接触器的常开触点，曝光开始 X 射线机主接触器得电，常开触点吸合，计时开始；曝光结束主接触器常开触点断开，计数停止，数字显示曝光时间。

2. 非介入式曝光时间测量原理　非介入式测量曝光时间的原理就是找出管电压（kVp）的峰值，取管电压波形上升和下降沿峰值的 75% 的时间间隔作为曝光时间。因此，可采用与测量管电压相同的测量设备，并在测量管电压的同时测量曝光时间，量程一般在 0.3～10s。非介入式测量曝光时间的波形示意图如图 10－46 所示。

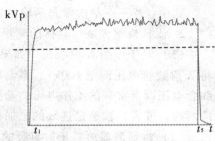

图 10－46　曝光时间测试示意图
（$t_1 - t_2$ 时间间隔为曝光时间）

具体测量步骤如下：

（1）将非介入式测量设备放在诊视床上，调节焦片距为 100cm，并固定 X 射线管，调节指示光野，使指示光野略大于仪器顶面上所标示的探头区。

（2）设置某一曝光时间，选择合适的管电压和管电流进行曝光，记录测量结果。

（3）改变曝光时间的设置值重复上述测量，记录设置值和测量结果。

（4）选择某一常用曝光时间，重复 5～10 次测量，观察曝光时间的重复性。

3. 检测结果的评价　由曝光时间的设定值和实测值计算出设定值的偏差。对相同设定值，需要多次重复测量结果并计算出它们的实验标准偏差（重复性）。一般要求曝光时间的偏差在 ±10% 以内。

四、辐射输出的重复性与线性检测

管电压、管电流及曝光时间决定了 X 射线摄影的辐射输出的照射量或空气比释动能，管电压确定后，当相同管电流与曝光时间组成相同的电流时间积（mAs）值时，在相同的位置上应有相同的输出量，这一特性称为辐射输出的重复性；当不同管电流和曝光时间组成相同的电流时间积（mAs）值时，在相同的位置上应有相同的输出量，这一特性称为输出量的线性，也称为电流时间积的互换性。

1. 重复性检测方法　辐射输出的重复性一般用多次重复测量的相对标准偏差表示，具体的测量步骤如下：

（1）对于诊断 X 射线机，如果其高压发生器标称 X 射线管电压不小于 100kV 时，将 X 射线管电压调至 100kV；其高压发生器标称 X 射线管电压小于 100kV 时，将 X 射线管电压调至常规的工作电压；X 射线管电流调至 0.1s 时所允许的 X 射线管最大电功率的 50%。

（2）将剂量仪或剂量仪的探头放在诊视床上，并置于射束野的中心。调节焦片距为100cm，照射野应略大于探头的有效测量面积，保持照射野的中心与探头中心一致；

（3）对相同条件下，连续曝光10次，10次曝光要在1小时内完成。

（4）按公式（10-18）计算重复性。

$$S = \frac{\sqrt{\sum_{i=1}^{n=10} \dfrac{(K_i - \overline{K})^2}{n-1}}}{\overline{K}} \tag{10-18}$$

式中：K_i——单次曝光的输出量；$\overline{K}$——n次曝光的平均值；n——曝光次数。

2. 线性检测方法　具体的测量步骤如下：

（1）对于诊断X射线机，如果其高压发生器标称X射线管电压不小于100kV时，将X射线管电压调至100kV；其高压发生器标称X射线管电压小于100kV时，将X射线管电压调至常规的工作电压；选择辐照时间、X射线管电流或电流时间积的任意连续两挡，或者当预选是连续的，加载因素的预选值之比不大于2的任意两挡。

（2）将探测器放置于射束野的中心。

（3）每点测量三次，取其平均值，非线性L用公式（10-19）进行计算。

$$L = 2 \times \frac{|K_1/Q_1 - K_2/Q_2|}{K_1/Q_1 + K_2/Q_2} \tag{10-19}$$

式中：K_1和K_2——两挡的空气比释动能测量平均值；Q_1和Q_2——两挡预置的电流时间积（mAs）值。

3. 检测结果的评价　一般要求在规定的时间内，以间歇加载方式工作时，辐射输出的重复性应不大于10%，辐射输出的线性随毫安秒的变化非线性应不大于20%。

五、X射线质（半价层）的检测

（一）半价层简介

由于X射线机输出的光子束并不是单一的能量，而是由一个连续能谱分布的光子束组成。因此，对有用X射线束辐射线质（简称线质）的描述需要该射线束光子能谱的详细说明。然而，测量X射线能谱需要专用的设备和知识，在绝大多数实验室很难完成。因此，一种公认可行的方法是通过测定X射线的半价层（half value-layer）和同质系数等描述其辐射特性。

半价层是反映X射线质的参数。它反映了X射线的穿透能力，表示X射线质的软硬程度，半价层可用HVL表示，半价层又称半值层。

有时人们用施加在X射线管两极间的峰值电压，即管电压来表示射线的线质，这是因为管电压越高，X射线管内的电子运动速度就越快，撞击阳极靶面的能量就越高。但是，有用射线束的光子的有效能量与附加过滤片厚度密切相关。在相同峰值管电压条件下，附加过滤片越厚，半价层越大，有用射线束穿透能力越强。因此，管电压只能粗略地反映X射线的线质。目前国内外开展CT、医用诊断X射线机质量检测及其质量控制工作时，通常采用测量给定X射线管电压和总滤过（包括固有滤过和附加滤过）

条件下的 HVL 来评价射线质。

半价层（HVL）的定义就是使在 X 射线束某一点的空气比释动能率（或空气吸收剂量率）减少一半时所需要的标准吸收片的厚度，又称为第一半价层（first half – value layer）；同理，第二半价层（second half – value layer）就是使在 X 射线束某一点的空气比释动能率（或空气吸收剂量率）减少至四分之一时所需要的标准吸收片的厚度。同质系数是第一半价层与第二半价层之比值。

半价层随 X 射线能量的增大而增大，随着吸收物质的原子序数、密度的增大而减少。对一定能量的 X 射线，其半价层可用不同标准物质的不同厚度来表示。例如，一束 X 射线穿过 2mm 标准铜吸收片后，其强度减弱了一半，则称这束 X 射线的半价层为 2mm 铜。一般激发电压在 120kV 以下的 X 射线，常用铝作为表示半价层的物质；激发电压在 120kV 以上的 X 射线，常用铜作为表示半价层的物质；对激发电压在几兆伏以上的 X 射线，其半价层可用铅的厚度表示。

（二）测量原理

半价层的测量原理如下：

X 射线穿透标准吸收片后的衰减与吸收片材料的线性衰减系数 μ 和它的厚度 d 有关。若未加吸收片时，X 射线束中心点的空气比释动能率为 I_0，穿透吸收片时，X 射线束中心点的空气比释动能率为 I，它们之间的关系可用下式表示：

$$I = I_0 e^{-\mu d} \tag{3-20}$$

半价层测量示意图如图 3 – 8 所示。

1 为 X 射线管；2 为限束光阑和附加过滤片；3 为半价层吸收片及支架；4 为减少散射线对电离室的贡献，在吸收片后放置的正方形限束光阑；5 为测量空气比释动能率的标准电离室

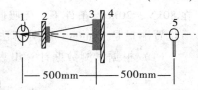

图 10 – 47　半价层测量示意图

当空气比释动能率刚好减少一半时，代入公式（10 – 20）得到透过率（I/I_0）：

$$I/I_0 = 1/2 = e^{-\mu d} \tag{10-21}$$

取对数，公式（10 – 21）中的 d 即为 HVL，见公式（10 – 22）：

$$\text{HVL} = d = \ln 2/\mu = 0.693\mu^{-1} \tag{10-22}$$

（三）测量方法

1. 做图法测量半价层　在实际测量半价层过程中，常常采用一组厚度均匀的、高纯度（99.5% 以上）的铝片或铜片做标准吸收片，由于空气比释动能率刚好减少一半时的情形很难刚好精确得到，因此需要使用 X 射线剂量仪测量出各种峰值管电压条件下的不同厚度吸收片描绘出的衰减曲线，内插求得半价层值。具体操作如下：

选定某一曝光条件（管电压、管电流、曝光时间）并固定不变，分别测量在不加吸收片和加不同厚度吸收片（如 1mm、2mm、3mm、4mm）时的空气比释动能率 I_0、I_1、I_2、I_3、…、I_j（其中 I_0 为不加吸收片时测得的值），每种滤过条件下，重复（2～5）次，记录所有测量结果。

通常把 I_j/I_0 称为衰减比或透过率，测量完成后，需分别计算出每一个厚度吸收片

的透过率值。由于透过率是同时进行的相对测量，因此电离室的测量结果可以不做温度和气压修正。在对数坐标纸上根据测量计算的数据作半价层曲线，其中横坐标为吸收片厚度（单位为 mm），纵坐标为透过率。在该曲线上求出衰减比为 0.5 时对应的吸收片厚度，即为测得的半价层值，以 mmAl 表示。半价层曲线如图 10－48 所示。

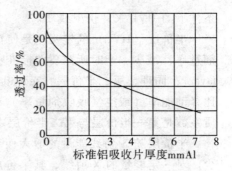

图 10－48　半价层曲线

　　测得的半价层应满足 IEC 标准中规定的要求，见表 10－1。如果测量结果低于表中规定的最低要求，则表明 X 射线管的总滤过厚度不足，软射线偏高，从而使患者的剂量增大，应适当增加滤过厚度。

　　（1）检测器材平板型电离室或半导体固体探头的 X 射线剂量仪；纯度高于 99.5% 的铝片作为吸收片，要求厚度为 0.1mm，0.2mm，0.5mm，1.0mm，2.0mm 的铝片各两块，厚度精度为 ±1%，面积应大于 2 倍探头灵敏测量区；非介入式管电压计。

　　（2）测量设置按照剂量仪说明书的要求将剂量仪放在 X 射线球管的下面，吸收片位于 X 射线管焦点和剂量仪探头的中间，或吸收片距探头 ≥20cm，以避免散射线对测量的影响。调节 X 射线指示光野略小于吸收片的面积。

　　2. 计算法测量半价层　举例说明该方法：测量某一医用诊断 X 射线机的半价层，在 80kV，20mAs 条件下，无吸收片时空气比释动能率为 20mGy，加 2.0mm 铝片，在同一位置测量是 13mGy，用计算法求出该电压下的半价层。

　　（1）根据实测数据计算出衰减系数 λ

$$\lambda = \frac{\ln \dfrac{I_0}{I}}{d_1} = \frac{\ln \dfrac{20}{13}}{2.0} = 0.2154 \text{ mm}^{-1} \tag{10-23}$$

　　（2）用求出的衰减系数 λ 计算半价层

$$d_{1/2} = \frac{\ln 2}{\lambda} = \frac{0.693}{0.2154} = 3.217 \text{mm} \tag{10-24}$$

　　这里需要说明的是，如果测量所加的半价层铝片厚度与计算出的铝片厚度相差较远时，应继续添加或减少铝片进行测量，铝片厚度的多少要向计算出的半价层铝片厚度靠拢。

　　4. 自动模式下半价层的测量　目前，数字化医用诊断 X 射线机越来越普及，其工作时采用自动透视或摄影，由于放射技师一般不会使用手动模式，因此，检测人员在进行检查时会遇到各种困难，最典型的是测量该辐射源的半价层。这里介绍一种在自动模式下简单易行的方法，供大家参考。具体测量步骤如下：

　　（1）先测量未加吸收片时的空气比释动能率。这里强调一点是一定要把吸收片放置在探测器后面，如图 10－49（a）所示。

　　（2）探测器保持不变，在射线源与探测器之间加吸收片，测量加吸收片时的空气比释动能率，如图 10－49（b）所示。

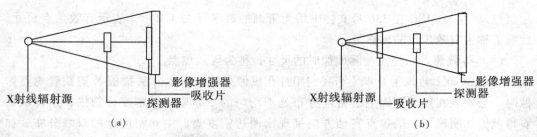

图 10－49　测量自动透视或摄影 X 射线机的半价层示意图

表 10－1　不同管电压的最小半价层

管电压/kV	最小半价层/mmAl
50	1.5
60	1.8
70	2.1
80	2.3
90	2.5
100	2.7
110	3.0
120	3.2
130	3.5
140	3.8
150	4.1

六、X 射线管焦点参数的测量

（一）基础理论

X 射线管焦点尺寸及其信息传递功能是影响影像质量的重要因素之一。当成像设备系统分辨率不能满足临床诊断要求时，或对 X 射线发生装置进行验收检测时，应进行 X 射线管焦点的测量。

作为医用 X 射线管焦点尺寸的测量方法，国际电工委员会（IEC）与美国电气制造商协会（NEMA）从 20 世纪 80 年代初规定采用狭缝相机方法（IEC 336—1982，NEMAXR5—1984），并对以此方法获得焦点的方向性、对称性、X 射线强度分布、焦点尺寸的测定及焦点的调制传递函数（MTF，modulation transfer function）作了明确规定。但是，合适的狭缝相机的取得和制作很困难，因此，其后出现了针孔成像、平行线对卡、星卡等方法，以测量 X 射线管焦点尺寸和分辨率。

1. X 射线管焦点的概念

（1）实际焦点　灯丝发射的电子经聚焦后在阳极靶面上的冲击面积。

（2）有效焦点　实际焦点在 X 射线管长轴垂直方向上的投影面。

（3）标称焦点　焦点大小是矩形，不能用正方形面积（如 1.2mm × 1.2mm）来表示焦点尺寸，故 IEC 在 336 号文件中用无量纲的数字（如 1.2）来表示有效焦点尺寸，此数值称为有效焦点的标称值。

（4）等效焦点　焦点实际成像时的尺寸，称为等效焦点。

2. 焦点面上的线量分布　当我们用针孔成像或狭缝相机方法拍摄 X 射线管焦点影像时，会发现在焦点影像上的密度分布是不均匀的。如果用微密度计扫描，这种状态看得就更加明确了。沿焦点宽轴方向呈现出两边密度高、中间密度低的双峰分布，如图 10 – 50 所示。沿焦点长轴方向呈现出两边密度低、中间密度偏高的单峰分布如图 10 – 51 所示。这说明焦点面上的 X 射线量分布是不均匀的。

3. X 射线管焦点的成像质量　X 射线管焦点的成像质量受焦点尺寸、焦点的调制传递函数、焦点的极限分辨率和焦点的散焦值的影响。

（1）焦点尺寸　X 射线管焦点不是一个理论上的几何点，再小也是一个面积。因此它在 X 射线锥形照射的投影中必然会形成半影。焦点尺寸越大，半影也越大，影像的模糊程度也就越大。

（2）焦点的调制传递函数　一般来说，在同一空间频率（lp/mm）下，如果焦点的调制传递函数值越大，则信息传递功能就越好，成像质量就越高；反之，焦点的 MTF 小，其成像质量就差。同时还必须指出，由于焦点面在宽轴与长轴方向上的线量分布不一致，呈双峰与单峰分布，因此两方向上的信息传递功能也就不一致。在相同空间频率下，单峰分布的调制传递函数值高于双峰分布。如图 10 – 50，10 – 51 所示。

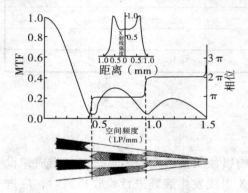

图 10 – 50　X 射线管焦点双峰能量分布与
其信息传递功能的关系

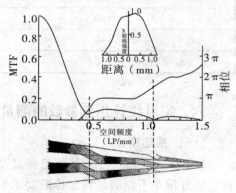

图 10 – 51　X 射线管焦点单峰能量分布与
其信息传递功能的关系

（3）焦点的极限分辨率　所谓极限分辨率，指的是当信息传递为 0 时的空间分辨率数值，亦即影像完全模糊不能再分辨时（即 MTF = 0）的分辨率。焦点尺寸越小，极限分辨率越高；焦点面上线量分布为单峰时的极限分辨率高于双峰分布；相同条件下，影像放大率越高，极限分辨率越高。

（4）焦点的散焦值　在 X 射线摄影中，有效焦点尺寸随着 X 射线管负荷条件而变化，特别是当管电压较低时，其尺寸随摄影选择管电流的不同而有较大的变化，管电流增高，焦点尺寸增大，极限分辨率下降。人们把 X 射线管焦点极限分辨率随其负荷条件而相对变化的量，称为散焦值。

国际 IEC 标准和行业标准 YY/T 0063—2007《医用诊断 X 射线管组件焦点特性》中规定了测量 X 射线管的焦点的三种方法：第一种是焦点狭缝射线照相法；第二种是焦点针孔照相法；第三种是焦点星卡射线照相法。从测量准确角度讲，第一种测量方法的测量误差最小。本节中我们将分别介绍焦点的针孔成像检测法、星卡成像检测法和焦点狭缝射线照相法。

（二）针孔成像检测法

针孔成像法只适用于测量大于 0.3mm 的焦点，当焦点小于 0.3mm 时（如乳腺摄影 X 射线管），焦点像有晕影，测量误差较大，应采用狭缝相机成像法测量。

1. 检测器材　用含 90% 金和 10% 白金的合金材料做成针孔。针孔的尺寸根据所测焦点尺寸而定，见表 10 - 2。

表 10 - 2　针孔尺寸

标称焦点尺寸/mm	直径/mm	深度/mm
F≤1.0	0.030 ± 0.005	0.075 ± 0.010
F≥1.1	0.100 ± 0.005	0.500 ± 0.010

（1）胶片　医用 X 射线微粒胶片，单药膜，不用增感屏。

（2）放大镜　带刻度的放大镜 5~10 倍，刻度分度为 0.1mm。

2. 检测方法　将针孔照相设备安装在 X 射线管的射线出口处，焦点至针孔的距离大于 10cm，通过准直系统使 X 射线线束中心线与针孔轴线重合或它们的夹角小于 10^{-3} 弧度。

按表 10 - 3 焦点成像放大率的要求，调节焦点到针孔及胶片的距离，放大率的计算参见公式：

$$M = \frac{n}{m} \tag{10 - 25}$$

式中，n 为焦点到胶片距离，m 为针孔到胶片距离。

表 10 - 3　焦点成像的放大率

标称焦点尺寸/mm	放大率
F≤1.0	≥2
F≥1.1	≥1

按表 10 - 4 所规定的曝光条件进行曝光，通过选择合适的曝光时间，使胶片的密度最大值在 1.0~1.4。

表 10 - 4　曝光条件

额定管电压/kV	管电压设置值	管电流设置值
≤75	最大额定管电压	最大额定管电流
75~150	75kV	最大额定管电流的 50%
≥150	最大额定管电压的 50%	最大额定管电流的 50%

冲洗胶片，在观片灯下用放大镜测量胶片上焦点像的长和宽，并记录在表 10 - 5 中。

表 10 - 5 焦点测量记录（示例）

标准焦点尺寸/mm	管电压/kV	管电流/mA	曝光时间/s	放大率	焦点像尺寸/mm		有效焦点尺寸/mm	
					长	宽	长	宽
0.6	75	250	0.05	2	1.6	1.4	0.8	0.7
1.0	75	250	0.05	2	2.6	2.4	1.3	1.2

3. 检测结果的评价 由表 3 - 5 中焦点像的尺寸和放大率，按公式（10 - 26）与（10 - 27）计算有效焦点的长和宽：

$$焦点的长 = \frac{焦点像的长}{放大率} \times 0.7 \tag{10-26}$$

$$焦点的宽 = \frac{焦点像的宽}{放大率} \tag{10-27}$$

焦点的测量结果应满足 IEC 标准规定的要求，该标准已被我国等同采用，并转化为国家行业标准 YY/T 0063，见表 10 - 6。

表 10 - 6 焦点的允许误差范围（IEC 标准）

焦点标称尺寸	有效焦点允许范围/mm		焦点标称尺寸	有效焦点允许范围/mm	
	宽	长		宽	长
0.10	0.10 ~ 0.15	0.10 ~ 0.15	1.30	1.30 ~ 1.80	1.90 ~ 2.60
0.15	0.15 ~ 0.23	0.15 ~ 0.23	1.40	1.40 ~ 1.90	2.00 ~ 2.80
0.20	0.20 ~ 0.30	0.20 ~ 0.30	1.50	1.50 ~ 2.00	2.10 ~ 3.00
0.25	0.25 ~ 0.38	0.25 ~ 0.38	1.60	1.60 ~ 2.10	2.30 ~ 3.10
0.30	0.30 ~ 0.45	0.45 ~ 0.65	1.70	1.70 ~ 2.20	2.40 ~ 3.20
0.40	0.40 ~ 0.60	0.60 ~ 0.85	1.80	1.80 ~ 2.30	2.60 ~ 3.30
0.50	0.50 ~ 0.75	0.70 ~ 1.10	1.90	1.90 ~ 2.40	2.70 ~ 3.50
0.60	0.60 ~ 0.90	0.90 ~ 1.30	2.00	2.00 ~ 2.60	2.90 ~ 3.70
0.70	0.70 ~ 1.10	1.00 ~ 1.50	2.20	2.20 ~ 2.90	3.10 ~ 4.00
0.80	0.80 ~ 1.20	1.10 ~ 1.60	2.40	2.40 ~ 3.10	3.40 ~ 4.40
0.90	0.90 ~ 1.30	1.30 ~ 1.80	2.60	2.60 ~ 3.40	3.70 ~ 4.80
1.00	1.00 ~ 1.40	1.40 ~ 2.00	2.80	2.80 ~ 3.60	4.00 ~ 5.20
1.10	1.10 ~ 1.50	1.60 ~ 2.20	3.00	3.00 ~ 3.90	4.30 ~ 5.60
1.20	1.20 ~ 1.70	1.70 ~ 2.40			

（三）星卡成像检测法

1. 测量器材　顶角为2°的星卡（纯度95%以上的铅，厚度50μm，外径57.3mm，内径4mm，空间频率0.5～7.2lp/mm），如图10-14所示，胶片（普通X射线胶片），无增感屏暗盒，放大镜，卷尺。

2. 检测方法

（1）将星卡固定在准直器的下方。星卡所在平面与X射线束垂直，其中心与线束中心重合。按表10-7要求的放大率，调节焦点到胶片的距离，并固定X射线管。其位置摆放如图10-52所示。

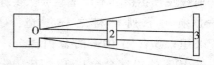

图10-52　星卡成像位置摆放图

1-X射线管的焦点；2-星卡；3-胶片

表10-7　星卡测量焦点时的放大率与焦点尺寸的关系

焦点标称尺寸/mm	建议使用的放大倍率 M'
0.2～0.3	4
0.4～0.7	3
0.8～1.0	2
1.2～1.5	1.75
1.6～2.0	1.5

（2）用焦点星卡射线照相时X射线管的焦点测量条件是：对于X射线机标称管电压大于75kV时，将管电压调至75kV；对于X射线机标称管电压小于或等于75kV时，将管电压调至标称管电压；管电流均调至标称管电流的一半；管电流与时间乘积均为20～50mAs。

（3）冲洗照片，拍摄的星卡照片必须从两个方向上评价最外层失真区的平均直径尺寸 Z_W（与X射线管平行方向）和 Z_L（与X射线管垂直方向）。

测出的星卡焦点尺寸是等效焦点，一般用 F_{eq} 表示，单位是mm（图10-53）：

$$F_{eq} = \frac{Z\theta}{M' - 1} \qquad (10-28)$$

式中：Z——两个方向上失真区的平均直径 Z_W、Z_L，mm；M'——星卡照片上的放大倍率；θ——星卡吸收楔条顶角，rad。对于2°星卡为0.0349rad。

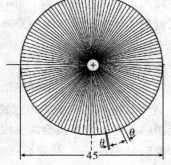

图10-53　X射线管焦点星形测试卡

3. 注意事项　在使用星卡成像法检测X射线管焦点时，人为误差较大，一般用于稳定性检测，而不用于验收检测。从临床角度讲，此法不失为操作性很强的简捷方法，应予以推广、掌握。同时，星卡成像法还可以应用于成像系统影像质量分析评价。

（四）焦点狭缝射线照相

采用狭缝照相机拍摄，照相机狭缝光阑尺寸如图 10-54 所示。

焦点狭缝射线照片必须用微粒 X 射线胶片拍摄，不用增感屏。狭缝光阑必须用下列材料之一制造：①钨；②钽；③含铂 10% 的金铂合金；④含铼 10% 的钨铼合金；⑤含铱 10% 的铂铱合金。

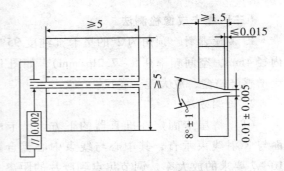

图 10-54　狭缝光阑的基本尺寸

狭缝照相机的准直需要基准轴线通过狭缝光阑入射面的中心，与狭缝光阑对称轴线所成的角度小于或等于 10^{-3} rad，如图 10-55 所示。

狭缝光阑入射面与焦点的距离必须使实际焦点范围内放大倍率变化不超过 ±5%，基准面和尺寸如图 10-56 所示。

图 10-56 中的尺寸按公式（10-29）、（10-30）、（10-31）计算：

$$\frac{n}{m} = E \qquad (10-29)$$

$$\frac{n}{m+k} \geq 0.95E \qquad (10-30)$$

$$\frac{n}{m-p} \leq 1.05E \qquad (10-31)$$

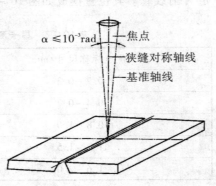

图 10-55　狭缝照相机的准直

式中：E——放大倍率；k——基准面至远离光阑实际焦点的边缘的距离，mm；p——基准面至离光阑近的实际焦点的边缘的距离，mm；m——基准面至光阑入射面的距离，mm；n——胶片至光阑入射面的距离，mm。

需要注意的是，狭缝光阑的入射面与焦点的距离不小于 100mm。在拍摄焦点狭缝射线照片时，狭缝光阑的方向必须使狭缝的长度对焦点的长与宽的两个方向分别垂直，偏差在 ±0.09rad（±5°）范围内。

测量焦点的宽度时，狭缝的方向必须与 X 射线管组件的纵轴平行或与规定的纵轴平行。

测量焦点的长度时，狭缝的方向必须与测量焦点的宽度时所述的方向垂直。

胶片必须与基准方向垂直，由狭缝光阑入射面根据放大倍率按表 10-8 确定。

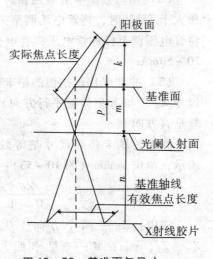

图 10-56　基准面与尺寸

表 10 – 8　焦点标称值与放大倍率

焦点标称值 f	放大倍率 $E = n/m$
$f \leqslant 0.4$	$E \geqslant 3$
$0.5 \leqslant f \leqslant 1.0$	$E \geqslant 2$
$1.1 \leqslant f$	$E \geqslant 1$

除表 10 – 8 提供的用焦点狭缝射线照相时 X 射线管的焦点测量条件以外，其他用焦点狭缝射线照相时 X 射线管的焦点测量条件必须按表 10 – 9 提供的测量条件摄取焦点射线照片。

表 10 – 9　X 射线管的焦点测量参数

X 射线管标称电压 U	管电压	管电流
$U \leqslant 75\mathrm{kV}$	标称电压	对应于焦点阳极输入功率的 50% 管电流
$75 < U \leqslant 150\mathrm{kV}$	$75\mathrm{kV}$	
$150 < U \leqslant 200\mathrm{kV}$	50% 标称电压	

如果检测条件满足不了上述要求，可以采用狭缝式实时测焦点方法测量。该方法是按照 IEC 336 标准要求的狭缝和传感器线扩散函数测量焦点，还符合 DIN6823、NEMAXR5 的要求。图 10 – 57 和图 10 – 58 所示为狭缝式（RFM）实时测焦点仪及其专用软件。

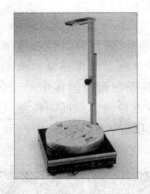

图 10 – 57　RFM 实时焦点测试仪

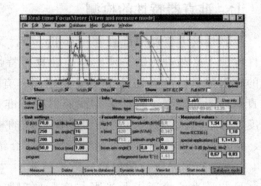

图 10 – 58　使用专业软件查看测量数据

该方法的使用要求和仪器的技术规格是：

曝光时间：最小 10ms。

管电压范围：22 ~ 150kV。

放大倍率：0.8 ~ 5（自动计算）。

狭缝测量范围：0.1 ~ 5mm。

校准方式：自动。

主机（不包括狭缝支架）：200mm×200mm×67.5mm。

狭缝支架：20mm×20mm×（200~400）mm。

狭缝尺寸：10μm（按照 IEC 336 标准）。

重量：3.85kg。

几种方法比较见表 10－10。

表 10－10　按照 IEC 336 标准测焦点的几种方法比较

测量方式	需要曝光次数	测量时间	计算 MTF（调制传递函数）	计算焦点大小	可测量小于 0.3mm 的焦点	测试费用比较
使用探头的狭缝式测量	2	3min	●	●	●	2
需要拍片的狭缝式测量	5~20	2h	●	●	●	4
需要拍片的小孔成像测量	2~5	1h		●		3
使用星卡测量	L	20min			视检测人员肉眼分辨力而定	1

表中"●"表示能够进行对应项目的测试

七、准直器特性的检测

X 射线发生装置中准直器（collimator，又称束光器）特性的检测是验收检测和稳定性检测中必须进行的一项工作。准直器特性的好坏直接影响着影像质量以及患者接受的辐射剂量，准直器除了要安装牢固，有灯光可以调整照射野，能作中心定位外，准直器性能的检测还包括 X 射线照射野与准直器光野一致性检测、照度的检测（包括照度比的检测）、总滤过的测量及漏射线的检测等。这里仅就光野与照射野一致性检测、指示光照度检测、总滤过的检测进行介绍。

（一）指示光野与照射野一致性检测

目的是为了验证指示光野与实际照射野周边和中心的一致性。具体方法是测量所选择的平面内 X 射线野的两条主轴上 X 射线野与光野相应边之间的偏差，选择的平面距焦点距离应在正常使用的范围内，且与 X 射线束主轴垂直，其误差在 3°的范围内。

1. 检测器材　光野－照射野一致性检测板（图 10－59）（为 25cm×20cm 的铜板，厚度为 2mm，在相互垂直的轴线上标有刻度线，并标有

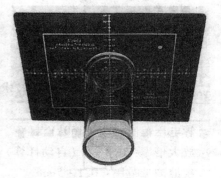

图 10－59　光野－照射野一致性检测板

14cm × 18cm 的矩形区）；暗盒：8in × 10in。

2. 检测方法

（1）将光野 – 照射野一致性检测板放在床面上，将焦片距（SID）调节为正常使用范围内，一般选择 100cm。关闭室内照明灯，打开光野指示灯，使准直器的十字交叉线与检测板上的十字线重合，四边与检测板的矩形区重合。如果不能重合，利用检测板上的刻度记下各边的实际位置。测量所选择的平面应与 X 射线束主轴垂直，其误差在 3° 的范围内。

（2）对于传统的非数字化 X 射线机，放入暗盒，用合适的曝光条件（如 70kV、10mAs）对检测板曝光，并冲洗胶片。对于数字化 X 射线机，则可以直接曝光采集图像。

（3）观测图像上实际照射野的大小（通过照片上的刻度线，而不是用尺子测量），并计算各边的实际照射野与指示光野的差值。

（4）沿图像上高密度区作对角线，两对角线交叉点为照射野的中心，测量出该中心与指示光野中心（十字交叉线）的直线距离，即为中心偏差。

3. 检测结果的评价 测量所选择的平面内 X 射线野的两条主轴上 X 射线野与光野相应边之间的偏差，如图 10 – 60 所示。

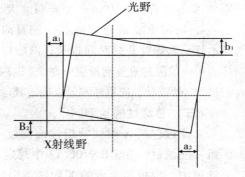

横轴上测得的偏差用 a_1、a_2 表示，在纵轴上测得的偏差用 b_1、b_2 表示。选择的平面距焦点距离为 s，应满足公式（10 – 32）和公式（10 – 33）。

$$|a_1| + |a_2| \leq 0.02s \qquad (10-32)$$
$$|b_1| + |b_2| \leq 0.02s \qquad (10-33)$$

照射野的中心和四边均要求与指示光野相差在 2% 的焦片距以内，相差过大则应作调整。

图 10 – 60 辐射野与光野的偏差示意图

4. 检测中应注意的事项

（1）照射野与指示光野的偏差大小与焦片距（SID）是紧密相关的，所以在评价时是以 SID 为依据，在测量时要记录实际焦片距。

（2）在没有光野 – 照射野一致性检测板时，也可采用简便的方法，如用大头针、硬币等密度高的物体对指示光野作标记。但要注意的是，曝光最好分两次，第一次按设定的照射野曝光，第二次要人为地扩大照射野曝光，这样就可避免照射野比指示光野小时在照片上看不到标记物的图像从而无法测量它们的偏差。金属针与硬币检测方法分别如图 10 – 61，10 – 62 所示。

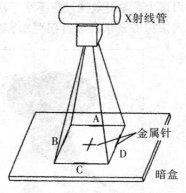

图 10 –61 X 射线光野与照射野一致性的金属针检测法

（二）指示光照度检测

检测目的是验证 X 射线发生装置准直器的指示光是否能达到规定的光照度要求。

1. 检测器材　照度计、剂量仪等。照度计如图 10 - 63 所示。

2. 检测方法

（1）将焦片距调节为 100cm，照射野调节为 35cm × 35cm。

（2）关闭室内照明灯，关上窗帘，打开指示光灯，对指示光野的 4 个象限的光照度分别进行测量，如图 10 - 64 所示，记录测量结果。

（3）每个象限测量 3 ~ 5 次，求其平均值。

3. 测量结果的评价　当机房周围光线影响很小时，100cm 处光照度大于 100lx。一般要求距离 X 射线管焦点 100cm 处光照度大于 100lx。

4. 检测中应注意的事项　测量时，准直器指示灯不能连续开灯时间过长，以防灯泡过热烧坏。每一象限的重复测量值应在 5% 以内变动，对超过 5% 的波动，应重新测量以确定其原因。

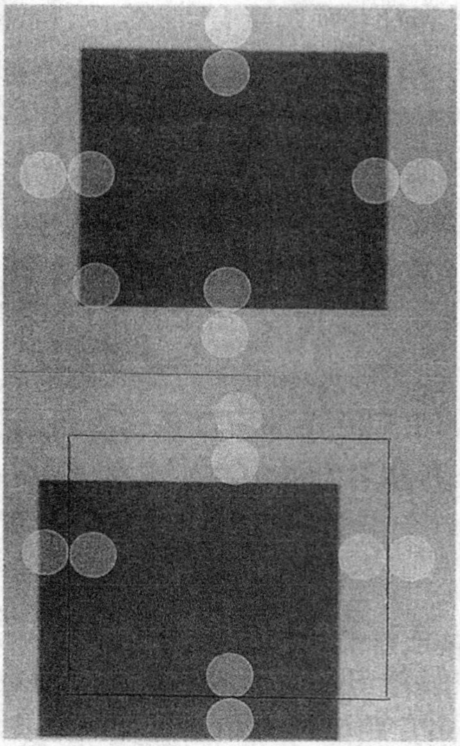

图 10 - 62　8 枚硬币检测法

（三）总滤过的检测

总滤过包括 X 射线管组件的滤过与 X 射线源组件的滤过。在 GB 9706.12 中规定了 X 射线设备的总滤过的要求。在 X 射线设备的总滤过中，由投向患者的 X 射线束中的材料引起的总滤过应符合以下要求：

对钼靶且标称 X 射线管电压不超过 50kV 的乳腺摄影专用 X 射线设备，总滤过应不小于由 0.03mm 厚钼制 K 吸收边界式滤过片提供的滤过；对采用钼以外的材料的靶且标称 X 射线管电压不超过 50kV 的乳腺摄影专用 X 射线设备，总滤过应等于某一质量等效滤过，而这个质量等效滤过应不小于用某些材料所提供的滤过，这些材料与靶配合，应能够达到该标准要求的半价层要求；对标称 X 射线管电压不超过 70kV 的齿科摄影专用 X 射线

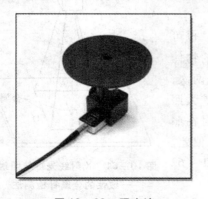

图 10 - 63　照度计

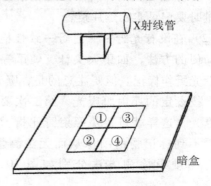

图 10 - 64　光野照度测量区

设备，总滤过应不小于 1.5mmAl；对其他的 X 射线设备，总滤过应不小于 2.5mmAl。

可见，总滤过也是 X 射线设备质量控制中应当进行的一项重要指标。那么如何进行总滤过的检测呢？之前介绍了半价层的检测方法，可以通过半价层的测量，估算 X 射线机的总滤过值，以便于管电压测量时对测量结果的校正和在剂量测量时对能量响应的校正。

1. 测量器材　测量所需设备与半价层测量相同。

2. 测量方法

（1）按照半价层的测量的要求，测出某一管电压时的半价层。

（2）通过查表 10 - 11，查出总滤过值。

表 10 - 11　半价层与总滤过的换算

总滤过	半价层					
	50kV	60kV	70kV	80kV	90kV	100kV
1.5	1.2	1.5	1.7	2.0		
2.0	1.4	1.8	2.0	2.4	2.7	3.1
2.5	1.6	2.0	2.3	2.7	3.1	3.5
3.0	1.8	2.2	2.6	3.0	3.4	3.8
3.5	1.9	2.4	2.8	3.2	3.7	4.1
4.0	2.1	2.5	3.0	3.5	3.9	4.4
4.5	2.2	2.7	3.2	3.7	4.2	4.7
5.0	2.3	2.8	3.3	3.9	4.4	4.9
5.5	2.4	3.0	3.5	4.1	4.6	5.1
6.0	2.5	3.1	3.7	4.2	4.8	5.3
7.0	2.7	3.3	3.9	4.6	5.2	5.7
8.0			4.2	4.9	5.5	6.0
10.0				5.4	6.0	6.6

七、空气比释动能或空气比释动能率的检测

由于 X 射线产生过程中，不是所有的辐射粒子都用于形成最终有用的图像，考虑到辐射会对人体产生损伤，如何用最小可能的辐射剂量产生最佳最优的图像，即力求取得最大的可能效应，在 X 射线诊断检查中是应当重点考虑的。因此，辐射剂量成为医用诊断 X 射线机计量检测中的一个重要参数。而一般而言，辐射剂量的概念不在不同的应用中的具有不同的表述形式。目前对于医用诊断 X 射线设备，用于表述辐射剂量的量为辐射输出的空气比释动能或空气比释动能率。辐射剂量的量为辐射输出的空气比释动能的测量方法简单易行，但为了更好的完成测量，应懂得 X 射线辐射剂量的几个基本概念。

（一）基本概念

X射线作为一种电离辐射，患者在接受X射线诊断检查时，一方面是要获得有用的图像，为临床诊断提供依据，另一方面，患者也会接受一定剂量的照射。因此，对患者来说，X射线诊断检查为利益与代价并存。现今，对患者剂量的监测越来越受到人们的重视。

"剂量"一词本是医学上的专用术语，它表示用药物治疗疾病时需要掌握的用药量。它与电离辐射的量本是两个不同的概念。自从发现了X射线并将其用于诊断与治疗疾病以及防护的需要，迫切需要对X射线的量建立一个统一的量度单位。1937年在芝加哥召开的ICRU会议确定：X射线的"量"或剂量的国际单位称作"伦琴"，用"R"表示。这次会议把以伦琴为单位的X射线的量称为"剂量"。以后，人们把剂量作为X射线的量沿用下来，并扩展到α、β、γ及中子等电离辐射。这便是辐射剂量学中这一概念的由来。

从1962年以来，所谓"剂量"实际上指的是吸收剂量。早期伦琴定义为：在1伦琴X射线照射下，0.001 293g空气（标准状况下，1cm³空气的质量）中释放出次级电子，在空气中共产生电量各为1静电单位的正离子和负离子。但是，后来科学家发现用"伦琴"表示吸收剂量是不合适的。伦琴不能作为剂量的度量单位，主要是因为当X射线与物质相互作用时，伦琴单位的定义不能正确反映被照物质实际吸收辐射能量的客观规律。能量相同的光子与物质相互作用时，物质种类不同，其相应得质能吸收系数也不同。所以，1伦琴X射线的照射量被空气和组织吸收能量不同。

现如今，辐射剂量学主要包括照射量、比释动能、吸收剂量三个不同的概念，下面将分别进行介绍。

1. 照射量　照射量是用以表示X或γ射线在空气中产生电离能力大小的物理量。X射线的发现和应用，要求对其作出量度。1928年第二届国际放射学大会正式通过如下的定义："伦琴是X射线辐照的量，当次级电子被全部吸收时，在0℃和76cm汞柱压强下，1cm³空气中产生1静电单位的电荷。"

1962年ICRU第10号报告对照射量作了正式的定义：照射量是单位质量的一个空气体积之中，光子释放的所有电子在空气中全部被阻止时，所产生的一种符号的所有离子电荷的总和，单位为伦琴。

伦琴作为一个物理量的单位，已使用了70多年，直到今天仍然没有一个合适的照射量专用名称来取代它，在历史上起的作用是不可磨灭的。但在许多方面，尤其在放射医学中常以伦琴作为剂量单位使用，使得许多人分不清照射量和吸收剂量。

1980年ICRU第33号报告，给照射量下了比较严格的定义：照射量X是dQ除以dm所得的商，如公式10-34所示。

$$X = \frac{dQ}{dm} \tag{10-34}$$

式中，dQ——光子在质量为dm的空气中释放出来的全部电子（负电子和正电子）完全被空气所阻止时，在空气中产生任一种符号的离子总电荷的绝对值。

照射量的单位：$C \cdot kg^{-1}$。

照射量的曾用单位：伦琴，符号 R。1 R = 2.58×10^{-4} C·kg^{-1}。

2. 比释动能　比释动能是 X 射线辐射剂量学量最重要的是一个参数。它描述的是不带电致电离粒子与物质相互作用时，把多少能量传给了带电粒子。比释动能也称作 *kerma*，是 "kinetic energy in material" 的缩写，符号为 K，是由电离辐射作用引起的在物质中释放的动能。比释动能 K 定义为 dE_{tr} 除以 dm 的商，如公式（10 – 35）所示。

$$K = \frac{dE_{tr}}{dm} \qquad (10-35)$$

式中，dE_{tr}——不带电致电离粒子在特定物质的体积元内，释放出来的所有带电粒子初始动能的总和；dm——所考虑的体积元内物质的质量。

比释动能的单位是焦耳/千克（J·kg^{-1}），国际单位（SI unit）是戈瑞，符号为 Gy。暂可使用的非法定计量单位还有拉德（rad）。根据定义，比释动能适用于 X 射线和 γ 射线以及中子等不带电致电离粒子。当提到比释动能的大小时，必须指明介质和所研究点的位置，因为不同介质的质能转换系数不同，当定义的物质为空气时，即为空气比释动能。

实践中还常常需要测量某一特定物质内的另一物质中一点的比释动能或比释动能率。此时被测的质量元必须小到对非带电致电离粒子场不引起明显扰动的要求。最常见的例子如：在肿瘤放射治疗前，要用水箱测量参考点或核准点（水下一点）处的空气比释动能 *kerma*。

另外，当探测器达到电子平衡状态，而且轫致辐射可以忽略不计时，吸收剂量与比释动能接近相等。

3. 吸收剂量　吸收剂量是剂量学和辐射防护领域中一个非常重要的量。它适用于任何类型的电离辐射、任何被辐射照射的物质，适用于内、外照射。吸收剂量指的是授予单位质量物质（或被单位质量物质吸收）的任何致电离辐射的平均能量。吸收剂量的严格定义为：

任何电离辐射授予质量为 dm 的物质的平均能量 dE 除以 dm，如公式（10 – 36）所示

$$D = \frac{dE}{dm} \qquad (10-36)$$

吸收剂量的 SI 单位是戈瑞，符号为 Gy。

过去曾用过的专门单位为拉德（rad），1Gy = 1J·kg^{-1} = 100rad。

1Gy 的吸收剂量就等于 1kg 受辐照物质吸收 1J 的辐射能量。

吸收剂量率就是单位时间内的吸收剂量。定义为：吸收剂量率 D 是 dD 除以 dt 所得的商，如公式（10 – 37）所示。

$$D = \frac{dD}{dt} \qquad (10-37)$$

式中，dD——在时间间隔 dt 内吸收剂量的增量。

吸收剂量率的单位：1J·kg^{-1}·s^{-1} = 1Gy·s^{-1}。

上述三个辐射剂量学的量既有联系，又有不同，在一定条件下又可相互转换，尤其是在满足带电粒子平衡条件时，吸收剂量与空气比释动能相等。因此，在很多实际

应用中，尤其是医用诊断 X 射线级别，往往对吸收剂量与空气比释动能不再进行区分，为了便于理解而俗称为"剂量"，而在医用诊断 X 射线设备的相关国家或行业标准中，测量的参数为空气比释动能或空气比释动能率。

（二）测量方法

空气比释动能或空气比释动能率的测量一般应采用诊断水平剂量计，可以是积分型电离室或半导体型的剂量计。但其主要技术指标应满足在射线质从 1.5 ~ 6.0mmAl 半价层（即 X 射线管电压为 50 ~ 150kV）变化范围内，其能量响应变化应不超过 5.0%。具体测量步骤如下：

1. 将剂量计的探测器置于 X 射线照射野的中心，选用最大的照射野，探测器的中心轴与射线束垂直。

2. 用于非介入治疗的医用诊断 X 射线机的探测器应按表 10 - 12 的位置放置。

表 10 - 12　测量各类 X 射线机辐射输出的空气比释动能率时探测器放置位置

X 射线机的类型	探测器位置	影像增强器位置
普通荧光屏	床上 2cm	
影像增强器 X 射线管头在床上	床上 30cm	距焦点最近
影像增强器 X 射线管头在床下	床上	距床面 30cm
影像增强器 C 形臂	影像增强器前 30cm	距焦点最近
其他类型	受检者距焦点最近	

3. 用于介入治疗的医用诊断 X 射线机的探测器放置位置应距影像增强器前 30cm。

4. 将连续方式工作的诊断 X 射线机的管电压调至：便携式为 60kV；其他为 70kV。

5. 将连续方式工作的诊断 X 射线机的管电流调至：非介入治疗无影像增强器的为 3mA；有影像增强器的为 1mA。介入治疗的为 20mA。

6. 在上述条件下，连续曝光 3 次以上，取其平均值，按下式计算辐射输出的空气比释动能率 K，单位为 $mGy \cdot min^{-1}$。

$$K = Mk_{T,p}N_k \qquad (10-38)$$

式中：M——诊断水平剂量计测量 3 次的平均示值，div；N_k——电离室或半导体探测器空气比释动能率的校准因子，$mGy \cdot min^{-1} \cdot div$；$k_{T,p}$——电离室探测器温度、气压密度修正，其计算公式为

$$k_{T,p} = \frac{273.15 + t}{293.15} \times \frac{101.3}{p} \qquad (10-39)$$

式中：t——检测时室内温度，℃；p——检测时室内气压，kPa。

注意，对于半导体型探测器，无需进行温度气压的修正。

八、空间分辨力的检测

空间分辨力表征 X 射线系统对相邻高对比度物体的分辨能力。空间分辨力可用调制传递函数（MTF）来描述，但 MTF 的测量非常复杂，通常采用可以目测的以每毫米线对数（lp/mm）表征的标准条形模块的来描述。测量空间分辨力的线对测试卡如图 10 – 65 所示。测量影响系统空间分辨力的因素很多，主要有影像增强器本身的性能参数、系统几何放大倍数、X 射线管焦点尺寸和电视系统的性能与参数等。

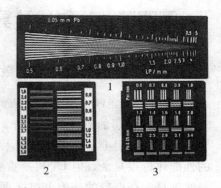

图 10 – 65　线对测试卡

空间分辨力的测量适用于 X 射线透视设备与数字摄影设备（CR、DR）。对于普通摄影的 X 射线设备，一般不测空间分辨力。具体测试方法如下：

对于 X 射线透视设备，参照以下步骤：

1. 对于使用荧光屏透视的设备，将测试卡紧贴在荧光屏的入射面上，以 70kV，3mA 进行透视，从荧光屏上观察并记录能分辨的最大线对数或目数。

2. 对于使用影像增强器的透视设备，将测试卡紧贴在影像增强器的入射屏上（或放置在诊视床上），并使监视器中的测试卡的线条影像与扫描线成 45°夹角，以自动条件进行透视，观察监视器上能分辨的最大线对数或目数。

3. 对不同大小的图像增强器输入屏，系统空间分辨力见表 10 – 13。

表 10 – 13　X 射线透视设备空间分辨力的评估标准

图像增强器输入屏尺寸（mm）	350	310	230	150
系统空间分辨力（lp/mm）	≥0.8	≥1.0	≥1.2	≥1.4

对于 CR 系统，将 IP 成像板放置于照射野中，射线束与 IP 板表面垂直。选取常用规格的 IP 板，将分辨力测试卡放置于 IP 板中间区，再将 20mm 的铝衰减体模放置于照射野中，覆盖整个照射野。设置 SID 为 100cm 或 180cm，选取管电压 70kV 或 80kV，用适当的 mAs 曝光，曝光后将 IP 在影像读出器上扫描显像，调节窗宽与窗位使显示影像最佳，直接读取可分辨的线对值。

对于 DR 系统，调整影像探测器输入面与射线束垂直，将分辨力测试卡放置于照射野的中心位置，尽量靠近影像探测器输入面，再将 20mm 的铝衰减体模放置于照射野中，覆盖整个照射野。设置 SID 为 100cm 或 180cm，选取管电压 70kV 或 80kV，用适当的 mAs 曝光，调节窗宽与窗位使显示影像最佳，在显示器上直接读取可分辨的线对值。

对于 CR、DR 系统，空间分辨力应不小于 20lp/cm。

第四节　X 射线计算机断层扫描装置（CT）的检测

一、CT 机的主要性能参数及影响因素

CT 机的性能评价是一个复杂的问题。对于一台 CT 设备的评价不能简单的将评价普通 X 射线摄影的方法扩展过来。尤其是当前新的 CT 技术已经将图像进一步扩展到思维，三维在空间上，一维在时间上，给 CT 性能的评价提出了更大的挑战。尽管 CT 机的性能评价很复杂，但 CT 机最重要的性能是 CT 影像质量，即如何用可允许的最小 X 射线剂量，在准确的部位上扫描重建的影像上所能看到对比度小占体内空间最小的病灶是 CT 诊断医师最关注的质量问题。CT 机的性能参数很多，现简述其主要性能参数。

（一）CT 剂量指数（CTDI）

1. 定义　受检者剂量这项参数必须要考虑，如果诊断工具给病人带来的危险甚至超过了疾病，那么，单纯讨论病人受到的剂量就没有意义了。由于 CT 机的 X 射线束结构与 X 射线球管的运动方式都与普通 X 射线机有明显区别，病人接受剂量与普通 X 射线照射截然不同。普通的 X 射线机剂量接收面积较大，但一般集中在皮肤表面。而 CT 机的射线源在不断旋转过程中，使剂量分布均匀，加上有准直器限制，剂量接收面积较小，因而不能用常规 X 射线机的病人入射表面剂量（ESD）表示。为了准确描述 CT 机的剂量，国际电工委员会（IEC）根据美国国家药品监督管理局（FDA）对 CT 剂量指数的表述，首次公布了对 CT 剂量指数的定义，即 IEC 61223 – 2 – 6 First Edition 1994，该标准是对 CT 机稳定性的测试，其中对 CT 剂量指数的定义进行了详细的描述：

CT 剂量指数——沿垂直于断层平面直线从 $-7T$ 到 $+7T$ 对剂量曲线积分，除以标称层厚与单次扫描产生断层数 N 的乘积，称为 CT 剂量指数（CT Dose Index），其表达式如下：

$$\text{CTDI} = \frac{1}{N \times T} \int_{-7T}^{7T} d(z)\,dz \qquad (10-40)$$

式中，T——标称层厚；N——单次扫描产生的断层数；$d(z)$——单次扫描沿着与扫描孔轴线平行的某一直线上一点的吸收剂量。

CDTI 的法定计量单位是 mGy。

随着科学技术的发展，多排探测器的出现和探测器材料的改进，CT 测量技术和方法都有较大的改变，国际上出版了新的标准。特别是在多排螺旋 CT 机扫描速度上和探测器的水平及数据采集的提高，国际上对 CT 剂量指数的内涵有了新的定义。涉及的国际标准有：

①CT 的安全标准 IEC 60601 – 2 – 44

Edition 2.1 in 2002：Dose and Multislice CT included；

Edition 3 in 2005/6：Exposure Control，Volume CT.

②CT 的验收测试的标准 IEC 61223 – 3 – 5

First Edition 2004：Equipment，Image Quality and dose CTDI used according to IECdefinition.

CT 剂量指数有 4 个不同的定义，即 $CTDI_{100}$、加权剂量指数（$CTDI_w$）、容积剂量指数（$CTDI_{vol}$）、空气中剂量指数（$CTDI_{free\ air}$）。

（1）$CTDI_{100}$　对于 CT，表征剂量的物理量是 CT 的剂量指数（CTDI），最常用的是 $CTDI_{100}$，其定义是：沿轴线方向，对剂量分布从 −50mm 到 +50mm 进行积分（设电离室的灵敏长度为 100mm），并除以管球单次扫描产生的断层数 N 和断层厚度 T 的乘积，即

$$CTDI_{100} = \int_{-50mm}^{+50mm} \frac{D(z)}{N \cdot T} dz \qquad (10-41)$$

式中：D（z）－垂直于断层平面的剂量分布。

（2）加权剂量指数（$CTDI_w$）　加权剂量指数（$CTDI_w$）的定义如下：
根据公式（10−42）对 $CTDI_{100}$ 进行加权，即

$$CTDI_w = \frac{1}{3} CTDI_{100,(中心)} + \frac{2}{3} CTDI_{100,(周边)} \qquad (10-42)$$

式中：$CTDI_{100,(中心)}$——检测物体中心的 $CTDI_{100}$ 测量值；$CTDI_{100,(周边)}$——检测物体周边的 $CTDI_{100}$ 测量平均值。

（3）容积 CT 剂量指数 $CTDI_{vol}$ 是描述的是在某一选择的 CT 运行条件下扫描的总体积的平均剂量，其定义如下：

1）在轴向扫描方式下通过公式（10−43）得到的：

$$CTDI_{vol} = \frac{N \cdot T}{\Delta d} CTDI_w \qquad (10-43)$$

式中：N——X 射线管在某一单次旋转时产生的体层切片数；

T——标称体层切片厚度；

Δd——相邻扫描之间患者支架在 z 方向运行的距离；

$CTDI_w$——加权 $CTDI_{100}$。

2）在螺旋扫描方式下，通过公式（10−44）得到：

$$CTDI_{vol} = \frac{CTDI_w}{CT_{螺距因子}} \qquad (10-44)$$

$CTDI_{vol}$ 要用给出的螺距因子定义如下：

在螺旋扫描中 X 射线源每转使得患者支架在 Z 方向上的形成 Δd 除以标称体层切片厚度 T 与体层切片数 N 的乘积所得到的比值：

$$CT_{螺距因子} = \frac{\Delta d}{N \times T} \qquad (10-45)$$

2. 影响 CT 剂量的因素

（1）X 射线管电压（kVp）　kVp 增大剂量也增加，但更明显地表现在增加深部和体表剂量的比值。

（2）滤过　过滤片的加大不但减少 CT 剂量，而且增加深部与体表剂量比值。

（3）扫描时间（s）　对于 360°旋转的设备，扫描时间增加，剂量成正比增加；对于非完全旋转的设备在剂量与时间之间有复杂的关系；对于脉冲 X 射线束，曝光时间

远小于扫描时间。

（4）X射线管电流（mA） 管电流增加剂量成正比增加。

（5）X射线管消耗功率与发生X射线的转换率 好质量的X射线球管，在同等消耗功率条件下发生的X射线剂量大，接近老化和低质的X射线管的功率/X射线转换率低，产生的有用的X射线成分少，X射线剂量也随之减少。

3. CT剂量的稳定性 CT剂量的稳定性是指CT机在相同条件下扫描时，所产生的X射线剂量的变化率。影响CT剂量稳定性的因素是X射线管的质量和X射线高压发生器，尤其是X射线管灯丝供电电路的稳定性。

（二）空间分辨力

1. 定义 在高对比度的影像中能分辨最小物体的能力，称为空间分辨力。在CT设备中有时也称作几何分辨力或高对比度分辨力。基本术语中对CT空间分辨力的定义是：在目标物质与均质背景X射线衰减系数相差大于10%（$\Delta CT \geqslant 100HU$）的条件下CT机能分辨目标物质的能力，单位是mm或lp/cm。

2. 影响空间分辨力的因素 影响因素很多，有的属于CT机固有的，而且是使用者不易改变的因素，如：检测器孔径宽窄、间距大小、矩阵大小、卷积滤波函数、监视器扫描行数、X射线管焦点尺寸、机器本身噪声等。有的属于使用因素，是使用者可以改变的因素，如：X射线剂量大小、矩阵的可选档、扫描时间、扫描层厚、窗口技术的调节、伪影的及时消除。下面就对几个重要因素加以讨论。

（1）检测器单元孔径和X射线球管的焦点尺寸的影响 检测器单元孔径和焦点尺寸是影响空间分辨力的重要因素。从物理上看孔径影响分辨力是很直观的，小于孔径尺度的细微结构是不可能被观测到的。但孔径小，要保持高的光子俘获率就需要相应减小检测器单元间的间隔，使之与孔径相近，这就意味着增加检测器个数，将导致增加设备的复杂性。如果维持检测器个数不变，光子俘获率将降低，同时为了防止混淆出现，应相应增加360°内的采样次数，这将导致被检测患者的接收辐射剂量增加。很多CT扫描机可以调节准直装置，利用它改变探测器的孔径大小。把孔径调小可以使图像产生更好的细节。焦点的尺寸和每次测量期间焦点的移动也会影响射线的宽度。焦点小的X射线管产生窄的X射线束，图像的细节较清晰，但焦点的热容量总是受到一定程度的限制。部分CT扫描机采用双焦点的X射线管，小焦点用于产生较好的图像细节，大焦点用于满足最大热容量时的要求。

（2）卷积函数形式对空间分辨力的影响 多数CT系统都可以在不改变测量几何尺寸的情况下，通过选用不同的算法来改变断面的空间分辨力。应用增强算法可以提高空间分辨力，但却带来两大缺点：图像的噪声随着突出边缘的程度而变得强烈，单个物体细节的CT值会有错误，这种情况限制了对CT图像的定量评价。但用来显示高对比度物体结构的形态学投照（例如对内耳的投照），不受这两个因素的干扰，所以可以采用这种突出轮廓的算法。

由于上述缺点，对分辨力参数进行正确评价时一定要考虑所采用的算法（采用函数形式），也就是说，在对比CT装置时不能把增强算法和非增强算法放在一起比较。

（3）矩阵对空间分辨力的影响 由于技术和经济上的原因，在重建图像时不可能选择任意多的像点来进行计算。通常 CT 图像矩阵的像点数是 256×256、512×512 和 1024×1024。

在软组织的范围内，矩阵产生变化时，观察者从两幅图像中看不出有多大的差别，但对骨骼结构进行比较时，用 512×512 矩阵所重现的图像要比用 256×256 重现的图像要平滑多了。如果像点大于测量系统所能分辨的物体的组节时，则像点数将会限制 CT 图像的分辨力。如果想要排除矩阵对分辨力的影响，就要顾及到下列要求，即让诊断上感兴趣的物体范围在矩阵中成像时像点应小于感兴趣的物体结构，同时像点也应小于测量系统所能分辨的最小细节。在临床工作中，经常需要在一幅图像中显示出整个物体的断面以便掌握方位，而在另一幅图像中用最佳分辨力来显示对诊断极为重要的物体范围。

（三）低对比度分辨力

1. 定义　在一定百分率对比度差中能分辨的最小物体称为低对比度分辨力，又称密度分辨力。基本术语中对 CT 低对度分辨力定义为：CT 机分辨与均匀物质背景成低对比（$\Delta CT \leqslant 10HU$）的物体的能力。它的单位是对比度差百分率条件下（如：1%、0.6%、0.5%、0.3%、0.1%）mm。

2. 影响因素　影响 CT 机低对比度分辨力的主要因素是噪声，主要来源于放射源无用软射线的干扰和电磁波的干扰，探测器、DAS 及计算机电路的热噪声，其次是 CT 的软件功能和重建算法。

（四）CT 值与 CT 值线性

1. CT 值的定义　用于表示与图像某区域相对应的 X 射线衰减平均值的量称为 CT 值。其表达式如下：

$$CT_{值} = \frac{\mu_{物质} - \mu_{水}}{\mu_{水}} \times 1000 \tag{10-46}$$

式中，μ——线性衰减系数。

2. CT 值线性　CT 值与被扫描物体的组织密度有关，水的衰减系数为 1，空气的衰减系数为 0.00113，通过公式 10-2 计算可知水的 CT 值为 0，空气的 CT 值为 -1000 ~ -999.7。正常人骨的 CT 值为 +1000，不同脏器和组织的 CT 值是不同的，如软组织的 CT 值是 +20 到 +50 之间，脂肪的 CT 值在 -90 到 -70 之间。

CT 值与组织密度成线性分布的特性称为 CT 值线性。它是正确反应组织密度和正确分析判断脏器和组织成分的一种参数，因此它是 CT 机上的一个重要参数。

为了分析诊断正确，CT 机的水 CT 值和空气 CT 值要经常作校准，而且为了满足 CT 检查的需要，一般 CT 机的 CT 值的使用范围应达到 -1024 到 +3000。

（五）噪声

任何成像方法都会有噪声，图像噪声的存在，可使获得的影像不理想，最重要的是由于噪声的存在掩盖或降低了图像中的某些特征的可见度，减小可见度的损失对低对比度的物体尤其重要。

1. 定义　均匀物质影像中给定区域 CT 值对其平均值的变异称为 CT 噪声，其数值可用给定区域（中心区域）CT 值的标准偏差表示。在现代 CT 机中，总的随机噪声是由式 10 – 47 来表示的：

$$N_p = \sqrt{N_e^2 + N_q^2}$$

(10 – 47)

式中，N_e——电子噪声；N_q——量子噪声。

2. 影响因素　CT 噪声的因素与扫描层厚、X 射线管电流有关，另外与上述低对比度分辨力的影响因素基本相同。其中以探测器的量子噪声以及 CT 机工作温度过高，产生的热噪声尤为突出，严重时以致影响到 CT 机不能扫描成像。下面就简单介绍几种对噪声有影响的因素：

（1）剂量对噪声的影响　图像与剂量之间的关系是 X 射线成像过程中必须考虑的问题之一。大多数情况下，患者的照射量虽可减少，但却以增加量子噪声为代价，还可能降低图像的可见度。另一种可能情况是在大多数情况下，降低了图像噪声，但需要更大的曝光量。因此，在具体的使用中，应兼顾这两个因素。CT 的辐射剂量主要取决于管电流（mA）和扫描时间（s），所以只要改变这两项中的任意一项，就可使患者的接收剂量和各个体素的辐射成正比变化。

（2）像素对噪声的影响　像素越大，噪声越低，即可以通过增加像素（体素）的大小来减小噪声。但像素（体素）增大，也会使图像模糊度增大，降低图像细节的可见度。这是选择成像因素时必须兼顾的重要因素之一。

（3）层厚对噪声的影响　层厚是构成体素的一个限度，所以也会影响噪声。层厚越薄噪声水平越高，但是，薄的层厚可以产生较清晰的细节和较小的部分体积伪影。所以在选用成像因素时，对于层厚还要作出合理的选择。

（4）窗口设置对噪声的影响　CT 图像中噪声的可见度与观察图像时所用的窗口设置有关，窗口小对比度提高，但也使噪声的对比度和可见度增加。

（六）层厚

1. 定义　层厚是指 CT 机扫描的断层厚度，又叫切层厚度。在 CT 机性能检测基本术语中定义为：扫描野中心处灵敏度分布曲线上的半高宽（full width at half maximum，FWHM）。

2. 影响因素　影响 CT 扫描层厚的因素主要是准直器张开狭缝的精度和遮线铅板防散射线的设计质量，并且与调节的窗宽位也有关。

层厚的选用又对空间分辨力和低对比度分辨力也有影响，层厚的加大，空间分辨力会降低，但低对比度分辨力会提高，层厚的减少，则空间分辨力提高，低对比分辨力会降低。

（七）均匀性

1. 定义　整个扫描野中，均匀物质影像 CT 值的一致性。

2. 影响因素　影响 CT 均匀性的主要因素是：①探测器单元光/电转换特性及各通道 DAS 性能的一致性；②X 射线的稳定性；③扫描架旋转速度的均匀性。

（八）定位光精度

CT 机定位光精度是指 CT 机水平与垂直两方向（即 X、Y 两方向）的外定位光和内定位光在已知 X、Y 方位并做了标记的测试体模上的投影线、面，与实际扫描的体模影像上的已知线、面的方位差异。这是影响 CT 机能否准确定位扫描的一个性能参数，用 mm 计算。

（九）诊视床运动精度

诊视床运动精度是指扫描病床在扫描中实际步进或步退的位移尺寸与标称设置的步进或步退位移尺寸的差异，单位用 mm。

二、CT 机主要性能参数的检测方法

（一）检测设备

1. 剂量指数检测设备　检测 CT 机剂量指数应使用配有笔形电离室的剂量计（DOSE METER）与剂量体模。常用的剂量计包括：美国 VICTOREEN 公司 660 型剂量计与 30 - 301 型笔式电离室配套使用、可同时测量包括 kVp、mAs、Dose 等多个参数的多功能 X 射线测量仪，如 VICTOREEN 公司的 4000 型和瑞典的 Barracuda 型多功能 X 测量仪。

2. 其他性能指标检测设备　检测 CT 图像性能的设备主要有：美国体模实验室的 CATPHAN 系列 CT 体模、美国 VICTOREEN 公司的 76 - 410 - 4130 型 CT 性能体模与美国 RMI 公司的 CT 性能体模。这三种 CT 体模中，以美国体模实验室的 CATPHAN 系列 CT 体模应用最广。

（二）定位光精度的检测方法

1. 方法 1——胶片摄影法

（1）将长 20cm、宽 15cm 普通 X 射线胶片封装于不透光的纸袋中或胶片暗盒中，纸袋一面沿垂直于长边方向画两条相距 8cm 的直线，用尖针在两直线上分别扎出 2 个或 3 个小孔，用于测定内、外定位光精度。

（2）将纸袋平放于诊断床上，使纸袋中心线处于扫描野中心，扎有 2 孔的直线位于内定位光标的中心处。

（3）采用最小标称层厚及常规头部或体部扫描条件扫描。

（4）使用（2）、（3）的方法对扎有 3 个孔的直线进行扫描。

（5）胶片冲洗后用小于 1mm 的直尺分别测量出针孔距扫描层中心的距离，其单位用 mm 表示。

2. 方法 2——斜线成像

（1）将体模置于诊视床前端，用水平仪调整体模水平和垂直，调整诊视床高度并移动诊视床，将体模送入扫描架孔中心，用扫描架外的外定位光或架内的内定位光对准四条斜体物定位模块的中心点。

（2）选择头部扫描条件进行单层扫描，观察所得图像中四条斜线像在 X 轴和 Y 轴上是否对称分布。如果四条斜线像逆时针偏转（图 10 - 67b）则需进床，如果四条斜线像顺时针偏转（图 10 - 67c）则需退床。

（3）移动诊视床后再用相同条件对模体作单层扫描直至图像中四条斜线完全被 X、Y 轴对称分布为止（图 10 - 67a），记录此时的图像号和床的位置。

（4）使四条斜线像完全被 X、Y 轴对称分布所需要移动诊视床的距离（即对称分布像的扫描床位与定位时扫描床的位置差）即为定位光的精度。

（三）层厚的检测方法

当前检测 CT 层厚是求具有一定倾斜角（α）的斜线物像长度（L）的正切值的方法，其基本原理如图 10－68 所示。

图中 α 为层厚测试体模斜线物与扫描横切轴的夹角，L 为斜线物投影像的长度，则层厚 T

$$T = L \times \tan\alpha \qquad (10-48)$$

VICTOREEN 公司层厚测量斜线物是三个具有 45° 的平行铝片，美国体模公司 *CATPHAN* 体模是四边各有一条斜线 23° 的金属丝进行扫描投影的，因有四条斜线物投影，可求四条斜线物像长度平均值的正切值作为层厚的测量值。

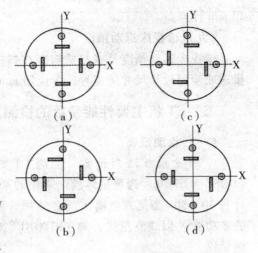

图 10－67　X、Y 轴四斜线物投影成像

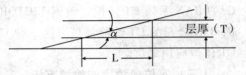

图 10－68　斜线物投影测试层厚法示意图

（四）诊视床运动精度的测量

1. 方法1——直尺测量法

（1）将分度值不大于 1mm，长度为 500mm 的直尺放置于诊视床侧的固定部位，使其与床面移动方向平行，靠近直尺的床面上作出标记。

（2）床面放置 50～70kg 的重物。

（3）对诊视床分别给出"进 300mm，退 300mm"的指令。

（4）记录进、退起始点和终止点在直尺上的示值，计算出定位误差和归位误差，单位用 mm。

2. 方法2——斜线成像位移法

（1）调出 3－2－2 定位扫描中取得完全对称分布的图像（图 10－67a）并记录此次扫描时诊视床的位置。

（2）在图 10－67a 上测四个投影像端点距 X、Y 轴的距离分别为 d_1、d_2、d_3、d_4。

（3）在完全对称分布像诊视床所处位置的基础上，分别进 5 或 10mm（用 $d_{标进}$ 表示）和退 5 或 10mm（用 $d_{标退}$ 表示），各进行单次扫描一次，得到顺时针和逆时针方向偏移的四斜线物的投影像。

（4）分别测得诊视床运动后，四斜线像同端点距 X、Y 轴的距离，分别为 d_1'、d_2'、d_3'、d_4' 进或退的两组数据。

（5）测诊视床的实际位移 $d_进$ 或 $d_退$ 为：

$$d_{进(退)} = \frac{(d_1'-d_1)+(d_2'-d_2)+(d_3'-d_3)+(d_4'-d_4)}{4} \times tg\alpha \qquad (10-49)$$

（6）诊视床运动精度：

$$\Delta_进 \ (或\ \Delta_{单向}) = d_进 - d_{标进} \qquad (10-50)$$

$$\Delta_退 \ (或\ \Delta_{归位}) = d_退 - d_{标退} \qquad (10-51)$$

（五）空间分辨力的测量

1. 线对法（图 10－69）　这种方法的测试模块一般由塑料或有机玻璃制成，在模块内含有几组高密度的（金属）针条，每组针条宽度和排列方式有一定的规律。其结果组成由宽到窄的黑白相间的直线组图像来测试，空间分辨力就用分辨最小的针距的本领来描述的。用每厘米可分辨的线对数（p/cm）来表示。普通 CT 在常规算法下空间分辨力为 5～7p/cm，在增强算法下好的 CT 设备的空间分辨力可达 21lp/cm。

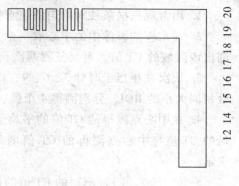

图 10－69　线对卡

2. 孔径法（图 10－70）　此测试方法模块一般采用有机玻璃或塑料制成，在模块材料内有几排大小不同，每组圆孔按彼此间的中心距离等于该组圆孔直径的两倍的方式排列，在每组孔的孔径对应空间分辨力的数值，单位是 mm。

3. 调制传递函数（MTF）的截止频率法（图 10－71）　调制传输函数（MTF：Modulation Transmission Function）通常由 CT 生产厂家直接提供的测试物和软件计算而得。调制传输函数能够全面反映空间分辨力的信息。MTF 是线扩展函数的傅立叶变换，主要描述 X 射线透过物体时在影像中怎样重现强度的正弦波动。MTF 曲线的横轴代表空间频率，一般以 lp/mm 的数目表示 MTF 的截止频率。它的意义是当 X 射线透过物体时，影像中真实地描绘强度波动所要求的空间间隔。当 MTF＝1 时，表示正弦波动能准确地重现于影像中；当 MTF＜1 时，表示空间分辨力受损；当 MTF≤0.1 时，表示不能显出 X 射线透射物体时的强度波动。因此，通常称 MTF＝0.1 为截止频率。测试调制传输函数的方法是通过细丝模型的点象函数来计算。细丝的材料必须是具有极高的射线衰减能力的物质（例如：钨丝）。

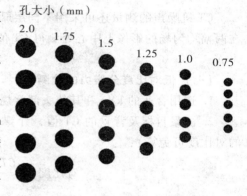

图 10－70　圆孔法

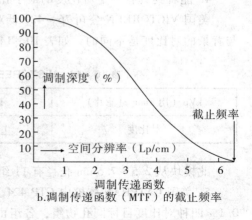

b.调制传递函数（MTF）的截止频率

图 10－71　调制传递函数

选择不同的层厚，用标准卷积算法和锐利卷积算法依次对具高对比度的孔径组或高对比度线对组的模块进行扫描成像，调节窗宽和窗位，使孔径组或线对组的影像达到最清晰，必要时将影像放大进行观察，用肉眼能分辨的最小孔径组或最小线对组就是该 CT 机的最好分辨力。

（六）水的 CT 值、噪声及均匀性的检测

1. 用常规扫描条件对均匀的纯水模块或固体水模块进行扫描。

2. 在水模的影像中的中心取一个大于 100 个像素点（如 $1cm^2$）感兴趣区（ROI），测出该区域的 CT 值，可反复测两次。

3. 依次在相当于时针 3、6、9、12 点的位置上，距体模边缘 1cm 处取 4 个与中心处相同大小的 ROI，分别测得 4 个值，可分别测两次。

4. 在中心点测得的 CT 值的平均值为该机的水 CT 值，第（3）项中测得的 4 个区域的 CT 值与中心点测得的 CT 值的最大差值表示该 CT 机的均匀性，两者均用 HU 表示。

5. 第（2）、（3）测得的 CT 值的标准偏差的最大值 δ 代入下式中就为该 CT 机的噪声（N）。

$$N = \delta \times 0.1\% \tag{10-52}$$

CT 机噪声的测量还可采用不同层厚和不同 mAs 扫描条件分别进行单次扫描，然后在两幅均匀场的影像上中心处测得 CT 值的最大偏差值 δ，代入式 10-8 中，以求得噪声 N。

（七）低对比度分辨力的检测

1. 选用合适的 kVp 和其他头部常规扫描条件对低对比度分辨力测试模块进行扫描。

2. 测量目标及背景的 CT 值，计算出目标及背景的对比度，计算式如下（如已知的对比度可免算）：

$$对比度 = \frac{CT_{目标} - CT_{背景}}{1000} \times 100\% \tag{10-53}$$

3. 调节窗宽和窗位，使低对比度目标物影像最清楚。

4. 能看到具有一定对比度的最小孔径就是该机的低对比度分辨力。

美国 VICTOREEN 公司 76-421 低对比度分辨力模块在不同 kVp 扫描条件下目标物与背景的对比度是不同的，如表 10-14 所示：

表 10-14 VICTOREEN 体模不同 kVp 的对比度对照表

kVp（用 3mm 过滤片）	120	100	80
对比度	0.3%	0.5%	1.0%

此模块从 2.5～7.5mm 孔径有 11 组圆孔形目标，相邻两组相差 0.5mm。

5. 美国 CATPHAN 体模中 CTP 424 型低对比度分辨力模块有 1.0%、0.5%、0.3%、0.1% 四种对比度目标圆孔物组，各组由 15.0mm、12.0mm、9.0mm、7.0mm、5.0mm、4.0mm、3.0mm、2.0mm 八种孔径的相同对比度的圆孔组成。

（八）CT 值线性和对比度标度的检测

CT 值线性如何评估，目前国际、国内尚未做出规定，现推荐如下方法：

1. 用常规头部扫描条件对 CT 值线性模块进行扫描。

2. 用 ROI 分别测量各种不同线性衰减系数（或不同密度）的目标物的 CT 值。

3. 以线性衰减系数或密度为横坐标，CT 值为纵坐标，对于几种不同密度的目标物，在坐标图上描出各自对应的 CT 值点，并以最小二乘法作出拟合直线，该直线的斜率倒数即为对比度标度（S_c）。

$$S_c = \frac{\sum (x - \bar{x})^2}{\sum (x - \bar{x})(y - \bar{y})} \tag{10-54}$$

4. 美国 CATPHAN 424（412）型 CT 值线性模块的理论对比度 $Sc_{(T)}$ 为 0.190×10^{-3}（1/cm·HU），美国 VITOREEN 76-410-4130 体模中 CT 值线性模块的理论对比度 $Sc_{(T)}$ 为 10.6×10^{-3}（1/cm·HU）

（九）CT 剂量指数的测量

1. CT 剂量体模（头部或体部体模）水平或垂直两方向定位好放于扫描床上，用定位光标准。

2. 将 CT 剂量仪与笔式电离室接好，并将电离室分别插于剂量体模的中心孔和相当于时钟的"3、6、9、12"点的孔中，不插电离室的孔要插上有机玻璃棒，以保持模中均一物质对 X 射线的吸收。

3. 用头部（用头部剂量模）或体部（用体模时）常规扫描条件，诊视床保持不动，对 5 个点分别单次曝光 3 次，测得 5 个点各 3 次剂量数据，求其中心点平均值和 4 个表面点剂量总平均值。必要时还需将剂量体模旋转 45°，增加 4 个点（相当时针的 1.5、4.5、7.5、10.5 点钟）表面剂量的测量。

【综合练习题】

1. 简述什么是 X 射线管电压。管电压的测量主要有哪些测量方式？
2. 简述什么是辐射输出的质。进行半价层（HVL）测量的意义。
3. 简述 X 射线机的焦点测量方法。各自优缺点。
4. 简述 X 射线计算机断层扫描装置（CT）检测的主要性能参数。
5. 简述 CT 剂量指数的不同定义以及相互关系。
6. 简述影响 CT 空间分辨力的主要因素。
7. 简述影响 CT 噪声的主要因素。

【参考文献】

［1］徐桓，孙钢．医用诊断 X 射线机质量控制检测技术．北京：中国质检出版社，2012

［2］贾建革．医学计量实用检测技术．北京：中国计量出版社，2005

［3］郭洪涛．医用辐射源．北京：中国计量出版社，2009

［4］容超凡．电离辐射计量．北京：原子能出版社，2002

［5］JJG 744—2004 医用诊断 X 射线辐射源

［6］JJG 1078—2012 医用数字摄影（CR、DR）系统 X 射线辐射源

综合练习题答案

1. 答：管电压是加在 X 射线管阳极和阴极之间的电位差。通常，X 射线管电压用千伏（kV）峰

值表示（Peak Kilovoltage，简称为 kVp）。管电压的检测一般分为介入式与非介入式测量两种。介入式测量采用分压方法，测量准确度高。但由于采用该方法进行测量时，分压器必须连接到高压电路中，费时、不安全，若操作不当，可能引起错误的测量结果，甚至导致设备的损坏。非介入式测量根据穿过不同过滤片的射线强度来计算管电压，回避了直接测量高压，避免了高压作业的危险，测量方法简单易行。

2. 答：辐射输出的质一般用半价层（HVL）表示。的定义就是使在 X 射线束某一点的空气比释动能率（或空气吸收剂量率）减少一半时所需要的标准吸收片的厚度，又称为第一半价层（First Half – Value Layer）；同理，第二半价层（Second Half – Value Layer）就是使在 X 射线束某一点的空气比释动能率（或空气吸收剂量率）减少至四分之一时所需要的标准吸收片的厚度。

半价层测量的意义是通过一种简单的表述方式实现了描述 X 射线辐射特性的目的。由于 X 射线机输出的光子束并不是单一的能量，而是由一个连续能谱分布的光子束组成。因此，对有用 X 射线束辐射线质（简称线质）的描述需要该射线束光子能谱的详细说明。然而，测量 X 射线能谱需要专用的设备和知识，在绝大多数实验室很难完成。因此，为了能够使用简单可行的方式表示辐射质，定义了 X 射线的半价层（Half Value – Layer）和同质系数，通过这两项参数可描述其辐射特性。半价层是反映 X 射线质的参数。它反映了 X 射线的穿透能力，表示 X 射线质的软硬程度，通过半价层可以反映 X 射线的辐射线质。

3. 答：X 射线机的焦点测量方法包括：针孔成像检测法、星卡成像检测法、狭缝成像检测法。针孔成像法只适用于测量大于 0.3mm 的焦点，当焦点小于 0.3mm 时，焦点像有晕影，测量误差较大，现在该方法使用已经不多。星卡成像检测法人为误差较大，但操作简捷，测量方便，便于日常测量。狭缝成像检测法测量精度高，测量范围广，是应用最广泛的一种焦点测量方法。

4. 答：X 射线计算机断层扫描装置（CT）检测的主要性能参数包括：CT 剂量指数、空间分辨力、低对比度分辨力、层厚、CT 值线性、均匀性、噪声、水的 CT 值、定位光精度、诊视床运动精度。

5. 答：CT 剂量指数的定义包括：$CTDI_{100}$、$CTDI_w$、$CTDI_{vol}$、$CTDI_{free\ air}$。几个不同定义既有区别，又有联系，$CTDI_{100}$ 是 CTDI 剂量指数的基础，$CTDI_w$ 是对 $CTDI_{100}$ 进行加权后的计算结果，$CTDI_{vol}$ 则是由 $CTDI_w$ 与 CT 螺距因子相除的结果，$CTDI_{free\ air}$ 是在空气中测量的 $CTDI_{100}$。

6. 答：影响 CT 空间分辨力的主要因素包括：检测器单元孔径和 X 射线球管的焦点尺寸、重建卷积函数、重建矩阵等。

7. 答：影响 CT 噪声的因素有很多，主要包括：剂量、层厚、像素尺寸、重建卷积函数等。这些因素直接影响噪声水平，剂量越大，噪声越小；层厚越大，噪声越小；像素尺寸越小，噪声越大。